医学基础化学

（教材部分）

赵全芹　刘洛生　主编

山东大学出版社

图书在版编目(CIP)数据

医学基础化学/赵全芹,刘洛生主编.—济南:
山东大学出版社,2015.9(2023.9重印)
ISBN 978-7-5607-5371-3

Ⅰ.①医…　Ⅱ.①赵…②刘…　Ⅲ.①医用化学
Ⅳ.①R313

中国版本图书馆 CIP 数据核字(2015)第 223116 号

责任策划:张晓林
责任编辑:唐　棣
封面设计:张　荔

出版发行:山东大学出版社
　　　　　社　　址　山东省济南市山大南路 20 号
　　　　　邮　　编　250100
　　　　　电　　话　市场部(0531)88363008
经　　销:山东省新华书店
印　　刷:山东和平商务有限公司
规　　格:880 毫米×1230 毫米　1/16
　　　　　30.5 印张　697 千字
版　　次:2015 年 9 月第 1 版
印　　次:2023 年 9 月第 4 次印刷
定　　价:48.00 元(全两册)

《医学基础化学》
编 委 会

主　编　赵全芹　刘洛生

编　者　（以姓氏笔画为序）

王兴坡　刘洛生　李明霞

孟凡德　赵全芹　赵兴国

内 容 简 介

　　本书按照国家教育部、国家卫生健康委员会医学类专业"5＋3"一体化人才培养模式的要求,结合现阶段高等医药院校基础化学的教学实际,遵循教材"三基"、"五性"和"三特定"的原则编写而成。全书共分 12 章,系统介绍了溶液、电解质溶液、缓冲溶液、化学热力学基础、化学反应速率、氧化还原反应与电极电势、原子结构和元素周期律、分子结构、配位化合物、滴定分析法、紫外-可见分光光度法、表面现象和胶体体系等化学基本内容,对化学在医学和生命科学中的应用及发展趋势也作了相关介绍。教材内容编排科学,由浅人深,层次分明,便于教师讲授;每章增加了化学在医学研究领域的应用与拓展案例,突出了医学特色;同时附有习题,有利于学生自学。

　　本书可供高等医学院校各专业学生使用,也可供相关专业人员参考。

前　言

　　本教材按照国家教育部、国家卫生健康委员会关于医学类专业"5+3"一体化人才培养模式的要求，以高等院校《医学基础化学》教学大纲为依据，结合现阶段医学院校教学实际编写而成。教材编排遵循"三基"、"五性"和"三特定"的基本原则，尽量符合认识规律，突出医学化学特点，内容由浅入深，层次分明，概念清楚，结论明确，便于教师讲授和学生自学。

　　本教材以培养高素质医学人才为目标，系统介绍了溶液、电解质溶液、缓冲溶液、化学热力学基础、化学反应速率、氧化还原反应与电极电势、原子结构和元素周期律、分子结构、配位化合物、滴定分析法、紫外/可见分光光度法、表面现象和胶体体系等化学基本知识及其应用案例。对医学专业学生必须掌握的化学基本知识进行了精选和整合，注重化学与医学、药学和生物学的紧密联系，通过应用与拓展案例，进一步突出了化学对医学的重要作用。本书可供医学、影像、公共卫生、口腔及护理专业学生教学之用，亦可作为其他相近专业师生的教材使用。

　　本教材于2015年被列入山东大学第一批精品教材建设项目，汇集了多位优秀教师的教学经验，反映了近年来教学改革和课程建设的最新成果。参加本书编写的有：赵全芹（第五、七、八、九章），刘洛生（第四、六、十一章），王兴坡（第二、三章），孟凡德（第一、十章），赵兴国（第十二章）。

　　本教材在编写过程中，得到山东大学本科生院、化学与化工学院等单位的大力支持，在此一并表示衷心的感谢！限于编者水平，书中不妥和错误之处，敬请读者批评指正。

编　者

2015 年 7 月于济南

目 录

第一章　溶　液

在生产、科研以及医学实践中,溶液起着重要的作用。许多化学反应是在溶液中进行的。在研究溶液中反应的规律时,必须知道溶液的浓度。在农业、医疗工作中,也需要一定浓度的药剂溶液,才能杀死害虫,消灭细菌,达到防害治病的效果。溶液与生命过程的关系也极为密切,例如人体的体液主要是溶液,故食物的消化和吸收,营养物质的运输和转变都离不开溶液,不了解溶液的性质就不能了解生命现象。

第一节　溶液的一般概念

一种或几种物质以较小颗粒分散在另一种物质中所形成的体系,称为分散体系(dispersion system)。分散体系中被分散的物质称为分散相(dispersed phase)或分散质。另一种物质称为分散介质(dispersing medium)或分散剂。

溶液是一种物质(溶质)以分子或离子的状态,均匀地分布在另一种物质(溶剂)中形成的单相稳定分散体系。溶液又称"真溶液",它具有高度的稳定性,只要条件(温度、溶剂等)不发生变化,无论放置多久,溶质都不会析出。溶液并不限于液态,任何聚集状态都可以组成溶液。例如,气体混合物是气态溶液,铜银合金是固态溶液等。通常所说的溶液是指液态溶液。

溶液是由溶质和溶剂组成的,但二者只具有相对的意义。通常不指明溶剂时,就是指水溶液。气体或固体溶解在液体中形成的溶液,通常把前两者称为溶质。两种液体互溶而形成的溶液,含量少者为溶质,但两种液体有一种是水时,习惯上把水称为溶剂,例如,含量为75%的消毒酒精,虽然酒精的量多于水,但酒精为溶质,水为溶剂。

一、水合作用

当把固体物质放在水中时,其表面上的分子或离子,由于本身的振动以及受到水分子的撞击和吸引,就逐渐脱离固体表面而进入水中,随之向水中扩散。另外,溶质的分子或离子与溶剂水的分子还有相结合的作用。例如,把白色的硫酸铜($CuSO_4$)溶解于水,立即得到蓝色的水合铜离子$[Cu(H_2O)_4]^{2+}$的溶液。

溶质的分子或离子与溶剂的分子相结合的作用,称为溶剂合作用(solvation)。对于水溶液来说,这种作用则称为水合作用(hydrated effect)。结合的产物称为水合物(hydrate)或水合离子(hydrated ion)。

图 1-1 表示离子型化合物氯化钠在水分子的作用下变成水合钠离子和水合氯离子的情况。

水合离子所含的水分子数称为该离子的配位数,它一般是固定的,常见的配位数是 6。

水化理论不限于离子型化合物,许多共价型溶质也能与水发生水合作用。例如,葡萄糖分子中的羟基(—OH)和醛基(—CHO)都是极性基团,在这些基团中氧原子相对显负电性,氢原子相对显正电性。当把葡萄糖晶体放入水中时,水分子在糖的晶体表面便自动取向,使水分子的正极或负极朝着糖分子的

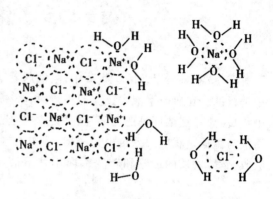

图 1-1 水合作用与水合离子示意图
$[NaCl(s) \longrightarrow Na^+(aq) + Cl^-(aq)]$

异号电荷排列,并且葡萄糖分子还可以和水分子通过氢键形成键合较强的水合物溶于水中,形成葡萄糖溶液。

二、溶解过程中的热效应

固体物质溶解在水中,往往伴随着热量的变化。例如,氢氧化钠、硫酸铜等溶于水时放热,使溶液的温度升高;硝酸钾、硝酸铵等溶于水时吸热,使溶液的温度降低。

溶解过程中的热效应,可用溶解热的大小来衡量。1 mol 溶质溶解于大量水形成无限稀溶液时的热效应称为溶解热(heat of dissolution)。习惯上用∞aq[aq 是拉丁文 aqua(水)的缩写]表示大量水或溶质处于无限稀溶液中。例如,氢氧化钠的溶解热表示如下:

$$NaOH(s) + \infty aq \Longrightarrow Na^+(aq) + OH^-(aq) \quad \Delta H^\ominus = -43.1 \text{ kJ} \cdot \text{mol}^{-1}$$

上式表示 1 mol 氢氧化钠溶于大量水形成无限稀溶液时的热效应。溶解热主要与温度有关,通常的溶解热数据为室温(25 ℃)时的数据。许多物质的溶解热可以从热力学数据中查到。

物质的溶解过程,实质上是两个过程。一个是破坏晶格或分子间的引力,溶质的离子或分子自固体表面脱离,扩散到溶剂中去,这是个吸热过程;另一个是溶质的溶剂化作用,此过程总是放热的。溶解热取决于这两个过程热效应之和,如果前者大于后者,则溶解时表现为吸热;反之,溶解时表现为放热。

第二节 物质的溶解度

一、固体在液体中的溶解度

在物质的溶解中,以固体物质溶于液体溶剂最为普遍。在一定温度下,某种物质溶解在 100 g 溶剂中达到饱和时所能溶解的溶质的质量(以 g 计),就是在该温度下某物质在该溶剂中的溶解度(solubility)。

通常在室温(18~25 ℃)下,溶解度(以水为溶剂)在 10 g 以上的物质称为"易溶"物质;1~10 g 的称为"可溶"物质;0.1~1 g 的称为"微溶"物质;0.1 g 以下的称为"难溶"物质。绝对不溶的物质是不存在的。在无机化合物中,特别是在盐类的范围内,记住比较常见化合物在水中的溶解程度,是很有必要的。

影响溶解度的因素很多,溶解度与溶质和溶剂的本性以及温度均有关,但压力对它的影响甚小。关于固体物质溶解的定性规则有"相似相溶"原理。该原理指出:极性分子或离子型物质易溶于极性溶剂中;非极性或弱极性物质易溶于非极性或弱极性溶剂中。例如,水分子(HOH)是个有羟基的极性分子,它与甲醇(CH_3OH)、乙醇(C_2H_5OH)、丙醇(C_3H_7OH)的结构相似。它们的分子中都有羟基(—OH),而且都是极性分子,因此它们可以任意混合。水与苯分子结构不相同,而且苯分子是非极性分子,所以苯与水互不相溶。但是,大多数非极性或弱极性的有机化合物能很好地溶解在苯中。

二、气体在液体中的溶解度

气体在液体中的溶解度,不仅与气体、溶剂的性质有关,也随溶剂的温度和气体的压力不同而改变。通常规定:在一定温度和压力下,气体溶解达平衡时,饱和溶液的浓度,称为该气体的溶解度,常用 1 体积的液体中所能溶解气体的标准体积数来表示。表 1-1 列出了一些气体在水中的溶解度。

表 1-1 　　　　　　　　一些气体在水中的溶解度

$t(℃)$	O_2	H_2	N_2	CO_2	NH_3
0	0.0489	0.0215	0.0235	1.713	1176
20	0.0310	0.0182	0.0155	0.878	702
25	0.0283	0.0175	0.0143	0.759	586(28 ℃)

注:所谓气体的标准体积,是指在 0 ℃,101.325 kPa 时气体所占的体积。

从表 1-1 中可以看出,不同的气体在水中的溶解度差别很大,这与气体的本性有关。H_2，O_2，N_2 等气体在水中的溶解度较小，因为这些气体在溶解过程中不与水发生化学反应；而 CO_2，NH_3 等气体在水中的溶解度较大，因为这些气体在溶解过程中与水发生了化学反应。故前者称为物理溶解，后者称为化学溶解。

气体溶质的溶解度也受温度的影响，因为气体溶解于水均是放热反应，所以温度升高，气体的溶解度降低。在加热冷水时，使水中的氧气浓度降低，这对水中生物是不利的，所以水温升高是"热污染"的主要原因。

（一）亨利定律

当温度不变时，气体的溶解度还受压力的影响。1803 年，亨利(Henry)从实验中总结出一条规律，称为亨利定律。它的内容是："在一定温度下，气体溶解达平衡时，气体的溶解度和在气相中该气体的分压（如果仅有一种气体，即是总压力）成正比。"如在 20 ℃，101.325 kPa 条件下，水中可溶解 0.00160 g H_2，在 202.650 kPa 时，则可溶解 0.00320 g H_2。严格地说，这个定律只适用于溶解度很小或与溶剂不发生化学反应的气体。

气体 A 的分压 p_A 是指该气体在混合气体中所占摩尔分数 x_A（或体积百分数）与其体系总压力 $p_总$ 的乘积。

$$p_A = p_总 \cdot x_A \tag{1.1}$$

体系总压力 $p_总$ 等于各组分气体的分压力之和。

人的呼吸过程是 CO_2 与 O_2 的交换过程，肺泡气与肺泡壁毛细血管中的血液相接触时，这两种气体便进行交换。气体交换的动力，可用气体分压差来解释。

已知人的肺泡气总压力为 101.325 kPa，在 37 ℃时，它的组成用体积百分数表示分别为 $\varphi_{O_2} = 0.134$，$\varphi_{CO_2} = 0.053$，$\varphi_{N_2} = 0.75$，$\varphi_{H_2O(g)} = 0.063$。则各气体在肺泡气中分压为：

$p_{O_2} = 101.325 \times 0.134 = 13.5776 (kPa)$

$p_{CO_2} = 101.325 \times 0.053 = 5.37023 (kPa)$

$p_{N_2} = 101.325 \times 0.75 = 75.9938 (kPa)$

$p_{H_2O(g)} = 101.325 \times 0.063 = 6.38348 (kPa)$

从上面的计算中得到肺泡气体中 $p_{O_2} = 13.5776$ kPa，$p_{CO_2} = 5.37023$ kPa，而静脉血中 $p_{O_2} = 5.37023$ kPa，$p_{CO_2} = 6.13281$ kPa。由于气体总是由分压较高处向分压较低处扩散，所以当静脉血流经肺泡间的毛细血管时，由于肺泡中的 O_2 分压（13.5776 kPa）大于静脉血中的 O_2 分压（5.37023 kPa），于是 O_2 通过毛细血管壁由肺泡进入静脉血中，同时 CO_2 分压降低到 5.37023 kPa，静脉血变成了动脉血。由于 O_2 和 CO_2 等气体在血液中处于溶解状态，所以气体交换的实质是肺泡气中 O_2 分压大，增加了 O_2 在血液中的溶解度，而肺泡气中 CO_2 的分压小，降低了 CO_2 在血液中的溶解度。这就是亨利定律对气体交换的解释。图 1-2 是肺泡气与血液中的气体交换示意图。

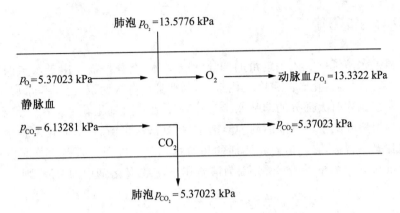

图 1-2　肺泡气与血液的气体交换示意图

另外,气体在水中的溶解度,可因水中含有其他溶质而降低。当有盐类存在时,这种效应更加明显。例如,在血浆中因存在着盐类及蛋白质,气体的溶解度会降低。

(二)气体吸收系数

在医学上对于气体溶解度,常用气体吸收系数(α)来表示。气体吸收系数(absorption coefficient)是指在给定温度下(医学常用 37 ℃),1 单位体积的液体在该气体分压为 101.325 kPa 时,所能溶解的气体体积(已换算为标准状况下的体积)数。例如,在 37 ℃ 时血浆中的 O_2 的 α 为 0.0214,即在 37 ℃,O_2 的分压为 101.325 kPa 时,1 mL 血浆能溶解 0.0214 mL O_2。此外,CO_2 的 α 为 0.515,N_2 的 α 为 0.0118。

由 α 值可以计算出这些气体溶解在血浆中的体积百分数。例如,已知肺泡气中 O_2,CO_2,N_2 的分压分别为 13.5776 kPa,5.37023 kPa,75.9938 kPa,因此,在 100 mL 血浆中溶解气体的体积百分数为:

$$\varphi_{O_2} = 0.0214 \times \frac{13.5776}{101.325} \times 100 = 0.287 (mL \cdot 100\ mL^{-1})$$

$$\varphi_{CO_2} = 0.515 \times \frac{5.37023}{101.325} \times 100 = 2.730 (mL \cdot 100\ mL^{-1})$$

$$\varphi_{N_2} = 0.0118 \times \frac{75.9938}{101.325} \times 100 = 0.885 (mL \cdot 100\ mL^{-1})$$

三、液体对液体的溶解

一种液体在另一种液体中的溶解有三种情况:第一种是两种液体可以任意比例互相溶解,如乙醇和水或甘油和水。第二种是在一定温度时,两种液体互相之间有一定的溶解度。例如,将乙醚滴入水中,或将水滴入乙醚中,开始二者都能形成均匀的溶液,但继续加入时,溶液就分成两层,上层是水在乙醚中的饱和溶液(约含 3% 的水),下层是乙醚在水中的饱和溶液(约含 7% 的乙醚)。第三种是两种液体实际上不溶,如苯与水、四氯化碳与水等。

四、分配定律

在碘的水溶液中加入一定量的四氯化碳液体，充分振摇。由于水与四氯化碳互不相溶，同时四氯化碳的密度又比水大，因此液体分成两层，上层是水层，下层是四氯化碳层。这时大部分的碘从水溶液中被萃取到四氯化碳中。在一定温度下，一种溶质溶解到几乎不相溶的两种溶剂中，达到溶解平衡后，溶质在两种溶剂中的浓度之比是一常数，它与溶质和溶剂的相对量无关。这个关系称为分配定律（distribution law）。如果 c_A 和 c_B 分别为溶质在 A，B 两种溶剂中的浓度，则

$$\frac{c_A}{c_B} = K \tag{1.2}$$

常数 K 称为分配系数（distribution coefficient），它与溶质、溶剂的性质和温度有关。表 1-2 是碘在四氯化碳和水中的分配情况。

表 1-2　　　　25 ℃时碘在四氯化碳和水中的分配

c_B（I_2 在 CCl_4 中，单位为 $mol \cdot L^{-1}$）	c_A（I_2 在 H_2O 中，单位为 $mol \cdot L^{-1}$）	$c_A/c_B = K$
0.02	0.00023	0.0115
0.04	0.00046	0.0115
0.06	0.000702	0.0117
0.08	0.00093	0.0116

利用分配定律的原理，可以选用适当的溶剂从溶液中将溶质提取出来（这个过程称萃取）；并可计算萃取过程的效率。设用溶剂（B 相）V_2 mL 来萃取含有溶质 m_0（g）的溶液（A 相）V_1 mL。又设在第一次萃取以后，原溶液（A 相）内剩下的溶质质量为 m_1（g），则得

$$c_A = m_1/V_1, \quad c_B = (m_0 - m_1)/V_2$$

根据分配定律：

$$K = \frac{c_A}{c_B} = \frac{m_1/V_1}{(m_0 - m_1)/V_2} = \frac{m_1 \cdot V_2}{(m_0 - m_1) \cdot V_1}$$

得

$$m_1 = m_0 \frac{KV_1}{KV_1 + V_2}$$

若再取 V_2 mL 新鲜溶剂 B，再进行一次萃取，并假设在第二次萃取后原溶液中剩下溶质的质量为 m_2（g）则

$$m_2 = m_1 \frac{KV_1}{KV_1 + V_2} = m_0 \left(\frac{KV_1}{KV_1 + V_2}\right)^2$$

同理，用相同体积的溶剂 B 进行 n 次萃取，原溶液中剩余溶质的质量为 m_n（g）则：

$$m_n = m_0 \left(\frac{KV_1}{KV_1 + V_2}\right)^n \tag{1.3}$$

用上式能算出从一溶液中实际上完全萃取某一溶质所需的萃取次数。因为 m_n 是小数的 n 次方幂，n 值增大导致 m_n 减小的影响远大于 V_2 减小导致 m_n 增大

的影响,所以对一定量的萃取剂来说,分几次萃取比一次萃取的效率要大。

[例 1-1] 100 mL KI 溶液中,溶有 0.12 g I_2,今用 25 mL CCl_4 进行萃取,试求 1 次萃取和每次用 5 mL 做 5 次萃取,水中剩余 I_2 各为多少?已知 25 ℃时分配系数 $K=0.0117$。

解:用 25 mL CCl_4 萃取 1 次,代入式(1.3)中,

$$m_1 = 0.12 \times \frac{0.0117 \times 100}{0.0117 \times 100 + 25} = 5.36 \times 10^{-3} (g)$$

若每次用 5 mL CCl_4 萃取 5 次,代入式(1.3)中,得

$$m_2 = 0.12 \times \left(\frac{0.0117 \times 100}{0.0117 \times 100 + 5} \right)^5 = 2.94 \times 10^{-5} (g)$$

从上例可见,5 次萃取比 1 次萃取效率高。

用分配定律可以解释乙醚等麻醉药物的生理作用。人体可以看作是含脂类较多的脂肪与含水较多的血液、组织液的共存体系。乙醚被吸入人体后,在含脂类较多的中枢神经组织及大脑等处的溶解度,远高于在含水较多的血液、组织液及其他组织中的溶解度。根据分配定律,这些麻醉剂必然大部分分配于中枢神经和大脑等处,达到一定浓度后,就产生麻醉作用,而此时血液和组织液中乙醚的溶解度却很小,生理功能仍然正常。

第三节　溶液的浓度

溶液中各组分的相对含量有时可定性地描述。把单位体积中含少量溶质的溶液称作"稀"溶液,而把含较多溶质的溶液看成"浓"溶液。有时浓溶液与稀溶液性质完全不同,如铁和稀硫酸发生置换反应放出氢气,而浓硫酸可使铁钝化,使其表面生成致密的氧化膜阻止铁和硫酸继续作用,故浓硫酸可储存于铁制容器中。若将水倒进浓硫酸(98%),因大量放热,水的相对密度比浓硫酸的相对密度小得多,引起局部水的沸腾,可能导致硫酸飞溅而伤人毁物,但将水倒进稀硫酸(如 10%)中则平静无事。所以配好的溶液需注明溶质、溶剂名称而且还要标明浓度。

浓度是指溶液中溶质和溶剂的相对含量。它的表示方法很多,可分为两大类:一类是用溶质与溶剂(或溶液)的相对量表示,这里所指的量可以是质量(克、千克)或物质的量(摩尔);另一类是用一定体积溶液中所含溶质的量表示。

一、质量分数

溶质 B 的质量 m_B 与溶液质量 m 之比称为该溶质的质量分数(mass fraction)。质量分数用符号 w_B 表示,即

$$w_B = m_B / m \tag{1.4}$$

[例 1-2] 如何将 15 克氯化钠配制成 w_{NaCl} 为 0.25 的氯化钠溶液?

$$w_{NaCl} = \frac{m_{NaCl}}{m_{溶液}} = \frac{m_{NaCl}}{m_{NaCl} + m_{溶剂}}$$

$$0.25 = \frac{15}{15 + m_{溶剂}}$$

$$15 + m_{溶剂} = \frac{15}{0.25} = 60$$

$$m_{溶剂} = 60 - 15 = 45(g)$$

由计算可知,将 15 克 NaCl 溶在 45 克的水中就可制得 NaCl 质量分数为 0.25 的溶液。

二、摩尔分数

摩尔分数(mole fraction)是某物质的物质的量分数的简称。它表示某物质的物质的量与混合物的总物质的量之比,常以符号 x 表示。设某溶液由溶质 B 和溶剂 A 组成,则溶质 B 的摩尔分数为:

$$x_B = \frac{n_B}{n_A + n_B} \tag{1.5}$$

式中 n_B 表示溶质 B 的物质的量,n_A 表示溶剂 A 的物质的量。同理,溶剂 A 的摩尔分数为:

$$x_A = \frac{n_A}{n_A + n_B} \tag{1.6}$$

显然,$x_A + x_B = 1$。溶液中各物质的摩尔分数之和等于 1。

三、质量摩尔浓度

质量摩尔浓度(molality)的定义为:溶质的物质的量 n_B 除以溶剂的质量 m_A (kg),即

$$b_B = n_B / m_A \tag{1.7}$$

式中:b_B 为溶质 B 的质量摩尔浓度,单位为 mol·kg^{-1}。例如,已知 NaCl 的摩尔质量为 58.5 g·mol^{-1},若将 58.5 g NaCl 溶于 1 kg 水中或 5.85 g NaCl 溶于 100 g 水中,所得溶液的质量摩尔浓度都是 1.00 mol·kg^{-1}。

上述三种浓度的表示方法,溶质和溶剂都用质量或物质的量表示,其优点是浓度数值不随温度变化,在物理化学的某些计算中常用这种浓度,缺点是用天平或台秤来称量液体很不方便。实验室内经常用量筒或容量瓶来度量溶液的体积,下面介绍两种用溶液体积表示浓度的方法。

四、质量浓度

质量浓度(mass concentration)的定义为:溶质 B 的质量(m_B)除以溶液的体积

(V),即

$$\rho_B = m_B/V \tag{1.8}$$

式中:ρ_B 为质量浓度,SI 制单位为 $kg \cdot m^{-3}$,常用单位为 $g \cdot L^{-1}$ 或 $g \cdot mL^{-1}$。如药典中所指的稀盐酸、稀硫酸、稀硝酸质量浓度皆为 $0.10\ g \cdot mL^{-1}$。

五、物质的量浓度

(一)物质的量浓度

物质的量浓度(amount-of-substance concentration)定义为:物质 B 的物质的量 n_B 除以混合物的体积 V。对于溶液而言,物质的量浓度定义为:溶质的物质的量除以溶液的体积,即

$$c_B = n_B/V \tag{1.9}$$

式中:c_B 为 B 的物质的量浓度,n_B 是溶质 B 的物质的量,V 是溶液的体积。

物质的量浓度的单位是摩尔每立方米,符号为 $mol \cdot m^{-3}$。由于立方米的单位太大,不大适用,常用单位摩尔每升,符号为 $mol \cdot L^{-1}$。在不致引起混淆时,物质的量浓度可简称"浓度"。例如,1 L 溶液中溶解 98 g H_2SO_4,则该溶液的浓度 $c(H_2SO_4)$ 为 1 $mol \cdot L^{-1}$。

值得注意的是,在使用物质的量浓度时,必须将物质的基本单元指明,它可以是原子、分子、离子以及其他粒子。

例如,为表示 MnO_4^- 浓度,根据需要可选取 MnO_4^-,$2MnO_4^-$,$\frac{1}{3}MnO_4^-$ 或 $\frac{1}{5}MnO_4^-$ 作为基本单元,其浓度可表示为 $c(MnO_4^-)$,$c(2MnO_4^-)$,$c(\frac{1}{3}MnO_4^-)$ 和 $c(\frac{1}{5}MnO_4^-)$。如果 $c(MnO_4^-) = 1\ mol \cdot L^{-1}$,那么对这个溶液,则,$c(2MnO_4^-) = 0.5\ mol \cdot L^{-1}$,$c(\frac{1}{3}MnO_4^-) = 3\ mol \cdot L^{-1}$,$c(\frac{1}{5}MnO_4^-) = 5\ mol \cdot L^{-1}$。

从这个例子可以看出,不管哪一种表示方法,其含义都很准确,并且它们之间的关系也很清楚。同一种物质 B,当其基本单元是 B 和 bB(b 可以为整数,也可以为分数)时,物质的量浓度间有如下关系:

$$c(bB) = \frac{1}{b}c(B) \tag{1.10}$$

[例 1-3] 市售浓硫酸密度为 $1.84\ kg \cdot L^{-1}$,H_2SO_4 的质量分数为 96%,计算物质的量浓度 $c(H_2SO_4)$ 和 $c(1/2H_2SO_4)$,单位用 $mol \cdot L^{-1}$。

解:H_2SO_4 的摩尔质量为 98 $g \cdot mol^{-1}$,$\frac{1}{2}H_2SO_4$ 的摩尔质量为 49 $g \cdot mol^{-1}$。

$$c(H_2SO_4) = \frac{96\% \times 1.84 \times 1000}{98} = 18(mol \cdot L^{-1})$$

$$c(\frac{1}{2}H_2SO_4) = \frac{96\% \times 1.84 \times 1000}{49} = 36(mol \cdot L^{-1})$$

(二)等物质的量的反应规则

应用物质的量浓度可以使得酸碱滴定和氧化还原滴定等整个容量分析计算规范化。

对于任一滴定反应：

$$aA + tT \longrightarrow dD + eE$$

其中：A 为被测定物质，T 为标准溶液（滴定剂）。如果我们把 aA, tT, dD, eE 这些特定组合作为基本单元，那么可以说在反应中 1 mol aA 和 1 mol tT 反应生成 1 mol dD 和 1 mol eE。也就是说，这样选取基本单元的方法，使得反应在任何时刻所消耗的每个反应物与所生成的每个生成物其物质的量都相等。这就是等物质的量反应规则。

假定在滴定时所用标准溶液的浓度为 $c(tT)$，所消耗的标准溶液的体积为 $V(T)$，那么参加反应的标准物质的量是：

$$n(tT) = c(tT) \cdot V(T)$$

溶液中被测物质的量为：

$$n(aA) = c(aA) \cdot V(A)$$

根据等物质的量反应规则，有

$$c(aA) \cdot V(A) = c(tT) \cdot V(T) \tag{1.11}$$

假定被测物质的浓度为 c_1，体积为 V_1；标准溶液的浓度为 c_2，所消耗的标准溶液体积为 V_2，那么上式就变为：

$$c_1 V_1 = c_2 V_2 \tag{1.12}$$

式(1.11)和式(1.12)可称为等物质的量反应规则表达式。

对于用 $c(aA), c(tT)$ 所表示的物质的浓度完全可以用人们所熟悉的 $c(A)$，$c(T)$ 来表示。这样式(1.11)变为：

$$\frac{1}{a} c(A) \cdot V(A) = \frac{1}{t} c(T) \cdot V(T) \tag{1.13}$$

利用等物质的量反应规则使得整个容量分析的计算有了统一的步骤，并且也比较简单明了。

[**例 1-4**] 在酸性溶液中，双氧水 H_2O_2 与 $KMnO_4$ 溶液反应。若取双氧水试液体积为 $V(H_2O_2)$ mL。当反应完全时，用去浓度为 $c(KMnO_4)$ 的 $KMnO_4$ 标准溶液 $V(KMnO_4)$ mL，试求双氧水(H_2O_2)的浓度。

解：在酸性溶液中，H_2O_2 和 $KMnO_4$ 之间的反应为：

$$2MnO_4^- + 5H_2O_2 + 6H^+ \longrightarrow 2Mn^{2+} + 5O_2 \uparrow + 8H_2O$$

根据式(1.13)，由双氧水试液的 $V(H_2O_2)$，$KMnO_4$ 标准溶液的浓度 $c(KMnO_4)$ 与体积 $V(KMnO_4)$，即可计算双氧水(H_2O_2)的浓度。

$$\frac{1}{a} c(A) \cdot V(A) = \frac{1}{t} c(T) \cdot V(T)$$

$$\frac{1}{2} c(KMnO_4) \cdot V(KMnO_4) = \frac{1}{5} c(H_2O_2) \cdot V(H_2O_2)$$

$$c(H_2O_2) = \frac{5c(KMnO_4) \cdot V(KMnO_4)}{2V(H_2O_2)}$$

[例 1-5]　称取纯草酸($H_2C_2O_4 \cdot 2H_2O$) m(g)配制成标准溶液,用 NaOH 试液滴定,设用去 NaOH 的体积为 V(NaOH),试求 NaOH 试液的浓度。

解：$H_2C_2O_4$ 和 NaOH 反应式为

$$H_2C_2O_4 + 2NaOH =\!=\!= Na_2C_2O_4 + 2H_2O$$

如果称取的一级标准物质纯草酸质量为 m(g),耗用的 NaOH 体积为 V(NaOH)L,$H_2C_2O_4 \cdot 2H_2O$ 的摩尔质量为 $M(H_2C_2O_4 \cdot 2H_2O)$。根据等物质的量反应规则,可求出 NaOH 的浓度：

$$\frac{m}{M(H_2C_2O_4 \cdot 2H_2O)} = c(2NaOH) \cdot V(NaOH)$$

如果用 c(NaOH) 表示 NaOH 的浓度,根据式(1.10)知,$c(2NaOH) = \frac{1}{2}c(NaOH)$,那么

$$c(NaOH) = \frac{2m}{M(H_2C_2O_4 \cdot 2H_2O) \cdot V(NaOH)}$$

若用去的 NaOH 的体积为 V(NaOH) mL,则有：

$$c(NaOH) = \frac{2000m}{M(H_2C_2O_4 \cdot 2H_2O) \cdot V(NaOH)}$$

第四节　稀溶液的通性

溶质溶解在溶剂中形成溶液,溶液的性质已不同于原来的溶质和溶剂。溶液的性质可分为两类：一类取决于溶质的本性,如溶液的颜色,体积的变化,导电性等；另一类是难挥发性非电解质(如蔗糖、葡萄糖等)的稀溶液的某些性质,它包括溶液的蒸气压下降,沸点升高,凝固点(冰点)下降和渗透压等,这些性质主要取决于溶液中所含溶质粒子的浓度,而与溶质本身的性质无关。例如,等物质的量浓度的蔗糖溶液与葡萄糖溶液二者有相同的蒸气压下降、沸点升高、凝固点下降和渗透压。这类性质称为稀溶液的依数性(colligative properties of dilute solution)。由于这类性质只适用于稀溶液,所以也称为稀溶液的通性。当溶质是电解质或虽为非电解质但溶液很浓时,溶液的上述依数性规律就会发生偏差。

研究稀溶液的通性,对化学和医学都很重要。例如测定难挥发性溶质分子量,临床补液以及讨论水盐代谢等问题时,都要涉及稀溶液的依数性。本节主要讨论溶有难挥发性非电解质的稀溶液的通性。

一、溶液的蒸气压下降——拉乌尔定律

在密闭容器中,在一定温度下,当液体蒸发变成蒸气的速度与蒸气凝聚又变成

液体的速度相等时，便达到了平衡。此时蒸气的压力称为饱和蒸气压，简称"蒸气压(vapor pressure)"。它仅与液体的本质和温度有关，与液体的量以及液面上方空间的体积无关。

在溶剂中溶解任何一种难挥发性溶质时，溶剂的蒸气压就相应地下降。这是因为溶剂的表面或多或少地被溶质或溶剂合物占去一部分，因此在单位时间内从液面上蒸发出的分子数必然相应地减少。图 1-3 表示纯溶剂和溶液在密闭容器内蒸发的情况。图 1-4 表示纯溶剂与溶液的蒸气压曲线。由图可知，在一定温度下，当达到平衡时，溶

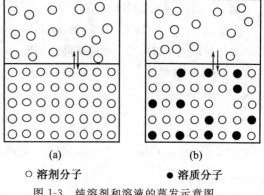

○ 溶剂分子　　　　● 溶质分子

图 1-3　纯溶剂和溶液的蒸发示意图

(a)纯溶剂蒸发示意图　(b)溶液蒸发示意图

液液面上单位体积内气态溶剂分子的数目比纯溶剂液面上少，即溶液的蒸气压低于纯溶剂的蒸气压。这种现象称为溶液蒸气压下降(vapor pressure lowering)。显然，溶液的浓度越大，溶液的蒸气压下降得就越多。

19 世纪 80 年代，法国物理学家拉乌尔(Raoult)研究了几十种溶液蒸气压下降与浓度的关系。对于难挥发的非电解质稀溶液，他得出了如下经验公式：

$$p = p^0 x_A \qquad (1.14)$$

式中：p 为溶液的蒸气压；p^0 为纯溶剂的蒸气压；x_A 为溶剂的摩尔分数。在一定温度下，难挥发非电解质稀溶液的蒸气压等于纯溶剂的蒸气压与溶剂摩尔分数的乘积。

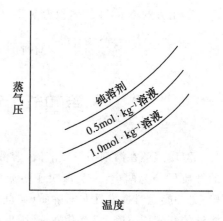

图 1-4　纯溶剂与溶液蒸气压曲线

设 x_B 为溶质的摩尔分数，由于

$$x_A + x_B = 1$$

因此

$$p = p^0(1 - x_B)$$

$$p^0 - p = p^0 x_B$$

即

$$\Delta p = p^0 x_B \qquad (1.15)$$

式(1.15)表明，在一定温度下，难挥发非电解质稀溶液的蒸气压下降值 Δp 和溶质的摩尔分数成正比，而与溶质的本性无关。这一结论称为拉乌尔定律。

若溶质的物质的量为 n_B，溶剂的物质的量为 n_A，则 $x_B = \dfrac{n_B}{n_A + n_B}$，当溶液很稀

时，因 $n_A \gg n_B$，所以 $x_B \approx n_B/n_A$。如取 1000 g 溶剂，并已知溶剂的摩尔质量为 M_A，则 $n_A = 1000/M_A$，按质量摩尔浓度定义，在数值上 $n_B = b_B$，所以

$$x_B = \frac{n_B}{n_A + n_B} \approx \frac{n_B}{n_A} = b_B \cdot \frac{M_A}{1000}$$

因此，对很稀的溶液

$$\Delta p = p^0 x_B = p^0 \cdot \frac{M_A}{1000} \cdot b_B = K \cdot b_B \tag{1.16}$$

式中：K 为比例常数，它等于 $p^0 M_A/1000$。上式表示：在一定温度下，难挥发非电解质稀溶液蒸气压下降 Δp 与溶液的质量摩尔浓度 b_B 成正比，而与溶质的本性无关。比例常数取决于纯溶剂的蒸气压和摩尔质量。

[例 1-6] 已知 20 ℃时水的饱和蒸气压为 2.33 kPa，将 17.1 g 蔗糖($C_{12}H_{22}O_{11}$)与 3.00 g 尿素[$CO(NH_2)_2$]分别溶于 100 g 水中。试问：这两种溶液的蒸气压各是多少？

解：蔗糖的摩尔质量 $M = 342$ g·mol^{-1}，所以溶液的质量摩尔浓度

$$b_B = \frac{17.1}{342} \times \frac{1000}{100} = 0.500(mol \cdot kg^{-1})$$

H_2O 的摩尔分数

$$x_{H_2O} = \frac{\dfrac{1000}{18.0}}{\dfrac{1000}{18.0} + 0.500} = \frac{55.5}{55.5 + 0.5} = 0.991$$

蔗糖溶液的蒸气压

$$p = p^0_{H_2O} \cdot x_{H_2O} = 2.33 \times 0.991 = 2.31(kPa)$$

尿素的摩尔质量 $M = 60.0$ g·mol^{-1}，溶液的质量摩尔浓度

$$b_B = \frac{3.00}{60.0} \times \frac{1000}{100} = 0.500(mol \cdot kg^{-1})$$

所以尿素溶液中，$x_{H_2O} = 0.991$，蒸气压 $p = 2.31$ kPa，这两种溶液，质量分数虽然不同，但是溶剂的摩尔分数相同，蒸气压也就相等。

二、溶液的沸点升高

液体的蒸气压随温度升高而增加，当蒸气压等于外界压力时，液体就沸腾，这时的温度就是液体的沸点(T^0_b)，在标准大气压下水的沸点为 373 K。因溶液蒸气压低于纯溶剂的蒸气压，所以在 T^0_b 时，溶液的蒸气压就小于外压。当温度继续升高到 T_b 时，溶液的蒸气压等于外压，溶液才沸腾，溶液的沸点高于纯溶剂的沸点，这一现象称为溶液的沸点升高(boiling point elevation)。溶液沸点和溶剂沸点之差($T_b - T^0_b$)即为溶液沸点升高 ΔT_b。溶液越浓，其蒸气压下降越多，则沸点升高越多(见图 1-5)。所以稀溶液的沸点升高与蒸气压下降成正比，故

$$\Delta T_b = K' \Delta p$$

式中：K' 为比例常数。将式(1.16)代入上式得

$$\Delta T_b = K'Kb_B = K_b \cdot b_B \qquad (1.17)$$

式中：ΔT_b 为溶液的沸点升高值，K_b 为溶剂的摩尔沸点升高常数，它与溶剂的摩尔质量、沸点、汽化热有关，K_b 值可由理论推算，也可由实验测定。表 1-3 列出了一些常见溶剂的 K_b 值。

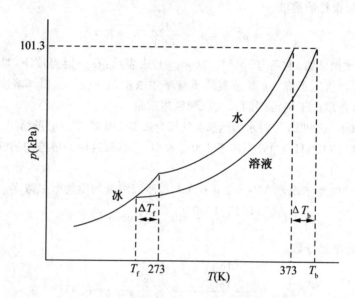

图 1-5　溶液沸点升高和凝固点下降

从式(1.17)可以看出，难挥发非电解质稀溶液的沸点升高只与溶液的质量摩尔浓度成正比，而与溶质的本性无关。

　　[例 1-7]　已知苯的沸点是 80.2 ℃，萘的摩尔质量为 128 g·mol^{-1}，取 2.67 g 萘($C_{10}H_8$)溶于 100 g 苯中，测得该溶液的沸点升高了 0.531 K，试求苯的沸点升高常数。

　　解：因为　$\Delta T_b = K_b \cdot b_B$

所以

$$0.531 = K_b \times \frac{2.67}{128} \times \frac{1000}{100}$$

$$K_b = 2.55(K \cdot kg \cdot mol^{-1})$$

若已知溶剂的 K_b 值，就可从沸点升高求溶质的摩尔质量。

表 1-3　　　　　　　　　　　　常用溶剂的 K_f 和 K_b 值

溶剂	$T_f(K)$	$K_f(K \cdot kg \cdot mol^{-1})$	$T_b(K)$	$K_b(K \cdot kg \cdot mol^{-1})$
水	273.0	1.86	373	0.512
苯	278.5	5.10	353.1	2.53
环己烷	279.5	20.20	354.0	2.79
乙酸	290.0	3.90	391.0	2.93
乙醇	155.7	1.99	351.4	1.22
氯仿	209.5	—	334.2	3.63
萘	353.0	6.90	491.0	5.80
樟脑	451.0	40.00	481.0	5.95

三、溶液的凝固点下降

凝固点(freezing point)是物质的固相与它的液相平衡共存的温度。纯溶剂和它的固相平衡共存时的温度就是该溶剂的凝固点 T_f^0，在此温度时液相的蒸气压与固相的蒸气压相等。纯水的凝固点为 273 K，在此温度水和冰的蒸气压相等。但在 273 K 时水溶液的蒸气压低于纯水的蒸气压，所以水溶液在 273 K 时不结冰。若温度继续下降，因冰的蒸气压下降率比水溶液大，当降到 T_f 时，冰和溶液的蒸气压相等，这个平衡温度(T_f)就是溶液的凝固点。溶剂凝固点与溶液的凝固点之差($T_f^0 - T_f$)就是溶液的凝固点降低 ΔT_f(见图 1-5)。和沸点升高一样，溶液的凝固点降低 ΔT_f 也与 Δp 成正比，因而难挥发非电解质稀溶液的凝固点降低和溶液的质量摩尔浓度成正比，而与溶质的本性无关，即

$$\Delta T_f = K_f \cdot b_B \tag{1.18}$$

比例常数 K_f 叫作溶剂的摩尔凝固点降低常数，K_f 与溶剂的凝固点、摩尔质量以及熔化热有关，所以 K_f 值只取决于溶剂本性。实验测定 K_f 的方法与测定 K_b 的方法类似。一些常见溶剂的 K_f 值见表 1-3。应用式(1.18)也可测定溶质的摩尔质量，并且准确度优于蒸气压法和沸点法。因为 Δp 和 ΔT_b 都不易测准，而且一种溶剂的 K_f 值通常总大于 K_b 值(见表 1-3)，所以用凝固点下降法测摩尔质量精确度高些。用现代实验技术，ΔT_f 可以测准到 0.0001 ℃。

[**例 1-8**]　取 0.749 g 谷氨酸溶于 50.0 g 水中，测得凝固点为 -0.188 ℃，试求谷氨酸的摩尔质量。

解：利用式(1.18)，$\Delta T_f = K_f \cdot b_B$

$$0.188 = 1.86 \times \frac{0.749}{M} \times \frac{1000}{50.0}$$

所以　　　　　　　　　　$M = 148(\text{g} \cdot \text{mol}^{-1})$

按谷氨酸的分子式[COOHCHNH$_2$(CH$_2$)$_2$COOH]计算，其摩尔质量应为 147 g·mol^{-1}。

[**例 1-9**]　乙二醇 CH$_2$(OH)CH$_2$(OH) 是一种常用的汽车防冻剂，它溶于水并完全是非挥发性的(b. p. 197 ℃)。计算在 2505 g 水中溶解 651 g 该物质的溶液的凝固点。夏天能否将它用于汽车散热器中？乙二醇的摩尔质量为 62.01 g·mol^{-1}。

解：溶液的质量摩尔浓度

$$b_B = \frac{651}{62.01} \times \frac{1000}{2505} = 4.19(\text{mol} \cdot \text{kg}^{-1})$$

$$\Delta T_f = K_f \cdot b_B = 1.86 \times 4.19 = 7.79(\text{K})$$

因为纯水的凝固点是 273 K，该溶液在 265.21 K 凝固。该溶液的沸点升高

$$\Delta T_b = 0.512 \times 4.19 = 2.1(\text{K})$$

因为此溶液在 375.1 K 时沸腾，夏天它能用于汽车散热器中防止溶液沸腾。

汽车散热器的冷却水在冬季常需加入适量的乙二醇或甘油等以防止水的冻结；冰盐浴的冷冻温度远比冰浴的低，这些应用都是基于凝固点降低原理。有机化

学实验中常用测定沸点或熔点的方法检验化合物的纯度,这是因为含杂质的化合物可看作是一种溶液,化合物本身是溶剂,杂质是溶质,所以不纯物质的熔点比纯化合物低,沸点比纯化合物高。

四、溶液的渗透压

(一)渗透现象和渗透压

如果在一个烧杯中加入一定量的蔗糖溶液,再在这溶液上面加入一层水,在避免任何机械振动的情况下,静置一段时间,由于分子本身的热运动,糖分子向水层中运动,水分子向糖溶液中运动,最后成为一杯均匀的蔗糖溶液,这个过程称为扩散(diffusion)。

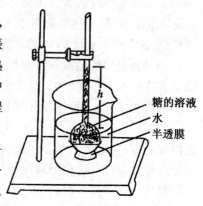

图 1-6 观察渗透作用的装置

如果用一种半透膜(semipermeable membrane)将糖溶液和水分开,如图 1-6 所示,过一段时间以后,可以看到漏斗中的液面不断上升。说明水分子不断通过半透膜转移到蔗糖溶液中了。像这种溶剂通过半透膜到溶液中去的过程,称为渗透(osmosis)。不同浓度的两种溶液用半透膜隔开时,都有渗透现象发生。

半透膜是一种只允许某些物质透过,而不允许另一些物质透过的薄膜。动物的膀胱膜、细胞膜、人造羊皮纸和火棉胶膜等都是半透膜。上面实验中的半透膜只允许溶剂水分子透过,而蔗糖分子却不能透过,因此糖分子的扩散就受到了限制。由于在单位体积内,纯水比糖溶液中的水分子数目多一些,所以在单位时间内,进入溶液中的水分子数目比离开溶液的多,因而产生了渗透现象,结果使糖溶液的液面升高。渗透现象的产生必须具备两个条件:一是有半透膜存在,二是半透膜两边单位体积内溶剂的分子数不相等。

由于渗透作用,在上述实验过程中糖溶液的液面上升,随着溶液液面的升高,由于水柱的静压作用,使水分子从溶液渗入纯水中的速度增加,最后可以使单位时间内进出的水分子数目相等,这时达到渗透平衡,液面也就不再升高。达平衡状态时,半透膜内外的水位差所表示的静压大小反映出溶液渗透能力的大小,溶液的渗透能力用渗透压(osmotic pressure)表示。渗透压的定义是:将纯溶剂与溶液以半透膜隔开时,为了阻止溶剂分子向溶液渗透所需要加给溶液的额外压力。

渗透压是溶液的一种性质,在一定温度下,溶液越浓,渗透压也越大。

实验证明,在一定温度下,溶液的渗透压与它的浓度成正比;在一定浓度时,溶液的渗透压与绝对温度成正比。1886 年,荷兰物理化学家范特荷甫(van't Hoff)综合上述实验结果,指出了非电解质的稀溶液的渗透压与温度、浓度的关系:

$$\Pi V = nRT \tag{1.19}$$

或
$$\Pi = cRT \tag{1.20}$$

式中:Π 表示溶液的渗透压;V 是溶液的体积;n 是该体积中所含溶质的物质的量;R 是气体常数;T 是绝对温度;c 是溶液的浓度。

上述公式称为范特荷甫公式。公式反映了在一定温度下,溶液的渗透压与溶液的浓度成正比,也就是说,与溶液中所含溶质质点的数目成正比,而与溶质的本性无关。实验证明,对溶液的渗透压来说,即使像蛋白质这样的大分子,也是与其他小分子一样由它们的质点数目所决定,而与溶质分子的性质无关。

对于很稀的水溶液,则溶液的浓度 c 就近似等于质量摩尔浓度 b_B,因此式(1.20)可以改写成:

$$\Pi = b_B RT \tag{1.21}$$

常用渗透压法来测定高分子物质的相对分子质量。如果测定渗透压有困难,可以利用稀溶液的其他依数性来推算其渗透压的大小。

[例1-10]　把血红素 1.00 g 溶于水配成 100 mL 溶液。此溶液在 20 ℃时的渗透压为 366 Pa,试求血红素的浓度及相对分子质量。

解:根据式(1.20)　　　　　　　$\Pi = cRT$

$$R = 8.315 \text{ Pa} \cdot \text{m}^3 \cdot \text{mol}^{-1} \cdot \text{K}^{-1}$$
$$= 8.315 \times 10^3 \text{ Pa} \cdot \text{L} \cdot \text{mol}^{-1} \cdot \text{K}^{-1}$$

$$c = \frac{366 \text{ Pa}}{8.315 \times 10^3 \text{ Pa} \cdot \text{L} \cdot \text{mol}^{-1} \cdot \text{K}^{-1} \times (273 + 20) \text{ K}}$$
$$= 1.50 \times 10^{-4} \text{ mol} \cdot \text{L}^{-1}$$

设血红素的摩尔质量为 M,则

$$1.50 \times 10^{-4} \text{ mol} \cdot \text{L}^{-1} = \frac{1.00 \text{ g}/M}{0.100 \text{ L}}$$

$$M = \frac{1.00 \text{ g}}{1.50 \times 10^{-5} \text{ mol}} = 6.67 \times 10^4 \text{ g} \cdot \text{mol}^{-1}$$

血红素的相对分子质量≈6.7×10^4。

[例1-11]　计算 37 ℃时,$c(C_6H_{12}O_6)$ 为 0.30 mol·L^{-1} 的葡萄糖溶液的渗透压是多少?

解:$\Pi = cRT = 0.30 \text{ mol} \cdot \text{L}^{-1} \times 8.315 \times 10^3 \text{ Pa} \cdot \text{L} \cdot \text{mol}^{-1} \cdot \text{K}^{-1} \times (273 + 37) \text{ K}$
$$= 7.73 \times 10^5 \text{ Pa}$$

对于强电解质稀溶液,c 应乘以范特荷甫系数 i,ic 等于强电解质离子的浓度,i 值近似等于一个化学式的强电解质电离出的阴阳离子总数,例如,NaCl 的 i 值为 2,$CaCl_2$ 的 i 值为 3 等。因此导出计算强电解质稀溶液的渗透压的公式为:

$$\Pi = icRT \tag{1.22}$$

[例1-12]　计算 37 ℃时,浓度为 0.15 mol·L^{-1} 的 KCl 溶液的渗透压。

解:$\Pi = icRT = 2 \times 0.15 \text{ mol} \cdot \text{L}^{-1} \times 8.315 \times 10^3 \text{ Pa} \cdot \text{L} \cdot \text{mol}^{-1} \cdot \text{K}^{-1} \times (273 + 37) \text{ K}$
$$= 7.73 \times 10^5 \text{ Pa}$$

(二)渗透作用与生理现象

1.等渗、低渗和高渗溶液

在临床实践中,对病人进行大量补液时,常用 $c(NaCl)$ 为 0.15 mol·L^{-1} 的生

理盐水和 $c(C_6H_{12}O_6)$ 为 0.28 mol·L^{-1}的葡萄糖溶液,这是由体液渗透压所决定的。现以红细胞在不同浓度盐水中的形态变化来说明。

将红细胞放到纯水或稀盐水[如 $c(NaCl)$ 为 0.07 mol·L^{-1}的氯化钠溶液]中,在显微镜下观察,红细胞逐渐膨胀,最后破裂,这种现象称为溶血。这是因为 Na^+,K^+ 不易透过红细胞的细胞膜,而红细胞内液的渗透压大于稀盐水的渗透压,因此水分子向细胞渗透,而使细胞膨胀,以致破裂。

如将红细胞放到高浓盐水[如 $c(NaCl)$ 为 2.6 mol·L^{-1}的氯化钠溶液]中,在显微镜下观察,可以看到红细胞逐渐皱缩,皱缩的红细胞互相聚结成团。若此现象发生于血管内,将产生"栓塞"。

如将红细胞放到 $c(NaCl)$ 为 0.15 mol·L^{-1}的生理盐水中,在显微镜下观察,红细胞既不膨胀,也不皱缩,仍保持原形状。这是因为红细胞内液的渗透压与生理盐水的渗透压相等,细胞内外达到渗透平衡的缘故。图 1-7 为红细胞在不同浓度氯化钠溶液中的形态图。

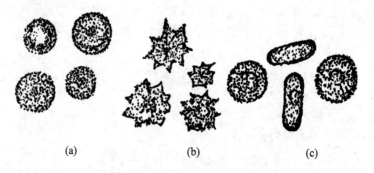

(a)　　　　　　　　(b)　　　　　　　　(c)

图 1-7　红细胞在不同浓度 NaCl 溶液中的形态

(a)在 0.07 mol·L^{-1}NaCl 中　　(b)在 2.6 mol·L^{-1} NaCl 中

(c)在生理盐水(0.15 mol·L^{-1} NaCl)中,其中扁长形式的是红细胞的侧面图

渗透压相等的两溶液互称为等渗溶液(isotonic solution)。渗透压不相等的两种溶液,渗透压相对高的溶液称为高渗溶液(hypertonic solution),渗透压相对低的溶液称为低渗溶液(hypotonic solution)。医学上溶液的等渗、低渗、高渗是以血浆的总渗透压为标准的。渗透压低于血浆总渗透压的溶液为低渗溶液;渗透压高于血浆总渗透压的溶液为高渗溶液;渗透压等于血浆总渗透压的溶液为等渗溶液。临床大量补液常用 $c(NaCl)$ 为 0.15 mol·L^{-1}的氯化钠溶液和 $c(C_6H_{12}O_6)$ 为 0.28 mol·L^{-1}的葡萄糖溶液,就是因为这两种溶液都是等渗溶液。这样在补液过程中,红细胞不被破坏而保持正常的生理功能。

临床上除了用等渗溶液外,也有使用高渗溶液的情况,如 $c(C_6H_{12}O_6)$ 为 2.8 mol·L^{-1}的葡萄糖溶液。使用高渗溶液时,注射量不能太多,注射速度不能太快,否则易造成局部高渗,而使红细胞皱缩,互相黏合形成血栓。

2.渗透浓度

医学上常用**渗透浓度**(osmolarity)来比较溶液渗透压力的大小。渗透浓度定义为渗透活性物质的物质的量除以溶液的体积,符号为 c_{os},单位为 mol·L^{-1} 或 mmol·L^{-1}。渗透活性物质是指溶液中能够产生渗透效应的所有溶质粒子(分子、离子)。表 1-4 列出了正常人血浆、组织间液和细胞内液中各种渗透活性物质的渗透浓度。

表 1-4　　正常人血浆、组织间液和细胞内液中各种渗透活性物质的渗透浓度

渗透活性物质	血浆中浓度 (mmol·L^{-1})	组织间液中浓度 (mmol·L^{-1})	细胞内液中浓度 (mmol·L^{-1})
Na$^+$	144	137	10
K$^+$	5	4.7	141
Ca^{2+}	2.5	2.4	—
Mg^{2+}	1.5	1.4	31
Cl$^-$	107	112.7	4
HCO$_3^-$	27	28.3	10
HPO$_4^{2-}$、H$_2$PO$_4^-$	2	2	11
SO$_4^{2-}$	0.5	0.5	1
磷酸肌酸	—	—	45
肌肽	—	—	14
氨基酸	2	2	8
肌酸	0.2	0.2	9
乳酸盐	1.2	1.2	1.5
三磷酸腺苷	—	—	5
一磷酸己糖	—	—	3.7
葡萄糖	5.6	5.6	
蛋白质	1.2	0.2	4
尿素	4	4	4
c_{os}	303.7	302.2	302.2

临床上规定浓度为 280～320 mmol·L^{-1} 的溶液为等渗溶液,低于此范围的为低渗溶液,高于此范围的为高渗溶液。$c(NaCl)$ 为 0.15 mol·L^{-1} 的氯化钠溶液和 $c(C_6H_{12}O_6)$ 为 0.28 mol·L^{-1} 的葡萄糖溶液都是等渗溶液。

用实验方法直接测定电解质溶液的渗透压有很多困难。根据稀溶液的依数性,我们可以用其他方法间接推算出稀溶液的渗透压。通常多用凝固点下降法测出稀溶液的质量摩尔浓度,然后代入范特荷甫公式求出渗透压。

[**例 1-13**] 用实验方法测得某一水溶液的凝固点为 -0.53 ℃,此溶液是等

渗、低渗还是高渗溶液？求出此溶液在 37 ℃时的渗透压。

解：由 $b_B = \Delta T_f / K_f$ 可求得稀溶液的质量摩尔浓度。在稀水溶液中 $b_B \approx c$。

$$\frac{\Delta T_f}{K_f} \times 1000 = \frac{0.53}{1.86} \times 1000 = 285 (\text{mmol} \cdot \text{L}^{-1})$$

此值在 $280 \sim 320$ mmol·L^{-1} 范围内，因此是等渗溶液。

37 ℃时，溶液的渗透压为：

$$\Pi = b_B RT = 0.285 \times 8.315 \times 10^3 \times (273 + 37) = 7.35 \times 10^5 (\text{Pa})$$

3. 晶体渗透压和胶体渗透压

血浆中有低分子晶体物质，如氯化钠、碳酸氢钠、葡萄糖等，又有高分子的胶体物质，如蛋白质等。因此，血浆的渗透压为这二者所产生的渗透压的总和。低分子晶体物质产生的渗透压称为晶体渗透压（crystalloid osmotic pressure）；高分子胶体物质产生的渗透压称为胶体渗透压（colloidal osmotic pressure）。血浆中虽然低分子晶体物质的含量仅为 0.75%，高分子胶体物质含量约为 7%，但低分子物质分子量小，而且又可以电离成离子，溶质的微粒数多；而高分子物质分子量大，溶质的微粒少。因此，低分子物质在血浆中含量虽少，所产生的晶体渗透压却远远大于高分子物质所产生的胶体渗透压。在 37 ℃时，正常人血浆的总渗透压约为 7.72×10^5 Pa，其中胶体渗透压仅为 $2.93 \sim 4.00$ kPa。

由于人体内半透膜的通透性不同，晶体渗透压和胶体渗透压在维持体内水盐平衡上的功能也不一样。

细胞膜可以允许水分子自由透过，而 K^+，Na^+ 等离子不易自由透过，因此，晶体渗透压对维持细胞内外的水盐平衡起主要作用。如果由于某种原因人体缺水，细胞外液中盐的浓度就要相对升高，晶体渗透压便增大，这时细胞内液中的水就要透过细胞膜进入细胞外液，造成细胞内失水。又如，大量饮水或滴入大量葡萄糖溶液，细胞外液盐的浓度就要降低，晶体渗透压便减小，这时细胞外液中的水就要透过半透膜进入细胞内液，严重时可产生水中毒。供给高温作业的工人盐汽水，就是为了保持细胞外液晶体渗透压的恒定。

毛细血管壁与细胞膜不同，它可以允许水分子、离子和小分子物质自由透过，而蛋白质等高分子溶质不易透过。因此，晶体渗透压对维持血浆与组织间液的水盐平衡不起作用，胶体渗透压虽小，却对维持毛细血管内外的水盐平衡起主要作用。如果由于某种疾病造成血浆蛋白减少，血浆胶体渗透压降低，血浆中的水和低分子溶质就会透过毛细血管壁进入组织间液，这是形成水肿的一个因素。临床上对大面积烧伤或失血等原因造成血容量下降的患者进行补液时，由于这类患者血浆蛋白损失较多，除了补给电解质溶液外，还要输给血浆或右旋糖酐，以恢复血浆的胶体渗透压和增加血容量。

五、稀溶液定律

稀溶液的蒸气压下降、沸点升高、凝固点下降和渗透压，都是因为溶剂中加入难挥发性溶质引起的,这些性质与溶于一定量溶剂中的溶质的物质的量成正比,而与溶质的本性无关。这个规律称为稀溶液定律(law of dilute solution)。

$$\Delta p = Kb_B, \Delta T_b = K_b b_B, \Delta T_f = K_f b_B, \Pi = cRT \approx b_B RT$$

这些公式只适用于非电解质的稀溶液。在浓溶液中,溶质分子较多,它们之间的相互影响以及溶质分子和溶剂分子之间的相互影响就大为加强,这样就影响了溶液的依数性,使之不能完全遵循有关公式进行计算。

稀溶液定律仅适用于非电解质稀溶液。对于强电解质溶液,由于溶质的电离,溶液中粒子数多于其分子数,这样使溶液的依数性数值发生很大偏差。但可以在公式中引入校正系数 i 来校正,使其计算符合实验结果。此时稀溶液依数性的关系式变为:

$$\Delta p' = iKb_B, \Delta T'_b = iK_b b_B, \Delta T'_f = iK_f b_B, \Pi' \approx ib_B RT$$

这样强电解质稀溶液与同浓度的非电解质稀溶液相比其依数性将发生 i 倍的偏差:

$$i = \frac{\Delta p'}{\Delta p} = \frac{\Delta T'_b}{\Delta T_b} = \frac{\Delta T'_f}{\Delta T_f} = \frac{\Pi'}{\Pi}$$

i 值称为范特荷甫系数。溶液越稀,i 值越大。在极稀溶液,不同类型电解质的 i 值可趋近 $2,3,4$ 等整数值。例如 $NaCl$,KNO_3,其 i 值趋近于 2;$MgCl_2$,$CaCl_2$,其 i 值趋近于 3 等。由此可见,i 值实质是表示电解质在溶液中比同物质的量浓度的非电解质溶液中粒子数目增大的倍数。

应用与拓展案例

案例 1-1 过热与过冷现象

为什么在蒸发或蒸馏实验过程中,蒸馏瓶中需要加入少量沸石? 它与溶液的沸点有何关系?

当用一种内壁非常光滑的容器加热某种纯液体时,常会发生温度已经达到或者超过液体沸点时,液体并没有沸腾的现象,这称为**过热现象**(super heating)。这种温度高于沸点的液体称为过热液体。如用微波炉加热玻璃容器盛装的水,会出现液体过热现象。过热现象的存在常使液体产生暴沸而发生危险。所以,实验室进行蒸发或蒸馏时需要在蒸馏瓶中加入少量沸石。

在一定压力下,当液体的温度已低于该压力下液体的凝固点,而液体仍不凝固的现象叫液体的**过冷现象**(super cooling phenomena)。此时的液体称为过冷液体,这是一种热力学上的不稳定状态,在外界摩擦等作用下会迅速凝固,并使温度回升。

过冷现象广泛存在,如人工降雨就是向天空中的过冷水汽投洒具有凝结核作用的碘化银或干冰,让水汽在凝结核物质上凝结,最终成雨而落下。生物材料如造血干细胞、精子、角膜等在进行低温保存时,可加入甘油、蔗糖、聚乙二醇等低温保护剂,目的是降低细胞外介质的冰点或过冷点,减轻冷冻细胞及组织的损伤。

案例 1-2 血液净化技术

血液净化是近年来临床医学迅速发展起来的一门交叉学科,它源于肾脏疾病的治疗,但现在已经广泛应用于医学各个专业中,成功地治疗了许多疑难病症,尤其在危重病监护(ICU)方面,血液净化疗法发挥了巨大的作用,为人类健康做出了重要贡献。由于其发展借助了生物材料、微电子学、分子生物学等领域的先进技术,因此,血液净化已成为衡量医院现代化的重要标志之一。

血液净化技术的原理是把患者的血液引出体外,建立血管循环通路,通过一系列净化装置——透析机、透析器、血管路、透析液,利用弥散、对流、吸附、分离的原理,除去其中某些致病物质,净化血液,达到治疗疾病的目的。

例如,血液透析(hemodialysis,HD)是血液净化的一种方式,目的在于替代衰竭肾脏,清除代谢废物,调节水、电解质和酸碱平衡的部分功能。该法就是根据膜平衡渗透原理,将病人血液与含一定量化学成分的透析液同时引入透析器内,利用渗透膜两侧溶质浓度差,达到清除体内水分及代谢产物和毒性溶质或向体内补充所需溶质的治疗目的。现代的血液透析还被拓展用于药物和毒物中毒、戒毒、心力衰竭等各系统疾患中。近年来一个重要的发现是血液透析能够修复内皮细胞,保护心、肾、肝、肺、神经、胃肠、血液、骨髓、脑等器官系统。

习 题

1. 10 L 容器中含有 30 g O_2 和 56 g N_2,设温度为 27 ℃,试计算:(1)此两种气体的分压;(2)混合气体的总压。

2. 将 100 g $c(H_2SO_4)$ 为 17.8 mol·L^{-1}、密度为 $1.84×10^3$ kg·m^{-3} 的浓硫酸加入 400 g 水中,稀释后溶液密度为 $1.13×10^3$ kg·m^{-3},计算稀释后溶液的 $c(H_2SO_4)$,$c(1/2H_2SO_4)$。

3. 20 mL $c(NaOH)$ 为 18.9 mol·L^{-1} 的 NaOH 溶液与 70 mL 水混合,取此溶液 25 mL 置于容量瓶中,用水稀释为 1 L,求所得的溶液的物质的量浓度。

4. 某患者需补 Na^+ 75 mmol,应补 NaCl 多少克?如用 $c(NaCl)$ 为 0.15 mol·L^{-1} 的生理盐水,应补多少毫升?

5. 从某种植物中分离出一种未知结构的有抗白细胞增多症的生物碱,为测定其相对分子质量,将 19.0 g 该物质溶于 100 g 水中,测得溶液的沸点升高了 0.060 ℃,凝固点降低了 0.220 ℃。计算该生物碱的相对分子质量。

6. 为防止水在仪器中结冰,可以加入甘油降低冰点。如需要将水的冰点下降到 −2 ℃,则在每 100 g 水中应加入甘油多少克?(甘油分子式为 $C_3H_8O_3$)

7. 血浆可视为各种电解质和非电解质的水溶液,其凝固点范围是 −0.595～−0.521 ℃。

现有 $45\ g\cdot L^{-1}$ 的葡萄糖($C_6H_{12}O_6$，$M=180\ g\cdot mol^{-1}$)溶液 100 mL，问需要在此溶液中加入多少克氯化钠($NaCl$，$M-58.5\ g\cdot mol^{-1}$)，才能使其与血浆等渗？(设加入 $NaCl$ 后溶液体积不变)

8. 分别比较下列各对溶液的渗透压高低，并说明理由。

(1)$c(C_6H_{12}O_6)$ 为 $0.28\ mol\cdot L^{-1}$ 的葡萄糖溶液与 $c(C_{12}H_{22}O_{11})$ 为 $0.28\ mol\cdot L^{-1}$ 的蔗糖溶液。

(2)$c(C_6H_{12}O_6)$ 为 $0.5\ mol\cdot L^{-1}$ 的葡萄糖溶液与 $c(NaCl)$ 为 $0.5\ mol\cdot L^{-1}$ 的 $NaCl$ 溶液。

(3)$c(NaCl)$ 为 $0.5\ mol\cdot L^{-1}$ 的 $NaCl$ 溶液与 $c(CaCl_2)$ 为 $0.5\ mol\cdot L^{-1}$ 的 $CaCl_2$ 溶液。

9. 测得人的血浆的凝固点为 $-0.56\ ℃$，试求血浆的质量摩尔浓度及 $37\ ℃$ 时的渗透压。

10.1 L 中含 10 g 淀粉的水溶液的渗透压，在 $25\ ℃$ 时是 2.666 kPa。求淀粉的平均分子量。

11.$c(CaCl_2)$ 为 $0.45\ mol\cdot L^{-1}$ 的 $CaCl_2$ 溶液 20 mL 和 $c(C_6H_{12}O_6)$ 为 $0.28\ mol\cdot L^{-1}$ 的葡萄糖溶液 80 mL 混合，计算此混合溶液(不考虑体积效应)的渗透浓度。

12. 将 $c(C_6H_{12}O_6)$ 为 $0.28\ mol\cdot L^{-1}$ 的葡萄糖溶液 100 mL 与 $c(NaCl)$ 为 $0.15\ mol\cdot L^{-1}$ 的 $NaCl$ 溶液 100 mL 混合，试以计算说明此混合溶液是等渗、低渗还是高渗溶液。

第二章　电解质溶液

电解质(electrolyte)是指在水溶液中或在熔融状态下能够导电的化合物,其水溶液称为电解质溶液(electrolyte solution)。电解质的种类较多,性质各异,其分类按照溶解性来区分,可分为难溶性电解质和可溶性电解质。一般对可溶于水的电解质,按照电离的强弱来区分,可分为强电解质(strong electrolyte)和弱电解质(weak electrolyte)。强电解质在水溶液中完全电离,其水溶液导电能力强;弱电解质在水溶液中仅少部分电离,电离过程是可逆的,存在电离平衡,其水溶液导电能力较弱。应注意的是,强电解质与弱电解质之间没有绝对的界限,它们的区分只是相对的。

人体体液和组织液中的电解质常以离子形式存在,如 $H_2PO_4^-$,HPO_4^{2-},HCO_3^-,CO_3^{2-},SO_4^{2-},Cl^-,Na^+,K^+,Ca^{2+} 等。这些离子是体内维持渗透平衡和酸碱平衡等不可缺少的成分,同时对神经、肌肉等组织的生理、生化功能也起着重要的作用。因此,学习有关电解质的基本理论,以及各类电解质在溶液中的特征及其变化规律等方面的基本知识,是学习医学科学所必需的。

第一节　强电解质溶液与弱电解质溶液

一、强电解质溶液理论

强电解质在水溶液中是完全电离的,在水溶液中没有电离平衡存在,因此电离平衡的概念只适用于弱电解质溶液。既然如此,强电解质在水中应是百分之百的电离。但是由实验测量强电解质溶液的导电性而得出的电离度(在后面讨论)却小于百分之百(见表 2-1)。

表 2-1 　　　　　　几种强电解质的表观电离度($25\ ℃$,$0.1\ mol\cdot L^{-1}$)

电解质	HCl	HNO₃	H₂SO₄	NaOH	Ba(OH)₂	KCl	ZnSO₄
表观电离度(%)	92	92	61	91	82	86	40

在上一章讨论非电解质稀溶液依数性时,曾经提到过,对于强电解质稀溶液,由于溶质的电离,溶液中的粒子数不等于其分子数,从而使得稀溶液的依数性数值

发生很大的偏差,为了使稀溶液依数性公式适用于电解质溶液,荷兰物理化学家范特荷甫首先建议在公式中引入校正系数 i,即:

$$\Pi' = icRT \tag{2.1}$$

校正后的公式适用于计算电解质稀溶液的渗透压。i 习惯上叫作范特荷甫系数或等渗系数(isosmotric coefficient)。i 值同样适用于其他稀溶液依数性的计算公式。

对于强电解质稀溶液,由于完全电离,且每个分子都电离为 n 个离子,则它的依数性应是同浓度非电解质的 n 倍,即 n 等于 i,等于一个分子电离出的离子个数。但实测结果则有较大的差异(见表 2-2)。

表 2-2　　　　　由凝固点下降法测定的几种电解质的 i 值

电解质	$i = \dfrac{\Delta T'_f}{\Delta T_f}$				i 的理论极限值
	0.100 mol·L^{-1}	0.0500 mol·L^{-1}	0.0100 mol·L^{-1}	0.00500 mol·L^{-1}	
NaCl	1.87	1.89	1.93	1.94	2
KCl	1.86	1.88	1.94	1.96	2
MgSO$_4$	1.42	1.43	1.62	1.69	2
K$_2$SO$_4$	2.46	2.57	2.77	2.86	3
HCl	1.91	1.92	1.97	1.99	2
HAc	1.01	1.02	1.05	1.06	2
H$_2$SO$_4$	2.22	2.32	2.59	2.72	3

通过实际测量电离度与 i 值,都说明强电解质在水溶液中似乎并未完全电离,是什么原因造成强电解质在溶液中不完全电离的现象?

1923 年,荷裔美国物理化学家德拜(Wilhelm Debye)及其助手德国化学家休克尔(Erich Hückel)提出了强电解质溶液的离子互吸理论(ion-ion interaction theory)来解释这种现象。

(一)离子互吸理论

该理论认为:强电解质在水溶液中是完全电离的,溶液中离子浓度一般较大,正、负离子由于静电引力而相互吸引、相互牵制,每个离子都受到一群带异号电荷且分布不均匀的离子包围,形成一个球形对称的离子氛(ionic atmosphere)。每一个正离子的周围形成了带负电荷的离子氛,而每一个负离子的周围形成了带正电荷的离子氛,如图 2-1 所示。每一个中心离子同时又是组成另一个异性离子的离子氛的一员,所以说,应把溶液中离子的分布看成是很多离子氛交错在一起的复杂系统,而绝不能看

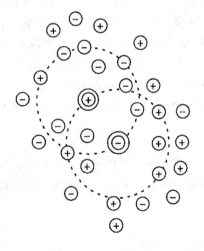

图 2-1　离子氛示意图

成是一个个相互独立的离子或离子氛。因为溶液中的离子经常不断地运动着,瞬息万变,所以离子氛的形象是一个统计平均的结果。

强电解质溶液中,由于离子氛的形成,使离子相互制约,不能完全自由运动,结果使离子的迁移速率变慢,通过电导测得的电解质在溶液中的电离度也相应降低,总体来看就相当于离子数减少,而离子数的减少,即表现为电离度的降低。对于强电解质,实测 i 值不等于每个分子电离出的离子个数。因此,从溶液的表观性质来看,强电解质的实测电离度与真实值之间有一定偏差,其实测值总是小于 100%。该实测值称为表观电离度(apparent degree of ionization)。它反映了强电解质溶液中离子之间相互牵制的强弱程度。即表观电离度越大,说明溶液中离子之间相互牵制的作用越小,反之亦然。

德拜-休克尔理论应用在 1-1 价型电解质(如 NaCl)的稀溶液时比较成功,对于其他价型电解质,其计算结果存在的偏差较大。

(二)离子活度与活度系数

由于离子氛的存在,使得离子的活动能力降低,因此能起作用的离子浓度,即离子的有效浓度(effective concentration,亦称表观浓度)总比理论浓度低。为此,美国化学家路易斯(Lewis)于 1907 年提出了活度(activity)的概念,即将离子的有效浓度称为活度,也就是把溶液中离子(或分子)的实际浓度(c)乘上一个校正系数——活度系数(coefficient of facticity)(f)。通常用 a 表示活度,它与溶液的实际浓度 c 有如下关系:

$$a = f \cdot c \tag{2.2}$$

一般说来,$a < c$,溶液的浓度越大,活度系数越小,当溶液极稀时,$f \rightarrow 1$,这时活度与浓度基本上趋于相等,故 $0 < f < 1$。这样,采用活度代替浓度后,使得计算结果都能与实验结果相符合。在实际工作中不能在每种情况下都去测定活度,只要能知道活度系数(f),就可以从浓度算出活度。问题是怎样知道活度系数。

(三)离子强度

1921 年,路易斯根据大量的实验数据,指出在稀溶液中(一般 $b_B < 0.1$ mol · kg^{-1}),影响强电解质离子活度系数 f 的主要因素是离子的浓度和离子的电荷数,而与离子的本性无关。把这两个因素联系起来,他提出了离子强度(ionic strength)(I)的概念。其基本内容是:当溶液中含有多种电解质时,每一种离子受到所有离子所产生静电力的影响。定量的描述为:离子强度(I)等于溶液中各离子浓度(c)与离子电荷数(z)平方乘积总和的二分之一,即

$$I = \frac{1}{2}(c_1 z_1^2 + c_2 z_2^2 + \cdots + c_i z_i^2) = \frac{1}{2} \sum c_i z_i^2 \tag{2.3}$$

一般在离子强度不大的范围内,活度系数随着离子强度的增大而减小,离子活度也随之减小。不同电荷的离子的活度系数与离子强度的关系如表 2-3 所示。

表 2-3　活度系数与离子强度

I	f			
	$z=1$	$z=2$	$z=3$	$z=4$
0.0001	0.99	0.95	0.90	0.83
0.0002	0.98	0.94	0.87	0.77
0.0005	0.97	0.90	0.80	0.67
0.001	0.96	0.86	0.73	0.56
0.005	0.92	0.72	0.51	0.30
0.01	0.89	0.63	0.39	0.19
0.05	0.81	0.44	0.15	0.04
0.1	0.78	0.33	0.08	0.01

从表 2-3 可以看出,在一定的浓度范围内溶液的离子强度越大或离子所带电荷越多,则因离子间的牵制作用越强而使活度系数越小。也就是说,通常条件下,溶液的离子强度越大,活度与浓度之间的数值差越大;反之,溶液的离子强度很小时,离子间的牵制作用就降低到极微弱的程度。如当 $I<10^{-4}$ 时,$f\rightarrow 1$,这时活度与浓度在数值上趋于相等。所以有关强电解质溶液作准确计算时,都应使用活度。对于稀溶液或作近似计算时,可以直接用浓度代替活度,不会引起很大误差。

需要指出的是,引入活度及活度系数的概念,是对强电解质溶液浓度的修正,对于弱电解质的稀溶液以及难溶强电解质溶液,可不必用活度修正,即能用实际浓度求解某些问题。因为在这两种情况下,溶液中离子浓度都很低,离子强度很小,活度系数 f 接近于 1。

[例 2-1]　计算 $0.0100\ mol\cdot L^{-1}NaCl$ 溶液的 I,f 及 a_{Cl^-}。

解:(1)计算溶液的离子强度 I

$$I = \frac{1}{2}\sum c_i z_i^2 = \frac{1}{2}(0.01\times 1^2 + 0.01\times 1^2) = 0.01$$

(2)从表 2-3 中查出一价离子的 f 值

$I=0.01,z=1$ 时,$f=0.89$

(3)计算离子活度 a

$a_{Cl^-} = fc = 0.89\times 0.01 = 0.0089(mol\cdot L^{-1})$

[例 2-2]　计算 $25\ mL\ 0.02\ mol\cdot L^{-1}HCl$ 和 $25\ mL\ 0.18\ mol\cdot L^{-1}KCl$ 混合溶液中的 H^+ 活度。

解:(1)计算该溶液的离子强度 I

$$I = \frac{1}{2}\sum c_i z_i^2 = \frac{1}{2}(0.01\times 1^2 + 0.1\times 1^2 + 0.09\times 1^2) = 0.1$$

(2)从表 2-3 中查出一价离子的 f 值

$I=0.1,z=1$ 时,$f=0.78$

（3）计算 a_{H^+}

$$c=0.02/2=0.01 \text{ mol} \cdot \text{L}^{-1}, f=0.78$$

代入式（2.2），则

$$a_{H^+}=fc=0.78 \times 0.01=0.0078(\text{mol} \cdot \text{L}^{-1})$$

二、弱电解质的电离平衡

（一）化学平衡定律

当化学反应达到平衡状态时，体系内各物质的浓度就不再改变。那么，在各物质的浓度间存在着什么样的关系呢？现在我们先看一下表 2-4 所列氢和碘生成碘化氢和碘化氢分解反应的实验数据。

表 2-4　　　　　碘化氢的生成和分解的实验数据（698.1 K）

编号	起始浓度（$\times 10^2$ mol·L^{-1}）			平衡浓度（$\times 10^3$ mol·L^{-1}）			$\dfrac{[H_2][I_2]}{[HI]^2}$
	I_2	H_2	HI	I_2	H_2	HI	（平衡时）
1	0	0	4.4888	0.4789	0.4789	3.5310	1.840×10^{-2}
2	0	0	10.6918	1.1409	1.1409	8.4100	1.840×10^{-2}
3	7.5098	11.3367	0	0.7378	4.5647	13.5440	1.836×10^{-2}
4	11.9642	10.6663	0	3.1292	1.8313	17.6710	1.835×10^{-2}

从表 2-4 的数据可以看出，无论是生成反应或是分解反应，不管起始时的浓度多大，在一定温度下达到平衡状态时，氢与碘平衡时浓度的乘积，除以碘化氢平衡时浓度的平方为一恒定的数值。

对任一可逆反应，如：

$$a\text{A}+b\text{B} \Longleftrightarrow d\text{D}+e\text{E}$$

在一定温度下达到平衡状态时，实验结果表明，各反应物和生成物的浓度间有如下关系：

$$\frac{[\text{D}]^d[\text{E}]^e}{[\text{A}]^a[\text{B}]^b}=K \tag{2.4}$$

即：在一定温度下，可逆反应达到平衡时，生成物的浓度以反应方程式中该物质分子式前的系数为乘幂的乘积与反应物的浓度以反应方程式中该物质分子式前的系数为乘幂的乘积之比是一个常数。这个关系叫化学平衡定律，这个常数，即式（2.4）的 K 叫作化学平衡常数，简称平衡常数（equilibrium constant）。不同的化学反应，其平衡常数值不同。任何类型的可逆反应在定温下达到平衡时（如中和反应、弱电解质电离反应、沉淀反应及氧化还原反应等），均存在上述关系。平衡常数与化学反应时的浓度无关，但随温度的变化而有所改变。式（2.4）也叫平衡常数表达式（equilibrium constant expression）。该式亦可通过可逆反应达到平衡时，正、逆反应速率相等的原理或利用自由能从热力学的角度推导求得。

(二)电离常数

以醋酸(HAc)为例,在 HAc 水溶液中存在下列平衡:

$$HAc + H_2O \rightleftharpoons H_3O^+ + Ac^-$$

若以[HAc],[H_3O^+],[Ac^-]分别表示 HAc,H_3O^+ 和 Ac^- 的平衡浓度,根据化学平衡定律则有:

$$K'_{HAc} = \frac{[H_3O^+][Ac^-]}{[HAc][H_2O]}$$

[H_2O]可视为常数,合并到 K'_{HAc} 中,则

$$K_{HAc} = \frac{[H_3O^+][Ac^-]}{[HAc]}$$

K_{HAc} 称作醋酸的电离平衡常数,简称电离常数(ionization constant)或离解常数。

一般弱酸的电离常数用 K_a 表示,K_a 的通式为

$$HA + H_2O \rightleftharpoons H_3O^+ + A^- \quad (H_3O^+ 可简写为 H^+)$$

$$K_a = \frac{[H^+][A^-]}{[HA]} \tag{2.5}$$

一元弱碱的电离常数用 K_b 表示,则电离常数表示式为

$$BOH \rightleftharpoons B^+ + OH^-$$

$$K_b = \frac{[B^+][OH^-]}{[BOH]} \tag{2.6}$$

电离常数的大小可以衡量电解质的相对强弱。电离常数越大,对于弱酸来讲,其溶液中的[H_3O^+]或[H^+]就越大,酸性就越强;对弱碱来说,溶液中的[OH^-]越大则碱性越强。

电离常数只与弱电解质的本性及温度有关,与浓度无关(见表 2-5)。

表 2-5　　　　**HAc 和 $NH_3 \cdot H_2O$ 在不同温度下的电离常数**

$T(K)$	$K_{a,HAc}$	$K_{b,NH_3 \cdot H_2O}$
273	1.66×10^{-5}	1.37×10^{-5}
283	1.73×10^{-5}	1.57×10^{-5}
293	1.75×10^{-5}	1.71×10^{-5}
303	1.75×10^{-5}	1.82×10^{-5}
313	1.70×10^{-5}	1.86×10^{-5}
323	1.63×10^{-5}	1.89×10^{-5}

(三)电离度与稀释定律

前面我们已经提到电离度的概念,电离度是用来衡量弱电解质的离解(或电离)程度的量,它是指弱电解质达到电离平衡时,已电离的分子数和原有的分子总数之比,用百分数表示。

$$\alpha = \frac{已电离的分子数}{原有的分子总数} \times 100\% \tag{2.7}$$

或　　$$\alpha = \frac{已电离的弱电解质浓度(mol \cdot L^{-1})}{弱电解质的原始浓度(mol \cdot L^{-1})} \times 100\%$$

电离度的大小可表示出弱电解质的强弱。α 越大,说明弱电解质电离的程度越大,电解质相对来说较强。对温度、浓度均相同的弱电解质,电离度大的,电解质较强;电离度小的,电解质较弱(见表 2-6)。

表 2-6 几种弱酸的电离度(18 ℃,$0.1 \text{ mol} \cdot \text{L}^{-1}$)

弱 酸	化学式	$\alpha(\%)$	弱 酸	化学式	$\alpha(\%)$
二氯代醋酸	$Cl_2CHCOOH$	52	磷酸	H_3PO_4	26
亚硫酸	H_2SO_3	20	氢氟酸	HF	15
水杨酸	$C_6H_4OHCOOH$	10	亚硝酸	HNO_2	6.5
醋酸	CH_3COOH	1.33	碳酸	H_2CO_3	0.17
氢硫酸	H_2S	0.07	氢氰酸	HCN	0.007

电离度主要取决于电解质的本性、电解质溶液的温度及浓度。同一弱电解质在相同温度条件下,浓度越小,电离度越大。这是因为溶液越稀,离子间的平均距离越远,因而彼此结合成分子的机会越小,有更多的弱电解质电离。需要指出的是,当溶液很稀时,溶液中的"离子"浓度不是增大而是减小。这是由于溶液稀释时,体积变大,单位体积内的分子数减少,体积的影响已经超出电离度增大的影响,所以"离子"浓度随溶液浓度的减小而减小。

电离度和电离常数都可用来比较弱电解质的相对强弱程度,但它们既有联系又有区别。电离常数是化学平衡常数的一种形式,而电离度则是转化率的一种形式。电离常数不受浓度影响,电离度则随浓度的变化而改变。因此,电离常数比电离度能更好地表示出弱电解质的特征,如表 2-7 所示。

表 2-7 不同浓度 HAc 溶液中 HAc 的电离度和电离常数(298 K)

$c(\text{mol} \cdot \text{L}^{-1})$	α	K_a 未经 f 修正	K_a 经 f 修正
0.000 028 01	0.5393	1.77×10^{-5}	1.75×10^{-5}
0.000 111 4	0.3277	1.78×10^{-5}	1.75×10^{-5}
0.000 218 4	0.2477	1.78×10^{-5}	1.75×10^{-5}
0.001 028	0.1238	1.80×10^{-5}	1.75×10^{-5}

为了得到在一定温度下电离度与浓度(或者说是电离常数)之间的定量关系,德国物理化学家奥斯特瓦尔德(Wilhelm Ostwald)把电离度引入电离常数关系式中,导出了稀释定律公式。

设弱酸分子为 HA,初始浓度为 c,电离度为 α,则

$$HA \rightleftharpoons H^+ + A^-$$

初始浓度 c 0   0

平衡浓度 $c-c\alpha$ $c\alpha$ $c\alpha$

$$K_{HA} = \frac{[H^+][A^-]}{[HA^-]} = \frac{c\alpha \cdot c\alpha}{c - c\alpha}$$

$$K_{HA} = \frac{c\alpha^2}{1-\alpha} \tag{2.8}$$

当 K_{HA} 很小时,α 亦很小,$1-\alpha \approx 1$,则式(2.8)变为

$$K_{HA} = c\alpha^2 \quad \text{或} \quad \alpha = \sqrt{\frac{K_{HA}}{c}} \tag{2.9}$$

式(2.9)称为稀释定律公式。它的意义是:一定温度下,同一弱电解质的电离度近似与其浓度的平方根成反比,溶液越稀,电离度越大;相同浓度的不同弱电解质,它们的电离度分别与其电离常数的平方根成正比,电离常数大的,电离度也大。

上述稀释定律只适用于:①一元弱酸/碱或多元弱酸/碱的第一步电离;②弱酸/碱离解出的两种离子的浓度相等,即[正离子]=[负离子];③应用简化式(2.9)的前提条件是 $\alpha \leqslant 5\%$。

(四)同离子效应和盐效应

1. 同离子效应

在弱电解质溶液中,加入一种与弱电解质有相同离子的强电解质时,将对弱电解质的电离产生极为显著的影响。例如,在 HAc 溶液中加入强电解质 NaAc 时,由于 NaAc 在溶液中完全电离,这样溶液中[Ac^-]大大增加,使下述电离平衡向左移动,从而降低了 HAc 的电离度,结果使溶液的酸性减弱。

$$HAc \rightleftharpoons H^+ + \boxed{Ac^-} \qquad NH_3 + H_2O \rightleftharpoons OH^- + \boxed{NH_4^+}$$

$$NaAc \longrightarrow Na^+ + \boxed{Ac^-} \qquad NH_4Cl \longrightarrow Cl^- + \boxed{NH_4^+}$$

同样,在上述氨水溶液中加入强电解质 NH_4Cl 时,溶液[NH_4^+]大大增加,亦使电离平衡向左移动,降低了氨水的电离,结果使溶液的碱性减弱。

由此可以得出如下结论:在弱电解质溶液中,由于加入与该弱电解质有相同离子的强电解质而使得弱电解质的电离度减小的现象,叫作同离子效应(common ion effect)。应该注意,当有同离子效应时,[正离子]≠[负离子]。如上述 HAc 及氨水溶液中[H^+]≠[Ac^-],[OH^-]≠[NH_4^+],不能再应用式(2.8)和式(2.9)等稀释定律公式进行计算。

[例 2-3] $0.100\ mol \cdot L^{-1}$ HAc 溶液的电离度 α 及[H^+]为多少?加入固体 NaAc(使其浓度为 $0.10\ mol \cdot L^{-1}$,溶液体积视为不变)后,该溶液的电离度 α 及[H^+]又是多少?比较一下前后结果。

解:(1)未加 NaAc 前,[H^+]=[Ac^-],根据式(2.9)则有:

$$\alpha = \sqrt{\frac{K_{HAc}}{c}} = \sqrt{\frac{1.76 \times 10^{-5}}{0.100}} = 1.33 \times 10^{-2} = 1.33\%$$

$$[H^+] = c\alpha = 0.100 \times 1.33\% = 1.33 \times 10^{-3}(mol \cdot L^{-1})$$

(2)加入 NaAc 后,[H^+]≠[Ac^-],不能用式(2.9)进行计算,根据电离常数的定义,设 $x = [H^+]$,应用式(2.5)则有:

$$HAc \rightleftharpoons H^+ + Ac^-$$

初始浓度   0.100   0   0.10

平衡浓度 $0.100-x$ x $0.10+x$

$$K_{HAc}=\frac{x(0.10+x)}{0.100-x}$$

$$0.10+x\approx0.10$$

$$0.100-x\approx0.100$$

所以 $K_{HAc}=\dfrac{0.10x}{0.100}=1.76\times10^{-5}$

$[H^+]=x=1.76\times10^{-5}$；$\alpha=\dfrac{1.76\times10^{-5}}{0.10}=1.76\times10^{-4}=0.0176\%$

从上述计算结果可以看出,由于同离子效应,$[H^+]$和 HAc 的电离度 α 都降低到原来的约 1/76。同离子效应很有实际意义,由于它可以控制弱酸或弱碱溶液的 $[H^+]$ 或 $[OH^-]$,故在生产实践和科学实验中常用来调节溶液的 pH。

2.盐效应

在弱电解质溶液中加入不含共同离子的可溶性强电解质时,该弱电解质的电离度将会增大,这种影响叫作盐效应(salt effect)。例如在 $c(HAc)$ 为 $0.1\ mol\cdot L^{-1}$ 醋酸溶液中,加入固体 NaCl,使 $c(NaCl)$ 为 $0.1\ mol\cdot L^{-1}$ 时,HAc 的电离度由 1.33% 增至 1.68%。盐效应的原因应归结为强电解质的加入,使离子活度减小,根据平衡移动原理,引起弱电解质电离平衡向右移动,弱电解质的电离度增大。

发生同离子效应时,必然伴随着发生盐效应,盐效应虽然可使弱酸或弱碱的电离度增大一些,但数量级一般是不会改变的,而同离子效应的影响却大得多。所以,在有同离子效应时,可以忽略盐效应。

第二节   酸碱理论

酸和碱是两类非常重要的电解质。针对酸碱物质的性质与组成以及结构等方面的关系,人们先后提出了各种不同的酸碱理论。其中比较重要的有瑞典化学家阿伦尼乌斯(Arrhenius)创立的电离理论,丹麦化学家布朗斯特(Brönsted)和英国化学家劳瑞(Lowry)于 1923 年分别提出的酸碱质子理论(简称 Brönsted-Lowry's acid-base theory)及美国化学家路易斯(Lewis)在 1923 年创立的电子理论等。电离理论已在中学讨论过,我们将着重讨论酸碱质子理论,并简要介绍酸碱电子理论。

一、酸碱质子理论

阿伦尼乌斯的电离理论把酸碱反应只限于水溶液中,把酸碱范围也限制在能电离出 H^+ 或 OH^- 的物质。这种局限性就必然产生许多与实验事实不相符的现象。如 HCl 与 NH_3 在苯中并不电离,却能相互反应生成 NH_4Cl;$NaHCO_3$ 不含有也不能电离出 OH^-,却具有碱性,等等。

为了克服阿伦尼乌斯电离理论的局限性,1923 年布朗斯特和劳瑞各自独立地提出了一种比较切合酸碱实质、概括事实较多、应用范围较广的酸碱新概念,称为酸碱质子理论(proton theory of acid-base)。

(一)酸碱质子理论的基本内容

酸碱质子理论认为:凡能给出质子(H^+)的物质都是酸;凡能接受质子(H^+)的物质都是碱。由该理论定义的酸和碱又称为质子酸和质子碱,所以酸是质子的给予体(proton donor),碱是质子的接受体(proton acceptor)。酸和碱不是孤立的,酸给出质子后所剩余的部分就是碱;碱接受质子后即成为酸。质子酸与质子碱之间的上述关系可用如下简式表示:

$$酸 \rightleftharpoons H^+ + 碱$$

中性分子 $\begin{cases} HCl \longrightarrow H^+ + Cl^- \\ HAc \rightleftharpoons H^+ + Ac^- \\ H_2CO_3 \rightleftharpoons H^+ + HCO_3^- \\ HCN \rightleftharpoons H^+ + CN^- \\ H_2O \rightleftharpoons H^+ + OH^-(水释放质子) \end{cases}$

离子 $\begin{cases} 正离子 \begin{cases} H_3O^+ \rightleftharpoons H^+ + H_2O(水接受质子) \\ NH_4^+ \rightleftharpoons H^+ + NH_3 \\ [Cu(H_2O)_4]^{2+} \rightleftharpoons H^+ + [Cu(H_2O)_3(OH)]^+ \end{cases} \\ 负离子 \begin{cases} H_2PO_4^- \rightleftharpoons H^+ + HPO_4^{2-} \\ HS^- \rightleftharpoons H^+ + S^{2-} \\ HSO_4^- \rightleftharpoons H^+ + SO_4^{2-} \end{cases} \end{cases}$

两性离子 $^+NH_3CH_2COO^- \rightleftharpoons H^+ + NH_2CH_2COO^-$

从上面各反应式可以看出,左边为酸(可以是中性分子,正、负离子,两性离子),给出 H^+ 后,余下的右边部分就是碱;右边碱夺取质子后就成为酸。酸碱是相互依存的,没有酸就没有碱,一方以另一方为自己存在的条件,它们之间的这种关系称为酸碱共轭关系。上述诸反应中,酸是碱的共轭酸(conjugate acid),碱是酸的共轭碱(conjugate base),彼此联系在一起称为共轭酸碱对(conjugate acid-base pair)。也就是说,一个酸给出质子而形成的碱为该酸的共轭碱,一个碱接受质子后而形成的酸为该碱的共轭酸。由此可见,有酸必有碱,有碱必有酸;酸中含有碱,碱可变为酸;酸碱相互依存,又可相互转化。常见的共轭酸碱对见表 2-8。共轭酸碱与质子的关系可概括为:

$$酸 \rightleftharpoons 质子 + 共轭碱$$

$$碱 + 质子 \rightleftharpoons 共轭酸$$

共轭酸	K_a(水中),18～25 ℃	共轭碱

表 2-8 　　　　　　　　　常见共轭酸碱的强度

共轭酸	K_a(水中),18～25 ℃	共轭碱
$HClO_4$		ClO_4^-
HCl		Cl^-
H_2SO_4		HSO_4^-
HNO_3		NO_3^-
H_3O^+		H_2O
$H_2C_2O_4$	5.9×10^{-2}	$HC_2O_4^-$
HSO_4^-	1.2×10^{-2}	SO_4^{2-}
H_3PO_4	7.5×10^{-3}	$H_2PO_4^-$
HF	6.7×10^{-4}	F^-
HNO_2	4.6×10^{-4}	NO_2^-
$HCOOH$	1.8×10^{-4}	$HCOO^-$
$HC_2O_4^-$	6.5×10^{-5}	$C_2O_4^{2-}$
HAc	1.8×10^{-5}	Ac^-
H_2CO_3	4.4×10^{-7}	HCO_3^-
H_2S	9.1×10^{-8}	HS^-
$H_2PO_4^-$	6.2×10^{-8}	HPO_4^{2-}
NH_4^+	5.6×10^{-10}	NH_3
HCN	4.6×10^{-10}	CN^-
HCO_3^-	5.6×10^{-11}	CO_3^{2-}
H_2O_2	2.4×10^{-12}	HO_2^-
HS^-	1.1×10^{-12}	S^{2-}
HPO_4^{2-}	2.2×10^{-13}	PO_4^{3-}
H_2O		OH^-
NH_3		NH_2^-
OH^-		O^{2-}

酸性增强（↑，左侧）　　碱性增强（⇓，右侧）

通过以上讨论可以得到如下结论:①酸和碱可以是分子、正离子、负离子,还可以是两性离子;②有的物质在某个共轭酸碱对中是酸,但在另一个共轭酸碱对中却是碱,例如 HCO_3^-,H_2O,$H_2PO_4^-$,氨基酸等,这一类物质又称为两性物质(ampholyte);③酸碱质子理论中没有盐的概念。又如,NH_4Cl 中的 NH_4^+ 是离子酸,Cl^- 是离子碱。

（二）酸碱反应的实质

酸碱质子理论认为,酸碱反应的实质是酸碱之间的质子转移(或传递)反应(proton transfer reaction)。欲使酸表现为质子给予体,必须有一种质子的接受体来接受质子,即酸碱之间发生反应。换句话说,一个共轭酸碱对是不能单独存在的。作为一个酸它并不能自动地给出质子,而必须有另一物质作为质子的接受体;反之一个碱也必须有另外一个酸给出质子,它才能得到质子,自身转变为共轭酸。所以一个共轭酸碱对要表现出给予和接受质子的能力时,必须有另外一个共轭酸碱对来接受和给出质子。例如，HCl 与 NH₃ 在气态中的反应，是 HCl 将质子转移给 NH₃，HCl 变为它的共轭碱 Cl⁻，NH₃ 接受质子变为它的共轭酸 NH₄⁺，反应式如下：

$$\overset{\overset{\displaystyle H^+}{\longrightarrow}}{HCl(g)+NH_3(g)} \Longrightarrow NH_4^+ + Cl^-$$

据此我们可以得出酸碱反应的通式

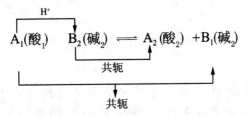

$$A_1(酸_1) \quad B_2(碱_2) \Longrightarrow A_2(酸_2) + B_1(碱_2)$$

根据质子论对酸碱反应的认识，水-离子论中水的电离、酸或碱的电离、酸碱的中和反应、盐的水解反应等都可归结为质子转移式的酸碱反应。举例如下：

（1）水的电离：

$$\overset{\overset{\displaystyle H^+}{\longrightarrow}}{H_2O + H_2O} \Longrightarrow H_3O^+ + OH^-$$

（2）酸的电离：如

$$\overset{\overset{\displaystyle H^+}{\longrightarrow}}{HCl + H_2O} \Longrightarrow H_3O^+ + Cl^-$$

（3）碱的电离：如

$$\overset{\overset{\displaystyle H^+}{\longrightarrow}}{H_2O + NH_3} \Longrightarrow NH_4^+ + OH^-$$

（4）中和反应：如

$$\overset{\overset{\displaystyle H^+}{\longrightarrow}}{HAc + OH^-} \Longrightarrow H_2O + Ac^-$$

（5）盐的水解：如

$$\overset{\overset{\displaystyle H^+}{\longrightarrow}}{NH_4^+ + H_2O} \Longrightarrow H_3O^+ + NH_3$$

$$\overset{\overset{\displaystyle H^+}{\longrightarrow}}{H_2O + CN^-} \Longrightarrow HCN + OH^-$$

（三）酸碱的相对强度

1.酸碱强度的相对性

根据上述讨论,任何一个酸碱反应都是质子的转移反应,是争夺质子的过程。对一给定的共轭酸碱来说,它们之间的强弱是相对的且具有相互依赖关系。一般说来,酸越强,其共轭碱就越弱;酸越弱,其共轭碱就越强。酸碱的相对强度是通过酸碱给出质子或结合质子能力的大小而得到的,用一个通式表示则为:

$$\overset{\displaystyle H^+}{HA_1 + A_2^- \Longleftrightarrow A_1^- + HA_2} \underset{\displaystyle H^+}{}$$

正向反应是质子酸 HA_1 将质子转移给碱 A_2^-,自身转化为共轭碱 A_1^-,逆向反应也类似。如果质子酸 HA_1 比质子酸 HA_2 给出质子的能力强时,或共轭碱 A_2^- 比共轭碱 A_1^- 接受质子的能力强时,反应向正方向(由左→右)进行,即反应的方向是由较强的酸(这里是指 HA_1)及较强的碱(A_2^-)生成较弱的酸和较弱的碱,酸性强度 $HA_1 > HA_2$。逆向反应(由右→左)亦相似,只不过此时,H^+ 是由 HA_2 提供给 A_1^-(虚线所示),说明逆向反应时,给出质子能力 $HA_2 > HA_1$,结合质子能力 $A_1^- > A_2^-$,此时酸强度为 $HA_2 > HA_1$。根据这个原则可从下列两个反应式比较出 HCl,H_2O,NH_3 的酸性强弱:

$$HCl + OH^- \longrightarrow Cl^- + H_2O$$
$$H_2O + NH_2^- \longrightarrow OH^- + NH_3$$

反应正向进行,说明酸性强弱的次序是 $HCl > H_2O > NH_3$,而碱性强弱次序是 $Cl^- < OH^- < NH_2^-$。一些常见共轭酸碱对在水溶液中的强弱次序可参照表 2-8。

2.酸碱强度与溶剂的关系

酸碱质子理论认为,一种物质显示酸碱性强弱,除了与其本性有关外,还与反应对象(或溶剂)的性质有关。同一种酸在几种接受质子能力不同的溶剂中,显示出不同的强度。例如,HAc 在水和液氨两种不同溶剂中,由于液氨接受质子的能力比水强,故 HAc 在液氨中表现为强酸,而在水中表现为弱酸。又如,HNO_3 在水中为强酸,但在冰醋酸(即纯 HAc)中,其酸的强度便大大降低,而在纯 H_2SO_4 中,却表现为碱性物质,其反应式如下:

$$\overset{\displaystyle H^+}{HNO_3 + H_2O \Longleftrightarrow NO_3^- + H_3O^+}$$

3.溶剂的拉平效应和区分效应

下列强酸在水中存在着如下平衡

$$HCl + H_2O \Longleftrightarrow H_3O^+ + Cl^-$$
$$HBr + H_2O \Longleftrightarrow H_3O^+ + Br^-$$

$$H_2SO_4 + H_2O \rightleftharpoons H_3O^+ + HSO_4^-$$

$$HNO_3 + H_2O \rightleftharpoons H_3O^+ + NO_3^-$$

$$HClO_4 + H_2O \rightleftharpoons H_3O^+ + ClO_4^-$$

在水中上述各酸均是强酸,溶剂水则作为碱。水接受了强酸的质子形成另一种酸(水的共轭酸)——水合质子(H_3O^+);每一种酸给出质子后则转变成相应的共轭碱(Cl^-,Br^-,HSO_4^-,NO_3^-,ClO_4^- 等)。这一酸碱反应向右进行得十分完全。即不论上述各强酸的酸度多强,溶于水后,其固有的酸强度已不能表现出来,而统统都拉平到水合质子(H_3O^+)的强度水平,结果使它们的酸强度都相等。溶剂的这种将不同强度的酸(碱)调整到同一酸(碱)强度水平的作用,称为拉平效应(leveling effect)。具有拉平效应的溶剂叫拉平溶剂(leveling solvent)。必须指出,溶剂中能够存在的唯一最强酸是溶剂合质子;能够存在的唯一最强碱是溶剂的阴离子。因此,以水为溶剂的溶液中,H_3O^+ 是最强的酸,OH^- 是最强的碱;在以液氨为溶剂的溶液中,NH_4^+ 是最强的酸,NH_2^- 是最强的碱;以冰醋酸为溶剂的溶液中,H_2Ac^+ 是最强的酸,Ac^- 是最强的碱。可见,在水溶液中,无论多大强度的酸,都被拉平到 H_3O^+ 的水平;无论多大强度的碱,都被拉平到 OH^- 的水平;液氨和醋酸作溶剂时的情况可以此类推。

如果我们取另一种溶剂,其碱性比水弱或酸性比水强,则结果就大不相同了。例如以 HAc 为溶剂时,则上述酸的强度就显示出差异,其酸强度的顺序为 $HClO_4 > HBr > HCl > H_2SO_4 > HNO_3$。因此,HAc 可把上述这些酸的强度区分开来,溶剂的这种将酸(碱)强弱区分开来的作用称为区分效应(differentiating effect)。一般而言,酸性溶剂可以对酸产生区分效应,而对碱则产生拉平效应;碱性溶剂可对碱产生区分效应,而对酸产生拉平效应。分别看两个实例。

实例 1:HCl 与 NaOH 在以水为溶剂中进行中和反应:

$$\overset{\displaystyle H^+}{\overline{HCl + H_2O}} \rightleftharpoons H_3O^+ + Cl^-$$

$$\overset{\displaystyle H^+}{\overline{NaOH + H_2O}} \rightleftharpoons OH^- + H_2O + Na^+$$

总反应 $\dfrac{H_3O^+ + OH^- \rightleftharpoons 2H_2O}{HCl + NaOH \longrightarrow H_2O + Na^+ + Cl^-}$

实例 2:$HClO_4$ 与有机碱(NaA)在以冰醋酸为溶剂中进行反应

$$\overset{\displaystyle H^+}{\overline{HClO_4 + HAc}} \rightleftharpoons H_2Ac^+ + ClO_4^-$$

$$\overset{\displaystyle H^+}{\overline{NaA + HAc}} \rightleftharpoons HA + Ac^- + Na^+$$

$$总反应 \quad \frac{H_2Ac^+ + Ac^- \rightleftharpoons 2HAc}{HClO_4 + NaA \longrightarrow HA + ClO_4^- + Na^+}$$

从上述实例可以看出,溶剂在反应中只是作为传递质子的介质,其本身在反应前后并无什么改变。

通过上面的讨论得知,酸碱质子论扩大了酸碱以及酸碱反应的范畴,把水溶液中进行的各类离子反应归纳为质子转移的酸碱反应,并能解释一些无溶剂或非水溶剂中的酸碱反应。但其也有一定的局限性,它的突出缺陷是把酸只局限于能给出质子的物质,而早已为实验证实的酸性物质如 SO_3,BF_3 等都被排斥在酸的行列以外。而另一种理论——酸碱电子理论则较好地解决了这一问题。

二、酸碱电子理论简介

(一)路易斯酸碱的定义

1923 年,路易斯提出了酸碱的电子理论,按照这个理论定义的酸碱常称为路易斯酸碱。路易斯定义的碱是能够给出电子对的物质,酸是能够接受电子对的物质,简单地说,碱是电子对的给予体,酸是电子对的接受体。例如,在下列反应中的路易斯酸碱分别是:

碱	酸	酸碱加合物
$:OH^-$	H^+	$HO \rightarrow H$(水)
$2(:NH_3)$	Ag^+	$[H_3N \rightarrow Ag \leftarrow NH_3]^+$(二氨合银离子)
$:F^-$	BF_3	$[F \rightarrow BF_3]^-$(四氟合硼离子)
$CaO:$	SO_3	$CaO \rightarrow SO_3$(硫酸钙)

从以上例子可知路易斯酸或碱可以是分子、离子或原子团。路易斯碱与质子碱是一致的,但路易斯酸却比质子酸更为广泛,金属离子属于路易斯酸。

(二)路易斯酸碱反应的实质

从上述反应可见,路易斯酸碱反应的实质是形成配位键,生成酸碱加合物。以 A 代表酸,B 代表碱,A:B 代表酸碱加合物,酸碱反应可作下列简式表示:

$$A + :B \longrightarrow A:B(或 A \longleftarrow B)$$

含有配位键的化合物是普遍存在的,所以酸碱加合物无所不包。不仅盐类、金属氧化物、配合物等大多数无机化合物是酸碱加合物,大多数有机化合物也是酸碱加合物。如乙醇可以看作是 $C_2H_5^+$(酸)和 OH^-(碱)以配位键结合成的酸碱加合物(C_2H_5OH)。

电子理论对酸碱的定义立论于物质的普遍组成——电子,以电子对的授受来说明酸碱的属性和酸碱反应,摆脱了体系必须含有氢元素的限制,也不受溶剂的束缚,所以酸碱电子论较水-离子论、质子论更为广泛。但缺点是过于笼统,不容易掌握酸碱的特性。

在酸碱电子理论的基础上,20 世纪 60 年代,皮尔逊(R. G. Pearson)等人提出了软硬酸碱的概念,可用以解释配合物的稳定性。

第三节 溶液的酸度及有关计算

一、水的离解平衡及溶液的酸度

根据酸碱质子理论,水是两性物质,既能给出质子又能结合质子,所以水的离解作用就是在水分子之间进行的质子转移式的酸碱反应,可表示为:

$$\overset{\text{H}^+}{\underset{\longrightarrow}{\qquad}}$$
$$\text{H}_2\text{O}+\text{H}_2\text{O}\Longrightarrow\text{H}_3\text{O}^++\text{OH}^-$$

这种仅在水分子之间发生的质子传递作用,称为水的质子自递反应,当反应达到平衡时,根据化学平衡定律,其平衡常数为:

$$K=\frac{[\text{H}_3\text{O}^+][\text{OH}^-]}{[\text{H}_2\text{O}]^2}$$

式中的$[\text{H}_2\text{O}]$可视为常数,合并到 K 中去,则有

$$K_w=[\text{H}_3\text{O}^+][\text{OH}^-] \text{ 或 } K_w=[\text{H}^+][\text{OH}^-] \tag{2.10}$$

K_w 称为水的质子自递平衡常数,又称水的离子积(ion product of water)。它说明在一定温度下,水中的 H^+ 浓度与 OH^- 浓度的乘积为一常数。如在 22 ℃时,$K_w=1.0\times10^{-14}$。由于水的解离是一个比较强烈的吸热过程,因此当温度升高时,K_w 有较明显的增大(见表 2-9)。

表 2-9   不同温度下水的离子积

温度(℃)	K_w	温度(℃)	K_w
0	1.1×10^{-15}	40	2.9×10^{-14}
10	2.9×10^{-15}	50	5.5×10^{-14}
20	6.8×10^{-15}	60	9.6×10^{-14}
22	1.0×10^{-14}	80	2.5×10^{-13}
30	1.5×10^{-14}	100	1.0×10^{-12}

K_w 对任何稀溶液都是适用的,因为水溶液中的$[\text{H}^+]$与$[\text{OH}^-]$的乘积是一个常数,只要知道溶液中的 H^+ 浓度,就可以根据式(2.10)计算其中的 OH^- 浓度。因此水溶液中的酸度或碱度都可用 H^+ 浓度表示。

在生产和科学研究中,经常使用一些 H^+ 浓度很小的溶液,如血清中$[\text{H}^+]=3.98\times10^{-8}$ mol·L^{-1},书写十分不便。为此,常用 pH 即氢离子活度(a_{H^+})的负对数来表示溶液的酸碱度:pH$=-\lg a_{\text{H}^+}$。在稀溶液中,浓度与活度基本相等,可用浓度代替活度,则上式为:

$$\text{pH}=-\lg[\text{H}^+] \tag{2.11}$$

同样碱度可表示为：

$$pOH = -\lg a_{OH^-} \text{ 或 } pOH = -\lg[OH^-] \qquad (2.12)$$

常温下，水溶液中$[H^+][OH^-] = 1.0 \times 10^{-14}$，故有

$$pH + pOH = pK_w = 14 \qquad (2.13)$$

常用 pH 的范围为 $0 \sim 14$，如果溶液中的 H^+ 浓度大于 $1\ mol \cdot L^{-1}$ 时，可直接用 H^+ 的浓度来表示，而不必用 pH 表示。表 2-10 列出了正常人各种体液的 pH 范围。

表 2-10 　　　　　　　　　　　**正常人各种体液的 pH**

体　液	pH	体　液	pH
血液	$7.36 \sim 7.44$	大肠液	$8.3 \sim 8.4$
成人胃液	$0.9 \sim 1.5$	乳汁	$6.6 \sim 6.9$
唾液	$6.35 \sim 6.85$	泪液	7.4
胰液	$7.5 \sim 8.0$	尿液	$4.8 \sim 7.5$
小肠液	7.6 左右	脑脊液	$7.35 \sim 7.45$

二、溶液酸度的计算

(一)一元强酸、强碱溶液

强酸、强碱在水溶液中完全解离，当酸、碱溶液浓度较大时($c > 10^{-6}\ mol \cdot L^{-1}$)，水分子解离出的 H^+、OH^- 可以忽略不计，溶液的酸度可直接由酸、碱的浓度求得。只要确定了溶液的 H^+ 浓度，根据式(2.11)就能很容易地计算 pH。

(二)一元弱酸、弱碱溶液

在弱酸水溶液中，同时存在着弱酸和水的两种解离平衡。如在 HAc 水溶液中存在下列平衡：

$$\ce{HAc + H2O <=> H3O+ + Ac-}$$

$$\ce{H2O + H2O <=> H3O+ + OH-}$$

它们都能解离生成 H_3O^+。由于 HAc 是比 H_2O 更强的酸，在 HAc 浓度不很稀时(如 $c > 6.7 \times 10^{-3}\ mol \cdot L^{-1}$)，溶液中 H_3O^+ 主要由 HAc 解离而产生。由于同离子效应的影响，进一步抑制了 H_2O 的解离，因此在计算 HAc 溶液中 H_3O^+ 的离子浓度时，可忽略水的解离。下面以 HAc 为例推导计算公式。

$$K_a = \frac{[H^+][Ac^-]}{[HAc]} = \frac{[H^+]^2}{c - [H^+]}$$

解一元二次方程得：

$$[H^+] = -\frac{K_a}{2} + \sqrt{\frac{K_a^2}{4} + K_a \cdot c} \tag{2.14}$$

式(2.14)是一元弱酸溶液中 H^+ 浓度的精确计算公式。当弱酸的 $c/K_a \geqslant 10^3$，或 $\alpha \leqslant 5\%$ 时，已解离的酸极少，对于上述 HAc 的解离平衡浓度则有 $c - [H^+] \approx c$，所以式(2.14)可简化为：

$$[H^+] = \sqrt{K_a \cdot c} \tag{2.15}$$

对于一元弱碱溶液，同理可得到简化式：

$$[OH^-] = \sqrt{K_b \cdot c} \tag{2.16}$$

应用简化式(2.15)及(2.16)进行近似计算时，必须具备下列两个条件之一，否则应使用精确计算公式(2.14)：①电离度 $\alpha \leqslant 5\%$；②$c/K_a(c/K_b) \geqslant 10^3$。

上述两个条件是互相联系的，可视具体情况灵活应用。如果题目给出电离度值，使用条件①进行判断；如果题目未给电离度，可用条件②，将酸(碱)的起始浓度与该酸(碱)的 $K_a(K_b)$ 相比加以判断。

[例2-4]　计算 $0.100\ mol \cdot L^{-1}$ HAc 溶液的 pH。

解：已知 $K_a = 1.76 \times 10^{-5}$，$c = 0.100\ mol \cdot L^{-1}$

因为 $c/K_a = \dfrac{0.100}{1.76 \times 10^{-5}} > 10^3$

所以 $[H^+] = \sqrt{K_a \cdot c} = \sqrt{1.76 \times 10^{-5} \times 0.100} = 1.33 \times 10^{-3}\ (mol \cdot L^{-1})$

即 pH = 2.88

[例2-5]　已知室温下甲酸(HCOOH)的 $K_a = 1.8 \times 10^{-4}$，计算 $0.0010\ mol \cdot L^{-1}$ 甲酸溶液中的 $[H^+]$。

解：因为 $c/K_a = \dfrac{0.0010}{1.8 \times 10^{-4}} = 5.6$，远小于 10^3，所以只能用式(2.14)进行精确计算。

$$[H^+] = -\frac{1.8 \times 10^{-4}}{2} + \sqrt{\frac{(1.8 \times 10^{-4})^2}{4} + (1.8 \times 10^{-4} \times 0.0010)}$$

$$= 3.4 \times 10^{-4}\ (mol \cdot L^{-1})$$

又因为 $[H^+] = [$已解离的甲酸$]$，所以

$$甲酸的电离度\ \alpha = \frac{[H^+]}{c} = \frac{3.4 \times 10^{-4}}{0.0010} \times 100\% = 34\%$$

(三)多元弱酸(碱)溶液

多元弱酸(或弱碱)在水溶液中是分步进行电离的，称为分级电离(解离)。每一步电离都具有相应的电离常数。例如，H_3PO_4 在 18 ℃时有以下平衡：

$$H_3PO_4 \Longleftrightarrow H^+ + H_2PO_4^- \qquad K_{a_1} = \frac{[H^+][H_2PO_4^-]}{[H_3PO_4]} = 7.5 \times 10^{-3}$$

$$H_2PO_4^- \Longleftrightarrow H^+ + HPO_4^{2-} \qquad K_{a_2} = \frac{[H^+][HPO_4^{2-}]}{[H_2PO_4^-]} = 6.2 \times 10^{-8}$$

$$HPO_4^{2-} \rightleftharpoons H^+ + PO_4^{3-} \qquad K_{a_3} = \frac{[H^+][PO_4^{3-}]}{[HPO_4^{2-}]} = 2.2 \times 10^{-13}$$

水中存在着 H_2O 的电离平衡：

$$H_2O \rightleftharpoons H^+ + OH^-$$

所以在 H_3PO_4 水溶液中存在着 H^+，$H_2PO_4^-$，HPO_4^{2-}，PO_4^{3-}，OH^- 等离子和 H_3PO_4，H_2O 等分子。从 H_3PO_4 各级电离常数可以看出 $K_{a_1} \gg K_{a_2} \gg K_{a_3}$（逐级约增大 10^5 倍），因而在溶液中 $[H_2PO_4^-] \gg [HPO_4^{2-}] \gg [PO_4^{3-}]$。至于溶液中的 $[H^+]$，则是三步电离产生的 H^+ 总和，但是溶液中的 H^+ 主要来自于第一步的电离，第二步、第三步电离产生的 H^+ 很少（为什么?），H_2O 电离出的 H^+ 就更少了，均可忽略。因此，H_3PO_4 溶液的酸性主要由第一步产生的 $[H^+]$ 来决定。

[例 2-6] 在 $0.10\ mol \cdot L^{-1} H_3PO_4$ 溶液中，① 各离子的浓度是多少？② 溶液的 pH 是多少？

解： ① 由以上分析可知，H_3PO_4 溶液中的 H^+ 主要是由第一步电离产生的，可通过 K_{a_1} 来计算：

$$H_3PO_4 \rightleftharpoons H^+ + H_2PO_4^-$$

平衡浓度 $\qquad 0.10-x \qquad x \qquad x$

$$K_{a_1} = \frac{x^2}{0.10-x} = 7.5 \times 10^{-3} \qquad 因为 c/K_{a_1} = \frac{0.10}{7.5 \times 10^{-3}} = 13 < 10^3$$

不能近似计算，解上述一元二次方程得

$$x = [H^+] = [H_2PO_4^-] = 2.4 \times 10^{-2}\ (mol \cdot L^{-1})$$

设 $[HPO_4^{2-}] = y$，又由

$$H_2PO_4^- \rightleftharpoons H^+ + HPO_4^{2-}$$

$$2.4 \times 10^{-2} - y \qquad 2.4 \times 10^{-2} \qquad y$$

因为 $c/K_{a_2} = \frac{0.024}{6.2 \times 10^{-8}} \approx 3.9 \times 10^5 \gg 10^3$，可近似计算，所以

$$K_{a_2} = \frac{2.4 \times 10^{-2} \times y}{2.4 \times 10^{-2} - y} \approx \frac{2.4 \times 10^{-2} \times y}{2.4 \times 10^{-2}} = 6.2 \times 10^{-8}$$

$$y = [HPO_4^{2-}] = 6.2 \times 10^{-8}\ (mol \cdot L^{-1})$$

设 $[PO_4^{3-}] = z$，再由

$$HPO_4^{2-} \rightleftharpoons H^+ + PO_4^{3-}$$

$$6.2 \times 10^{-8} - z \qquad 2.4 \times 10^{-2} \qquad z$$

因为 $c/K_{a_3} = \frac{6.2 \times 10^{-8}}{2.2 \times 10^{-13}} \gg 10^3$，可作近似计算，所以

$$K_{a_3} = \frac{2.4 \times 10^{-2} \times z}{6.2 \times 10^{-8} - z} \approx \frac{2.4 \times 10^{-2} \times z}{6.2 \times 10^{-8}} = 2.2 \times 10^{-13}$$

$$z = [PO_4^{3-}] = 5.7 \times 10^{-19}\ (mol \cdot L^{-1})$$

而 OH^- 离子浓度可根据 $K_w = [H^+][OH^-]$ 求得：

$$[OH^-] = \frac{K_w}{[H^+]} = \frac{1.0 \times 10^{-14}}{2.4 \times 10^{-2}} = 4.2 \times 10^{-13} (mol \cdot L^{-1})$$

②溶液的 $pH = -lg[H^+] = -lg0.024 = 1.62$

通过以上计算可知，H_3PO_4 溶液中的各离子浓度大小依次为 $[H^+] > [H_2PO_4^-] > [HPO_4^{2-}] > [OH^-] > [PO_4^{3-}]$。

由此可得出如下结论：

(1)当多元酸的 $K_{a_1} \gg K_{a_2} \gg K_{a_3}$（一般 $K_{a_1}/K_{a_2} \geqslant 10^3$）时，其 $[H^+]$ 可按一元弱酸的电离平衡计算。

(2)其二级电离生成的酸根离子浓度（如 H_3PO_4 中的 HPO_4^{2-}，H_2S 中的 S^{2-}，H_2CO_3 中的 CO_3^{2-} 等）近似等于相应的 K_{a_2}，与酸的起始浓度无关。

(3)多元酸溶液中的酸根离子（即相应的共轭碱）浓度很小，故需要高浓度的酸根离子时，实际上多采用该酸根的可溶性盐。如需要较高浓度的 PO_4^{3-} 时，可用 Na_3PO_4；需用较高浓度的 HPO_4^{2-} 时，可用 Na_2HPO_4 等。

(四)两性物质溶液

经常用的两性物质有 HCO_3^-，$H_2PO_4^-$，HPO_4^{2-}，NH_4Ac 以及氨基酸（以 $NH_3^+ \cdot CHR \cdot COO^-$ 为代表）等。两性物质在溶液中的质子转移平衡十分复杂，在此分三种类型，仅作有关近似计算的讨论。

1. 两性阴离子溶液

以 $NaHCO_3$ 中的 HCO_3^- 为例：

作为酸　　　　$HCO_3^- + H_2O \rightleftharpoons H_3O^+ + CO_3^{2-}$

作为碱　　　　$HCO_3^- + H_2O \rightleftharpoons H_2CO_3 + OH^-$

当 HCO_3^- 的浓度不是很小时，H_2O 解离出的 H^+ 可以忽略，则溶液中 $[H^+]$ 的近似计算公式（数学推导略）为

$$[H^+] \approx \sqrt{K_{a_1} \cdot K_{a_2}} \quad 或 \quad pH = \frac{1}{2}(pK_{a_1} + pK_{a_2}) \qquad (2.17)$$

对于 $H_2PO_4^-$ 溶液：

$$[H^+] \approx \sqrt{K_{a_1} \cdot K_{a_2}} \quad 或 \quad pH = \frac{1}{2}(pK_{a_1} + pK_{a_2})$$

对于 HPO_4^{2-} 溶液：

$$[H^+] \approx \sqrt{K_{a_2} \cdot K_{a_3}} \quad 或 \quad pH = \frac{1}{2}(pK_{a_2} + pK_{a_3})$$

2. 由阳离子酸和阴离子碱组成的两性物质（即弱酸弱碱盐）溶液

以 NH_4Ac 为例，其水溶液中存在下列平衡：

$$NH_4^+ + H_2O \rightleftharpoons H_3O^+ + NH_3 \qquad 平衡常数为 K_a$$

$$\overset{\displaystyle H^+}{\underset{}{\big\downarrow}}$$

$$Ac^- + H_2O \Longrightarrow OH^- + HAc \qquad \text{平衡常数为 } K'_a$$

同样可得到类似于式(2.17)的近似计算公式

$$[H^+] \approx \sqrt{K_a \cdot K'_a} \text{ 或 } pH = \frac{1}{2}(pK_a + pK'_a)$$

3. 氨基酸型两性物质溶液

氨基酸的通式为 $NH_3^+ \cdot CHR \cdot COO^-$。其中—$NH_3^+$ 基团可给出质子,显酸性;—COO^- 基团可以接受质子,显碱性,因此是两性物质。若 K_a 表示氨基酸分子中—NH_3^+ 基团给出质子的酸常数,K'_a 表示氨基酸作为碱时($NH_3^+ \cdot CHR \cdot COO^-$)的共轭酸 $NH_3^+ \cdot CHR \cdot COOH$ 的酸常数,则氨基酸水溶液中的$[H^+]$近似计算公式为:

$$[H^+] \approx \sqrt{K_a \cdot K'_a} \text{ 或 } pH = \frac{1}{2}(pK_a + pK'_a)$$

第四节　难溶电解质的沉淀溶解平衡

前面讨论的弱电解质在溶液中的电离平衡,属于单相体系的解离平衡。在含有难溶电解质的饱和溶液中,存在着固体和溶液中离子之间的平衡,这是一种多相平衡。本节主要讨论沉淀溶解平衡的规律及其应用。

一、溶度积

(一)溶度积常数

室温下难溶电解质饱和溶液的浓度极小,溶解的部分大多是完全电离的,所以在含有固体的难溶电解质饱和溶液中,存在固体和溶液中离子之间的沉淀溶解平衡,例如:

$$AgCl(s) \underset{\text{沉淀}}{\overset{\text{溶解}}{\Longrightarrow}} Ag^+ + Cl^-$$

未溶解的固体　溶液中的离子

难溶电解质的沉淀溶解平衡亦服从化学平衡原理和热力学中对溶剂溶质标准状态的规定,上例的平衡常数为:

$$K_{sp}(AgCl) = a(Ag^+) \cdot a(Cl^-)$$

式中,K_{sp}是沉淀—溶解平衡常数,叫作溶度积常数,简称溶度积。因为难溶电解质的饱和溶液中离子浓度很小,其离子强度小,活度系数趋近于1,离子活度和浓度在数值上相差很小,这样,在溶度积表达式中,可用浓度代替活度。因此可将 AgCl 的溶度积常数写作:

$$K_{sp}(AgCl) = [Ag^+] \cdot [Cl^-]$$

对于 A_mB_n 型难溶电解质,其沉淀－溶解平衡式为:

$$A_mB_n(s) \Longrightarrow mA^{n+} + nB^{m-}$$

则溶度积的通式为:

$$K_{sp}(A_mB_n) = [A^{n+}]^m \cdot [B^{m-}]^n \tag{2.18}$$

即离子浓度应取沉淀－溶解平衡式中该离子的系数为方次。例如:

$$Mg(OH)_2(s) \Longrightarrow Mg^{2+} + 2OH^-$$

$$K_{sp}[Mg(OH)_2] = [Mg^{2+}][OH^-]^2$$

$$Ag_2CrO_4(s) \Longrightarrow 2Ag^+ + CrO_4^{2-}$$

$$K_{sp}(Ag_2CrO_4) = [Ag^+]^2[CrO_4^{2-}]$$

溶度积常数 K_{sp} 的意义:表示在一定温度下难溶电解质的饱和溶液中,有关离子浓度的乘积为一常数。每种难溶电解质在一定温度下都有一溶度积常数,其数值大小反映了该物质的溶解能力。K_{sp} 随温度升高稍有增大。表 2-11 列出了25 ℃时部分难溶电解质的溶度积常数。

表 2-11　　　　　　　　部分难溶电解质的溶度积常数(25 ℃)

化学式	K_{sp}	化学式	K_{sp}
AgCl	1.8×10^{-10}	$Fe(OH)_2$	4.9×10^{-17}
AgBr	5.4×10^{-13}	$Fe(OH)_3$	2.6×10^{-39}
AgI	8.5×10^{-17}	Hg_2Cl_2	1.5×10^{-18}
Ag_2CrO_4	1.1×10^{-12}	Hg_2I_2	5.3×10^{-29}
Ag_2S	6.7×10^{-50}	$Mg(OH)_2$	5.6×10^{-12}
$BaCO_3$	2.6×10^{-9}	$PbCO_3$	7.4×10^{-14}
$BaSO_4$	1.1×10^{-10}	$PbCrO_4$	2.8×10^{-13}
$BaCrO_4$	1.2×10^{-9}	PbS	9.0×10^{-29}
$CaCO_3$	5.0×10^{-9}	$PbSO_4$	1.8×10^{-8}
$CaC_2O_4 \cdot H_2O$	2.3×10^{-9}	PbI_2	8.5×10^{-9}
CaF_2	1.5×10^{-10}	ZnS	8.5×10^{-9}
CuS	1.3×10^{-36}	$Zn(OH)_2$	4.1×10^{-17}

注:18～25 ℃间数据基本与25 ℃时相同。

(二)溶度积和溶解度的相互换算

溶度积和溶解度都可以用来表示难溶电解质的溶解能力,它们之间可以相互换算,某些类型的难溶电解质的溶解度 S 与溶度积的换算关系如下:

1. AB 型化合物

$$AB(s) \Longrightarrow A + B \quad (省略了 A,B 的电荷,下同)$$

一定温度下的饱和溶液中:$[A] = [B] = S(mol \cdot L^{-1})$

$$K_{sp} = [A][B] = S^2$$

$$S=\sqrt{K_{sp}}(mol \cdot L^{-1}) \tag{2.19}$$

2. AB_2 或 A_2B 型化合物

$$AB_2(s)\Longleftrightarrow A+2B$$

一定温度下的饱和溶液中：$[A]=S(mol \cdot L^{-1})$

$$[B]=2S(mol \cdot L^{-1})$$

$$K_{sp}=[A][B]^2=S\times(2S)^2=4S^3$$

$$S=\sqrt[3]{\frac{K_{sp}}{4}}(mol \cdot L^{-1}) \tag{2.20}$$

[例2-7] 已知18℃时 $Mg(OH)_2$ 溶解度是 1.65×10^{-4} mol·L^{-1}，求 $Mg(OH)_2$ 的溶度积常数。

解：
$$Mg(OH)_2(s)\Longleftrightarrow Mg^{2+}+2OH^-$$

饱和溶液中：$[Mg^{2+}]=S=1.65\times10^{-4}$ mol·L^{-1}

$$[OH^-]=2S=2\times1.65\times10^{-4}$ mol·$L^{-1}$$

$$K_{sp}=[Mg^{2+}][OH^-]^2=1.65\times10^{-4}\times(2\times1.65\times10^{-4})^2=1.8\times10^{-11}$$

[例2-8] 已知25℃时 AgCl 的 $K_{sp}=1.8\times10^{-10}$，求 AgCl 的溶解度。

解： AgCl 为 AB 型化合物，溶解度与溶度积的关系为：

$$S=\sqrt{K_{sp}}$$

$$S=\sqrt{1.8\times10^{-10}}=1.34\times10^{-5}(mol \cdot L^{-1})$$

[例2-9] 已知25℃时 Ag_2CrO_4 的 $K_{sp}=1.1\times10^{-12}$，求 Ag_2CrO_4 的溶解度。

解： Ag_2CrO_4 为 A_2B 型化合物，溶解度与溶度积的关系为：

$$S=\sqrt[3]{\frac{K_{sp}}{4}}$$

$$S=\sqrt[3]{\frac{1.1\times10^{-12}}{4}}=6.5\times10^{-5}(mol \cdot L^{-1})$$

溶度积常数可用来比较难溶电解质溶解度的大小。相同类型的难溶电解质相比，溶度积大的，溶解度一定大。但不同类型的难溶电解质，就不能一概认为溶度积大的溶解度一定大。如例2-8和例2-9的计算结果证明，AgCl 的溶度积虽比 Ag_2CrO_4 的大，AgCl 的溶解度反而比 Ag_2CrO_4 的溶解度小。

难溶电解质的溶解度受溶液中存在的其他易溶性强电解质的影响。如果难溶电解质在含有共同离子的易溶性强电解质溶液中，其溶解度比在纯水中的溶解度显著减小，这种影响叫作同离子效应。例如，同温下 $BaSO_4$ 在 0.01 mol·L^{-1} K_2SO_4 溶液中的溶解度是在纯水中的溶解度的千分之一。如果在难溶电解质的饱和溶液中，加入不含有共同离子的另一易溶性强电解质时，使得难溶电解质的溶解度比在纯水中的溶解度增大，这种影响叫作盐效应。例如，在 $BaSO_4$ 饱和溶液中加入 KNO_3 时，可促进固体 $BaSO_4$ 溶解。产生盐效应的原因是由于易溶性强电解质溶液中离子强度大，引起 Ba^{2+} 和 SO_4^{2-} 的离子活度降低，原来已达饱和的溶液变为不饱和，从而使难溶电解质的溶解度增大。不但加入不含有共同离子的易溶性强电解质能产生盐效应，加入具有共同离子的易溶性强电解质在产生同离子效应的同时,也产生盐效应,两者效果相反,但前者的影响比后者大得多,当没有特别指出要考虑盐效应的影响时,在计算中可以忽略它。

二、沉淀的生成和溶解

(一)溶度积规则

经过对前一问题的讨论可以明确,K_{sp}表示难溶电解质在一定温度下达到沉淀溶解平衡时(即饱和溶液中)离子浓度的乘积,对于某一难溶电解质,K_{sp}为一常数。但一定温度下,难溶电解质溶液中,任意情况下离子浓度的乘积,其数值就不一定,称为离子积,用符号Q_i表示。例如,$Q_i(Ag_2CrO_4)=c^2(Ag^+) \cdot c(CrO_4^{2-})$。

K_{sp}仅是Q_i的一个特例,Q_i与K_{sp}的关系有三种情况:

(1)$Q_i = K_{sp}$,溶液为饱和溶液。若溶液中存在该难溶电解质的固体,则存在沉淀溶解平衡,从宏观上看,固体既不溶解,也不析出沉淀。

(2)$Q_i > K_{sp}$,溶液为过饱和溶液。有沉淀析出,直至达到平衡状态成为饱和溶液。

(3)$Q_i < K_{sp}$,溶液为不饱和溶液。若溶液中没有该难溶电解质的固体,则不存在沉淀溶解平衡;若溶液中有该难溶电解质的固体,固体将溶解,直至全部溶解,或达到平衡状态,成为饱和溶液。

以上是难溶电解质多相离子平衡移动的规律,称为溶度积规则。根据这个规则能够判断沉淀生成或沉淀溶解的可能性。

(二)沉淀的生成

根据溶度积规则,溶液中析出难溶电解质沉淀的条件是:有关离子浓度的乘积大于该物质的溶度积。一般常用加入沉淀剂的方法使沉淀析出。例如在$BaCl_2$溶液中加入K_2SO_4溶液,当$Q_i = c(Ba^{2+})c(SO_4^{2-}) > K_{sp}(BaSO_4)$时,就有$BaSO_4$沉淀析出。

[例2-10] 将$c(BaCl_2)$为0.01 mol·L^{-1}的氯化钡溶液和$c(K_2SO_4)$为0.01 mol·L^{-1}的硫酸钾溶液等体积混合,是否有沉淀析出?

解:两溶液等体积混合,体积增大一倍,浓度均减小一半。

$$c(Ba^{2+})=c(SO_4^{2-})=0.01 \times 1/2 = 0.005 \text{ mol} \cdot L^{-1}$$

$$Q_i = c(Ba^{2+})c(SO_4^{2-})=0.005 \times 0.005 = 2.5 \times 10^{-5}$$

查表知$K_{sp}(BaSO_4)=1.1 \times 10^{-10}$

$Q_i > K_{sp}(BaSO_4)$,故有$BaSO_4$沉淀生成。

如果溶液中同时含有几种离子,加入的沉淀剂与溶液中几种离子都能发生沉淀反应时,溶液中的几种沉淀反应将按照一定的顺序先后发生,这种现象叫作分步沉淀。例如,在含有0.01 mol·L^{-1} I^-和0.01 mol·L^{-1} Cl^-的溶液中逐滴加入$AgNO_3$试剂,哪一种离子首先沉淀出来呢?根据溶度积规则,分别计算出开始生成AgI,$AgCl$沉淀所需要Ag^+的最低浓度。查表知25 ℃时$K_{sp}(AgCl)=1.8 \times 10^{10}$,$K_{sp}(AgI)=8.5 \times 10^{-17}$。

开始生成 AgI 沉淀所需 Ag^+ 浓度为：

$$c(Ag^+) > \frac{K_{sp}(AgI)}{c(I^-)} = \frac{8.5 \times 10^{-17}}{0.01} = 8.5 \times 10^{-15} \text{ mol} \cdot L^{-1}$$

开始生成 AgCl 沉淀所需 Ag^+ 浓度为：

$$c(Ag^+) > \frac{K_{sp}(AgCl)}{c(Cl^-)} = \frac{1.8 \times 10^{-10}}{0.01} = 1.8 \times 10^{-8} \text{ mol} \cdot L^{-1}$$

由计算结果可知，开始沉淀 AgI 需要的 Ag^+ 浓度比开始沉淀 AgCl 需要的 Ag^+ 浓度小得多，所以 AgI 先沉淀出来。随着 AgI 沉淀的析出和 $AgNO_3$ 溶液的不断加入，溶液中 I^- 浓度逐渐减小，Ag^+ 浓度逐渐增大，当溶液中 Ag^+ 浓度大于 1.8×10^{-8} mol·L^{-1} 时，便开始析出 AgCl 沉淀。AgCl 沉淀析出时，I^- 浓度已经降到

$$[I^-] = \frac{K_{sp}(AgI)}{[Ag^+]} = \frac{8.5 \times 10^{-17}}{1.8 \times 10^{-8}} = 4.7 \times 10^{-9} \text{ mol} \cdot L^{-1}$$

这样小的 I^- 浓度，可以认为在 AgCl 开始沉淀时，I^- 已经沉淀完全了（当溶液中某离子浓度 $< 10^{-6}$ mol·L^{-1} 时，就认为该离子已经沉淀完全）。

AgCl 和 AgI 为同类型的难溶电解质，当溶液中 I^- 和 Cl^- 浓度相等时，可以根据 K_{sp} 值的大小推知，K_{sp} 值小的 AgI 先沉淀，K_{sp} 值大的 AgCl 后沉淀。但如果不是同类型的难溶电解质，或者溶液中两种离子的浓度相差较大时，则必须通过计算才能确定析出沉淀的先后次序。

[**例 2-11**] 在浓度均为 0.1 mol·L^{-1} 的氯化钾和铬酸钾混合溶液中，逐滴加入 $AgNO_3$ 溶液中，AgCl 和 Ag_2CrO_4 哪种物质先沉淀？

解：查表知 $K_{sp}(AgCl) = 1.8 \times 10^{-10}$，$K_{sp}(Ag_2CrO_4) = 1.1 \times 10^{-12}$

开始生成 AgCl 沉淀，需要的 Ag^+ 浓度为：

$$c(Ag^+) > \frac{K_{sp}(AgCl)}{c(Cl^-)} = \frac{1.8 \times 10^{-10}}{0.1} = 1.8 \times 10^{-9} \text{ mol} \cdot L^{-1}$$

开始生成 Ag_2CrO_4 沉淀需要的 Ag^+ 浓度为：

$$c(Ag^+) > \sqrt{\frac{K_{sp}(Ag_2CrO_4)}{c(CrO_4^{2-})}} = \sqrt{\frac{1.1 \times 10^{-12}}{0.1}} = 3.3 \times 10^{-6} \text{ mol} \cdot L^{-1}$$

通过以上计算得知，开始生成 AgCl 沉淀需要的 Ag^+ 浓度小于生成 Ag_2CrO_4 沉淀需要的 Ag^+ 浓度，所以先生成白色 AgCl 沉淀，后出现砖红色 Ag_2CrO_4 沉淀。

（三）沉淀的溶解

根据溶度积规则，沉淀溶解的条件是使溶液中离子积小于溶度积。设法降低溶液中有关离子的浓度，就可以使沉淀溶解。常用的方法有以下几种：

1. 加入适当物质，生成弱电解质，使沉淀溶解

例如，$Mg(OH)_2$ 不仅溶于酸，还能溶于 NH_4Cl 溶液，反应式如下：

$$Mg(OH)_2(s)+2HCl \Longrightarrow MgCl_2+2H_2O$$
$$Mg(OH)_2(s) \Longrightarrow Mg^{2+}+2OH^-$$
$$+$$
$$2HCl \longrightarrow 2Cl^-+2H^+$$
$$\parallel$$
$$2H_2O$$

$$Mg(OH)_2(s)+2NH_4Cl \Longrightarrow MgCl_2+2NH_3\uparrow+2H_2O$$
$$Mg(OH)_2(s) \Longrightarrow Mg^{2+}+2OH^-$$
$$+$$
$$2NH_4Cl \longrightarrow 2Cl^-+2NH_4^+$$
$$\parallel$$
$$2NH_3\uparrow+2H_2O$$

　　由于生成弱电解质 H_2O 或 NH_3 气体使得溶液中 OH^- 浓度减小,使 $Q_i = c(Mg^{2+})c^2(OH^-)<K_{sp}[Mg(OH)_2]$,引起平衡向 $Mg(OH)_2$ 溶解方向移动。若加入足量的酸或铵盐,则沉淀将不断溶解,直到完全溶解为止。

　　2. 加入适当物质,生成配合物使沉淀溶解

　　例如,$AgCl$ 沉淀溶于氨水,反应式如下:

$$AgCl(s)+2NH_3 \Longrightarrow [Ag(NH_3)_2]^++Cl^-$$
$$AgCl(s) \Longrightarrow Ag^++Cl^-$$
$$+$$
$$2NH_3$$
$$\parallel$$
$$[Ag(NH_3)_2]^+$$

　　由于生成了稳定的 $[Ag(NH_3)_2]^+$,大大降低了 Ag^+ 浓度,所以 $AgCl$ 沉淀可以溶解。

　　3. 加入氧化剂或还原剂,通过氧化还原反应使沉淀溶解

　　例如,向 CuS 沉淀中加入稀硝酸,因为 S^{2-} 被氧化成 S,使溶液中 S^{2-} 浓度降低,所以 CuS 沉淀能够溶解。反应式如下:

$$3CuS(s)+8HNO_3(稀) \longrightarrow 3Cu(NO_3)_2+3S\downarrow+2NO\uparrow+4H_2O$$
$$CuS(s) \Longrightarrow Cu^{2+}+S^{2-}$$
$$+$$
$$HNO_3$$
$$\downarrow$$
$$S\downarrow+NO\uparrow+H_2O$$

应用与拓展案例

案例 2-1　生物矿化与沉淀溶解平衡

Ca^{2+} 和 PO_4^{3-} 溶液混合可以生成三种物质：

① $Ca_{10}(OH)_2(PO_4)_6$（羟磷灰石）$pK_{sp}=117.2$

② $Ca_{10}(HPO_4)(PO_4)_6$（无定形磷酸钙）$pK_{sp}=81.7$

③ $Ca_8(HPO_4)_2(PO_4)_4 \cdot 5H_2O$（磷酸八钙）$pK_{sp}=68.6$

在体温 37 ℃、pH 为 7.4 的生理条件下，羟磷灰石是最稳定的。生物矿化(biomineralization)是指生物体内无机矿物的形成过程。实验表明，在生理条件下将 Ca^{2+} 和 PO_4^{3-} 混合时（若同时满足上述三种物质形成沉淀的条件），首先析出的是无定形磷酸钙，后转变成磷酸八钙，最后变成最稳定的羟磷灰石，在形成过程中并不是一开始就形成羟磷灰石。

在生物体内，这种羟磷灰石又叫生物磷灰石，是组成生物体骨骼的重要成分。骨骼中含有 $55\%\sim75\%$ 的羟磷灰石，而骨骼中这种成分的形成涉及沉淀的生成与沉淀的转化原理。

人类口腔最常见的疾病是龋齿。牙齿的牙釉质很坚硬，但当人们用餐后，食物留在牙缝中，如果不注意口腔卫生，食物长期滞留在牙缝处，就会滋生细菌，从而产生有机酸类物质。特别是像糖果、冰淇淋等含糖量高的物质，产生的酸最多，这类酸性物质与牙釉质长期接触，致使牙釉质中的羟磷灰石开始溶解：

$$Ca_{10}(OH)_2(PO_4)_6(s)+8H^+ \Longrightarrow 10Ca^{2+}+6HPO_4^{2-}+2H_2O$$

当保护性的釉质层被削弱后，就会产生龋齿，其本质是羟基磷灰石溶于细菌代谢产生的有机酸。因此防止龋齿最好的方法是吃低糖的食物和坚持饭后立即刷牙，另外，适当地使用含氟牙膏也是降低龋齿病的措施之一。

含氟牙膏中的氟离子和牙釉质中的羟基磷灰石的氢氧离子交换生成具有一定抗酸能力的氟磷灰石，提高了牙釉质的抗酸能力。其反应为：

$$Ca_{10}(OH)_2(PO_4)_6(s)+2F^- \Longrightarrow Ca_{10}F_2(PO_4)_6(s)+2OH^-$$

氟磷灰石比羟基磷灰石要稳定得多。经常使用含氟牙膏就可慢慢地使牙齿表面的一层釉质羟基磷灰石转化为氟磷灰石，达到防止龋齿保护牙齿的目的。

案例 2-2　溶度积原理与结石形成

尿结石是一种常见的泌尿系统疾病，它是由尿液内的盐类物质沉积而形成的生物矿物，是异常矿化的结果。尿结石可发生于肾、膀胱和尿道，其中肾结石最为多见。据分析，人体尿液中含有 Ca^{2+}，Mg^{2+}，NH_4^+，$C_2O_4^{2-}$，PO_4^{3-}，H^+ 和 OH^- 等离子，这些物质可以形成尿结石，其中以草酸钙为主。

在人体内，尿液形成的第一步是进入肾脏的血液在肾小球的组织内过滤，把蛋白质等大分子和细胞等"有形物质"滤掉，出来的滤液就是原尿，这些原尿经过肾小

管进入膀胱。由肾小球产生的滤液一般情况下对草酸钙是过饱和的,即

$$Q = c(Ca^{2+})c(C_2O_4^{2-}) > K_{sp}(CaC_2O_4)$$

在血液中有蛋白质这样的结晶抑制剂,黏度也比较大,所以草酸钙难以形成沉淀。经过肾小球过滤后,蛋白质等大分子被去掉,黏度也大大降低,因此在进入肾小管之前或在管内会有 CaC_2O_4 结晶形成。这种现象在许多没有尿结石病的人的尿中也会发生,不过这种 CaC_2O_4 小结石在肾小管中停留时间短,容易随尿液排出,不会形成大的结石堵塞尿道。有些人之所以形成结石,是因为尿中成石抑制物浓度太低,或肾功能不好,滤液流动速率太慢,在肾小管内停留时间较长,在这一段细小管道中就会形成结石。根据尿样中相关离子浓度积的测定结果,可以判断患者是否有生成结石的趋势。

医学上常用加快排尿速率(即降低滤液停留时间),加大排尿量(降低 Ca^{2+}, $C_2O_4^{2-}$ 的浓度)等方法防治尿结石。生活中多饮水,是防治尿结石的一种常用方法。控制摄食含草酸较高的食物如菠菜、甜菜、橘子、巧克力及浓茶等,也有利于防治尿结石。

习 题

1. 已知 HClO 的电离常数 $K_a = 2.95 \times 10^{-8}$,计算 0.05 mol·L^{-1} 次氯酸溶液中 H^+,ClO^- 的浓度及电离度。

2. 根据酸碱质子论,判断下列物质的水溶液哪些是酸?哪些是碱?写出它们的共轭碱或共轭酸,列表回答。

(1)CN^- (2)HI   (3)HSO_3^- (4)H_2S (5)PO_4^{3-} (6)NH_4^+

3. 用质子转移平衡式说明下列物质是两性物质。

(1)H_2O (2)HCO_3^- (3)HSO_4^- (4)NH_3 (5)$H_2PO_4^-$

4. 下列各化合物的水溶液呈酸性还是呈碱性?写出它们在水溶液中的质子转移平衡式。

(1)NH_4NO_3 (2)KAc   (3)HF   (4)$(C_2H_5)_3N$

5. 正常成人胃液的 pH 为 1.4,婴儿胃液的 pH 为 5,成人胃液的 H^+ 浓度是婴儿胃液 H^+ 浓度的多少倍?

6. 计算下列各溶液的 pH。

(1)c(HCl) 为 0.02 mol·L^{-1};

(2)c(HAc) 为 0.01 mol·L^{-1};

(3)c(NH_4NO_3) 为 0.60 mol·L^{-1};

(4)c(KCN) 为 0.10 mol·L^{-1};

(5)c($NaHCO_3$) 为 0.20 mol·L^{-1};

(6)c(NH_4CN) 为 0.05 mol·L^{-1}。

7. 实验测得氨水的 pH 为 11.26,已知 $K_b(NH_3) = 1.8 \times 10^{-5}$,求氨水的浓度。

8. 取 0.10 mol·L^{-1} 某一弱酸溶液 50.00 mL,与 0.10 mol·L^{-1} KOH 溶液 20.00 mL 混合,将混合液加水稀释至 100.00 mL,测得其 pH 为 5.25,试求此弱酸的酸常数。

9. 0.20 mol·L^{-1} 盐酸溶液与 0.10 mol·L^{-1} 醋酸溶液等体积混合,求混合液中 H^+,Ac^- 的

浓度。

10. 按照酸度由低到高的次序排列下列溶液（浓度均为 $0.1\ mol \cdot L^{-1}$）。

(1) HAc   (2) NaOH   (3) HCl   (4) $NaHCO_3$ (5) NH_4Ac (6) Na_2CO_3

11. 按照 pH 由大到小的顺序排列下列溶液（浓度均为 $0.1\ mol \cdot L^{-1}$）。

(1) NaAc   (2) NaCN   (3) Na_3PO_4 (4) $(NH_4)_2SO_4$ (5) $HCOONH_4$

(6) NH_4Ac (7) H_3PO_4 (8) H_2SO_4 (9) HCl   (10) NaOH

12. 每毫升 $Pb(NO_3)_2$ 溶液中含有 Pb^{2+} 3.1 mg，20.0 mL 此溶液中加入 20.0 mL $0.010\ mol \cdot L^{-1}$ 氯化钠溶液后有无沉淀生成？$[25\ ℃, K_{sp}(PbCl_2) = 1.2 \times 10^{-5}]$

13. 一种溶液中含有 Mg^{2+} 的浓度为 $1.8 \times 10^{-3}\ mol \cdot L^{-1}$，$Zn^{2+}$ 的浓度为 $1.2 \times 10^{-3}\ mol \cdot L^{-1}$，若使 Zn^{2+} 沉淀，Mg^{2+} 不沉淀，应将溶液的 pH 调节在什么范围？

14. 解释下列现象：① CaC_2O_4 溶于 HCl 而不溶于 HAc。② 在 $H_2C_2O_4$ 中加入 $CaCl_2$ 溶液，则产生 CaC_2O_4 沉淀；当滤去沉淀后，加氨水于滤液中，又产生 CaC_2O_4 沉淀。

第三章 缓冲溶液

溶液的酸碱度是影响化学反应的一个重要因素。许多化学反应,特别是生物体内的酶催化反应,往往必须在一定的 pH 范围内才能进行。当 pH 不合适或反应过程中介质的 pH 易发生改变时,都会影响反应的进行。人体内的各种体液都具有一定的 pH 范围,如血液的 pH 为 $7.36\sim7.44$,如果超出此范围,就会影响人体的正常生理过程,甚至会发生疾病,产生酸中毒或碱中毒。所以,维持溶液和体液的 pH 基本恒定,在化学上和医学上都具有重要的意义。人体之所以能够消化每天所摄入的酸性物质和碱性物质,就在于体内有一套完整、严密的抗酸抗碱系统,也就是我们要学的缓冲溶液。

第一节 缓冲溶液与缓冲系

一、缓冲溶液与缓冲作用原理

一般溶液的 pH 不易保持恒定,尤其是加入强酸或强碱时,其 pH 会迅速改变。然而,有一些溶液,它们的 pH 不易改变,即使加入少量强酸、强碱或者稀释,其 pH 也没有明显的变化。如 HAc 和 NaAc 的混合溶液、NaH_2PO_4 和 Na_2HPO_4 的混合溶液及 NH_4Cl 和 $NH_3 \cdot H_2O$ 的混合溶液等。像这种能抵抗外加的少量强酸、强碱和稀释,而保持其 pH 基本不变的溶液叫作缓冲溶液(buffer solution)。缓冲溶液对强酸、强碱或稀释的抵抗作用叫作缓冲作用(buffer action)。

我们以醋酸和醋酸钠所组成的缓冲溶液为例,来说明缓冲溶液的缓冲作用原理。

醋酸为一弱酸,在水溶液中主要以 HAc 分子的形式存在。醋酸钠为强电解质,在水溶液中完全离解为 Na^+ 和 Ac^-。醋酸和醋酸钠的混合溶液中,大量的 Ac^- 对 HAc 的离解产生同离子效应,使 HAc 的电离度更小,醋酸几乎全部以分子的形式存在。HAc 和 Ac^- 这个共轭酸碱对之间存在着如下的质子转移平衡:

$$NaAc \longrightarrow Na^+ + \boxed{Ac^-}$$

$$\boxed{HAc} + H_2O \Longrightarrow H_3O^+ + \boxed{Ac^-}$$

大量　　　　　　　少量　　　　大量

当向混合溶液中加入强酸(如 HCl)时,溶液中 H_3O^+ 的浓度增加,但 Ac^- 能接受 H_3O^+ 的质子,转变为 HAc,使平衡向左移动。由于加入的强酸量比较少,大量的 Ac^- 仅少部分与 H_3O^+ 反应,达到新的平衡时,Ac^- 的浓度略有降低,HAc 分子的浓度略有升高,而 H_3O^+ 浓度几乎没有升高,所以溶液的 pH 基本保持不变。显然,这是因为 Ac^- 能够与外加强酸所产生的 H_3O^+ 反应,把强酸转变为弱酸(HAc),因而 Ac^- 叫作抗酸成分。

当向溶液中加入少量强碱(如 NaOH)时,OH^- 浓度增加,OH^- 立即与 H_3O^+ 反应生成 H_2O,从而使 H_3O^+ 浓度减少,平衡向右移动,促使 HAc 离解生成 H_3O^+,与 OH^- 反应所消耗的 H_3O^+ 由 HAc 离解生成的 H_3O^+ 来补充。达到新的平衡时,HAc 的浓度略有降低,Ac^- 的浓度略有升高,而 H_3O^+ 的浓度几乎没有降低,所以,溶液的 pH 基本保持不变。在这里,由于 HAc 能够补充消耗的 H_3O^+,所以 HAc 称为抗碱成分。

其他类型的缓冲溶液,其缓冲作用的基本原理与 HAc-NaAc 所组成的缓冲溶液类似。由此可见,一种缓冲溶液都含有一个抗酸成分、一个抗碱成分,即一个共轭酸碱对。由一种弱酸及其共轭碱所组成的缓冲溶液中,都存在着共轭酸碱对之间的质子转移平衡。例如:

$$H_2PO_4^- + H_2O \Longrightarrow H_3O^+ + HPO_4^{2-}$$
$$NH_4^+ + H_2O \Longrightarrow H_3O^+ + NH_3$$

可用通式表示为 $\qquad A + H_2O \Longrightarrow H_3O^+ + B$

上式中,A 表示共轭酸,B 表示共轭碱。抗酸时,消耗共轭碱(B),平衡向左移动,同时产生共轭酸(A);抗碱时消耗共轭酸(A),平衡向右移动,同时产生共轭碱(B)。因此,使溶液的 pH 保持基本不变。像这种弱酸及其共轭碱所组成的混合液,只要具有足够的浓度,就具有缓冲作用。其中,A 称为抗碱成分,B 称为抗酸成分,这两种成分合称为缓冲系(buffer system)或缓冲对(buffer pair)。

二、缓冲系的类型

按照酸碱质子理论,一个缓冲对即是一个共轭酸碱对。因共轭酸总比它的共轭碱多一个质子,所以若共轭酸的电荷用 Z 表示,则共轭碱的电荷为 $Z-1$。共轭酸及其共轭碱可分别表示为 A^Z 和 B^{Z-1}。根据共轭酸所带电荷的不同,可把常见的缓冲系分成以下几个类型,列于表 3-1 中。

表 3-1   **常见缓冲系类型**

共轭酸电荷数	类 型	缓冲系	抗碱成分	抗酸成分	pK_a(25 ℃)
$Z=+1$	A^+-B^0	NH_4^+-NH_3	NH_4Cl	NH_3	9.25
		$CH_3NH_3^+$-CH_3NH_2	$CH_3NH_3^+Cl^-$[①]	CH_3NH_2	10.7
$Z=0$	A^0-B^-	HAc-Ac^-	HAc	NaAc	4.75

续表

共轭酸电荷数	类　型	缓冲系	抗碱成分	抗酸成分	pK_a(25 ℃)
		$H_2CO_3\text{-}HCO_3^-$	H_2CO_3	$NaHCO_3$	6.37
		$H_3PO_4\text{-}H_2PO_4^-$	H_3PO_4	NaH_2PO_4	2.12
		$H_3BO_3\text{-}H_2BO_3^-$	H_3BO_3	NaH_2BO_3	9.14
		$H_2C_8H_4O_4\text{-}HC_8H_4O_4^-$	$H_2C_8H_4O_4$ ②	$KHC_8H_4O_4$	2.92
$Z=-1$	$A^-\text{-}B^{2-}$	$H_2PO_4^-\text{-}HPO_4^{2-}$	NaH_2PO_4	Na_2HPO_4	7.21
		$HCO_3^-\text{-}CO_3^{2-}$	$NaHCO_3$	Na_2CO_3	10.25
$Z=-2$	$A^{2-}\text{-}B^{3-}$	$HPO_4^{2-}\text{-}PO_4^{3-}$	Na_2HPO_4	Na_3PO_4	12.66

注:①盐酸甲胺;②邻苯二甲酸。

第二节　缓冲溶液 pH 的计算

一、缓冲溶液 pH 的近似计算公式

缓冲溶液的 pH 可以根据缓冲系的质子转移平衡和共轭酸的离解平衡常数推算。在一种缓冲溶液中,如果共轭酸用 A 表示,共轭碱用 B 表示,则共轭酸碱的质子转移平衡可用通式表示为:

$$A+H_2O \Longrightarrow H_3O^+ + B$$

在稀溶液中,H_2O 的浓度可看作常数,共轭酸的离解平衡常数则为:

$$K_a = \frac{[H_3O^+][B]}{[A]}$$

$$[H_3O^+] = K_a \times \frac{[A]}{[B]}$$

上式两边分别取负对数得:

$$-lg[H_3O^+] = -lgK_a - lg\frac{[A]}{[B]}$$

或 $$pH = pK_a + lg\frac{[共轭碱]}{[共轭酸]} \tag{3.1}$$

式(3.1)为缓冲溶液 pH 的计算公式,也称为亨德森-哈塞尔巴赫(Henderson-Hasselbalch)方程式。由此公式可知:

(1)缓冲溶液的 pH 取决于共轭酸的离解常数和缓冲溶液中共轭碱与共轭酸浓度的比值。[共轭碱]/[共轭酸]称为缓冲比(buffer ratio)。

(2)同一缓冲系的溶液,当温度一定时,K_a 值一定,其 pH 取决于缓冲比。只要改变缓冲比,就可以在一定范围内,配制出不同 pH 的缓冲溶液。

(3)当缓冲比等于1,即共轭碱和它的共轭酸浓度相等时,缓冲溶液的 pH 和 pK_a 值相等:$pH = pK_a$。

（4）稀释缓冲溶液时，若只考虑体积变化，缓冲比不变，溶液的 pH 也不变。实际上，溶液稀释可改变溶液的离子强度和弱酸的电离度，缓冲比也随之改变，必然引起 pH 的改变。不过，稀释后的体积变化不大时，pH 的改变是很小的。

注意：公式中［共轭酸］和［共轭碱］表示的是平衡浓度。由于缓冲溶液中的共轭酸为弱酸，电离度很小，加上共轭碱的浓度较大，使共轭酸的电离度更小，故共轭酸、共轭碱的平衡浓度基本上等于它们的配制浓度。因为平衡浓度不容易知道，所以在计算缓冲溶液的 pH 时，常用配制浓度代替平衡浓度。

若以 n_A 和 n_B 分别表示一定体积（V）的溶液中所含共轭酸和共轭碱的物质的量，则

$$[共轭酸]=\frac{n_A}{V}$$

$$[共轭碱]=\frac{n_B}{V}$$

将上两式代入式（3.1）得：

$$pH=pK_a+\lg\frac{n_B}{n_A} \tag{3.2}$$

式（3.2）为亨德森-哈塞尔巴赫方程的另一种形式。

［例 3-1］ 0.30 L 缓冲溶液中含有 0.125 mol 的醋酸和 0.112 mol 的醋酸钠，计算此溶液的 pH。

解：此缓冲溶液的缓冲系是 HAc-Ac$^-$。HAc 的 $pK_a=4.75$

$$[HAc]=\frac{0.125}{0.30}=0.417(mol \cdot L^{-1})$$

$$[Ac^-]=\frac{0.112}{0.30}=0.373(mol \cdot L^{-1})$$

代入式（3.1）得：

$$pH=4.75+\lg\frac{0.373}{0.417}=4.75-0.05=4.70$$

也可以直接代入式（3.2）得：

$$pH=4.75+\lg\frac{0.112}{0.125}=4.75-0.05=4.70$$

［例 3-2］ 10.0 mL 0.10 mol · L^{-1} NaH$_2$PO$_4$ 溶液与 2.0 mL 0.20 mol · L^{-1} Na$_2$HPO$_4$ 溶液混合，计算混合溶液的 pH。

解：混合溶液中有缓冲系 H$_2$PO$_4^-$-HPO$_4^{2-}$，溶液的缓冲作用由下列平衡控制。

$$H_2PO_4^- + H_2O \Longrightarrow H_3O^+ + HPO_4^{2-}$$

按照电离学说，此平衡属于 H$_3$PO$_4$ 的二级电离平衡，则平衡常数为 H$_3$PO$_4$ 的二级电离平衡常数 K_{a_2}。$pK_{a_2}=7.21$。

$$n(H_2PO_4^-)=0.10\times10.0=1.00 \text{ mmol}$$

$$n(HPO_4^{2-})=0.20\times2.0=0.40 \text{ mmol}$$

代入式（3.2）

$$pH = 7.21 + \lg\frac{0.40}{1.00} = 7.21 - 0.40 = 6.81$$

[例 3-3] 由 $0.08\ mol \cdot L^{-1}$ 的 HAc 溶液和 $0.20\ mol \cdot L^{-1}$ 的 NaAc 溶液等体积混合而成 1 L 缓冲溶液。求此缓冲溶液的 pH,并分别计算在此溶液中加入 0.01 mol HCl,0.01 mol NaOH 和 100 mL 水后,此缓冲溶液 pH 的变化。

解:(1)原溶液的 pH

由于 HAc 溶液和 NaAc 溶液等体积混合,所以在缓冲溶液中,HAc 和 NaAc 的浓度都降为原来的 1/2,即:

$$[HAc] = \frac{0.08}{2} = 0.04\ (mol \cdot L^{-1})$$

$$[Ac^-] = \frac{0.20}{2} = 0.10\ (mol \cdot L^{-1})$$

代入式(3.1)得:

$$pH = 4.75 + \lg\frac{0.10}{0.04} = 4.75 + 0.40 = 5.15$$

(2)加入 HCl 缓冲溶液的 pH 变化值

由于缓冲溶液中共轭酸和共轭碱的浓度都相当高,所以可以认为加入的少量 HCl 全部与共轭碱 NaAc 反应生成了 HAc。

则

$$[HAc] = \frac{0.04 + 0.01}{1} = 0.050\ (mol \cdot L^{-1})$$

$$[Ac^-] = \frac{0.1 - 0.01}{1} = 0.090\ (mol \cdot L^{-1})$$

代入式(3.1)得:

$$pH = 4.75 + \lg\frac{0.090}{0.050} = 4.75 + 0.26 = 5.01$$

缓冲溶液的 pH 由原来的 5.15 降至 5.01,仅下降了 0.14 pH 单位。

(3)加入 NaOH 后缓冲溶液 pH 的变化

加入 NaOH 后,缓冲溶液中 Ac^- 增多,HAc 减少,所以

$$[HAc] = \frac{0.04 - 0.01}{1} = 0.030\ (mol \cdot L^{-1})$$

$$[Ac^-] = \frac{0.1 + 0.01}{1} = 0.11\ (mol \cdot L^{-1})$$

代入式(3.1)得

$$pH = 4.75 + \lg\frac{0.11}{0.030} = 4.75 + 0.56 = 5.31$$

在原缓冲溶液中,加入 NaOH 后,缓冲溶液的 pH 变为 5.31,仅升高了 0.16 pH 单位。

(4)加入 100 mL 水后缓冲溶液的 pH

加水后缓冲溶液的体积变为 1100 mL,共轭酸、共轭碱的浓度则分别为:

$$[HAc] = \frac{0.04 \times 1000}{1100} = 0.036\ (mol \cdot L^{-1})$$

$$[Ac^-] = \frac{0.1 \times 1000}{1100} = 0.091 (mol \cdot L^{-1})$$

则
$$pH = 4.75 + lg\frac{0.091}{0.036} = 4.75 + 0.40 = 5.15$$

加少量水于缓冲溶液中，其 pH 与原缓冲溶液的 pH 基本相同。

二、缓冲溶液 pH 计算公式的校正

若要计算缓冲溶液准确的 pH，就必须对上述公式加以校正，即以活度替换公式中的浓度，则式(3.1)可以改写为：

$$pH = pK_a + lg\frac{a_B}{a_A}$$

$$pH = pK_a + lg\frac{[B] \cdot f_B}{[A] \cdot f_A}$$

$$= pK_a + lg\frac{f_B}{f_A} + lg\frac{[B]}{[A]} \tag{3.3}$$

式(3.3)中，$lg\dfrac{f_B}{f_A}$ 为校正因数，式(3.3)即为校正的缓冲溶液 pH 计算公式。

若令 $\Delta pK_a = lg\dfrac{f_B}{f_A}$，$pK_{a'} = pK_a + \Delta pK_a$

则式(3.3)可写成

$$pH = pK_{a'} + lg\frac{[B]}{[A]} \tag{3.4}$$

在一定温度下，共轭酸的 pK_a 为一常数，而校正因数 ΔpK_a（即 $lg\dfrac{f_B}{f_A}$）则与溶液的离子强度(I)和共轭酸的电荷数(Z)有关。溶液中离子强度可根据溶液中各种离子的浓度与离子电荷数进行计算。表 3-2 列出了不同类型缓冲系的校正因数。

表 3-2 　　　　　　　不同类型缓冲系的校正因数 ΔpK_a(20 ℃)

I	$Z = +1$	$Z = 0$	$Z = -1$	$Z = -2$
0.01	+0.04	-0.04	-0.13	-0.22
0.05	+0.08	-0.08	-0.25	-0.42
0.10	+0.11	-0.11	-0.32	-0.53

注：0～20 ℃间数据基本与 20 ℃时相同。

[例 3-4]　0.025 mol KH_2PO_4 和 0.025 mol Na_2HPO_4 组成 1.0 L 缓冲溶液，计算该溶液的近似 pH 和准确 pH。

解：(1)求近似 pH

缓冲系为 $H_2PO_4^- \text{-} HPO_4^{2-}$，$pK_a = 7.21$

代入式(3.2)得：

$$pH = 7.21 + \lg \frac{0.025}{0.025} = 7.21$$

(2)求准确 pH

共轭酸的电荷数 $Z = -1$，若知离子强度 I 值时，便可由表 3-2 查出校正因数 ΔpK_a。即

$$I = \frac{1}{2} \sum c_i Z_i^2$$

$$= \frac{1}{2} [c(K^+) \times 1^2 + 2 \times c(Na^+) \times 1^2 + c(H_2PO_4^-) \times 1^2 + c(HPO_4^{2-}) \times 2^2]$$

$$= \frac{1}{2}(0.025 + 2 \times 0.025 + 0.025 + 0.025 \times 4)$$

$$= 0.1$$

查表 3-2 可知 $\Delta pK_a = \lg \dfrac{f_B}{f_A} = -0.32$

代入式(3.3)得：

$$pH = 7.21 - 0.32 = 6.89$$

三、缓冲溶液的 pH 与温度的关系

温度对缓冲溶液的 pH 也有影响，一般可从两方面考虑：一是温度变化使离子活度系数改变，温度升高时，对所有 pH 范围的缓冲溶液，离子活度系数总是降低的；另一方面是温度的变化使弱酸、弱碱以及水的离解常数改变。所以，温度变化会引起缓冲溶液 pH 的改变。缓冲溶液 pH 随温度的改变可用温度系数来表示。温度系数是指温度每变化 1 K 时，缓冲溶液 pH 的变化。温度系数为"＋"，表示 pH 随温度的升高而升高，温度系数为"－"表示 pH 随温度的升高而降低，表 3-3 列出了一些缓冲溶液的温度系数。

表 3-3　　　　　　　　　一些缓冲溶液 pH 的温度系数

溶　　液	pH 随温度的变化(pH 单位・K^{-1})
$0.1 \; mol \cdot L^{-1} \, HCl$	＋0.0003
$0.05 \; mol \cdot L^{-1} \, KH_3(C_2O_4)_2$	＋0.001
$0.05 \; mol \cdot L^{-1}$ 邻苯二甲酸氢钾	＋0.0012
$0.1 \; mol \cdot L^{-1} \, HAc, 0.01 \; mol \cdot L^{-1} \, NaAc$	＋0.0001
$0.01 \; mol \cdot L^{-1} \, HAc, 0.01 \; mol \cdot L^{-1} \, NaAc$	＋0.0001
$0.025 \; mol \cdot L^{-1} \, KH_2PO_4, 0.025 \; mol \cdot L^{-1} \, Na_2HPO_4$	－0.0028
$0.01 \; mol \cdot L^{-1}$ 二乙基巴妥酸, $0.1 \; mol \cdot L^{-1}$ 二乙基比妥酸钠	－0.0144
$0.01 \; mol \cdot L^{-1} \, NH_3, 0.1 \; mol \cdot L^{-1} \, NH_4Cl$	－0.0303
$0.01 \; mol \cdot L^{-1} \, Na_2B_4O_7$	－0.0082
$0.025 \; mol \cdot L^{-1} \, NaHCO_3, 0.025 \; mol \cdot L^{-1} \, Na_2CO_3$	－0.0090
$0.1 \; mol \cdot L^{-1} \, NaOH$	－0.0332

第三节　缓冲容量

一、缓冲容量的概念

我们知道,在缓冲溶液中加入少量强酸或强碱,溶液的 pH 基本不变,而不是绝对不变。如果外加强酸的量很多,以至将抗酸成分消耗尽,或外加强碱的量足以抵消抗碱成分,那么溶液就失去了缓冲作用,或者说溶液就没有缓冲能力了。显然,任何缓冲溶液的缓冲能力都是有一定限度的。

为了定量地表示缓冲溶液的缓冲能力大小,引入了缓冲容量(buffer capacity,符号为 β),作为衡量缓冲能力的尺度。缓冲容量在数值上等于使单位体积(1 L 或 1 mL)的缓冲溶液 pH 改变一个单位时所需外加一元强酸或一元强碱的物质的量(mol 或 mmol)。数学表示式为

$$\beta = \frac{\Delta b}{|\Delta \mathrm{pH}|} \tag{3.5}$$

式中,Δb 为单位体积缓冲溶液的 pH 改变 ΔpH 个单位时所加一元强酸或一元强碱的物质的量。加入强酸时,溶液的 pH 降低,ΔpH 为负值;加入强碱时,溶液的 pH 升高,ΔpH 为正值,但由于 ΔpH 取绝对值,所以缓冲容量始终为正值。由公式可知:β 值越大,使单位体积缓冲溶液的 pH 改变 1 个单位时所需加入强碱或强酸的量越多,溶液的缓冲能力就越大。通常,缓冲容量的单位为 $\mathrm{mol \cdot L^{-1} \cdot pH^{-1}}$。

[例 3-5] 在 100 mL pH 等于 4.76 的缓冲溶液中加入 0.20 mmol 的 NaOH,pH 变为 4.85,求此缓冲溶液的缓冲容量。

解:$\Delta b = \dfrac{0.20}{100} = 0.002 \ \mathrm{mmol \cdot mL^{-1}} = 0.002 \ \mathrm{mol \cdot L^{-1}}$

$$\Delta \mathrm{pH} = 4.85 - 4.76 = 0.09$$

$$\beta = \frac{0.002}{|0.09|} = 0.022 (\mathrm{mol \cdot L^{-1} \cdot pH^{-1}})$$

实际上,缓冲容量是指缓冲溶液在抗酸成分(共轭碱)和抗碱成分(共轭酸)浓度一定(即 pH 一定)时的缓冲能力,而按式(3.5)计算出的缓冲容量只是在一定 pH 范围内的平均值,加入强碱或强酸的量越少,pH 的改变量越小,缓冲容量的计算值就越准确。确切地说,缓冲容量应当用微分式表示,即:

$$\beta = \frac{\mathrm{d}b}{|\mathrm{dpH}|} \tag{3.6}$$

式(3.6)表示加入微小量的一元强酸或一元强碱($\mathrm{d}b$)而引起缓冲溶液 pH 微小改变(dpH)时的缓冲容量。由此可见,缓冲溶液 pH 每发生一微小变化,都有相应的缓冲容量。换言之,缓冲容量是随着 pH 的改变而改变的。这种变化关系如图 3-1 所示。

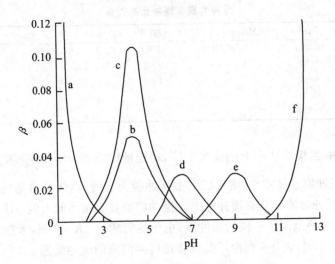

图 3-1　缓冲容量与 pH 的关系

a—HCl　b—0.1 mol・L^{-1} HAc-NaAc　c—0.2 mol・L^{-1} HAc-NaAc

d—0.05 mol・L^{-1} KH$_2$PO$_4$-K$_2$HPO$_4$　e—0.05 mol・L^{-1} H$_3$BO$_3$-NaOH

f—NaOH

二、影响缓冲容量的因素

缓冲容量的大小取决于缓冲溶液的总浓度（总浓度为[A]和[B]之和）和缓冲比。

1. 缓冲溶液总浓度对缓冲容量的影响

由图 3-1 可以看出，当缓冲比一定时，缓冲溶液的总浓度越大，则缓冲容量就越大（如曲线 b 和 c）。这种关系还可用下表实例说明。

由表 3-4 可知，在 HAc-Ac^{-} 缓冲系中，当缓冲比相同时，总浓度大的，缓冲容量也大。若缓冲溶液稀释，虽缓冲比不变，但由于总浓度降低，缓冲容量变小。

表 3-4　　缓冲容量与总浓度的关系

缓冲溶液	[Ac^{-}](mol・L^{-1})	[HAc](mol・L^{-1})	缓冲比	$c_{总}$(mol・L^{-1})	β(mol・L^{-1}・pH^{-1})
I	0.1	0.1	1:1	0.2	0.115
II	0.02	0.02	1:1	0.04	0.023

2. 缓冲比对缓冲容量的影响

由图 3-1 可以看出，当缓冲溶液的总浓度一定时，缓冲容量是随着缓冲比的变化而变化的（如图中曲线 b，c，d，e 都可说明）。当缓冲比等于 1，即溶液 pH＝pK_a 时，缓冲容量最大，在曲线上是极大值；而当缓冲比远离 1，即 pH 远离 pK_a 时，缓冲容量变小，缓冲比偏离 1 越远，缓冲容量就越小。这种变化关系也可以用表 3-5 实例说明。

表 3-5			缓冲容量与缓冲比的关系		
缓冲溶液	$[Ac^-](mol \cdot L^{-1})$	$[HAc](mol \cdot L^{-1})$	缓冲比	$c_{总}(mol \cdot L^{-1})$	$\beta(mol \cdot L^{-1} \cdot pH^{-1})$
I	0.095	0.005	19:1	0.1	0.0109
II	0.09	0.01	9:1	0.1	0.0207
III	0.05	0.05	1:1	0.1	0.0576
IV	0.01	0.09	1:9	0.1	0.0207
V	0.005	0.095	1:19	0.1	0.0109

一般认为,当缓冲比小于$\frac{1}{10}$或大于$\frac{10}{1}$,相应地溶液的 pH 小于 pK_a-1 或大于 pK_a+1 时,缓冲容量已太小,溶液已失去缓冲能力。所以,缓冲溶液的 pH 在 pK_a ±1 区间时,缓冲溶液才具有缓冲能力。缓冲溶液具有缓冲能力的 pH 范围($pH=pK_a±1$)称为缓冲范围。不同的缓冲系,由于共轭酸的 pK_a 不同,所组成缓冲溶液的缓冲范围也不同,表 3-6 列出了几种常用缓冲溶液的缓冲范围。

表 3-6	几种常用缓冲溶液中弱酸的 pK_a 和缓冲溶液的缓冲范围	
缓冲系	作为弱酸的 pK_a	缓冲范围
HCl-KCl	强电解质	1.0~2.2
邻苯二甲酸-NaOH	2.9(pK_{a_1})	2.2~4.0
邻苯二甲酸氢钾-NaOH	5.4(pK_{a_2})	4.0~5.8
HAc-NaAc	4.75	3.7~5.6
NaH_2PO_4-Na_2HPO_4	7.21(pK_{a_2})	5.8~8.0
巴比妥酸-巴比妥酸钠	7.43	7.0~9.0
HCl-Tris	8.21	7.2~9.0
NH_4Cl-$NH_3 \cdot H_2O$	9.25	8.3~10.2
H_3BO_3-NaOH	9.14	8.0~10.0
$NaHCO_3$-Na_2CO_3	10.3(pK_{a_2})	9.2~11.0
NaH_2PO_4-NaOH	12.66(pK_{a_3})	11.0~12.0

由图 3-1 还可看出,强酸(HCl)和强碱溶液也具有缓冲作用,它们是高酸度(pH<3)和高碱度(pH>11)的缓冲溶液。由于强酸、强碱和一般缓冲溶液的作用机制不同,它们没有缓冲对,所以它们在曲线上没有最高点(曲线 a 和 f)。它们的缓冲作用主要是由于强酸溶液中含有大量的 H_3O^+,强碱中含有大量的 OH^-,加入少量强酸和强碱时,不足以明显地改变它们的浓度,也就不足以引起 pH 明显的改变。

第四节　缓冲溶液的配制

一、缓冲溶液的配制方法

配制一定 pH 的缓冲溶液,一般可按下述方法进行。

(1)选择合适的缓冲系,使所配制缓冲溶液的 pH 在所选缓冲系的缓冲范围内,并尽量接近共轭酸的 pK_a,以使缓冲容量达到最大值。例如,配制 pH 为 5.20 的缓冲溶液,选择 HAc-NaAc 缓冲系($pK_a=4.75$)和邻苯二甲酸氢钾及其盐缓冲系($pK_a=5.40$)都可以,而后者更好一些。

(2)选取适当的总浓度。总浓度太低,缓冲容量太小;而总浓度太高,离子强度太大,所配缓冲溶液的 pH 必须校正,而且在实际应用中,缓冲容量太大也没必要。总浓度一般为 $0.05\sim0.2\ mol\cdot L^{-1}$,缓冲容量为 $0.01\sim0.1$ 就可以了。

(3)根据所要求的 pH 和所选用缓冲系中共轭酸的 pK_a,计算出各缓冲成分所需要的量。

为方便起见,常用相同浓度的共轭酸和共轭碱配制。此时,可把式(3.1)变为更简便的形式。设所配溶液的总体积为 V,共轭酸的体积为 V_A,共轭碱的体积为 V_B,混合前共轭酸和共轭碱的浓度均为 c,则

$$[A]=\frac{cV_A}{V},\ [B]=\frac{cV_B}{V},\ V_A=V-V_B$$

$$\frac{[B]}{[A]}=\frac{cV_B/V}{cV_A/V}=\frac{V_B}{V_A}=\frac{V_B}{V-V_B}$$

代入式(3.1)得

$$pH=pK_a+lg\frac{V_B}{V-V_B} \tag{3.7}$$

利用式(3.7)即可方便地计算出所需共轭酸和共轭碱的体积。

(4)按照计算结果,将所需的共轭酸和共轭碱溶液混合均匀,即可得到一定 pH 和一定体积的缓冲溶液。要求严格的实验,还需要对所配缓冲溶液的 pH 进行校正。

二、缓冲溶液的配制示例

[例 3-6]如何配制 pH=5.00,具有中等缓冲能力的缓冲溶液 100 mL?

解:(1)选缓冲系

查表 3-1,知 HAc-Ac⁻ 缓冲系中共轭酸的 pK_a 为 4.75,与所欲配制的缓冲溶液 pH 较为接近,可选此缓冲系。

（2）选总浓度

所配缓冲溶液为中等缓冲能力，总浓度可选 $0.1\ mol\cdot L^{-1}$。即可以用 $0.1\ mol\cdot L^{-1}$ 的 HAc 和 $0.1\ mol\cdot L^{-1}$ 的 NaAc 进行配制。

（3）计算所需 HAc 和 NaAc 的量

根据式(3.7)

$$5.00 = 4.75 + \lg \frac{V_B}{V - V_B}$$

$V = 100\ mL$，所以可得 $\dfrac{V_B}{100 - V_B} = 1.78$

$$V_B = 64.0\ mL$$

$$V_A = 100 - V_B = 100 - 64.0 = 36.0\ (mL)$$

（4）取 $36.0\ mL\ 0.1\ mol\cdot L^{-1}$ HAc 溶液与 $64.0\ mL\ 0.1\ mol\cdot L^{-1}$ NaAc 溶液混合均匀，即得所需的 pH 为 5.00 的缓冲溶液 100 mL。

[例 3-7] 欲配制 pH 为 5.10 的缓冲溶液，试问：在 $100\ mL\ 0.10\ mol\cdot L^{-1}$ HAc 溶液中应加入 $0.10\ mol\cdot L^{-1}$ NaOH 溶液多少毫升？

解：缓冲系为 HAc-Ac$^-$，$pK_a = 4.75$

根据反应式

$$HAc + OH^- \longrightarrow Ac^- + H_2O$$

可知，加入的 NaOH 的物质的量＝生成的 NaAc 的物质的量＝被中和的 HAc 的物质的量。

设需加入 NaOH 溶液 x mL，则

$$n_{Ac^-} = 0.1x \qquad n_{HAc} = 0.10 \times 100 - 0.10x$$

代入式(3.2)，$pH = pK_a + \lg \dfrac{n_{Ac^-}}{n_{HAc}}$

$$5.10 = 4.75 + \lg \frac{0.10x}{0.10 \times 100 - 0.10x}$$

解之得　$x = 69.1\ (mL)$

量取 $69.1\ mL\ 0.10\ mol\cdot L^{-1}$ NaOH 溶液，加入 $100\ mL\ 0.1\ mol\cdot L^{-1}$ HAc 溶液中，混合均匀，即得所需的缓冲溶液。

三、标准缓冲溶液

在应用酸度计测定溶液 pH 时，必须用标准缓冲溶液校正仪器。国际纯粹和应用化学联合会于 1960 年确定了五种基准溶液，它们是：酒石酸盐体系，磷酸盐(1∶1)体系，磷酸盐(1∶3.5)体系，邻苯二甲酸盐体系和硼砂体系所组成的溶液。表 3-7 列出了这五种体系的溶液在不同温度(0～70 ℃)下的 pH。

表 3-7   五种基准溶液的 pH

温度 (℃)	酒石酸氢钾 (25 ℃饱和)	0.05 mol·L⁻¹ 邻苯二甲酸氢钾	0.025 mol·L⁻¹ KH₂PO₄ 0.025 mol·L⁻¹ Na₂HPO₄	0.008 695 mol·L⁻¹ KH₂PO₄ 0.030 43 mol·L⁻¹ Na₂HPO₄	0.01 mol·L⁻¹ 硼砂
0	—	4.003	6.984	7.534	9.464
5	—	3.999	6.951	7.500	9.395
10	—	3.998	6.923	7.472	9.332
15	—	3.997	6.900	7.448	9.276
20	—	4.002	6.881	7.429	9.225
25	3.557	4.008	6.865	7.413	9.180
30	3.552	4.015	6.853	7.400	9.139
35	3.549	4.024	6.844	7.389	9.102
38	3.548	4.030	6.840	7.384	9.081
40	3.547	4.035	6.838	7.380	9.068
45	3.547	4.047	6.834	7.373	9.038
50	3.549	4.060	6.833	7.367	9.011
60	3.560	4.091	6.836	—	8.962
70	3.580	4.126	6.845	—	8.921

  这五种基准溶液中,除磷酸盐缓冲系外,其余三种都是由一种化合物配制成的缓冲溶液。这些单个化合物的溶液具有缓冲作用的原因不尽相同,可分为以下两种情况:

  (1)化合物溶液中的两性物质,一部分接受质子转变成相应的共轭酸,又有一部分给出质子转变成共轭碱,因而形成相应的缓冲系,使溶液具有缓冲作用。例如,酒石酸氢钾溶于水后,两性物质 $HC_4H_4O_6^-$ 一部分接受质子转变为酒石酸 $H_2C_4H_4O_6$,又有一部分给出质子转变成 $C_4H_4O_6^{2-}$,于是,溶液中就有 $H_2C_4H_4O_6$-$HC_4H_4O_6^-$ 和 $HC_4H_4O_6^-$-$C_4H_4O_6^{2-}$ 两对共轭酸碱对平衡共存。而且,这两个缓冲系中共轭酸的 pK_a 值比较接近(分别为 2.98 和 4.30),两缓冲系的缓冲范围部分重叠,增强了溶液的缓冲能力。因此,单用酒石酸氢钾可配成缓冲溶液,其饱和溶液具有更强的缓冲能力。邻苯二甲酸氢钾溶液具有缓冲作用的原因与酒石酸氢钾溶液类似。

  (2)化合物溶液的组成成分相当于一对缓冲对。如硼砂,溶于水后,1 mol $Na_2B_4O_7 \cdot 10H_2O$(硼砂)就相当于 2 mol HBO_2(偏硼酸)和 2 mol $NaBO_2$(偏硼酸钠)。实际上,溶液中相当于存在一对缓冲对,而且共轭酸和共轭碱的浓度相等,所以这类化合物的溶液也具有缓冲作用。

四、Tris 缓冲系

适用于生理学和生物化学要求的缓冲溶液,其 pH 要在 6～9 之间,并要求选用的缓冲物质不应参与或影响生物化学反应。

目前,在生理学和生物化学实验中最广泛使用的缓冲系是三羟甲基甲胺及其盐酸盐,符号为"Tris"及"Tris·HCl","Tris"的结构式为

$$
\begin{array}{c}
\text{H} \\
| \\
\text{HO—C—H} \\
| \\
\text{HO—CH}_2\text{—C—NH}_2 \\
| \\
\text{H—C—H} \\
| \\
\text{OH}
\end{array}
$$

以"Tris-Tris·HCl"缓冲系配制的缓冲溶液在不同温度下的 pH 列于表3-8中,为了使缓冲溶液的离子强度等于 0.16,与生理盐水等渗,应加入适量的 NaCl进行调节。经调节后,不同 pH 的缓冲溶液列于表 3-9 中。

表 3-8   **"Tris"和"Tris·HCl"组成的缓冲溶液的 pH**

$t(℃)$	Tris($b_B=0.015$)-Tris·HCl($b_B=0.05$)	Tris($b_B=0.01667$)-Tris·HCl($b_B=0.05$)
0	8.946	8.471
5	8.774	8.303
10	8.614	8.142
15	8.461	7.988
20	8.313	7.840
25	8.173	7.699
30	8.063	7.563
35	7.904	7.433
37	7.851	7.381
40	7.777	7.307
45	7.654	7.186
50	7.537	7.070

表 3-9	以 NaCl 调节离子强度后"Tris-Tris·HCl"缓冲系的 pH			
质量摩尔浓度 b_B			pH	
Tris	Tris·HCl	NaCl	25℃	37℃
0.02	0.05	0.14	8.220	7.904
0.05	0.05	0.11	8.225	7.908
0.006 677	0.02	0.14	7.745	7.428
0.01667	0.05	0.11	7.745	7.427

第五节 缓冲溶液在医学上的意义

缓冲溶液的基本原理,在理解和探讨人体生理机制和病理生理的变化,特别是在研究体液中的酸碱平衡和水盐代谢等方面起着十分重要的作用。

生物体内的许多化学反应受各种酶的控制,而每种酶只有在一定的 pH 下才具有活性。例如,胃里的蛋白酶所需的 pH 为 1.5~2.0,pH 超过 4 时,它即完全失效。在细菌的培养中,培养基必须具有一定的 pH。某些药物配制成溶液时,其pH 也要保持恒定。在人体内,各种体液都要保持一定的 pH,例如,血液的 pH 经常维持在 7.36~7.44,如果血液的 pH 改变 0.1 单位以上,就会发生疾病,出现酸中毒或碱中毒,严重时甚至会危及生命。然而机体的正常代谢要不断产生酸性物质(如硫酸、乳酸、磷酸等)和碱性物质(HCO_3^-,HPO_4^{2-} 等),此外,还有相当数量的酸性和碱性物质随食物进入体内,机体必须及时地调节或处理这些酸性或碱性物质,才能使体内的酸碱保持平衡,维持体液的 pH 在一定范围内。血液 pH 之所以能维持在一个窄小的范围内,是由于血液中各种缓冲系的缓冲作用和肺、肾生理调节的结果。

血液是一种由多个缓冲系组成的缓冲溶液,血浆和血细胞中都含有缓冲系,这些缓冲系是维持血液 pH 的重要因素。血浆中的缓冲系主要有:H_2CO_3-HCO_3^-,$H_2PO_4^-$-HPO_4^{2-} 和 H_nP-$H_{n-1}P^-$(H_nP 代表蛋白质大分子)等。其中以 H_2CO_3-HCO_3^- 缓冲系最为重要。在血浆中 H_2CO_3 存在下列平衡:

$$CO_{2溶解} + H_2O \xrightleftharpoons{K_1} H_2CO_3 \xrightleftharpoons{K_2} H^+ + HCO_3^-$$

$$总平衡常数\ K_a = \frac{[H^+][HCO_3^-]}{[CO_{2溶解}]} = K_1 \cdot K_2$$

实际上,血浆中溶解的 CO_2 浓度较大,而碳酸分子的浓度甚小,但当碳酸分子浓度下降时,上述平衡向右移动,碳酸分子的量可由溶解的 CO_2 与 H_2O 反应而得到补充,所以说,在血浆中碳酸主要以溶解的 CO_2 形式存在。因而,将 H_2CO_3-HCO_3^- 缓冲系写成 $CO_{2溶解}$-HCO_3^- 更确切。在正常人血浆中 HCO_3^- 和 CO_2 的浓度分别为 $0.024\ mol \cdot L^{-1}$ 和 $0.0012\ mol \cdot L^{-1}$,其比值为 20:1,在 37 ℃时,离子强度为 0.16，经校正后血浆的准确 pH 可用下式表示：

$$pH=6.1+\lg\frac{[HCO_3^-]}{[CO_{2溶解}]}=6.1+\lg\frac{20}{1}=7.4$$

正常血浆中 $H_2CO_3\text{-}HCO_3^-$ 缓冲系的缓冲比为 20：1，已超出体外缓冲溶液有效缓冲比（即 10：1～1：10）的范围。但是，体内的碳酸缓冲系在起缓冲作用时，所引起抗酸成分（HCO_3^-）或抗碱成分（CO_2）增多或减少的部分，可通过肺、肾的生理功能得到及时调节，而使 20：1 的缓冲比基本维持恒定。

血浆中碳酸缓冲系的缓冲作用与肺、肾的调节作用的关系可用下式表示：

$$H_2CO_3 \underset{+H^+}{\overset{OH^-}{\rightleftharpoons}} HCO_3^-$$

$$肺 \rightleftharpoons CO_2+H_2O \qquad 肾$$

当体内物质代谢产生过多的酸（如硫酸、磷酸、乳酸等）进入血浆时，上式平衡向左移动，引起 H_2CO_3 量的增多和 HCO_3^- 量的减少，使 $[HCO_3^-]$ 与 $[CO_{2溶解}]$ 的比值变小。然而，H_2CO_3 增多的部分，通过肺加快呼吸速率以 CO_2 的形式呼出；HCO_3^- 减少的部分，则由肾减少对 HCO_3^- 的排泄而得到补偿，从而使血浆中 $[HCO_3^-]$ 与 $[CO_{2溶解}]$ 的比值恢复到正常水平，即血浆 pH 的正常范围得以恢复。当体内碱性物质增多并进入血浆时，上式平衡向右移动，引起 H_2CO_3 量的减少和 HCO_3^- 量的增多，而使 $[HCO_3^-]$ 与 $[CO_{2溶解}]$ 的比值变大。这种情况下，H_2CO_3 减少的部分，则由肺控制对 CO_2 的呼出量来补偿；HCO_3^- 增多的部分，则由肾加速对 HCO_3^- 的排泄来调节，从而使 $[HCO_3^-]$ 与 $[CO_{2溶解}]$ 的比值恢复到 20：1 的水平，即血浆 pH 的正常水平得以恢复。

血浆中红细胞内的缓冲系主要有：$HHb\text{-}Hb^-$（HHb 代表血红蛋白）、$HHbO_2\text{-}HbO_2^-$（$HHbO_2$ 代表氧合血红蛋白）、$H_2CO_3\text{-}HCO_3^-$ 和 $H_2PO_4^-\text{-}HPO_4^{2-}$。其中以血红蛋白和氧合血红蛋白缓冲系最为重要，因为血液对体内代谢所产生的大量 CO_2 的缓冲作用主要是靠它们实现的。代谢过程产生的大量 CO_2 先与血红蛋白离子反应：

$$CO_2+H_2O+Hb^- \rightleftharpoons HHb+HCO_3^-$$

反应产生的 HCO_3^- 由血液运输至肺，并与氧合血红蛋白反应：

$$HCO_3^-+HHbO_2 \rightleftharpoons HbO_2^-+H_2O+CO_2$$

释放出的 CO_2 从肺呼出。这说明由于血红蛋白和氧合血红蛋白的缓冲作用，在大量 CO_2 从组织细胞运送至肺的过程中，血液的 pH 也不至于受到大的影响。

总之，由于血液中多种缓冲系的缓冲作用和肺、肾的调节作用，正常人血液的 pH 才得以恒定在 7.36～7.44 的狭小范围内。

应用与拓展案例

案例 3-1 酸血症和碱血症

在医学上将血液 pH 低于 7.36 的症状称为酸血症,引起酸血症的病理过程叫酸中毒。支气管炎、肺炎和肺气肿引起的换气(空气在肺中的循环称为换气)不足等病理状态下,都会因血液中溶解态 CO_2 增加,即碳酸含量增加而引起呼吸酸中毒。而摄食过多的酸性物质、高糖及高脂肪食物,以及糖尿病、腹泻等引起代谢酸的增加,则会引起代谢酸中毒。正常生理状态下,人体具有自身调节能力,首先通过加深、加快呼吸来排泄多余的 CO_2,其次是肾脏将 HCO_3^- 释放到血液中,以补充因 $[H_3O^+]$ 增加而消耗了的 HCO_3^-,并加速 H_3O^+ 的排泄,这种情况可导致酸性尿。由于血液的缓冲系统和机体的补偿调节作用,血液的值 pH 可恢复到正常水平;但在较重的糖尿病、严重腹泻、脱水时,丧失的 HCO_3^- 过多,或因肾衰竭引起排泄的 H_3O^+ 减少,缓冲系统和机体的补偿功能都不能有效地阻止血液 pH 的降低,就会引起代谢酸中毒,若延误治疗会引起昏迷,甚至导致死亡。

血液 pH 高于 7.45 的症状在医学上称为碱血症,引起碱血症的病理过程叫碱中毒。发高烧、癔症、气喘、换气过速等可引起呼吸碱中毒。摄入过多的碱性物质,过量服用缓解胃灼热的解酸药或严重呕吐等情况下,都会引起血液的碱性增加,可导致代谢碱中毒。机体的补偿机制通过减慢呼吸或浅呼吸降低肺部 CO_2 的排出量,并通过肾脏减少 HCO_3^- 的吸收,这时尿中因 HCO_3^- 浓度增高,可产生碱性尿。通过体内多种缓冲系统的相互配合,使 pH 恢复正常。若通过缓冲系统和补偿机制还不能阻止血液 pH 的升高,则引起碱中毒。碱中毒会造成肌肉痉挛、惊厥等严重后果。

案例 3-2 水分子簇结构与生物功能

近年来,水分子簇结构与功能的研究已成为当今科研前沿的热点之一,其深层研究可望为揭示物理化学、生命科学等领域的本质问题提供有力工具。早期的理论研究多针对单个水分子结构及各类振动、转动及隧道光谱的计算,而在通常状况下,水是以分子簇的形式存在的。根据热力学的计算,如果水是以单个分子存在,水的熔点应为 $-110\ ℃$,沸点为 $-85\ ℃$;而实际上水的熔点为 $0\ ℃$,沸点 $100\ ℃$。根据物质的熔点、沸点随分子量增大而提高的性质,说明水在固、液态时并不是以单个分子存在,而是以水分子簇的形式存在。

随着光谱科学和微观测试技术的发展以及分子轨道理论的引入,水分子簇结构的研究进入了量子时期,各种相关理论和计算方法相继出现,从而揭示了液态水分子簇存在的结构、稳定能量、力学机制等特点,并通过计算氢键强度及自由能的大小,得出了环状六水分子簇具有最稳定结构的结论。

各种理论计算和实验研究都证明:在自然条件下,水是以分子簇的形式存在的,而且水的微观结构具有重要的生物功能。对血清白蛋白和丙种球蛋白溶液进行研究时发现,在不同温度下与蛋白质分子结合的水分子簇(结构水)的分子数目发生变化时,蛋白质的物化性质也随之发生变化。

水分子团簇变小,水的溶解力、渗透力、代谢力、扩散力、乳化力均有所增强,从而具有一定的"活化"作用,在一定程度上可以增强生物体的新陈代谢、血脂代谢、酶活性以及免疫功能,因此,这样的水也被称为活化水。活化水因其水分子团簇结构变小,故溶解氧的能力增加,并可以产生一定量的超氧阴离子自由基。在生命体内,适量的超氧阴离子自由基具有增强代谢贮能、转化排废的作用。

在针对大鼠动脉粥样硬化的实验研究中发现,小分子团簇活化水进入大鼠的血液循环系统后,具有促进细胞的新陈代谢,增强细胞活力,降低血液黏度的作用;又因活化水对氧的溶解能力增强,可使血液中水的含氧量增高,激发红细胞膜及血管平滑肌细胞膜 ATP 酶的活性,增强血管壁的弹性和红细胞的形变能力,从而产生增强血液流变特性的作用。由于活化水的渗透压高于普通水,有利于物质通过生物半透膜,使离子转运通道畅通,促进细胞内 Na^+,Ca^{2+} 外流,这可以使高胆固醇血症患者体细胞内 Na^+,Ca^{2+} 浓度过高的现象得以缓解。研究发现,六水分子簇可与 V^{2+},Mn^{2+} 等金属离子形成六水合物,金属离子被包埋在六个水分子中央,通过热力学计算,证明了这种结构是稳定的。这种六水合物可以较好地通过水溶性膜,具有一定的运载功能。

改变水分子团簇结构的方法有多种,如外加磁场法、外加电场法、激光辐射法和直接加热法。关于水分子团簇结构与功能的研究是一个涉及多门学科的交叉课题,具有极高的学术价值和广泛的应用前景。

习 题

1. 何谓缓冲溶液? 以酸碱质子理论的观点说明缓冲作用的原理。

2. 亨德森-哈塞尔巴赫方程主要说明了哪些问题?

3. 求下列缓冲溶液的 pH:

(1) 0.1 $mol \cdot L^{-1}$ HAc 溶液和 0.2 $mol \cdot L^{-1}$ NaAc 溶液等体积混合;

(2) 100 mL 0.025 $mol \cdot L^{-1}$ HAc 溶液和 40 mL 0.025 $mol \cdot L^{-1}$ KOH 溶液混合;

(3) 60 mL 0.10 $mol \cdot L^{-1}$ 的氨水和 30 mL 0.05 $mol \cdot L^{-1}$ 的盐酸混合;

(4) 120 mL 0.1 $mol \cdot L^{-1}$ KH_2PO_4 溶液与 80 mL 0.1 $mol \cdot L^{-1}$ NaOH 溶液混合。

4. 何谓缓冲容量? 其大小主要与哪些因素有关?

5. 试求下列缓冲系中共轭酸的 pK_a 和各缓冲系所组成缓冲溶液的缓冲范围:

(1) 氨基乙酸-HCl,共轭酸 $NH_3^+ CH_2COOH$ 的 $K_a = 4.47 \times 10^{-3}$;

(2) 一氯乙酸-NaOH,共轭酸 $CH_2ClCOOH$ 的 $K_a = 1.39 \times 10^{-3}$;

(3)氨基乙酸-NaOH,共轭酸 $NH_3^+ CH_2COO^-$ 的 $K_a = 2.51 \times 10^{-4}$;

(4)乳酸-NaOH,共轭酸 $CH_3CHOHCOOH$ 的 $K_a = 2.51 \times 10^{-4}$。

6. 今用 0.067 mol·L^{-1} KH_2PO_4 和 0.067 mol·L^{-1} Na_2HPO_4 两种溶液配成 pH 近似值为 6.80 的缓冲溶液 100 mL,问需取上述溶液各多少 mL?

7. 欲配制 500 mL pH 为 9.30 的缓冲溶液,如果共轭酸和共轭碱的浓度都为 0.1 mol·L^{-1},如何配制?

8. 300 mL 0.1 mol·L^{-1} H_3PO_4 溶液中,需加入 0.1 mol·L^{-1} NaOH 溶液多少毫升,可得 pH 为 7.40 的缓冲溶液?(假定活度系数为 1)

9. 已知 Tris·HCl 在 37 ℃时 pK_a = 7.85,今欲配制 pH 等于 7.40 的缓冲溶液,那么在 100 mL 含有 Tris 和 Tris·HCl 各为 0.05 mol·L^{-1} 的溶液中,需加 0.05 mol·L^{-1} HCl 多少毫升?

10. 化验测得某人血浆中 $c(HCO_3^-)$ 为 22.8 mol·L^{-1},$c(CO_{2溶解})$ 为 1.21 mol·L^{-1},求血浆的 pH(pK_a = 6.1),并判断此值是否属正常范围。若超出正常范围,此人属酸中毒还是碱中毒?

第四章　化学热力学基础

热力学(thermodynamics)是定量地研究能量相互转化过程中所遵循的规律的科学。应用热力学定律去研究化学反应中的物质转变和能量变化规律的科学,称为化学热力学。热力学的一切结论都是以热力学第一定律和热力学第二定律为基础的。热力学方法是根据物质的宏观性质研究问题的,不需要考虑物质的微观结构及反应进行的机理;所得到的结论,在一定应用范围内具有普遍的指导意义。

热力学方法推得的否定性结论都是明确而可靠的。例如,由 CO_2 和 H_2O 生成葡萄糖的反应在等温、等压下是不可能自动进行的,这一结论是确切无误的。需要指出的是,热力学也有它的局限性,其结论的肯定性往往不足。例如,计算表明,氢气和氧气在常温下能够化合成水,实际上把这两种气体放在一起经过很长的时间也观测不到有水生成。什么原因呢? 热力学却不能回答。又如,热力学所推得的结果都是在理想条件下得出的极限值。如果实际结果与理论值相差较大,则应当找出原因,以提高反应效率。

第一节　热力学基本概念

一、体系和环境

在热力学中,通常把被划分出来作为研究对象的那部分称为体系(system),而与体系相联系的其余部分称为环境(surroudings)。例如,研究一种药物在胃内的状态,研究对象就是胃内容物和药物,这部分就是体系,胃以外部分就是环境。又如,研究烧杯里溶液中的反应,溶液就是体系,而烧杯和周围的一切就是环境。体系的划分不是固定的,要看研究的目的和范围。如研究口服胃药氢氧化铝凝胶在胃液中的变化,一般把胃液连同氢氧化铝看作是体系;如果除此以外还要研究它和胃黏膜表面的相互作用,则要把黏膜也划入体系。体系和环境之间有时有界面,有时没有明确的界面。像烧杯中溶液反应可产生气体的体系,气体可与空气相混。

热力学体系有下列三种:①敞开体系:体系与环境之间既有物质交换也有能量交换。②封闭体系:体系与环境之间没有物质交换而只有能量交换。③孤立体系:体系与环境之间既没有物质交换也没有能量交换。例如,一杯热水,即为敞开体系；如在热水杯上加严密的盖子，则是封闭体系；如果把热水放在一个绝热的保温杯中，可近似看作是孤立体系。

二、状态和状态函数

体系的状态(state)是体系所有宏观性质如温度、压力、体积、质量、黏度等宏观物理量的综合表现。当所有这些宏观物理量都不随时间改变时，我们称体系处于一定状态。反之，当体系处于一定状态时，这些宏观物理量也都具有确定值。我们把描述体系状态性质的物理量称为体系的状态函数(state function)。

体系状态函数的性质可分为两类：

(1)广度性质(extensive properties)，其数值与体系中物质的数量成正比，在一定条件下具有加和性，如体积、质量、物质的量等。本章后面要介绍的内能、焓、熵、自由能都属于广度性质。

(2)强度性质(intensive properties)，其数值与体系中物质的数量无关，并且无加和性，如温度、压力、密度、黏度等。

例如，温度为 320 K 的两杯热水混合，混合后的体积等于两杯水的体积之和，而温度为 320 K，不是 640 K。因为体积是广度性质，有加和性，而温度为强度性质，无加和性。

状态函数的重要特点是它的数值取决于体系的状态。当体系状态发生变化时，状态函数的数值也随之改变。变化前的状态称为始态(initial state)，变化后的状态称为终态(final state)。状态函数的变化值只取决于体系的始态与终态，而与变化的途径无关。

一个给定的体系，其各状态函数之间是按一定的关系互相联系的。如理想气体状态，由状态方程式 $pV=nRT$ 将 p,V,n,T 互相联系着，当 n,T,p 确定，体积 V 也就是定值。

三、过程和途径

体系从一种状态变到另一种状态的经历叫作过程(process)。完成这个变化过程的具体步骤叫作途径(path)。如某一体系由始态 A 变化到终态 B，可经过下述两种途径：第Ⅰ种是由始态 A 一步变化到终态 B；第Ⅱ种是先由始态 A 变化到状态 C，然后再由状态 C 变化到终态 B。

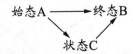

热力学中常见的过程有以下几种：①恒温过程(isothermal process)，体系温度不变($\Delta T=0$)的过程；②恒压过程(isobaric process)，体系压力不变($\Delta p=0$)的过程；③恒容过程(isochoric process)，体系体积不变($\Delta V=0$)的过程；④绝热过程(adiabatic process),体系和环境无热量交换($\Delta Q=0$)的过程。

总之,体系状态的变化可以采取不同的途径来实现。但是无论经历何种途径,状态函数的增量只取决于体系的始态和终态,而与状态变化的途径无关。

四、热和功

热力学中把体系与环境之间因温度不同而变换或传递的能量称为热(heat),用符号 Q 表示。通常规定:体系从环境吸收热量,Q 为正值;体系放热给环境,Q 为负值。

在热力学中,除热以外,体系与环境之间以其他形式交换或传递的能量称为功(work),用符号 W 表示。如体积膨胀功、电功、表面功等。体系对环境做功,W 为正值;环境对体系做功,W 为负值。

需要指出的是:热和功都是在过程中出现的能量传递形式。对任何一个体系而言,都不能说它含有多少热或多少功,因为它们都不是状态函数。只能说它吸收或释放了多少热,做了多少功。热和功都是交换和传递的能量,数值的大小与变化都与所采取的途径有关。

化学反应总是伴有热量的变化,有时因体系体积的变化而做体积功(volume-work),在恒压过程中体积功为 $p \cdot \Delta V$($\Delta V = V_{终态} - V_{始态}$)。

五、热力学能

热力学能是体系内部储存的各种能量的总和,也称为内能(internal energy),用符号 U 表示。它包括体系内分子的内能(平动能、振动能、转动能等),分子间的位能,分子中原子、电子相互作用和运动的能量以及原子核内的能量等。

体系的内能取决于体系的状态,是体系自身的性质。因此,内能是状态函数。即状态一定,内能的值就一定,内能具有广度性质。体系内能的绝对值至今无法确定,但内能的变化量可以通过体系和环境之间的能量交换而求得。

第二节　能量守恒和化学反应热效应

一、热力学第一定律

热力学第一定律(the first law of thermodynamics)就是能量守恒定律。这是人类长期从实践中得到的一条经验规律。它可以表述如下:自然界一切物质都具有能量,能量有各种不同形式,可以从一种物质传递到另一种物质,也可以相互转化,在传递和转化过程中总能量不变。

热力学第一定律还可以表述为:体系从一种状态变到另一种状态,内能的变化量(ΔU)等于体系所吸收的热量和体系对环境所做的功之差。即

$$\Delta U = Q - W \qquad (4.1)$$

式(4.1)是热力学第一定律的数学表达式,它说明体系从环境吸收的热量除用于对环境做功外,其余全部用于增加体系的内能。热力学第一定律不仅说明内能、热量和功可以相互转化,而且还表明了它们转化的数量关系。

前面已谈过,热和功不是状态函数,而从式(4.1)可看出,当体系经过变化至终点时,ΔU 为一定值,而 Q 或 W 可为任意值,可大可小,甚至可正可负,需由具体途径决定,只是两者的差值才与途径无关。如果体系经过变化后又恢复到变化前的状态(循环过程),$\Delta U = 0$,而 Q 和 W 可不为零。

化学上通常只考虑体积,做体积功。在恒压情况下,体积功可通过下式计算:

$$W = p \cdot \Delta V$$

式(4.1)也可以表示为 $\quad \Delta U = Q - p \cdot \Delta V$

二、化学反应热效应

化学反应热效应是指体系发生化学反应时,在只做体积功不做非体积功的等温过程中吸收或放出的热量,通常称为反应热(heat of reaction)。化学反应常在恒容或恒压等条件下进行,因此化学反应热效应常分为恒容热效应与恒压热效应,即恒容反应热(Q_v)与恒压反应热(Q_p)。

(一)恒容反应热和恒压反应热

1.恒容反应热 Q_v

在等温条件下,若体系发生化学反应是在容积恒定的容器中进行,且不做非体积功,即 $\Delta V = 0$,体积功 $W = 0$,则该过程中与环境之间交换的热量就是恒容反应热,热力学第一定律的数学表示式可表示为:

$$\Delta U = Q_v - W = Q_v$$
$$Q_v = \Delta U = U_1 - U_2 \qquad (4.2)$$

即恒容反应热等于体系内能的变化量。如果是吸热反应,那么体系从环境吸收的热量全部用于体系内能的增加。

2.恒压反应热 Q_p

在等温条件下,当反应在恒压条件下进行,若体系只做体积功 $W = p\Delta V$,则热力学第一定律的数学表示式可表示为:

$$\Delta U = Q_p - p\Delta V$$
即 $\qquad Q_p = \Delta U + p\Delta V \qquad (4.3)$

式(4.3)表明在等压、等温条件下,体系从环境吸收的热量,一部分用于做体积功,其余部分用于增加体系的内能。

(二)焓与焓变

恒压条件下,体系始态的压力 p_1 和终态的压力 p_2 都与外界压力 p 相等,即

$p_1 = p_2 = p$，则式（4.3）可写为

$$Q_p = (U_2 - U_1) + p(V_2 - V_1)$$
$$= (U_2 + p_2 V_2) - (U_1 + p_1 V_1) \tag{4.4}$$

热力学中将 $(U + pV)$ 定义为焓（enthalpy），符号为 H，单位为 J 或 kJ，具有广度性质。

即
$$H \stackrel{\mathrm{def}}{=\!=\!=} U + pV$$

由式（4.4）得：$Q_p = H_2 - H_1 = \Delta H$ $\tag{4.5}$

式（4.5）表明，在恒压过程中，体系的焓变等于恒压热效应，常用 ΔH 表示。若 $\Delta H > 0$ 表示体系从环境吸收热量；$\Delta H < 0$ 表示体系向环境释放热量。将式（4.5）代入式（4.3）得到：

$$\Delta H = \Delta U + p\Delta V \tag{4.6}$$

式（4.6）表明，在恒压条件下，若反应只做体积功，反应体系的焓变等于内能的改变量和体系所做体积功之和，即在恒压条件下，体系从环境吸收热量，ΔH 除用于增加体系的内能 ΔU 外，还有一部分用于对环境做体积功 $p\Delta V$。

当反应物和生成物都为固体和液体时，反应的 $p\Delta V$ 值很小，可忽略不计，故 $\Delta H \approx \Delta U$。如果有气体参加的反应，$p\Delta V$ 值往往较大。应用理想气体状态方程式，可得

$$p\Delta V = \Delta n(RT)$$

则式（4.6）可写为：
$$\Delta H = \Delta U + \Delta n(RT)$$

三、反应进度与热化学方程式

（一）反应进度

对于同一个化学反应，它进行的程度不同，产生的反应热也不相同。在讨论化学反应的热效应时，化学热力学中规定了一个物理量——反应进度（extent of reaction），用符号 ξ 表示。

对任一化学反应：

$$a\mathrm{A} + d\mathrm{D} =\!=\!= g\mathrm{G} + h\mathrm{H}$$

移项后有 $g\mathrm{G} + h\mathrm{H} - a\mathrm{A} - d\mathrm{D} = 0$

或简写为 $\sum\limits_{\mathrm{B}} \nu_{\mathrm{B}} \mathrm{B} = 0$

式中 B 表示参与反应的任一组分，ν_{B} 表示 B 组分的化学计量数，化学计量数由反应方程式决定。规定对反应物 ν_{B} 取负值，对产物 ν_{B} 取正值。在上式中 ν_{B} 分别代表 $-a$、$-d$、g、h。ν_{B} 是量纲为一的量。

反应进度定义为：

$$\xi = \frac{n_{\mathrm{B}}(t) - n_{\mathrm{B}}(0)}{\nu_{\mathrm{B}}} \tag{4.7}$$

式中，$n_{\mathrm{B}}(0)$ 和 $n_{\mathrm{B}}(t)$ 分别为物质 B 在反应未开始时和反应进行到时间 t 时刻物质

的量。ξ 表示反应进度，单位为 mol。ξ 可以是正整数、正分数，也可以是零，$\xi=$ 0 mol 表示反应开始时刻的反应进度。

可以这样理解 ξ 的意义：当 $\xi=1$ mol 时，意味着有 a mol 的 A 与 d mol 的 D 反应生成 g mol 的 G 和 h mol 的 H。或者说当化学反应按照计量系数比进行了一个单位的反应时，此时反应进度 $\xi=1$ mol。

用反应进度表示反应进行的程度时，最大的优点是无论反应进行到什么时刻，都可以用任一反应物或任一生成物来表示反应进行的程度，所得的值是完全相等的。即同一时刻所得的 ξ 值完全一致，这给研究化学反应带来了极大的方便。

(二)热化学方程式

表示化学反应与其热效应关系的方程式称为热化学方程式。例如，25 ℃，101.3 kPa 的条件下，1 mol 石墨氧化放出 393.5 kJ 的热量，其热化学方程式为

$$C(石墨)+O_2(g)\!=\!=\!CO_2(g) \qquad \Delta_r H_{m,298}^{\ominus}=-393.5 \text{ kJ·mol}^{-1}$$

热力学标准态规定：气体的标准态是其压力($p^{\ominus}$)为 101.3 kPa，溶液是指浓度为 1 mol·L^{-1} 的理想溶液，固体和纯液体的标准态是处于标准压力下的纯净物质，绝对温度为 298 K。反应体系中各物质均处于标准状态下的焓变称为标准焓变，记作 $\Delta_r H_{m,298}^{\ominus}$。

书写热化学方程式时应注意以下几个问题：

(1)在符号 $\Delta_r H_{m,298}^{\ominus}$ 中，H 的左下标 r 表示"反应"(reaction)，$\Delta_r H^{\ominus}$ 表示反应的焓变；$\Delta_r H_m^{\ominus}$ 称为摩尔焓变，摩尔焓变的单位是 kJ·mol^{-1}；H 的右下角注明其温度值，如不注明则表示是 298 K；H 的右上标 $\ominus$ 表示反应在标准状态下进行。

(2)注明反应物和生成物的物态，对于固态物质应注明晶型，溶于水的物质应注明水溶液。固态(s)、气态(g)、液体(l)、水溶液(aq)。例如：

$$H_2(g)+\frac{1}{2}O_2(g)\!=\!=\!H_2O(l) \qquad \Delta_r H_m^{\ominus}=-285.8 \text{ kJ·mol}^{-1}$$

$$2H_2(g)+O_2(g)\!=\!=\!2H_2O(g) \qquad \Delta_r H_m^{\ominus}=-483.6 \text{ kJ·mol}^{-1}$$

$$C(石墨)\!=\!=\!C(金刚石) \qquad \Delta_r H_m^{\ominus}=1.9 \text{ kJ·mol}^{-1}$$

(3)反应热的数值与一定形式的化学方程式相对应，如：

$$H_2(g)+\frac{1}{2}O_2(g)\!=\!=\!H_2O(g) \qquad \Delta_r H_m^{\ominus}=-241.8 \text{ kJ·mol}^{-1}$$

$$2H_2(g)+O_2(g)\!=\!=\!2H_2O(g) \qquad \Delta_r H_m^{\ominus}=-483.6 \text{ kJ·mol}^{-1}$$

(4)正、逆反应的反应热数值相等，符号相反。

四、盖斯定律

1840 年，盖斯(G. H. Hess)在总结了大量实验结果的基础上，提出了著名的热化学定律：任一化学反应不管是一步完成或是分几步完成，其反应热效应总值相等。即化学反应的热效应仅与反应的始、终态有关，而与反应的具体途径无关。

盖斯定律的提出为化学反应热效应的研究提供了极大的方便，使热化学方程

式像代数式一样可以进行加减运算,利用一些反应热的数据,就可以计算出另一些反应的反应热,尤其是不易直接准确测定或根本不能直接测定的反应热,常可利用盖斯定律来进行计算。

例如,C 和 O_2 化合生成 CO 的反应热是很难准确测定的,因为在反应过程中不可避免地会有一些 CO_2 生成。但是 C 和 O_2 化合生成 CO_2 以及 CO 和 O_2 化合生成 CO_2 的反应热是能够准确测定的,因此可利用盖斯定律把生成 CO 的反应热计算出来。已知:

(1) $C(石墨) + O_2(g) = CO_2(g)$ $\Delta_r H_1^{\ominus} = -393.5 \text{ kJ} \cdot \text{mol}^{-1}$

(2) $CO(g) + \frac{1}{2}O_2(g) = CO_2(g)$ $\Delta_r H_2^{\ominus} = -283.0 \text{ kJ} \cdot \text{mol}^{-1}$

求 (3) $C(石墨) + \frac{1}{2}O_2(g) = CO(g)$ 的 $\Delta_r H_m^{\ominus}$。

这三个反应的关系如图 4-1 所示。它们之间的关系是:

$$反应(3) = 反应(1) - 反应(2)$$

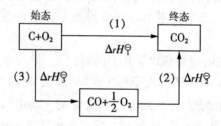

图 4-1 三个恒压反应热之间的关系

所以应用盖斯定律可以从 (1)(2) 两个反应的反应热来计算 $\Delta_r H_m^{\ominus}$ 值。

$$\Delta_r H_3^{\ominus} = \Delta_r H_1^{\ominus} - \Delta_r H_2^{\ominus}$$
$$= -393.5 - (-283.0)$$
$$= -110.5 (\text{kJ} \cdot \text{mol}^{-1})$$

必须指出,在计算过程中,把相同物质项消去时,不仅物质种类必须相同,而且状态(即物态、温度、压力)也要相同,否则不能相消。上述计算结果也为我们合理利用能源提供了重要的理论依据,因为相同量的碳完全燃烧生成 CO_2 时放出的热量是不完全燃烧生成 CO 时的三倍之多。

五、反应焓变的计算

(一)由标准摩尔生成焓计算反应焓变

标准摩尔生成焓是指在标准状态和指定温度下,由稳定单质生成 1 mol 某物质的焓变,称为该物质的标准摩尔生成焓或称标准摩尔生成热(standard heat of formation),用符号 $\Delta_f H_m^{\ominus}$ 表示,单位是 kJ·mol^{-1}。按照规定,最稳定单质的焓值都为零,因为由稳定单质仍旧生成稳定单质,这意味着未起反应。碳的稳定态单质是石墨，而不是金刚石，碘的稳定态单质是 $I_2(s)$，而不是 $I_2(g)$。一些物质的标准摩尔生成焓可在本书附录中查到。

对于任意一个反应，如果在反应中各物质的标准摩尔生成焓都已知，可按下式求出该反应在标准状态下的反应焓变：

$$\Delta_r H_m^\ominus = \sum \nu_B \Delta_f H_m^\ominus (\text{产物}) - \sum \nu_B \Delta_f H_m^\ominus (\text{反应物}) \tag{4.8}$$

[例 4-1] 葡萄糖在体内提供能量的反应是一个氧化反应。试用 $\Delta_f H_m^\ominus$ 计算该反应的 $\Delta_r H_m^\ominus$。反应如下：

$$C_6 H_{12} O_6(s) + 6O_2(g) = 6CO_2(g) + 6H_2 O(l)$$

解：从附录查得：

$$\Delta_f H_m^\ominus [C_6 H_{12} O_6(s)] = -1274.5 \text{ kJ} \cdot \text{mol}^{-1}$$

$$\Delta_f H_m^\ominus [CO_2(g)] = -393.5 \text{ kJ} \cdot \text{mol}^{-1}$$

$$\Delta_f H_m^\ominus [H_2 O(l)] = -285.9 \text{ kJ} \cdot \text{mol}^{-1}$$

根据(4.8)式，

$$\begin{aligned}
\Delta_r H_m^\ominus &= 6\Delta_f H_m^\ominus [CO_2(g)] + 6\Delta_f H_m^\ominus [H_2 O(l)] - \Delta_f H_m^\ominus [C_6 H_{12} O_6(s)] \\
&= 6 \times (-393.5) + 6 \times (-285.9) - (-1274.5) \\
&= -2801.9 (\text{kJ} \cdot \text{mol}^{-1})
\end{aligned}$$

就一般化学反应 $a\text{A} + b\text{B} = c\text{C} + d\text{D}$ 而言，根据式(4.8)，反应热的计算式为

$$\Delta_r H_m^\ominus = c \times \Delta_f H_m^\ominus [C] + d \times \Delta_f H_m^\ominus [D] - a \times \Delta_f H_m^\ominus [A] - b \times \Delta_f H_m^\ominus [B]$$

(二)由标准摩尔燃烧焓计算反应焓变

一般无机物的生成热较容易由实验测定，而许多有机化合物的结构比较复杂，通常是不能由单质直接合成的，因此其生成热的数据不易由实验测定。然而有机化合物大都可以燃烧，所以可以测定其燃烧热。用燃烧热计算有机反应的反应焓变是常用的方法。

在标准状态和指定温度下(一般指 298 K)，1 mol 物质完全燃烧，并生成指定的稳定产物时的反应焓变，称为该物质的标准摩尔燃烧焓(standard molar enthalpy of combustion)，简称燃烧焓，用符号 $\Delta_c H_m^\ominus$ 表示，单位为 $\text{kJ} \cdot \text{mol}^{-1}$。有机化合物一般由碳、氢、氮、氧、硫和卤素组成，完全燃烧(氧化)后生成的指定产物是指化合物中的碳生成 $CO_2(g)$，氢生成 $H_2 O(l)$，氮生成 $N_2(g)$，硫生成 $SO_2(g)$，卤素生成 $HX(aq)$，由于这些物质不再燃烧或在一般情况下燃烧时产物仍是这些物质，因此它们的燃烧热为零。另外，燃烧反应都是放热反应，因此燃烧热均为负值。

应用盖斯定律，可由标准燃烧热计算标准反应热。

$$\Delta_r H_m^\ominus = \sum \nu_B \Delta_c H_m^\ominus (\text{反应物}) - \sum \nu_B \Delta_c H_m^\ominus (\text{产物}) \tag{4.9}$$

[例 4-2] 利用标准燃烧热计算 $C_2 H_2(g) + H_2(g) = C_2 H_4(g)$ 反应的标准反应热 $\Delta_r H_m^\ominus$。

解：由附录查得

$$\Delta_c H_m^\ominus [C_2 H_2(g)] = -1299.6 \text{ kJ} \cdot \text{mol}^{-1}$$

$$\Delta_c H_m^\ominus [H_2(g)] = \Delta_f H_m^\ominus [H_2 O(l)] = -285.9 \text{ kJ} \cdot \text{mol}^{-1}$$

$\Delta_c H_m^\ominus [C_2H_4(g)] = -1411.0 \text{ kJ} \cdot \text{mol}^{-1}$

$$\Delta_c H_m^\ominus = \Delta_c H_m^\ominus [C_2H_2(g)] + \Delta_c H_m^\ominus [H_2(g)] - \Delta_c H_m^\ominus [C_2H_4(g)]$$
$$= (-1299.6) + (-285.9) - (-1411.0)$$
$$= -174.5 (\text{kJ} \cdot \text{mol}^{-1})$$

[例 4-3] 已知葡萄糖 $C_6H_{12}O_6(s)$ 的 $\Delta_c H_m^\ominus = -2802 \text{ kJ} \cdot \text{mol}^{-1}$，$\Delta_f H_m^\ominus [CO_2(g)] = -393.5 \text{ kJ} \cdot \text{mol}^{-1}$，$\Delta_f H_m^\ominus [H_2O(l)] = -285.9 \text{ kJ} \cdot \text{mol}^{-1}$。求 $C_6H_{12}O_6(s)$ 的 $\Delta_f H_m^\ominus$。

解: 葡萄糖燃烧反应为 $\quad C_6H_{12}O_6(s) + 6O_2(g) \Longrightarrow 6CO_2(g) + 6H_2O(l)$

从反应可看出反应热 $\Delta_r H_m^\ominus = \Delta_c H_m^\ominus [C_6H_{12}O_6(s)]$，而 $\Delta_f H_m^\ominus$ 可由式(4.8)求得

$$\Delta_r H_m^\ominus = 6\Delta_f H_m^\ominus [CO_2(g)] + 6\Delta_f H_m^\ominus [H_2O(l)] - \Delta_f H_m^\ominus [C_6H_{12}O_6(s)]$$
$$\Delta_f H_m^\ominus [C_6H_{12}O_6(s)] = 6\Delta_f H_m^\ominus [CO_2(g)] + 6\Delta_f H_m^\ominus [H_2O(l)] - \Delta_r H_m^\ominus$$
$$= 6 \times (-393.5) + 6 \times (-285.9) - (-2802)$$
$$= -1274.4 (\text{kJ} \cdot \text{mol}^{-1})$$

(三)由已知热化学方程式计算反应焓变

[例 4-4] 已知下列热化学方程式(298 K)

(1) $C(石墨) + \dfrac{1}{2}O_2(g) \Longrightarrow CO(g)$ $\qquad \Delta_r H_1^\ominus = -110.5 \text{ kJ} \cdot \text{mol}^{-1}$

(2) $3Fe(s) + 2O_2(g) \Longrightarrow Fe_3O_4(s)$ $\qquad \Delta_r H_2^\ominus = -1118.4 \text{ kJ} \cdot \text{mol}^{-1}$

求反应 $\quad Fe_3O_4(g) + 4C(石墨) \Longrightarrow 3Fe(s) + 4CO(g)$ 在 298 K 时的 $\Delta_r H_m^\ominus$。

解: $4 \times (1) - (2)$ 即得所求反应式，所以

$$\Delta_r H_m^\ominus = 4\Delta_r H_1^\ominus - \Delta_r H_2^\ominus$$
$$= 4 \times (-110.5) - (-1118.4)$$
$$= 676.4 (\text{kJ} \cdot \text{mol}^{-1})$$

从上述讨论可以看出，要计算某化学反应的标准反应热，可由已知的热化学方程式进行组合求得，也可由 $\Delta_f H_m^\ominus$ 或 $\Delta_c H_m^\ominus$ 数据分别代入式(4.8)或式(4.9)计算出。

如果反应不是在标准状态下发生，或温度不同，则反应热与 $\Delta_r H_m^\ominus$ 在数值上就会有所不同。此外，也可以由键能求算反应热的近似值。

第三节　化学反应的方向与限度

在一定条件下，化学反应进行的方向和限度是化学工作者十分关注的问题，是化学热力学研究的重要内容。本节将对判断化学反应进行方向的依据和有关问题作简要介绍。

一、化学反应的自发性

自然界中有许多变化能自发进行,如水自高处流向低处,热从高温物体传递给低温物体,电流由高电压处流向低电压处,金属锌在稀硫酸溶液中溶解放出氢气等。这种在给定条件下,不需要依靠任何外力做功就能自动进行的化学反应或物理过程,在热力学中称为自发反应(spontaneous reaction)或自发过程(spontaneous process);反之,则称为非自发反应或非自发过程。自发反应有如下特征:

(1)单向性:即自发地向一个方向进行;其逆过程不能自动进行,除非对它做功。

(2)具有做功的能力:高处水向低处流可推动发电机做电功或推动水轮做机械功;锌与硫酸铜溶液能自发反应而组装成原电池产生电功。做功能力越大,体系自发趋势越强;随着自发过程的不断进行,做功能力会逐渐减少。因此,做功能力就是自发过程的推动力。

(3)具有一定限度:体系做功能力完全丧失,则自发过程停止进行。例如,水流到最低处就不再流动,热传导到温度差消失就停止。在一定条件下,化学反应如能自发进行,则平衡状态就是反应的极限。

总之,自发过程总是单向性地向平衡状态进行,并具有做功能力。平衡状态则是该条件下自发过程的极限。自发过程的逆过程则不能自发进行。

那么化学反应的自发性是由什么因素决定的呢?化学反应自发性的判据又是什么呢?在 19 世纪 70 年代,法国化学家贝特洛(M. Berthelot)和丹麦化学家汤姆森(J. Thomson)提出:自发反应的方向是体系的焓减少的方向($\Delta_r H_m^{\ominus} < 0$),即反应的自发性是向着放热反应的方向进行。从能量的角度看,放热反应使体系能量下降。反应放出的热量越多,体系能量下降得越低,反应越完全。也就是说,体系有趋于最低能量状态的倾向,这被称为最低能量原理。例如:

$$3Fe(s) + 2O_2(g) == Fe_3O_4(s) \qquad \Delta_r H_m^{\ominus} = -1118.4 \ kJ \cdot mol^{-1}$$

$$H_2(g) + \frac{1}{2}O_2(g) == H_2O(l) \qquad \Delta_r H_m^{\ominus} = -285.8 \ kJ \cdot mol^{-1}$$

$$HCl(g) + NH_3(g) == NH_4Cl(s) \qquad \Delta_r H_m^{\ominus} = -176.0 \ kJ \cdot mol^{-1}$$

上述放热反应均为自发反应。然而,进一步的研究发现,许多吸热反应 $\Delta_r H_m^{\ominus}(>0)$ 虽然使体系能量升高,但也能自发进行。例如:

$$(1) H_2O(s) == H_2O(l) \qquad \Delta_r H_m^{\ominus} = 6.01 \ kJ \cdot mol^{-1}$$

$$(2) KNO_3(s) == K^+(aq) + NO_3^-(aq) \qquad \Delta_r H_m^{\ominus} = 35 \ kJ \cdot mol^{-1}$$

$$(3) CaCO_3(s) == CaO(s) + CO_2(g) \qquad \Delta_r H_m^{\ominus} = 177.8 \ kJ \cdot mol^{-1}$$

上述反应均为吸热反应,反应(1)(2)在常温下能够自发进行,反应(3)在常温下虽不能自发进行,但在 101.3 kPa 和 1123 K 时,也能够自发进行。可见,焓变作为自发反应的判据尚存在不足之处,还有其他因素未被考虑。

二、熵和混乱度

上述反应(1)是室温下冰的融化。冰中水分子是有规则地排列着,从较整齐的冰晶体变为液态的水后,水分子不再有序排列,混乱度增大。因此,在较高温度下,由于冰融化而引起的内能增加,可以被混乱度增大所补偿,使冰能自发转化为液态。反应(2)是硝酸钾的溶解,$K^+(aq)$和$NO_3^-(aq)$与具有离子晶体的$KNO_3(s)$相比是处于无序的运动之中,混乱度增大;反应(3)是$CaCO_3(s)$分解,除生成$CaO(s)$外,还生成气态CO_2,混乱度增大。由此可见,上述三个反应的共同特点是反应后较反应前体系中粒子(分子、原子、离子等)混乱度增大,即从有规则到无规则、从有秩序到无秩序的程度增加了。因此,可以认为体系的无序度或混乱度的增大也是反应自发进行的一种推动。为定量地描述体系的无序度或混乱度,引入了熵的概念。

(一)熵(entropy)

熵是体系或物质无序度或混乱度的量度,用符号S表示。熵是体系或物质所具有的一种特性。高度无序的体系或物质,熵值高;而井然有序的体系或物质,熵值低。熵是状态函数,体系所处状态不同,熵值也不同。同一物质,$S_气 > S_液 > S_固$。与其他状态函数一样,体系的熵变ΔS为:

$$\Delta S = S_终 - S_始$$

$\Delta S > 0$,表示体系的熵增加,即体系由混乱度小的状态变为混乱度大的状态;$\Delta S < 0$,表示体系的熵减小,即体系由混乱度大的状态变为混乱度小的状态,有序度增加。

(二)标准摩尔熵

标准状态下1 mol物质所具有的熵值称为标准摩尔熵(简称摩尔熵),用符号$S_m^{\ominus}$表示,单位为$J \cdot mol^{-1} \cdot K^{-1}$。根据熵的含义,不难看出物质标准摩尔熵的大小应有如下规律:

(1)同一物质所处的聚集状态不同,熵值大小次序是:气态≫液态>固态。如:

$H_2O(g)$ $S_m^{\ominus} = 188.7 \ J \cdot mol^{-1} \cdot K^{-1}$ $H_2O(l)$ $S_m^{\ominus} = 69.91 \ J \cdot mol^{-1} \cdot K^{-1}$

$H_2O(s)$ $S_m^{\ominus} = 39.33 \ J \cdot mol^{-1} \cdot K^{-1}$

(2)聚集态相同,复杂分子比简单分子有较大的熵值。如:

$O(g)$ $S_m^{\ominus} = 160.95 \ J \cdot mol^{-1} \cdot K^{-1}$ $O_2(g)$ $S_m^{\ominus} = 205.0 \ J \cdot mol^{-1} \cdot K^{-1}$

$O_3(g)$ $S_m^{\ominus} = 238.8 \ J \cdot mol^{-1} \cdot K^{-1}$

(3)结构相似的物质,相对分子质量大者熵值大。如:

$F_2(g)$ $S_m^{\ominus} = 202.7 \ J \cdot mol^{-1} \cdot K^{-1}$ $Cl_2(g)$ $S_m^{\ominus} = 223 \ J \cdot mol^{-1} \cdot K^{-1}$

$Br_2(g)$ $S_m^{\ominus} = 245.3 \ J \cdot mol^{-1} \cdot K^{-1}$ $I_2(g)$ $S_m^{\ominus} = 260.0 \ J \cdot mol^{-1} \cdot K^{-1}$

(4)相对分子质量相同,分子构型复杂者熵值大。如:

$C_2H_5OH(g)$ $S_m^{\ominus} = 282 \ J \cdot mol^{-1} \cdot K^{-1}$ $CH_3OCH_3(g)$ $S_m^{\ominus} = 266.3 \ J \cdot$

$mol^{-1} \cdot K^{-1}$,这是由于二甲醚分子对称性大于乙醇。

(三)熵变的计算

和焓变($\Delta_r H_m^\ominus$)的计算类似,化学反应熵变的计算式为:

$$\Delta S = \sum \nu_B S(产物) - \sum \nu_B S(反应物)$$

在标准状态和 298 K 时,则有

$$\Delta_r S_m^\ominus = \sum \nu_B S_m^\ominus(产物) - \sum \nu_B S_m^\ominus(反应物) \tag{4.10}$$

$S_m^\ominus$ 为标准状态下的熵变,一些物质的 $S_m^\ominus$ 可在附录中查得。熵具有广度性质。

[4-5] 计算 25 ℃(298 K),101.3 kPa,下列反应的熵变。

$$CaCO_3(s) = CaO(s) + CO_2(g)$$

解:从附录中查得$S_m^\ominus[CaCO_3(s)] = 92.9 \ J \cdot mol^{-1} \cdot K^{-1}$

$$S_m^\ominus[CaO(s)] = 40 \ J \cdot mol^{-1} \cdot K^{-1}$$

$$S_m^\ominus[CO_2(g)] = 213.6 \ J \cdot mol^{-1} \cdot K^{-1}$$

$$\Delta_r S_m^\ominus = S_m^\ominus[CaO(s)] + S_m^\ominus[CO_2(g)] - S_m^\ominus[CaCO_3(s)]$$

$$= 40 + 213.6 - 92.9 = 160.7(J \cdot mol^{-1} \cdot K^{-1})$$

(四)熵变与反应的自发性

自发过程是由比较有序向比较无序的方向进行的。如将 N_2 和 O_2 两种气体分别放入带有隔板的密闭容器中,当抽掉隔板后,两种气体会很快自动混合均匀。气体混合过程的热效应很小,可忽略不计。混合过程能自发进行的原因是体系的混乱度增大,即熵值增大;若不借助外力,使混合均匀的气体再恢复到原来状态是不可能的。因为这个过程是熵减小的过程。假定体系的焓变为零,则该体系为孤立体系。大量的实验事实表明,在孤立体系中任何一个自发过程的结果都是导致体系熵值增加,而熵值减小的过程是不自发的,这称为熵增加原理。这也是热力学第二定律的一种表达,可利用熵增加原理判断孤立体系中反应的自发性。即

$\Delta S_孤 > 0$ 　　　　自发进行

$\Delta S_孤 < 0$ 　　　　非自发过程

$\Delta S_孤 = 0$ 　　　　体系处于平衡状态

如果所研究的体系不是孤立体系,可将体系和有限的环境合起来看成孤立体系,即 $\Delta S_体 + \Delta S_环 = \Delta S_孤$,然后再用熵增加原理判断反应是否自发。

三、吉布斯自由能

早在 1876 年,美国物理学家吉布斯(J. W. Gibbs)就曾证明:在恒温恒压下,如果一个反应被利用做有用功,这个反应是自发性的;如果由环境提供有用功驱使反应发生,这个反应是非自发性的。也就是说自发过程的判断标准是做有用功的能力。换句话说,体系做功的能力是自发过程的推动力。

(一)吉布斯自由能

在热力学中,用吉布斯自由能(Gibbs free energy)表示在恒温恒压下体系做有用功的能力,符号写作 G,被定义为

$$G \stackrel{\text{def}}{=\!=} H - TS \tag{4.11}$$

因 H,T,S 都是状态函数,故 G 也是状态函数,具有广度性质,与物质数量有关。

对一个恒温恒压过程,设始态的吉布斯自由能为 G_1,终态的吉布斯自由能为 G_2,则该过程的吉布斯自由能变 ΔG 为

$$\Delta G = G_2 - G_1 = (H_2 - TS_2) - (H_1 - TS_1)$$
$$= (H_2 - H_1) - T(S_2 - S_1)$$
$$\Delta G = \Delta H - T\Delta S \tag{4.12}$$

这个关系式称为吉布斯-赫姆霍兹(Gibbs-Helmholtz)方程式。它是个非常有用的方程式。该式将热力学中三个重要的状态函数有机地联系到一起,说明化学反应的热效应只有一部分能量用于做有用功,而另一部分则用于维持体系的温度和增加体系的混乱度。恒温恒压过程中的热效应是不能全部用来做有用功的。

(二)吉布斯自由能变与化学反应的方向

式(4.12)告诉我们,在恒温恒压过程中,可以用 ΔG 来判断过程的自发性。$\Delta G < 0$,表示该过程可以自发进行。即

$\Delta G < 0$ 正向反应能自发进行

$\Delta G = 0$ 体系达到化学平衡状态

$\Delta G > 0$ 正向反应非自发,而逆向反应能自发进行

如果正向反应能自发进行,随反应的进行反应物浓度会降低,产物浓度会增大,ΔG 逐渐接近零而达到平衡。ΔG 的值只取决于体系的始态和终态,与变化的途径无关。ΔG 是恒温、恒压过程中化学反应自发性的判据。

由式(4.12)可以看出,实际上有两个因素——ΔH 和 ΔS 决定过程的自发性。它们对过程自发性的影响可分为以下四种情况讨论:

(1)$\Delta H < 0$,$\Delta S > 0$:即体系放热并且混乱度增大的反应,两个因素都有利于反应的自发进行,ΔG 在任何温度下都为负值,故反应在任何温度均能自发进行。

(2)$\Delta H < 0$,$\Delta S < 0$:这是体系放热但混乱度降低的反应。根据式(4.12)分析,当 $T < \dfrac{|\Delta H|}{\Delta S}$(低温时)反应可自发进行,当 $T > \dfrac{|\Delta H|}{\Delta S}$(高温时)反应为非自发。此类反应从低温到高温,反应由自发反应变为非自发反应,ΔG 由负变正一定会经过 $\Delta G = 0$ 的状态,这时的温度为转变温度 $T_{\text{转}} = \dfrac{|\Delta H|}{\Delta S}$。

(3)$\Delta H > 0$,$\Delta S > 0$:即体系吸热并且混乱度增大的反应。低温时 $\Delta H > T\Delta S$,反应为非自发反应,高温时($\Delta H < T\Delta S$),反应能自发进行。碳酸钙分解反应就属这一类。

(4)$\Delta H > 0$,$\Delta S < 0$:即体系吸热并且混乱度降低的反应。任何温度下 ΔG 均

为正值,反应均不能自发进行。

上述四种情况可总结如表 4-1 所示。

表 4-1 ΔH 和 ΔS 对过程自发性的影响

ΔH	ΔS	自发进行(ΔG)的条件
−	+	任何温度
−	−	低温
+	+	高温
+	−	不存在

可以看出,只有当 ΔH 和 ΔS 的符号相同时,温度的改变才可能改变反应自发进行的方向。

四、吉布斯自由能变的计算

从自由能的定义可知,它与内能、焓一样,是无法求得绝对值的。为了求算反应的 ΔG,我们仿照标准生成焓的处理方法,规定了标准生成自由能。

(一)标准生成吉布斯自由能

热力学规定:在标准状态和指定温度下,由稳定态单质生成 1 mol 物质的自由能变称为该物质的标准生成自由能(standard free energy of formation),用符号 $\Delta_f G_m^{\ominus}$ 表示,单位为 $kJ \cdot mol^{-1}$。稳定单质的 $\Delta_f G_m^{\ominus}$ 为零。一些常见物质的 $\Delta_f G_m^{\ominus}$ 可从附录中查得。故有

$$\Delta_r G_m^{\ominus} = \sum \nu_B \Delta_f G_m^{\ominus}(产物) - \sum \nu_B \Delta_f G_m^{\ominus}(反应物) \qquad (4.13)$$

(二)标准状态下吉布斯自由能变的计算

[例 4-6] 根据附录中数据,用两种计算方法判断下列反应在 298 K 的标准状态下能否自发进行:

$$C_6H_{12}O_6(s) + 6O_2(g) \longrightarrow 6CO_2(g) + 6H_2O(l)$$

解: 方法 1:由附录中查出的 $\Delta_f G^{\ominus}$ 数据代入式(4.13)

$$\Delta G_m^{\ominus} = 6\Delta_f G_m^{\ominus}[CO_2(g)] + 6\Delta_f G_m^{\ominus}[H_2O(l)] - \Delta_f H_m^{\ominus}[C_6H_{12}O_6(s)] - 6\Delta_f G_m^{\ominus}[O_2(g)]$$

$$= 6 \times (-394.5) + 6 \times (-237.2) - (-910.6) - 6 \times 0$$

$$= -2879.6 (kJ \cdot mol^{-1})$$

方法 2:利用式(4.8)、(4.10)及(4.12):

$$\Delta_r H_m^{\ominus} = 6\Delta_f H_m^{\ominus}[CO_2(g)] + 6\Delta_f H_m^{\ominus}[H_2O(l)] - \Delta_f H_m^{\ominus}[C_6H_{12}O_6(s)] - 6\Delta_f G_m^{\ominus}[O_2(g)]$$

$$= 6 \times (-393.5) + 6 \times (-285.9) - (-1274.5) - 6 \times 0$$

$$= -2801.9 (kJ \cdot mol^{-1})$$

$$\Delta_r S_m^{\ominus} = 6S_m^{\ominus}[CO_2(g)] + 6S_m^{\ominus}[H_2O(l)] - S_m^{\ominus}[C_6H_{12}O_6(s)] - 6S_m^{\ominus}[O_2(g)]$$

$$= 6 \times 213.6 + 6 \times 69.9 - 212.1 - 6 \times 205.0$$

$$=258.9(J \cdot K^{-1} \cdot mol^{-1})$$

$$=0.2589(kJ \cdot K^{-1} \cdot mol^{-1})$$

$$\Delta G_m^{\ominus} = \Delta H_m^{\ominus} - T\Delta S_m^{\ominus} = -2801.9 - 298 \times 0.2589$$

$$=-2879(kJ \cdot mol^{-1})$$

两种计算方法结果基本相同，$\Delta G_m^{\ominus} < 0$，说明反应能够自发进行，并且每摩尔葡萄糖完全被氧化所做的最大有用功为 2879 kJ。

[例 4-7] 下列反应在标准状态时能否正向自发进行？使反应自发进行的温度应是多少？

$$CaCO_3(s) \longrightarrow CaO(s) + CO_2(g)$$

解：从附录中查得有关物质的 $\Delta_f H_m^{\ominus}$ 和 $S_m^{\ominus}$

$$\Delta_r H_m^{\ominus} = \Delta_f H_m^{\ominus}[CaO(s)] + \Delta_f H_m^{\ominus}[CO_2(g)] - \Delta_f H_m^{\ominus}[CaCO_3(s)]$$

$$=-635.6 + (-393.5) - (-1206.9)$$

$$=177.8(kJ \cdot mol^{-1})$$

$$\Delta_r S_m^{\ominus} = S_m^{\ominus}[CaO(s)] + S_m^{\ominus}[CO_2(g)] - S_m^{\ominus}[CaCO_3(s)]$$

$$=40 + 213.6 - 92.9$$

$$=160.7(J \cdot K^{-1} \cdot mol^{-1})$$

$$=0.1607(kJ \cdot K^{-1} \cdot mol^{-1})$$

$$\Delta_r G^{\ominus} = \Delta H^{\ominus} - T\Delta S^{\ominus}$$

$$=177.8 - 0.1607 \times 298$$

$$=130(kJ \cdot mol^{-1})$$

计算结果 $\Delta_r G_m^{\ominus} > 0$，故正向反应不能自发进行；如需反应正向自发进行，必须向体系至少提供 130 kJ·mol^{-1} 的有用功，使 $\Delta G_m^{\ominus} \leqslant 0$，反应可自发进行，即 $\Delta H_m^{\ominus} - T\Delta S_m^{\ominus} \leqslant 0$。

$$T \geqslant \frac{|\Delta H_m^{\ominus}|}{|\Delta S_m^{\ominus}|} = \frac{177.8}{0.1607} = 1106(K)$$

温度至少需加热到 $1106 - 273 = 833(℃)$，反应才能正向自发进行。这只是理论计算的近似值，实际上需加热至 850 ℃ 才能自发进行。

第四节　化学平衡

一、化学平衡

一个化学反应不可能无休止地进行下去，反应物不可能全部转化为生成物，也就是说化学反应进行的程度是有限的。在恒温恒压下反应之所以能进行，是由于 $\Delta G < 0$。随着反应的进行，ΔG 逐渐增大，当 $\Delta G = 0$ 时，体系处于化学平衡状态 (chemical equilibrium state)。此时，反应物和生成物的浓度不再随时间而变化，这

时各物质的浓度或分压为平衡浓度或平衡分压。反应物和生成物平衡浓度或平衡分压之间的定量关系用平衡常数表示。

二、实验平衡常数和标准平衡常数

平衡常数是表示化学反应限度的特征值。对于一个普通的可逆反应：

$$aA + bB \rightleftharpoons cC + dD$$

若反应物、生成物均为气体，达到平衡时，各物质的分压分别为 p_A，p_B，p_C，p_D，则有

$$\frac{p_C^c \cdot p_D^d}{p_A^a \cdot p_B^b} = K_p$$

若是溶液中发生的反应，平衡时各物质的平衡浓度分别为[A]，[B]，[C]，[D]，则平衡浓度之间有如下关系：

$$\frac{[C]^c [D]^d}{[A]^a [B]^b} = K_c$$

K_p，K_c 分别称为压力平衡常数和浓度平衡常数。在上述平衡常数表达式中，如果 $a+b=c+d$，则 K_p，K_c 无单位；若 $a+b \neq c+d$，则 K_p，K_c 有单位。这种方法所表示的平衡常数称为实验平衡常数。可由实验方法测定平衡状态时各组分的浓度或分压计算得到，也可通过热力学方法计算得到，称为标准平衡常数，用 $K_p^\ominus$，$K_c^\ominus$ 表示。即

$$K_c^\ominus = \frac{\left(\frac{[C]}{c^\ominus}\right)^c \cdot \left(\frac{[D]}{c^\ominus}\right)^d}{\left(\frac{[A]}{c^\ominus}\right)^a \cdot \left(\frac{[B]}{c^\ominus}\right)^b} \tag{4.14}$$

各平衡浓度（或分压）除以标准浓度 $c^\ominus$（或标准压力 $p^\ominus$），使 $K_c^\ominus$（$K_p^\ominus$）成为无量纲的物理量。

在平衡常数表达式中，分子是生成物浓度化学计量数次方的幂的乘积，分母是反应物浓度化学计量数次方的幂的乘积，所以 $K_c^\ominus$（$K_p^\ominus$）值表示在一定温度下反应进行的限度，$K_c^\ominus$（$K_p^\ominus$）值越大，说明反应达到平衡时，生成物在平衡混合物中所占比例越大，反应进行得越完全。$K_c^\ominus$（$K_p^\ominus$）值取决于反应物的本性及温度，与反应物的浓度无关。不同的化学反应，其平衡常数值不同。如 273 K 下，反应 $N_2O_4(g)$ $\rightleftharpoons 2NO_2(g)$ 的平衡常数 $K^\ominus = 0.36$，则

$$2NO_2(g) \rightleftharpoons N_2O_4(g) \qquad K^\ominus = \frac{1}{0.36} = 2.8$$

$$NO_2(g) \rightleftharpoons \frac{1}{2}N_2O_4(g) \qquad K^\ominus = \sqrt{\frac{1}{0.36}} = 1.67$$

另外当有纯固体、纯液体参加反应时，其浓度可认为是常数，均不写进平衡常数表达式中。在稀溶液反应中，水是大量的，浓度可视为常数，也不写进平衡常数表达式中。

三、自由能变和化学平衡

(一)自由能变和化学平衡常数的关系

如反应 $a\mathrm{A}+b\mathrm{B}\longrightarrow c\mathrm{C}+d\mathrm{D}$ 处在非标准状态,热力学研究指出这个反应在恒温条件下的 $\Delta_r G_m$ 与 $\Delta_r G_m^\ominus$ 有以下关系:

$$\Delta_r G_m = \Delta_r G_m^\ominus + RT\ln Q \tag{4.15}$$

式中 R 为气体摩尔常数($8.314\ \mathrm{J\cdot mol^{-1}\cdot K^{-1}}$),$Q$ 为反应熵,表示为

$$Q_c = \frac{(c_\mathrm{C}/c^\ominus)^c \cdot (c_\mathrm{D}/c^\ominus)^d}{(c_\mathrm{A}/c^\ominus)^a \cdot (c_\mathrm{B}/c^\ominus)^b}$$

当上述反应达到平衡时,$\Delta_r G = 0$,此时各组分浓度为平衡浓度,$Q_c = K_c^\ominus$($K^\ominus$ 代替 $K_c^\ominus$,Q 代替 Q_c),

则
$$\Delta_r G_T^\ominus = -2.303RT\lg K^\ominus \tag{4.16}$$

将式(4.16)代入到式(4.15)中,则有:

$$\Delta_r G_T = -2.303RT\lg K^\ominus + 2.303RT\lg Q$$

$$\Delta_r G_T = 2.303RT\lg\frac{Q}{K^\ominus} \tag{4.17}$$

式(4.17)称为化学反应等温方程式。根据式(4.17)可以计算出非标准状态下反应的自由能变 $\Delta_r G$,进而确定非标准状态下反应的方向和限度。即知道 Q 和 $K^\ominus$ 的相对大小,就可判断反应的方向:

当 $Q < K^\ominus$ 时,$\Delta_r G_T < 0$,正向反应自发进行;

当 $Q = K^\ominus$ 时,$\Delta_r G_T = 0$,反应处于平衡状态;

当 $Q > K^\ominus$ 时,$\Delta_r G_T > 0$,逆向反应自发进行。

$\Delta_r G_T$ 的正负号取决于 Q 与 $K^\ominus$ 的比值,因此也可用 Q 和 $K^\ominus$ 的比值比较判断非标准状态下反应进行的方向,由于 Q 表明任意状态,$K^\ominus$ 表明平衡状态,所以用 $Q/K^\ominus$ 值来判断反应自发进行的方向更简明更方便。

(二)由 $\Delta_r G_T^\ominus$ 计算标准平衡常数($K^\ominus$)

由式(4.16)看出,可由 $\Delta_r G_T^\ominus$ 计算该温度下的标准平衡常数 $K^\ominus$。若 $K^\ominus > 1$,则 $\Delta_r G_T^\ominus < 0$,表示各物质的浓度(或气体物质的分压)都处在标准状态时,反应会正向自发进行,若 $K^\ominus < 1$,则 $\Delta_r G_T^\ominus > 0$,表示各物质的浓度(或气体物质的分压)都处在标准状态时,反应会逆向自发进行。

[例 4-8] 计算 $\mathrm{N_2(g)} + 3\mathrm{H_2(g)} \Longleftrightarrow 2\mathrm{NH_3(g)}$ 在 298 K 和 673 K 时的 $K^\ominus$。

解:从附录中查得有关物质的 $\Delta_f G_m^\ominus$ 代入式(4.13)计算 298 K 时反应的 $\Delta_r G_m^\ominus$ 为:

$$\Delta_r G_m^\ominus = 2\Delta_f G_m^\ominus[\mathrm{NH_3(g)}] - \{\Delta_f G_m^\ominus[\mathrm{N_2(g)}] + 3\Delta_f G_m^\ominus[\mathrm{H_2(g)}]\}$$
$$= 2\times(-16.64) - (0+3\times0)$$
$$= -33.28(\mathrm{kJ\cdot mol^{-1}})$$

代入式(4.16)得 $\Delta_r G_m^\ominus = -2.303\times8.314\times10^{-3}\times298\lg K^\ominus = -33.28\ \mathrm{kJ\cdot mol^{-1}}$

$$\lg K^{\ominus} = 5.83$$
$$K^{\ominus} = 6.76 \times 10^5$$

设在 298～673 K 范围内 $\Delta_r H^{\ominus}$ 及 $\Delta_r S^{\ominus}$ 不随温度而变,则 673 K 时,

$$\begin{aligned}
\Delta_r H_m^{\ominus} &= 2\Delta_f H_m^{\ominus}[NH_3(g)] - \{\Delta_f H_m^{\ominus}[N_2(g)] + 3\Delta_f H_m^{\ominus}[H_2(g)]\} \\
&= 2 \times (-46.19) - (0 + 3 \times 0) \\
&= -92.38(kJ \cdot mol^{-1})
\end{aligned}$$

$$\begin{aligned}
\Delta_r S_m^{\ominus} &= 2S_m^{\ominus}[NH_3(g)] - \{S_m^{\ominus}[N_2(g)] + 3S_m^{\ominus}[H_2(g)]\} \\
&= 2 \times 192.5 - (191.5 + 3 \times 130.6) \\
&= -198.3(J \cdot mol^{-1} \cdot K^{-1}) = -0.1983(kJ \cdot mol^{-1} \cdot K^{-1})
\end{aligned}$$

$$\Delta_r G_{673} = -92.38 - 673 \times (-0.1983) = 41.08(kJ \cdot mol^{-1})$$
$$\Delta_r G_{673} = -2.303 \times 8.314 \times 10^{-3} \times 673 \times \lg K = 41.08(kJ \cdot mol^{-1})$$
$$\lg K = -3.19$$
$$K = 6.46 \times 10^{-4}$$

计算结果表明,在 298 K 时 $\Delta G^{\ominus}$ 为负值,正向的合成氨反应能自发进行,$K^{\ominus}$ 值很大,反应进行得比较彻底;在 673 K 时,ΔG 是正值,K 值也很小,正向的合成氨反应已不能自发进行了。当然,这只是从热力学平衡来考虑,尚未从化学反应速率和平衡移动的角度来讨论。

四、化学平衡的移动

对一个已达平衡状态的可逆反应,当外界条件发生变化时,原来的平衡状态被破坏而引起各物质浓度的改变,直到在新的条件下建立起新的平衡。这种因条件改变,使可逆反应从一种平衡状态变化到另一种平衡状态的过程,叫作化学平衡移动(shift of chemical equilibrium)。下面讨论浓度、压力、温度等因素对化学平衡的影响。

(一)浓度对化学平衡的影响

体系处于平衡状态时,$Q = K^{\ominus}$,如改变体系中某物质的浓度,将使 $Q \neq K^{\ominus}$,从而使原有的平衡状态被破坏,使平衡发生移动,直到达到新的平衡。在新的平衡体系中,各物质的平衡浓度均不同于前一个平衡状态下的浓度。增加反应物的浓度或减小生成物的浓度,可使 $Q < K^{\ominus}$,则平衡向生成物方向移动。随着反应的进行,反应物浓度不断减小,生成物浓度不断增大,Q 值也随之增大。当 Q 值重新等于 $K^{\ominus}$ 时,体系达到新的平衡,结果是获得了更多的生成物,反之亦然。

(二)压力对化学平衡的影响

压力的变化对固体、液体物质的体积影响较小,因此压力改变对固体和液体反应的平衡体系几乎没有影响,可不考虑。对于有气体参加的反应,压力的影响是不可忽视的。分两种情况:一是改变各气体组分的分压与改变各组分的浓度对化学平衡的影响是相同的。二是体系的总压力增大,平衡向反应前后计量系数减小的方向移动;体系的总压力减小,平衡向反应前后计量系数增大的方向移动;而反应

前后计量系数不变的反应,改变总压力对化学平衡无影响。例如反应 $2NO_2(g)$ $\rightleftharpoons N_2O_4(g)$ 达到平衡后增加总压力,平衡向生成 N_2O_4 方向移动,即向计量系数小的方向移动生成更多的 N_2O_4,反之亦然。

只要温度不变,改变气体的分压或总压,平衡常数不会改变。

(三)温度对化学平衡的影响

温度对化学平衡的影响同浓度、压力的影响有着本质的区别。浓度、压力变化,使平衡体系的 $Q \neq K^{\ominus}$,化学平衡发生移动,但平衡常数不改变。而温度发生变化将导致平衡常数的改变。

对于已处于平衡状态的体系

$$\Delta G^{\ominus} = -2.303RT \lg K^{\ominus} \qquad \Delta G^{\ominus} = \Delta H^{\ominus} - T\Delta S^{\ominus}$$

两式合并得:

$$\lg K^{\ominus} = -\frac{\Delta H^{\ominus} - T\Delta S^{\ominus}}{2.303RT} = -\frac{\Delta H^{\ominus}}{2.303RT} + \frac{\Delta S^{\ominus}}{2.303R} \qquad (4.18)$$

从式(4.18)可看出,将不同温度下的 $\lg K^{\ominus}$ 对 $1/T$ 作图,可得到一条直线,斜率是 $-\dfrac{\Delta H^{\ominus}}{2.303RT}$,纵截距是 $\dfrac{\Delta S^{\ominus}}{2.303R}$,这样我们就可以通过实验方法求该反应的 $\Delta H^{\ominus}$ 和 $\Delta S^{\ominus}$。

设某一可逆反应,在温度 T_1 时的平衡常数为 $K_1^{\ominus}$,在 T_2 时的平衡常数为 $K_2^{\ominus}$,则有

$$\lg K_1^{\ominus} = \frac{-\Delta H^{\ominus}}{2.303RT_1} + \frac{\Delta S^{\ominus}}{2.303R}$$

$$\lg K_2^{\ominus} = \frac{-\Delta H^{\ominus}}{2.303RT_2} + \frac{\Delta S^{\ominus}}{2.303R}$$

两式相减,整理得下式

$$\lg \frac{K_2^{\ominus}}{K_1^{\ominus}} = \frac{\Delta H^{\ominus}}{2.303R} \cdot \frac{T_2 - T_1}{T_1 T_2} \qquad (4.19)$$

式(4.19)很清楚地表示出温度对平衡常数的影响。通常由已知 $\Delta H^{\ominus}$,T_1 及 $K_1^{\ominus}$,计算 T_2 时的 $K_2^{\ominus}$;还可由 T_1,$K_1^{\ominus}$,T_2,$K_2^{\ominus}$ 计算反应的 $\Delta H^{\ominus}$。

另外,由式(4.19)可看出:当 $\Delta H^{\ominus} > 0$(吸热反应)时,温度升高($T_2 > T_1$),则 $K^{\ominus}$ 值增大($K_2^{\ominus} > K_1^{\ominus}$)。即升高温度平衡向吸热反应方向移动;当 $\Delta H^{\ominus} < 0$(放热反应)时,温度升高($T_2 > T_1$),则 $K^{\ominus}$ 值减小($K_2^{\ominus} < K_1^{\ominus}$),即升高温度为平衡仍向吸热反应(逆向反应)方向移动。另外,$\Delta H^{\ominus}$ 的绝对值越大,温度对平衡常数的影响越显著。

[例4-9] 已知反应 $N_2(g) + 3H_2(g) \rightleftharpoons 2NH_3(g)$ 的 $\Delta_r H^{\ominus} = -92.2$ kJ·mol^{-1},298 K 时的 $K_1^{\ominus} = 6.1 \times 10^5$,求 673 K 时反应的 $K_2^{\ominus}$。

解:将 $\Delta_r H^{\ominus} = -92.2$ kJ·mol^{-1},$T_1 = 298$ K,$K_1^{\ominus} = 6.1 \times 10^5$,$T_2 = 673$ K 代入式(4.19)得:

$$\lg \frac{K_2^{\ominus}}{6.1 \times 10^5} = \frac{-92.2 \times 10^3}{2.303 \times 8.314} \times \frac{673 - 298}{673 \times 298} = -9.00$$

$$\frac{K_2^{\ominus}}{6.1\times10^5}=1.00\times10^{-9}$$

$K_2^{\ominus}=1.00\times10^{-9}\times6.1\times10^5=6.1\times10^{-4}$

合成氨反应为放热反应，温度从 25 ℃升至 400 ℃，而 $K^{\ominus}$ 从 6.1×10^5 降至 6.1×10^{-4}。这虽对 NH_3 的产率带来不利的影响，但升高温度有利于较快地达到平衡，缩短生产周期并有利催化剂的活化，比低温对生产更有利。

(四)吕·查德里(Le Chatelier)原理

综合上面讨论的浓度、压力、温度对化学平衡的影响可以得出一条更普遍的规律，这就是：如果改变平衡体系的任一条件，如浓度、压力、温度等，平衡就向着减弱这种改变的方向移动，这个规律称为 Le Chatelier 原理，也称为化学平衡移动原理。此原理是一条普遍规律，不仅适用于化学平衡，也适用于物理平衡，但只适用于已经达到平衡的体系，对于未达到平衡的体系是不适用的。

在生物体内进行着的消化、吸收等一系列复杂而有规律的过程也是化学反应，它们不是在封闭体系而是在敞开体系中进行。每一个反应都是在不断地输入和输出过程中进行，因此是远离平衡的化学反应。

应用与拓展案例

案例 4-1 生物体内的能量变化

生物体能量代谢同整个自然界一样要服从热力学定律。热力学第一定律是能量守恒定律，指能量既不能被创造也不能被消灭，只能从一种形式转变为另一种形式。生命活动所需要的能量来自物质的分解代谢。生命机体内的机械能、电能、辐射能、化学能、热能等可以相互转变，但生物体与环境的总能量将保持不变。

生物能是一种能够被生物细胞直接利用的特殊能量形式。生物能为细胞的一切活动如生物分子的合成、物质的转运、酶的活化、信息的传递和细胞运动等提供能量。

生物体内进行的许多反应，是热力学不利的反应($\Delta G^{\ominus}>0$)。但是，这类反应可以通过与一个热力学有利反应的偶联来实现，即两个偶联反应的自由能变化之和为负值($\Delta G^{\ominus}<0$)，使此偶联反应能够顺利进行。例如：

(1)葡萄糖＋Pi ===6-磷酸葡萄糖　　　　$\Delta G^{\ominus\prime}=+14\ kJ\cdot mol^{-1}$

(2)ATP ===ADP＋Pi　　　　　　　　$\Delta G^{\ominus\prime}=-31\ kJ\cdot mol^{-1}$

(1)葡萄糖磷酸化反应，是一个热力学不利的反应($\Delta G^{\ominus\prime}=+14\ kJ\cdot mol^{-1}$)。

(2)ATP 的水解反应，是一个热力学有利的反应($\Delta G^{\ominus\prime}=-31\ kJ\cdot mol^{-1}$)。

如果这两个反应相互偶联，则可得到以下的总反应式：

葡萄糖＋ATP ===6-磷酸葡萄糖＋ADP

$$\Delta G_{\text{总}}^{\ominus\prime} = +14 \text{ kJ} \cdot \text{mol}^{-1} - 31 \text{ kJ} \cdot \text{mol}^{-1} = -17 \text{ kJ} \cdot \text{mol}^{-1}$$

这说明热力学上的一个不利的反应可以被一个热力学上有利的反应所推动，使原来不能自发进行的反应变为可自发进行的反应。ATP 在这一反应中起到了能量偶联剂的作用。这类反应在代谢反应中非常普遍。

体内有些合成反应不一定都是直接利用 ATP 供能，也可以利用其他三磷酸核苷。例如，UTP 可用于多糖合成，CTP 可用于磷脂合成，GTP 可用于蛋白质合成等。但物质氧化时释放的能量大都是先合成 ATP，然后由 ATP 使 UDP、CDP 或 GDP 生成相应的三磷酸化合物，再用于上述的合成反应。

案例 4-2 生命科学中的熵理论

熵不仅仅是热力学中的一个重要函数，还可以运用于许多领域。生命是自然界中无生命物质经过无数物理和化学过程长期演变进化的结果，它的基础是物理变化和化学变化。因此，物质变化和能量代谢仍然服从热力学的基本定律。但是生命现象是比化学运动更高一级的运动，从热力学角度来看，生命是一个开放系统，它通过能量流动和物质循环而不断增加内部的有序程度。

1. 负熵概念

热力学熵增原理，即 $\Delta S_{\text{孤立}} \geqslant 0$ 自发趋向平衡，是自然界（主要指无生命现象）普遍遵从的规律。孤立体系自发变化是向着混乱程度最大的方向进行，即向熵增的方向演变，从有序趋向无序。

但是，生命体内部维持着高度的有序性。生物进化是由单细胞向多细胞生物体方向演化，在生物体系为数众多严格受控的反应中，反应物是通过自组织作用而有序化的。生物体的自组织过程是从无序趋向有序，以完成其生长发育等过程。

熵作为一种状态函数，其改变值可正可负，所谓负熵是指生命通过各种能量交换传递使体内或局部熵减小。薛定谔在 1943 年指出，一个生命有机体的熵不可逆地增加，并趋于接近最大值的危险状态，那就是死亡。生命体作为一个非平衡的开放系统要摆脱死亡，从物理学的观点看，唯一的办法是从环境中不断吸取负熵来抵消自身的熵增加，所以说有机体是依赖负熵维持生命的。更确切地说，新陈代谢的本质是使有机体成功地消除当自身活着的时候不得不产生的全部熵，从而使自身维持在一个稳定而又熵较低的水平上。

如果说熵是无序性的量度，则可以认为负熵是有序性的描述。因此生命体为了维持生命而不得不从外界吸取某种意义上的秩序。但是在外界条件变化到某一特定阈值时，量变可能引起质变，系统通过不断与外界交换能量和物质，就可从原来的无序状态，转变为一种时间、空间或功能上的有序状态，这种非平衡态下新的有序结构，称为耗散结构。所以，生物有机体为保持低熵的稳定状态就必须不断地与环境进行物质交流，吸进负熵以维持生命。

2. 熵理论与疾病关系的定性描述

按照现代医学观点，处于健康状态的人体其熵通常都维持在恒定体温下的合成代谢与能量代谢相匹配的水平上。当能量代谢过剩时,机体将产生过量的废热,若超出身体的调节功能,则会使机体偏离健康状态。如废热可导致发烧,或在排泄受阻时造成积熵而导致形成"熵病"。

中暑是一种最典型的熵病。闷热的酷暑天,由于环境温度高,湿度大,身体放不出热,使机体几乎向绝热状态逼近,结果体内积熵过多而引起严重失常。

感冒也是一种熵病。人在剧烈运动时需消耗大量能量,它靠体内各种生物化学反应来提供,随之而来的是体内产生大量废热。若此时身体受凉,则皮肤表层组织的毛细孔关闭使热及汗的散发受阻,进而熵流出受阻出现积熵。此时身体功能失调、抵抗力下降,病菌乘虚而入,出现发热畏寒、四肢无力等症状。对于感冒的治疗,中医的原则是"发汗清热",熵理论则应为"清除积熵"。

进一步深入到细胞层次,熵理论对于癌症的成因与治疗也能给出有意义的结果。根据熵理论,当生命体内某一部分细胞组织的熵突然大增以致使其中的微观秩序受到破坏时,细胞中的脱氧核糖核酸及蛋白质的合成就会出现偏差,新旧蛋白质间的信息传递也会出现差错,而蛋白质中的氨基酸的排列或空间构型上的微小差错会导致蛋白质、核酸及酶功能出现长远性的差错。这种差错拨正极难,于是便出现了癌症。癌症难治恐怕与此有关。

习 题

1.状态函数的含义及特征是什么? $p,V,T,\Delta U,\Delta H,S,G,Q_p,Q_V,W$ 哪些是状态函数?哪些具有广度性质?哪些具有强度性质?

2.在 298 K,101.3 kPa 时,$H_2(g)+\dfrac{1}{2}O_2(g)\longrightarrow H_2O(l)$反应放出 285.83 kJ 的热量。下列各式哪些是正确的:

(1)$Q=\Delta U=285.83$ kJ   (2)$Q_p=\Delta H^{\ominus}=-285.83$ kJ

(3)$\Delta_c H_m^{\ominus}[H_2(g)]=\Delta_f H_m^{\ominus}[H_2O(l)]=-285.83$ kJ·mol^{-1}

(4)$\Delta_c H_m^{\ominus}[O_2(g)]=2\times(-285.83)$kJ·mol^{-1}

3.人体肌肉活动中一个重要反应是乳酸氧化成丙酮酸,在 37 ℃时,乳酸和丙酮酸的 $\Delta_c H_m^{\ominus}$ 分别为-1364 kJ·mol^{-1}和-1168 kJ·mol^{-1},计算该温度下乳酸氧化成丙酮酸的 $\Delta_r H_m^{\ominus}$。反应为

$$CH_3CH(OH)COOH+\frac{1}{2}O_2=\!=\!=CH_3COCOOH+H_2O$$

4.$CaO(s)+H_2O(l)=\!=\!=Ca(OH)_2(s)$在 25 ℃及 101.3 kPa 时是自发反应,高温时其逆反应为自发,这表明该反应

(1)$\Delta_r H_m^{\ominus}<0,\Delta_r S_m^{\ominus}<0$ (2)$\Delta_r H_m^{\ominus}>0,\Delta_r S_m^{\ominus}>0$

(3)$\Delta_r H_m^{\ominus}<0,\Delta_r S_m^{\ominus}>0$ (4)$\Delta_r H_m^{\ominus}>0,\Delta_r S_m^{\ominus}<0$

5.25.0 g 硝酸甘油[$C_3H_5(NO_3)_3$](l)分解成 $N_2(g),O_2(g),H_2O(l)$时放出 199 kJ 热量。

(1)写出该反应的化学方程式。

(2)计算 1 mol 硝酸甘油分解的 $\Delta_r H_m^{\ominus}$。

(3)分解过程中生成 1 mol $CO_2(g)$ 放出的热量是多少。

6. SO_3 的分解反应为 $2SO_3(g) \rightleftharpoons 2SO_2(g) + O_2(g)$,计算:

(1)25 ℃,101.3 kPa 反应的 $\Delta_r G_m^{\ominus}$,说明反应能否自发进行及 $K^{\ominus}$ 为多少。

(2)1.0 g SO_3 在此条件下分解时的 $\Delta_r G_m^{\ominus}$。

(3)估计该反应 $\Delta_r S_m^{\ominus}$ 的符号。

(4)标准状态下,分解反应自发进行的温度范围。

7. Fe_2O_3 还原为单质铁有以下两种途径:

(1)$Fe_2O_3(s) + \dfrac{3}{2}C(s) \rightleftharpoons 2Fe(s) + \dfrac{3}{2}CO_2(g)$

(2)$Fe_2O_3(s) + 3H_2(g) \rightleftharpoons 2Fe(s) + 3H_2O(g)$

通过计算说明哪个反应可在较低温度下进行?

8. 分别用标准生成热和标准燃烧热的数据计算反应 $CO(g) + 2H_2(g) \longrightarrow CH_3OH(l)$ 的标准反应热 $\Delta_r H_m^{\ominus}$。

9. 已知下列反应:

(1)$Cu_2O(s) + \dfrac{1}{2}O_2(g) \longrightarrow 2CuO(s)$ $\Delta_r H_m^{\ominus} = -143.7 \text{ kJ} \cdot \text{mol}^{-1}$

(2)$CuO(s) + Cu(s) \longrightarrow Cu_2O(s)$ $\Delta_r H_m^{\ominus} = -11.5 \text{ kJ} \cdot \text{mol}^{-1}$

求 $CuO(s)$ 的 $\Delta_f H_m^{\ominus}$。

10. 计算下列反应的 $\Delta_r G_m^{\ominus}$,并指出它们在 25 ℃,标准状态下反应自发进行的方向及 $K^{\ominus}$。

(1)$H_2(g) + \dfrac{1}{2}O_2(g) \rightleftharpoons H_2O(g)$

(2)$N_2(g) + O_2(g) \rightleftharpoons 2NO(g)$

(3)$3C_2H_2(g) \rightleftharpoons C_6H_6(l)$

(4)$CO(g) + NO(g) \rightleftharpoons CO_2(g) + \dfrac{1}{2}N_2(g)$(用于汽车尾气的无害化)。

(5)$C_6H_{12}O_6(s) \rightleftharpoons 2C_2H_5OH(l) + 2CO_2(g)$(用于发酵法制酒精)。

11. 下面两反应被建议用于火箭推进:

(1)$H_2(g) + \dfrac{1}{2}O_2(g) \rightleftharpoons H_2O(g)$

(2)$H_2(g) + F_2(g) \rightleftharpoons 2HF(g)$

试分别计算在 25 ℃ 及 1000 ℃ 的状态下,每个反应中每克反应物能取得多少有用功?

12. 反应 $H_2(g) + I_2(g) \rightleftharpoons 2HI(g)$,在 25 ℃ 的 $K_p^{\ominus} = 8.9 \times 10^2$,计算:

(1)反应的 $\Delta_r G_{298}^{\ominus}$

(2)当 $H_2(g)$,$I_2(g)$ 的分压都为 0.10 kPa,$HI(g)$ 的分压为 0.010 kPa 时的 $\Delta_r G_{298}^{\ominus}$,并判断反应进行的方向。

第五章 化学反应速率

化学反应涉及两个方面的问题：一是反应能否发生，反应进行的方向和程度如何，它属于化学热力学和化学平衡研究的范畴；二是反应进行得快慢如何，即反应速率问题，这属于化学动力学(chemical kinetics)研究的内容。化学动力学是用绝对运动的观点探讨化学反应的规律性，专门研究化学反应的发生、发展和消亡的科学。化学动力学与生命科学、医学的关系十分密切。如临床上药物的作用研究，常常希望速效或长效。速效感冒胶囊、长效青霉素就是基于这样的目的研制出来的；口腔补牙材料的固化，固定骨折用的石膏绷带的硬化等问题的研究都受到化学动力学的重要影响。对化学反应速率问题的讨论不但有助于本课程的学习，而且对于掌握其他医学基础理论，认识人体内的生理、生化反应和药物在体内的吸收、消除等变化也都有重大的理论和实践意义。本章介绍一些有关化学反应速率的基本理论和基本知识。

第一节 化学反应速率和反应机理

一、化学反应速率的表示方法

各种化学反应的速率极不相同。有些进行得很快，几乎在瞬间就能完成，如酸碱中和反应、爆炸反应等；有些进行得很慢，如常温下氢气与氧气化合生成水的反应。为了定量描述化学反应的快慢，必须明确化学反应速率的表示方法。

化学反应速率(rate of a chemical reaction)通常用单位时间内反应物浓度减少的量或产物浓度增加的量来表示。浓度的单位以 $mol \cdot L^{-1}$ 表示，时间则根据反应的快慢用秒（s）、分（min）或小时（h）等表示。反应速率的单位可以是 $mol \cdot L^{-1} \cdot s^{-1}$，$mol \cdot L^{-1} \cdot min^{-1}$ 或 $mol \cdot L^{-1} \cdot h^{-1}$。

$$v = \pm \frac{\Delta c}{\Delta t}$$

式中，Δc 为浓度的变化量，Δt 为时间间隔。为了使反应速率 v 为正值，分式前应加"±"号。其原则是：如以反应物浓度变化量表示反应速率，由于反应物浓度随时间而减少，Δc 必为负值，分式前取负号，v 就成为正值。若以生成物浓度变化量表示反应速率,由于生成物浓度随时间而增加,Δc 为正值,故分式前取正号。

例如,某给定条件下,氮气与氢气在密闭容器中合成氨,各物质浓度的变化如下:

$$N_2 + 3H_2 \Longrightarrow 2NH_3$$

起始时浓度(mol·L⁻¹)　　1.0　　3.0　　0

2s 后浓度(mol·L⁻¹)　　0.8　　2.4　　0.4

反应速率用生成氨的浓度表示时为:

$$v_{NH_3} = (0.4 - 0)/2 = 0.2(mol \cdot L^{-1} \cdot s^{-1})$$

如用氢气或氮气浓度减少来表示时则为:

$$v_{H_2} = -(2.4 - 3.0)/2 = 0.3(mol \cdot L^{-1} \cdot s^{-1})$$

$$v_{N_2} = -(0.8 - 1.0)/2 = 0.1(mol \cdot L^{-1} \cdot s^{-1})$$

在同一个反应中,用不同物质的浓度变化来表示反应速率时,数值可以不同。但是,在化学反应中,由于反应物和产物在数量上的变化有一定的关系,因此,在用不同物质浓度变化所表示的反应速率之间必然也存在着一定的关系。它们之间的比,正好等于反应式中各物质分子式的系数之比,即 $v_{N_2} : v_{H_2} : v_{NH_3} = 1 : 3 : 2$ 或 $v_{N_2} = \dfrac{1}{3}v_{H_2} = \dfrac{1}{2}v_{NH_3}$。

在用具体数值表示某一反应速率时,要注明是以哪种物质的浓度变化来表示的。通常在反应速率符号 v 右下角注明该物质的分子式(或化学式)以表示之。

由于随着反应的进行,体系内各物质的浓度在不断地发生变化,因此对绝大多数反应而言,反应速率也不断地发生变化。上例中所计算的反应速率实际上是该段时间内的平均速率。平均速率只能近似地说明反应的快慢,并不能说明反应某一瞬间进行的速率。只有瞬时速率可以看成在时间间隔无限小时的浓度变化与时间间隔的比值,即

$$v = \pm \frac{dc}{dt}$$

dc 表示 dt 瞬间内反应物或产物浓度的变量。时间间隔愈短,愈能表示出真的反应速率。

对于一般的化学反应

$$aA + bB \Longrightarrow gG + hH$$

其反应速率可以表示为 $-\dfrac{dc_A}{dt}$,$-\dfrac{dc_B}{dt}$,$\dfrac{dc_G}{dt}$,$\dfrac{dc_H}{dt}$。显然,用单位时间内不同物质的浓度变化量来表示的反应速率其数值是不同的,这既不方便,也容易混淆。现行国际单位制建议将 dc/dt 值除以反应方程式中的计量系数。例如,对上述反应式其速率

$$v = -\frac{1}{a}\frac{dc_A}{dt} = -\frac{1}{b}\frac{dc_B}{dt} = \frac{1}{g}\frac{dc_G}{dt} = \frac{1}{h}\frac{dc_H}{dt}$$

式中,v 为整个反应的反应速率,其数值只有一个,与反应体系中选择何种物质表示反应速率无关。但在一个化学反应中,如果知道用某一物质的浓度变化所表示

的反应速率,即可通过反应式中各物质前的计量系数求出用其他物质浓度变化所表示的反应速率。究竟采用哪种物质的浓度变化来表示反应速率,主要由实验测定上的方便来确定。

二、反应机理

化学反应式仅表示反应物和产物及其计量关系,它不涉及反应过程。实验表明,一个化学方程式所表明的化学反应,其实际过程是很复杂的。化学反应所经历的途径或具体步骤,称为反应机理(reaction mechanism)或反应历程。化学动力学的基本任务就是研究反应的机理。

(一)基元反应和非基元反应

反应物分子一步直接转化为产物分子的反应称为基元反应(elementary reaction)。由两个或两个以上的基元反应组成的化学反应叫作非基元反应,也叫作总反应(overall reaction)。基元反应很少,绝大多数的反应是非基元反应。

例如,氢气与碘蒸气生成碘化氢的反应:

$$H_2(g)+I_2(g)\Longrightarrow 2HI(g)$$

过去曾认为这是一个双分子的基元反应。近年来研究确定,它不是一个基元反应。反应机理是:

第一步　$I_2(g)\Longrightarrow 2I(g)$(快反应)

第二步　$H_2(g)+2I(g)\Longrightarrow 2HI(g)$(慢反应)

该反应是由两个基元反应组成的。

该反应的第一步反应速率快,第二步的反应速率慢。因此,总反应的速率基本上等于第二步反应的速率。如果在一个非基元反应中,有一步反应的速率最慢,它能控制总反应的速率,总反应的速率基本上等于这最慢一步的速率,则这最慢的一步反应就叫作速率控制步骤(rate controlling step)。上述第二个基元反应就是这个非基元反应的速控步骤。

(二)反应分子数

基元反应中,反应物系数之和称为反应分子数(molecularity of reaction)。根据反应分子数的不同可将基元反应分为单分子反应、双分子反应和三分子反应。

例如:

单分子反应　$SO_2Cl_2\longrightarrow SO_2+Cl_2$

双分子反应　$NO_2+CO\longrightarrow NO+CO_2$

三分子反应　$2NO+H_2\longrightarrow N_2O+H_2O$

$\qquad\qquad\quad 2I+H_2\longrightarrow 2HI$

三分子反应极少,因为三个分子同时碰在一起而且能够发生反应是很不容易的。更多分子数的反应至今尚未发现。

反应分子数是人们为了说明反应机理而提出的概念,仅适用于基元反应,它是通过实验确定的,绝不能按化学方程式中的计量系数来确定反应分子数。

第二节 化学反应速率理论简介

有关化学反应速率的理论,主要有两个:一是 20 世纪初路易斯(Lewis)运用气体分子运动论的成果而建立起来的碰撞理论;二是 20 世纪 30 年代艾林(Eyring)在统计力学和量子力学的基础上,发展形成的过渡状态理论。下面分别作简单的介绍。

一、碰撞理论与活化能

化学反应发生的先决条件是反应物分子之间要相互碰撞,如果反应物分子互不接触,那就不可能发生反应。但也不是说反应物每一次碰撞都能发生反应,例如碘化氢气体的分解:

$$2HI(g) \longrightarrow H_2 + I_2$$

假定 HI 气体的浓度是 10^{-3} mol·L^{-1},在 973 K 时,通过理论计算,分子碰撞次数约为 3.9×10^{28} 次·L^{-1}·s^{-1}。如果每次碰撞都能发生反应,反应速率应该是 5.8×10^4 mol·L^{-1}·s^{-1}。实验证明,在此条件下,反应速率大约仅是 1.2×10^{-8} mol·L^{-1}·s^{-1},前者是后者的 4.8×10^{12} 倍。这清楚地说明,不是所有的 HI 分子的碰撞都能发生反应生成 H_2 和 I_2,只有碰撞总数中的极少部分的碰撞才能发生反应。为了说明这种现象,英国科学家路易斯在阿伦尼乌斯(Arrhenius)速率理论的基础上,提出了化学反应的有效碰撞理论。其主要内容是:反应物之间要发生反应,分子间必须碰撞,但不是每次碰撞都能发生反应,只有极少数分子的碰撞才能发生反应。这种能够发生反应的碰撞称为有效碰撞。能发生有效碰撞的反应物分子必须具有足够能量,因为只有能量较高的分子才能克服外层电子间的斥力而充分接近并发生反应。另外,分子碰撞时要有合适的方向,正好碰在能起反应的部位上,如碰撞的部位不合适,即使反应物分子具有足够能量也不会起反应。如 HI 分解为 H_2 和 I_2,该反应按下式进行:

$$HI + HI \longrightarrow H_2 + 2I$$

$$2I \Longleftrightarrow I_2$$

当高能的 HI 分子按一定的方向相碰撞时,才能破坏反应物分子中的 H—I 键,以生成 H_2 和 I_2。这样的碰撞才是能发生反应的有效碰撞(见图 5-1)。

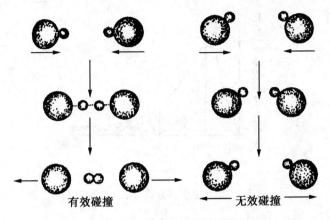

图 5-1　有效碰撞和无效碰撞

能发生有效碰撞的分子与经碰撞不发生反应的普通分子的主要区别是这些分子比普通分子具有更高的能量。如果在一定的温度下，将具有一定能量的气体分子数目对能量作图，可得到等温下的能量分布曲线（见图 5-2）。

能量分布曲线说明了在一定温度下，具有不同能量分子的百分率分布情况。由图 5-2 可以看出，一定温度下，分子可以有不同的能量，但是具有很低和很高能量的分子数目很少，具有平均能量 $E_{平均}$ 的分子数目则相当多。只有极少数能量比平均能量高得多的分子，它们的碰撞才是有效碰撞。

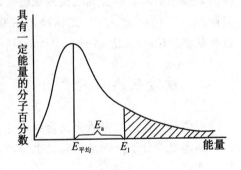

图 5-2　分子的能量分布曲线

能发生有效碰撞的分子叫活化分子。通常把活化分子具有的最低能量与平均能量的差值叫作活化能。图 5-2 中 E_1 表示活化分子具有的最低能量。活化能用 E_a 表示，则

$$E_a = E_1 - E_{平均}$$

化学反应速率主要决定于单位时间内有效碰撞的次数，而有效碰撞的次数与活化能有关。图 5-2 中画斜线区域的面积代表活化分子在所有分子中所占的百分数。在一定温度下，反应的活化能越大，如 $E_{a_2} > E_{a_1}$，活化分子所占的比例越小（见图 5-3），于是单位时间内有效碰撞的次数越少，反应进行得越慢；反之，活化能越小，活化分子所占比例越大，单位时间内有效碰撞的次数越多，反应进行得越快。活化能常用 kJ·mol^{-1} 作单位，即表示 1 mol 活化分子的活化能总量。不同的化学反应，具有不同的活化能，一般化学反应的活化能为 40～400 kJ·mol^{-1}。活化能小于 40 kJ·mol^{-1} 的化学反应非常快，活化能大于 120 kJ·mol^{-1} 的反应就很慢了。

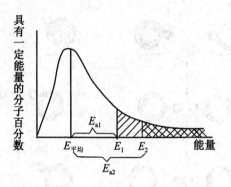

图 5-3　活化分子百分数与活化能的关系

碰撞理论比较直观地说明了反应速率与活化能的关系,用在某些简单分子的反应上,还是比较成功的。但是它未能从分子内部原子重新组合的角度来阐明活化能,对于结构复杂的分子之间的反应,利用碰撞理论还不能作出令人满意的解释。碰撞理论明显的缺点是把分子简单地看成没有内部结构的刚性球体,把分子间的复杂作用简单地看成是机械地碰撞,忽视了化学反应的特性,因而带有一定的局限性。20 世纪 30 年代,艾林等人在量子力学和统计力学发展的基础上提出了过渡状态理论(theory of transition state)。

二、过渡状态理论简介

过渡状态理论又叫活化配合物理论。该理论认为,化学反应首先是反应物中具有高能量的分子按一定方向发生碰撞,先生成一种过渡状态的活化配合物,再转化为产物。

例如,HI 分解为 H_2 和 I_2 的反应:

$$HI + HI \longrightarrow H_2 + I_2$$

当高能量的 HI 分子在空间按一定的方向相碰撞时,HI 分子得到能量就形成了一个称为活化配合物的过渡状态。在活化配合物中,旧的化学键已经减弱,新的化学键正在形成,活化配合物的寿命很短,一经生成,就很快向生成物分子转化,如图 5-4 所示。

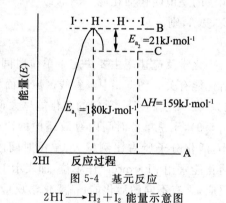

图 5-4　基元反应
$2HI \longrightarrow H_2 + I_2$ 能量示意图

由稳定的反应物分子过渡到活化配合物的过程叫作活化过程。活化过程中所吸收的能量就是活化能。活化能就是基态反应物所具有的平均能量与活化配合物所具有的能量之间的差。

化学反应的热效应可以从活化能角度来分析。图 5-4 中,A 表示基态反应分子的平均能量,B 表示活化配合物的能量,C 表示产物的平均能量。反应物分子首先吸收 $E_{a_1}=180$ kJ·mol^{-1} 能量,才能达到活化状态,变为活化配合物;活化配合物不稳定很快转化为产物分子而放出 $E_{a_2}=21$ kJ·mol^{-1} 的能量。E_{a_1} 是正反应的活化能,E_{a_2} 是逆反应的活化能,ΔH 是反应的热效应,正反应的活化能大于逆反应的活化能,所以正反应是吸热反应,而逆反应就是放热反应。

第三节　浓度对化学反应速率的影响

化学反应速率首先取决于反应物的本性。此外,还与外界条件有关,如反应浓度的大小、温度的高低、气体的压力如何、有无催化剂等因素。另外,在许多情况下,溶液的离子强度、溶剂的种类、其他共存物质的存在、光的照射甚至容器的材料等,也会影响化学反应速率。我们主要讨论浓度、温度和催化剂对化学反应速率的影响。本节首先讨论浓度的影响。

一、化学反应速率方程式

大量实验证明,在一定温度下,增大反应物的浓度,大都使反应速率加快。这个事实可从前面的碰撞理论得到解释。因为在一定温度下,对某一反应,反应物活化分子的百分数是一定的。增加反应物浓度时,单位体积内活化分子总数相应增多,这样,使单位时间内反应物分子发生有效碰撞的机会增多,从而使反应速率加快。

表明反应物浓度与反应速率之间定量关系的表达式称为速率方程(rate equation)。经过长期实践,人们总结出反应速率和反应物浓度间的定量关系:在一定温度下,基元反应速率与各反应物浓度幂(以化学反应式中相应的系数作指数)的乘积成正比。这就是有名的质量作用定律(law of mass action)。如反应

$$NO_2(g)+CO(g)\longrightarrow CO_2(g)+NO(g)$$

质量作用定律的数学式为

$$v\propto c(NO_2)\cdot c(CO)$$

即

$$v=kc(NO_2)\cdot c(CO)$$

上述方程式叫作反应速率方程式或称质量作用定律数学表达式。式中的比例常数 k 叫作速率常数(rate constant)。对某个化学反应,k 值与反应物的本性及温度有关,而与反应物的浓度无关。k 的物理意义是:① k 在数值上相当于各反应物浓度都是 1 mol·L^{-1} 时的反应速率;②在相同条件下,k 愈大,反应的速率愈快,对于不同的化学反应,k 值也不相同。k 值一般通过实验测定。

书写反应速率方程式时应注意以下几点:

1.质量作用定律仅适用于基元反应

如果不知道某个反应是否为基元反应,那就只能由实验来确定反应速率方程

式,而不能由通常的总反应式直接书写速率方程式。例如下述反应:

$$2N_2O_5(g) \longrightarrow 4NO_2(g) + O_2(g)$$

实验证明,此反应的速率仅与 $c(N_2O_5)$ 成正比,并不是与 $c^2(N_2O_5)$ 成正比,即

$$v = kc(N_2O_5)$$

这就说明,该反应的实际步骤或反应机理并不像反应式写的那样。研究表明,上述反应是分步进行的:

$$N_2O_5 \longrightarrow NO_3 + NO_2 \qquad (慢,速率控制步骤)$$
$$NO_2 + NO_3 \longrightarrow NO_2 + O_2 + NO \qquad (快)$$
$$NO + NO_3 \longrightarrow 2NO_2 \qquad (快)$$

因为整个反应的速率取决于最慢的一步,所以上面反应速率与 N_2O_5 浓度的一次方成正比。

2.纯固态或纯液态反应物的浓度不写入速率方程式

因为纯物质的浓度可看作是常数,而反应仅发生在界面上,则界面积的大小与反应速率成正比。如碳的燃烧反应:

$$C(s) + O_2(g) \longrightarrow CO_2(g)$$
$$v = kc(O_2)$$

速率常数 k 的值取决于温度、界面大小和扩散速率。

二、反应级数

化学反应也可以按照反应级数分类。所谓反应级数(order of reaction),即是反应速率方程式中各反应物浓度方次之和。

书写质量作用定律数学表达式时,只有基元反应的质量作用定律表示式中反应物浓度的指数与反应方程式中的计量系数一致,而对其他许多反应来说两者并不一致。对一般的化学反应

$$aA + bB \longrightarrow cC + dD$$

式中,a,b 表示 A,B 在反应方程式中的计量系数,其速率方程可表示为:

$$v = kc^m(A) \cdot c^n(B)$$

式中,$c(A),c(B)$ 分别表示反应物 A,B 的浓度。m,n 分别表示速率方程中 $c(A)$ 和 $c(B)$ 的指数。由速率方程可见,其指数不一定是化学方程式中的计量系数。m,n 分别称为反应物 A 和 B 的反应级数,两者之和 $m+n$ 称为该反应的总级数。反应级数一般都是指反应总级数而言。

反应级数的确定,与质量作用定律表示式的书写一样,不能由配平的方程式直接确定,而应通过实验,根据实际发生的过程即反应机理来加以确定。

[例 5-1] 在稀水溶液中,过氧化氢和溴化氢的反应为:

$$H_2O_2(aq) + 2H^+(aq) + 2Br^-(aq) = 2H_2O(l) + Br_2(aq)$$

对它进行反应速率测定,实验数据如下:

实验序号	H_2O_2 的初浓度 $(mol \cdot L^{-1})$	H^+ 的初浓度 $(mol \cdot L^{-1})$	Br^- 的初浓度 $(mol \cdot L^{-1})$	相对初速率 $(mol \cdot L^{-1} \cdot s^{-1})$
1	0.1	0.1	0.1	1
2	0.01	0.1	0.1	0.1
3	0.1	0.01	0.1	0.1
4	0.1	0.1	0.01	0.1

(1)写出该反应的速率方程。

(2)反应级数是多少?

(3)计算反应速率常数。

解:(1)设该反应的速率方程为:

$$v = k[H_2O_2]^m[H^+]^n[Br^-]^p$$

根据上式和实验数据,得

$$v_1 = 1 = k(0.1)^m(0.1)^n(0.1)^p$$
$$v_2 = 0.1 = k(0.01)^m(0.1)^n(0.1)^p$$
$$v_3 = 0.1 = k(0.1)^m(0.01)^n(0.1)^p$$
$$v_4 = 0.1 = k(0.1)^m(0.1)^n(0.01)^p$$

$$\text{由 } v_1/v_2 \text{ 得 } m = 1$$
$$\text{由 } v_1/v_3 \text{ 得 } n = 1$$
$$\text{由 } v_1/v_4 \text{ 得 } p = 1$$

该反应的速率方程式为

$$v = k[H_2O_2][H^+][Br^-]$$

(2)反应级数为 $1+1+1=3$,是三级反应。

(3) 将数据代入速率方程,得

$$k = 1000$$

反应级数与反应分子数是两个不同的概念。反应分子数是参加基元反应的分子数目,其值只能是正整数。反应级数是由实验确定的速率方程中各反应物浓度方次之和。反应级数可以是整数,也可以是分数或零。

以下讨论简单反应级数的速率方程。

(一)一级反应

一级反应(reaction of the first order)是反应速率与反应物浓度的一次方成正比的反应。其速率方程式为:

$$v = -\frac{dc}{dt} = k_1 c$$

式中,k_1 为一级反应的速率常数,c 为反应物在 t 时刻的浓度。将上式移项并积分,以 c_0 表示开始时($t=0$)的反应物浓度,则速率方程的积分形式为:

$$-\int_{c_0}^{c} \frac{dc}{c} = \int_{0}^{t} k_1 dt$$

积分后得

$$\ln \frac{c_0}{c} = k_1 t$$

或者说

$$k_1 = \frac{2.303}{t} \lg \frac{c_0}{c} \tag{5.1}$$

或

$$\lg c = -\frac{k_1}{2.303} t + \lg c_0 \tag{5.2}$$

一级反应的特点是：

(1)$\lg c$ 对时间 t 作图可得一条直线（见图 5-5），直线的斜率为 $-k_1/2.303$。因此可由斜率求得反应速率常数 k_1。

(2)k_1 的单位为[时间]$^{-1}$。这说明 k_1 的数值与时间单位有关，而与浓度无关。

(3)当反应物浓度消耗一半时（即 $c = c_0/2$）所需要的反应时间叫半衰期（half-life），用 $t_{1/2}$ 表示。根据前式，则

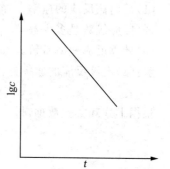

图 5-5　一级反应的浓度与时间的关系

$$t_{1/2} = \frac{2.303}{k_1} \lg \frac{c_0}{c_0/2} = \frac{2.303}{k_1} \lg 2 = \frac{0.693}{k_1}$$

由上式可知：一级反应的半衰期与速率常数 k_1 成反比，而与反应物的起始浓度无关。恒温下，一级反应的半衰期是一个常数。半衰期越长，k_1 就越小，反应速率就越慢。常见药物的半衰期，如共星青霉素为 0.5 h，链霉素为 2～3 h，地西泮为 20～40 h，保泰松为 48～120 h。了解药物的半衰期，对于合理用药有着重要意义。

另外，衡量药物分解的速率时，常用分解 10% 所需的时间，称为十分之一衰期，用 $t_{0.9}$ 表示，恒温下 $t_{0.9}$ 也是与浓度无关的常数。

$$t_{0.9} = \frac{2.303}{k_1} \lg \frac{100}{90} = \frac{0.1054}{k_1}$$

一级反应很多，许多热分解反应、分子重排反应、放射性元素的蜕变等都是一级反应，许多化合物的水解反应在低浓度的水溶液中进行时也表现为一级反应，许多药物在生物体内的吸收、分布、代谢和排泄过程，也常近似地看作一级反应。

[例 5-2]　已知四环素在人体内的代谢服从一级反应规律。设给人体注射 0.5g 四环素，然后在不同时间测定血液中四环素的含量，得如下数据：

服药后时间 t(h)	4	6	8	10	12	14	16
血中四环素含量 c(mg·L^{-1})	4.6	3.9	3.2	2.8	2.5	2.0	1.6

(1)求四环素代谢的半衰期。

(2)若血液中四环素的最低有效量相当于 3.7 mg·L^{-1}，则需几小时后注射第二次？

解：(1)先求速率常数 k_1，一级反应以 $\lg c$ 对 t 作图，得直线（见图 5-6）。由前

后两点或由直线回归得：

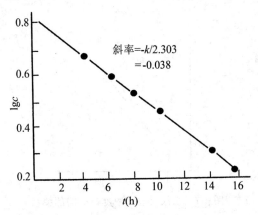

图 5-6　四环素在血中含量的变化

$$斜率 = \frac{\lg 1.6 - \lg 4.6}{16-4} = -0.038$$

$$k = -2.303 \times (-0.038)$$
$$= 0.088(\text{h}^{-1})$$

所以

$$t_{1/2} = 0.693/k_1 = 0.693/0.088$$
$$= 7.9(\text{h})$$

（2）由图 5-6 知，$t=0$ 时，$\lg c_0 = 0.81$，将此值及 $c = 3.7\ \text{mg} \cdot \text{L}^{-1}$ 一并代入式（5.2），得应注射第二次的时间

$$t = \frac{2.303(\lg c_0 - \lg c)}{k_1} = \frac{2.303(0.81 - 0.57)}{0.088} = 6.3(\text{h})$$

计算表明，半衰期为 7.9 h；要使血液中四环素含量不低于 3.7 mg·L^{-1}，应于第一次注射后 6.3 h 之前注射第二次，临床上一般控制在 6 h 后注射第二次，每昼夜注射 4 次。

（二）二级反应

二级反应（reaction of the second order）是反应速率与反应物浓度的二次方成正比的反应。其速率方程为：

$$v = -\frac{\text{d}c}{\text{d}t} = k_2 c^2$$

以 c_0 表示开始时（$t=0$）的反应物浓度，由定积分可得

$$\frac{1}{c} - \frac{1}{c_0} = k_2 t$$

$$\frac{1}{c} = k_2 t + \frac{1}{c_0}$$

$$k_2 = \frac{1}{t}\left(\frac{1}{c} - \frac{1}{c_0}\right)$$

二级反应有以下特点：

(1)$1/c$ 对时间 t 作图可得一条直线（见图 5-7），直线的斜率即为反应速率常数 k_2。

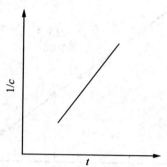

图 5-7　二级反应中浓度与时间的关系

(2)k_2 的单位为 $[浓度]^{-1}[时间]^{-1}$。k_2 的数值与采用的时间和浓度单位有关。

(3)二级反应的 $t_{1/2}=\dfrac{1}{k_2 c_0}$。由此可见，二级反应的半衰期与反应物的初始浓度成反比。反应物初始浓度越大，半衰期越短。二级反应是一类常见的反应，溶液中的许多有机反应像加成、取代及消去反应等都是二级反应。

[例 5-3]　乙酸乙酯在 25 ℃时的皂化反应为二级反应：

$$CH_3COOC_2H_5 + NaOH \longrightarrow CH_3COONa + C_2H_5OH$$

乙酸乙酯和氢氧化钠的起始浓度均为 $0.0100\ mol \cdot L^{-1}$，反应 20 min 后，氢氧化钠的浓度消耗了 $0.00566\ mol \cdot L^{-1}$。求：(1)反应速率常数；(2)反应的半衰期。

解：

$$(1)k_2 = \frac{1}{t}\left(\frac{1}{c}-\frac{1}{c_0}\right)$$

$$= \frac{1}{20}\left(\frac{1}{0.0100-0.00566}-\frac{1}{0.0100}\right)$$

$$= 6.52\ mol^{-1} \cdot L \cdot min^{-1}$$

$$(2)t_{1/2} = \frac{1}{k_2 c_0} = \frac{1}{6.52 \times 0.0100} = 15.3\ min$$

以上是两种反应物起始浓度相等时的情况，若两种反应物开始浓度不相等时，情况较复杂，这里不再讨论。

(三)零级反应

零级反应(reaction of the zero order)是反应速率与反应物浓度的零次方成正比的反应。零级反应的反应速率与反应物浓度无关，在一定温度时是一个常数。其速率方程为：

$$v = -\frac{dc}{dt} = k_0 c_0^0$$

由定积分可得

$$c = -k_0 t + c_0$$

零级反应的特点：

(1)c 对 t 作图得一直线(见图 5-8),斜率为 $-k_0$。

(2)k_0 的单位为［浓度］［时间］$^{-1}$。所以速率常数值与时间单位和浓度单位有关。

(3)零级反应的半衰期 $t_{1/2}=\dfrac{c_0}{2k_0}=\dfrac{0.5c_0}{k_0}$。所以零级反应的半衰期与最初浓度成正比。反应物的初始浓度越大,半衰期越长。

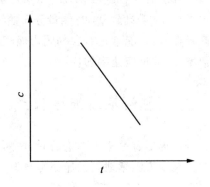

图 5-8　零级反应中浓度与时间的关系

近年来发展的一些缓释长效药,其释药速率在相当长的时间范围内比较恒定,即属零级反应。如国际上应用较广的一种皮下植入剂,内含女性避孕药左旋 18-甲基炔诺酮,每天约释药 30 μg,可一直维持 5 年左右。

第四节　温度对化学反应速率的影响

温度对化学反应速率的影响很大,例如,氢与氧化合生成水的反应,在常温下几乎不能进行,但在 600 ℃时以爆炸的形式瞬间完成。

研究温度对反应速率的影响就是研究对速率常数的影响。绝大多数反应随温度升高,速率常数增大,这种关系有两个规律。

一、范特荷甫规则

早在 1884 年,荷兰科学家范特荷甫根据大量实验事实提出了一个近似规则:温度每升高 10 ℃,化学反应的速率一般增加 2～4 倍。这称为范特荷甫规则。

范特荷甫规则讲的是浓度不变时温度对反应速率的影响,实际上就是温度对速率常数 k 的影响。如用 k_t,k_{t+10} 分别表示在 t ℃及 $(t+10)$ ℃时的反应速率常数,则比值

$$\frac{k_{t+10}}{k_t}=\gamma$$

γ 称为化学反应的温度系数(temperature coefficient)。对于一定的反应,在不太大的温度范围内,γ 一般 2～4。显然这是一个近似的规则,虽然用它能很快地对温度如何影响反应速率作出估计,但那是很粗略的。

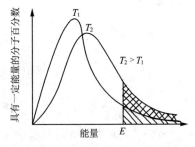

图 5-9　温度升高活化分子百分数增大

温度升高,反应速率加快,这可由活化分子百分数的增加来解释。图 5-9 表示温度从 T_1 升高到 T_2 时能量分布曲线的变化。温度升高后,曲线的形状发生变化,高峰降低,在能量正右方的阴影面积(代表活化分子百分数)增大,因而有效碰撞次数增多,故反应速率加快。

二、阿伦尼乌斯方程式

在提出有效碰撞理论的同时,阿伦尼乌斯提出了一个经验公式,比范特荷甫规则更能令人满意地表示速率常数 k 与温度 T 的关系。这个经验式称为阿伦尼乌斯方程式:

$$\ln k = -E_a/RT + \ln A$$

或

$$k = Ae^{-E_a/RT}$$

式中,k 是速率常数;E_a 为活化能;R 是气体常数;T 是绝对温度;A 为频率因子,是反应特有的常数。

阿伦尼乌斯方程式把速率常数 k、活化能 E_a 和温度 T 三者联系起来,由此关系式可以说明:

(1)对某一反应,E_a 基本不变,温度升高,$e^{-E_a/RT}$ 增大,则 k 值也增大,反应速率加快,这说明了温度对反应速率的影响。

(2)当温度一定时,活化能 E_a 值越小,则 $e^{-E_a/RT}$ 越大,k 值越大,反应速率越快,反之,E_a 越大,反应速率越慢,说明了活化能与反应速率之间的关系。

三、阿伦尼乌斯公式的应用

(一)由阿伦尼乌斯公式求反应的活化能及速率常数

若反应在 T_1 及 T_2 时速率常数分别为 k_1,k_2,因 E_a 随 T 变化改变很小,可把 E_a 看成与 T 基本无关的常数,故有

$$\ln k_1 = -\frac{E_a}{RT_1} + \ln A$$

$$\ln k_2 = -\frac{E_a}{RT_2} + \ln A$$

两式相减,得

$$\ln \frac{k_1}{k_2} = \frac{E_a}{R}\left(\frac{1}{T_2} - \frac{1}{T_1}\right) = \frac{E_a}{R}\left(\frac{T_1 - T_2}{T_2 T_1}\right)$$

$$\lg \frac{k_1}{k_2} = \frac{E_a}{2.303R}\left(\frac{T_1 - T_2}{T_2 T_1}\right)$$

或

$$E_a = 2.303R\left(\frac{T_1 T_2}{T_2 - T_1}\right)\lg \frac{k_2}{k_1} \tag{5.3}$$

根据上面公式,如果已知两个温度下的速率常数,就能求出反应的活化能;如果已知反应的活化能和某一温度下的速率常数,就能求得另一温度下的速率常数。

[例 5-4] $CO(CH_2COOH)_2$ 在水溶液中的分解反应,10 ℃时 $k_{10}=1.08\times 10^{-4}s^{-1}$,60 ℃时 $k_{60}=5.48\times 10^{-2}s^{-1}$,试求反应的活化能及 30 ℃时的速率常数。

解:由题知 $T_1=283$ K,$k_1=1.08\times 10^{-4}s^{-1}$,$T_2=333$ K,$k_2=5.48\times 10^{-2}s^{-1}$;又知 $R=8.314J \cdot K^{-1} \cdot mol^{-1}$,代入式(5.3)得

$$E_a=2.303R\left(\frac{T_1 T_2}{T_2-T_1}\right)\lg\frac{k_2}{k_1}$$

$$=2.303\times 8.314\times\left(\frac{283\times 333}{333-283}\right)\times\lg\frac{5.48\times 10^{-2}}{1.08\times 10^{-4}}$$

$$=9.76\times 10^4(J \cdot mol^{-1})$$

$$\lg\frac{k_{30}}{1.08\times 10^{-4}}=\frac{97.6}{2.303\times 8.314\times 10^{-3}}\times\left(\frac{303-283}{283\times 303}\right)$$

所以
$$k_{30}=1.67\times 10^{-3}(s^{-1})$$

实验值 $k_{30}=1.63\times 10^{-3}s^{-1}$,与计算值符合。又由 k 的单位可知,此反应为一级反应。

[例 5-5] 在生物化学中常用温度系数 Q_{10},即 310 K 时的速率常数对 300 K 时速率常数之比来表明温度对酶催化反应的影响。已知一酶催化反应的 Q_{10} 为 2.5,求该反应的活化能。

解:由题知 $T_1=300$ K,$T_2=310$ K,$\lg\frac{k_{310}}{k_{300}}=\lg Q_{10}=\lg 2.5$

因为,$\lg\frac{k_{310}}{k_{300}}=\frac{E_a}{2.303R}\left(\frac{T_2-T_1}{T_2 T_1}\right)$,所以

$$E_a=2.303R\left(\frac{T_2 T_1}{T_2-T_1}\right)\lg\frac{k_{310}}{k_{300}}$$

$$=2.303\times 8.314\times\frac{310\times 300}{310-300}\times\lg 2.5$$

$$=70.9(kJ \cdot mol^{-1})$$

我们知道,温度 T 和活化能 E_a 都在阿伦尼乌斯公式的指数项中,T 和 E_a 对速率常数的影响都很大。当比较温度由 T_1 变为 T_2 不同反应的 k 值变化时,可以看出,活化能 E_a 值越大,$\lg\frac{k_2}{k_1}$ 值也越大。也就是说,活化能越大,温度对该反应速率影响越大。现将温度由 298 K 升至 308 K,当 E_a 值不同时的速率常数之比列出:

$E_a(kJ \cdot mol^{-1})$	10	20	40	100	200	300
k_{308}/k_{298}	1.14	1.30	1.69	3.70	13.7	51.0

当 E_a 值为 10 kJ $\cdot$ mol^{-1} 时,温度由 298K 升至 308K,其速率常数仅增加 14%。当 E_a 值为 100 kJ $\cdot$ mol^{-1} 时,速率常数就约增大到原来的 4 倍。如 E_a 值高达 300 kJ $\cdot$ mol^{-1} 时,则就为 51 倍了。可见,温度对活化能大的反应(也可以说是速率常数值小的或反应速率慢的)影响显著。活化能 E_a 值的大小决定着速率常数 k 随温度变化的程度。

（二）预测药物的化学稳定性

药物及其制剂在储存过程中常因发生水解、氧化等化学变化而使其含量逐渐降低，乃至失效。因而研究药物及其制剂的化学稳定性，对延缓药物变质失效、保证用药质量，具有实际意义。要知道药物及其制剂在室温下能储存多久而不失效，可测定其储存期（shelf life），确切的办法是留样观察，即将药物或其制剂在室温储存，定期测定其含量变化来确定其有效期。此法很费时，快速的方法是应用化学动力学的原理研究药物的化学稳定性，使药物加速发生反应，在反应过程中定时测定药物的浓度或与之有关的某一物理量，然后经数学处理而求得其储存期，这种预测药物化学稳定性的方法称为加速试验法（accelerated test）。由于一般药物的反应速率随温度有显著变化，所以利用反应速率与温度的关系，即可预测药物及其制剂在室温下的储存期。加速试验法有两大类：恒温法和变温法。这里仅讨论恒温法。

将供试药物或其制剂按其对热稳定的情况选择几个较高的温度（如 80 ℃，70 ℃，60 ℃ 和 50 ℃），使药物或其制剂分别在这几个温度下恒温反应，测定各温度下药物浓度随时间的变化，以浓度的某种函数 $f(c)$［零级反应 $f(c)=c$，一级反应 $f(c)=\ln c$，二级反应 $f(c)=-1/c$］为纵坐标，以时间 t 为横坐标作图，求得药物在各温度下的反应速率常数 k，如图 5-10（a）所示。然后根据阿伦尼乌斯公式，以 $\lg k$ 对 $1/T$ 作图，可以得到一条直线，如图 5-10（b）所示，直线斜率为 $-E_a/2.303R$，由斜率可求出活化能。将直线外推到室温（如 25 ℃），可找出室温下的 k 值。将 k 值代入动力学方程，即可找出药物在室温下反应一定的百分数所需的时间，即储存期。

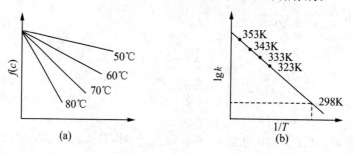

图 5-10　恒温法预测药物的化学稳定性
（a）各温度下药物的 $f(c)$ 与 t 的关系　（b）$\lg k$ 与 $1/T$ 的关系

［**例 5-6**］某药物溶液的分解为一级反应，分解 10% 即失效。在 50 ℃，60 ℃，70 ℃测得其速率常数分别为 7.08×10^{-4}，1.70×10^{-3} 和 3.55×10^{-3} h^{-1}。计算此反应的活化能和此药物在 25 ℃下的有效期。

解：分别计算出各组数据的 $1/T$ 和 $\lg k$，用作图法求解。

T(K)	323	333	343
k(h^{-1})	7.08×10^{-4}	1.7×10^{-3}	3.55×10^{-3}
$\dfrac{1}{T}$(K^{-1})	3.096×10^{-3}	3.003×10^{-3}	2.915×10^{-3}
$\lg k$	-3.1500	-2.7696	-2.4498

以 $\lg k$ 对 $1/T$ 作图(见图 5-11),得一直线,其斜率为 -3.88×10^3。

$$
\begin{aligned}
E_a &= -2.303\times R\times 斜率\\
&= -2.303\times 8.314\\
&\quad \times(-3.88\times10^3)\\
&= 74291(\text{J}\cdot\text{mol}^{-1})\\
&= 74.3(\text{kJ}\cdot\text{mol}^{-1})
\end{aligned}
$$

由图中直线求得 $T=298\ \text{K}(1/T=3.356\times10^{-3})$ 时的 $\lg k_{298}=-4.152$,则

$$
k_{298}=10^{-4.152}=7.05\times10^{-5}\ \text{h}^{-1}
$$

25 ℃下的有效期为

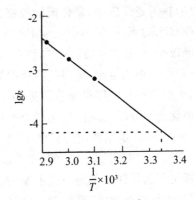

图 5-11　某药物的 $\lg k$ 与 $\dfrac{1}{T}$ 关系曲线

$$
t=\frac{1}{k}\ln\frac{c_0}{0.9c_0}=\frac{1}{7.05\times10^{-5}}\ln\frac{1}{0.9}=1494(\text{h})=62.2(\text{d})
$$

第五节　催化剂对化学反应速率的影响

一、催化剂和催化作用

室温下将氢气与氧气混合,并不发生反应。但如放入少量铂粉,它们便马上化合成水,而铂本身的质量和化学成分却没有变化。这里的铂就是催化剂。

凡能改变化学反应速率,但本身的组成和质量在反应前后保持不变的物质,称为催化剂(catalyst)。有催化剂存在的化学反应叫做催化反应。催化剂改变反应速率的作用称为催化作用(catalysis),能增加反应速率的催化剂称为正催化剂,而减慢反应速率的催化剂称为负催化剂,一般提到的催化剂都是正催化剂。有些反应的产物可作为反应的催化剂,从而使反应自动加速,称为自动催化反应。例如,$KMnO_4$ 在酸性溶液中氧化 H_2O_2 的反应,开始反应进行得很慢,一旦生成了能催化该反应的 Mn^{2+},反应就自动变快。

催化剂具有以下特点:

(1)催化剂在化学反应前后的质量和化学组成不变。但由于催化剂往往要参加反应,其物理性质可能变化,如 MnO_2 在催化 $KClO_3$ 分解放氧反应后虽仍为 MnO_2,但由较大的晶体变为细粉。

(2)催化剂的选择性。一种催化剂通常只能加速一种或少数几种反应;同样的反应物应用不同的催化剂可得到不同产物。在生物催化作用中,选择性表现得尤为突出。例如,乳酸脱氢酶只催化 L-乳酸脱氢生成丙酮酸,对 D-乳酸则不起作用;脲酶只能催化尿素分解生成氨和二氧化碳,对尿素的衍生物就无催化作用。目前,选择催化剂还缺乏完善的理论指导,多凭经验试探。

(3)在可逆反应中,催化剂能加速正反应,则也能加速逆反应,所以催化剂能加快平衡状态的到达,但不会改变平衡常数。因为催化剂不改变反应的始态和终态,即不能改变反应的 ΔG 或 $\Delta G^{\ominus}$,因此,催化剂也不能使非自发反应变成自发反应。

(4)催化剂用量小,但对反应速率影响大。例如,每升 H_2O_2 中加入 2 μg 的胶态铂(极细的铂粉),即可显著促进 H_2O_2 的分解。

催化剂对化学反应的催化能力一般叫做催化剂的活性,简称为催化活性(catalytic activity)。根据使用的目的不同,催化活性的表示方法也不同。通常用在指定条件下,单位时间、单位质量(或单位体积)的催化剂能生成产物的质量来表示。

催化剂的活性并不是一成不变的。通常开始使用时,催化剂的活性往往并不是最强,而是逐渐增强,直至催化活性达到正常。这就是所谓的催化剂的成熟期。然后,催化剂的活性保持稳定,经过一段时间后,活性逐渐下降直至不能使用。这段活性稳定的时间叫做催化剂的寿命。催化剂寿命的长短与催化剂本身有关,也因使用条件的不同而异。

催化剂在活性稳定期间,常因接触少量杂质而使活性降低或失去活性,这种现象叫做催化剂中毒(catalyst poisoning)。例如,在合成氨反应中,氧、一氧化碳、二氧化碳、水蒸气等,都可使铁催化剂的活性降低。能使催化剂中毒的这些物质叫做催化剂毒物。

向催化剂中添加一些本来不具有催化活性或催化活性很小的物质,有时会使催化剂的活性提高。例如,合成氨的铁催化剂中加入少量 Al_2O_3 和 K_2O。这种物质称为助催化剂。

为了得到较大的表面积以改善催化剂的性能,提高利用率,常将催化剂分散附着在多孔性物质上,如硅藻土、硅胶、氧化铝、浮石、分子筛等。这一类物质叫做催化剂的载体。

二、催化作用理论

催化剂能够加速反应的根本原因,是由于改变了反应途径,从而降低了反应的活化能。例如 A→B 这一化学反应,无催化剂存在时按图 5-12 中的途径 I 进行,它的活化能为 E(经 A');当有催化剂存在时,反应按途径 II 进行,活化能降低为 E',(经 A'''),活化分子数目相应增多,所以反应速率加快。

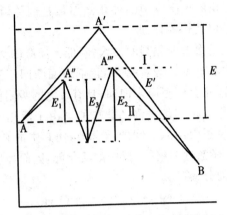

图 5-12 催化作用降低反应活化能示意图

对于不同的催化反应,降低活化能的机理可能是不同的。目前还有许多反应的机理没有弄清。为了解释催化作用机理,已应用过好几种理论,现主要介绍均相催化和多相催化理论。

体系中物理性质和化学性质相同的部分称为相,每一相内都是均匀的,相与相之间有界面分开。例如,水、冰和水蒸气,其性质不同,但内部都是均匀的,因此各为一相,依次是液相、固相和气相。凡一个体系内只有一相时,这样的体系叫做均相体系(或单相体系)。而一个体系包括几个相时,这样的体系叫做非均相体系(或多相体系)。催化作用理论分为均相催化理论和非均相催化理论。

(一)均相催化理论——中间产物学说

催化剂和反应物均处于同一相(气相或液相)的反应称为均相催化反应,简称均相催化(homogeneous catalysis)。均相催化理论认为:催化剂首先与反应物作用,生成不稳定的中间产物,它再分解或与另一反应物作用,得到最终产物,同时析出催化剂。例如,在 518 ℃时乙醛的分解反应:

$$CH_3CHO \longrightarrow CH_4 + CO$$

该反应的活化能为 190 kJ·mol^{-1},如用 I_2 蒸气作催化剂,则反应分两步进行:

$$CH_3CHO + I_2 \longrightarrow CH_3I + HI + CO$$

$$CH_3I + HI \longrightarrow CH_4 + I_2$$

这时反应的活化能降为 136 kJ·mol^{-1}。上述反应由于形成中间产物(CH_3I 和 HI)而改变了反应的途径,使反应的活化能降低,因而使反应速率加快,这种理论称为中间产物学说。

溶液中的均相催化反应,以酸碱催化最为普遍。例如:蔗糖的转化、淀粉的水解等,酸可使其反应加速,这里的催化剂是 H^+;向 H_2O_2 溶液中加碱可使其迅速分解成 O_2 和 H_2O,这里的催化剂是 OH^-;酯类的水解,如乙酰水杨酸、普鲁卡因等的水解,既可被 H^+ 催化,又可被 OH^- 催化。许多药物的稳定性与溶液的酸碱性有关。

(二)多相催化理论——活化中心学说

催化剂和反应物处于不同相的反应称为多相催化反应,简称多相催化(heterogeneous catalysis)。多相催化反应中的催化剂多数是固体,而反应物是气体或液体。例如合成氨反应是以铁作催化剂。

多相催化的实质也是由于催化剂的加入,降低了反应的活化能。那么,它是通过什么途径呢?活化中心学说认为:固体催化剂表面凹凸不平,在它的角、棱及不规则晶面上的突起部分,化合价力尚未饱和,具有较大的吸附能力。像这种能够发生吸附作用的部位,叫作催化剂的表面活化中心。由于活化中心与反应物分子相互作用,减弱了反应物分子内部原子间的结合力,使其中的某些化学键变得松弛,增大了被吸附分子的化学活性,降低了反应的活化能,因而加快了反应速率。

例如,一氧化二氮的分解反应:

$$2N_2O(g) \longrightarrow 2N_2(g) + O_2(g)$$

在无催化剂时,活化能为 $250\ kJ \cdot mol^{-1}$,当以金作催化剂时,活化能降至 $120\ kJ \cdot mol^{-1}$。活化能降低的原因可用图 5-13 所示的反应机理来说明。N_2O 分子被吸附在催化剂(Au)的表面上,由于 N_2O 分子中的氧原子与活性中心金原子的相互作用,削弱了氧与氮的化学键,使 N_2O 分子活性增大,降低了活化能,从而加快了 N_2O 的分解速率。

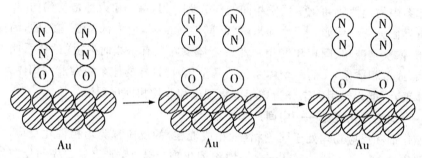

图 5-13　N_2O 在金表面上的催化分解

再如反应 $2HI \longrightarrow H_2(g) + I_2(g)$,在无催化剂时活化能为 $184\ kJ \cdot mol^{-1}$,用金作催化剂时降为 $105\ kJ \cdot mol^{-1}$,而用铂作催化剂时仅为 $42\ kJ \cdot mol^{-1}$,因此反应大大加速。这里铂比金具有更优良的活化中心。

后来发展起来的活化配合物学说,把活化中心当成是一种反应物,它先与反应物分子形成高能量的、很不稳定的中间产物,叫作活化配合物,然后才生成产物。显然,这一观点在某种程度上把均相催化理论与多相催化理论统一起来了。

三、生物体内的催化剂——酶

生物体在特定的条件下(如一定的酸碱度,有些动物有特定的体温等),进行着许多复杂的化学反应,其中涉及有机化合物的,全都需要不同的酶(enzyme)作催化剂。如果没有酶的催化作用,就没有机体的生命活动,生命也就不存在了。绝大多数的酶是蛋白质,许多酶已经分离提纯并制得结晶。被酶催化的对象称为底物(substrate)或作用物、基质。酶除具有一般催化剂的特点外,还具有下列特征:

1. 酶在一定 pH 范围及一定温度范围内才能有效地发挥作用

温度过高时酶往往失活，这些都同酶的蛋白质本质有关。所以对催化反应来说，在一定温度范围内，温度升高，反应速率加快，当温度升高到一定程度时，再继续升高，由于酶的变性、失活，反应速率会转为下降，直至为零。只有在某特定温度时，速率最大，此时的温度称为酶作用的最适温度。人体大多数酶的最适温度在 310 K(37 ℃)左右。另外，由于酶是蛋白质，本身具有许多可电离的基团。当溶液 pH 改变时，可改变这些基团的质子化、荷电状态、构象等，因而影响酶的活性。酶的活性常常是在某一 pH 范围内最大，该 pH 范围称作酶的最适 pH。pH 过高或过低都会使酶变性而失活。

2. 酶具有高度的选择性

一般说来，一种酶只对一种底物或一种类型的生化反应起催化作用。例如，H^+ 对淀粉、脂肪、蛋白质等的水解都起催化作用，而淀粉酶只对淀粉水解起催化作用，对脂肪、蛋白质的水解则不起催化作用。α-淀粉酶作用于淀粉分子的主链，使其水解成糊精，而 β-淀粉酶只水解淀粉分子的支链，生成麦芽糖分子。

3. 酶的催化效率很高

如蛋白质的消化（即水解），在体外需使用浓的强酸或强碱，并煮沸相当长的时间才能完成，但食物中的蛋白质在酸碱性都不强、温度仅有 37 ℃ 的人体消化道中，却能迅速被吸收，就是由于消化液中胃蛋白酶等催化作用的结果。

酶的催化作用原理也是降低反应的活化能。催化理论的中间产物学说和吸附活化中心学说都在一定程度上适用于酶的催化作用。

由于酶是在温和条件下，具有高度专一性和高效性的催化剂，所以它已成为近年来工业生产的新技术和催化研究的重要领域。

应用与拓展案例

案例 5-1　细胞色素 P450 药物代谢酶简介

细胞色素 P450(cytochrome，简称 CYP450)是一个超家族酶系，是一组结构和功能相关的同工酶系，主要包括 CYP1A2，CYP2C9，CYP2C19，CYP2D6，CYP2E1 和 CYP3A4。这个酶系因它们与 CO 的结合物在 450 nm 处有最大吸收峰而得名。它们广泛存在于生物体内，参与许多内源性和外源性物质的生物转化，在调节机体与外界环境的相互作用及保持体内环境的稳态中扮演着很重要的角色。

人体对药物的反应差异主要由体内代谢过程中的差异所引起，而大多数药物或外源性物质在体内的氧化代谢又是由肝脏中的 CYP450 药物代谢酶介导和催化的。如 CYP3A4 在药物代谢方面起主导作用，其底物大约有 38 个类别共 150 多种药品。红霉素、硝苯地平、可卡因、黄体酮和辛伐他汀等常见药物都经 CYP3A4 催化。其中辛伐他汀是降血脂药,它是必须经 CYP3A4 催化水解代谢为 β-羟基酸代谢产物才具有降脂活性的前药;CYP2C19 催化代谢抗焦虑、镇静、催眠药物地西泮,治疗心律失常药物普萘洛尔和抗癫痫药美芬妥因,其中美芬妥因由 S-和 R-两种对映体组成,二者在体内的代谢途径不同,R-美芬妥因绝大多数以原型从尿中排出,S-美芬妥因由羟化酶之一(即 CYP2C19)催化生成 4′-羟基美芬妥因而发挥药理作用。

CYP450 药物代谢酶在种族、民族和个体之间存在活性差异,原因在于遗传因素和环境因素的不同。一般来说,遗传因素会引起药物代谢酶的结构改变,从而导致代谢功能的改变。也就是说,药物代谢酶的编码基因存在多态性;而环境因素不改变酶的结构,只改变酶的活性。这二者都能引起体内 CYP450 酶含量的改变,这种在种族、民族和个体之间的酶活性差异,有时可达到几十倍,甚至几百倍。通常 CYP450 药物代谢酶的活性大小可由其探针药物及其代谢产物的血浆浓度比值而测定。

一般来说,药物在代谢转化部位的浓度低于其药物代谢酶的限制浓度时,显示一级速率的代谢过程;当药物代谢酶的活性部位全部被其代谢药物饱和时,药物代谢显示零级速率过程。药物在体内的吸收、分布、代谢和消除的动态过程及其影响因素是药物代谢动力学的研究对象,药代动力学的研究结果可为制定新药临床试用的合理方案提供依据。

案例 5-2 飞秒化学

美国化学家 Ahmed H. Zewail(艾哈迈德·泽维尔)创立的"飞秒化学"是化学动力学研究的重大突破。1999 年,诺贝尔化学奖授予艾哈迈德·泽维尔,表彰他使用飞秒(即毫微微秒,1 s 的千万亿分之一)技术对化学反应过程的研究。所谓飞秒技术,即用高速照相机拍摄化学反应过程中分子和原子的运动规律,记录其在反应状态下的图像,以研究化学反应的过程。

泽维尔用可能是世界上速度最快的激光闪光照相机拍摄到一百万亿分之一秒瞬间处于化学反应中的原子的化学键断裂和新键形成的过程。这种照相机用激光以几十万亿分之一秒的速度闪光,可以拍摄到反应中一次原子振荡的图像。常规状态下,人们是看不见原子和分子的化学反应过程的,现在则可以通过泽维尔教授在 20 世纪 80 年代末开创的飞秒化学技术研究化学反应的基本过程和物质变化的行为方式,从而使人类得以研究和预测重要的化学反应,把握物质运动的内在规律性,为整个化学及其相关科学带来了一场革命。可以预见,运用飞秒化学,化学反应将会更为可控,新的分子将会更容易制造。

随着研究的进展,飞秒化学已经渗透到许多领域,不仅在分子束方面,而且在表面化学、液体和溶剂、聚合物等方面都得到了应用。另一个重要的应用领域是生命科学。总之,泽维尔的飞秒化学技术犹如电视节目中通过慢动作来观看精彩足球镜头那样,他的研究成果可以让人们通过"慢动作"观察处于化学反应过程中的原子与分子的转变状态,从根本上改变了我们对化学反应过程的认识。

习　题

1. 解释下列名词:

(1)化学反应速率　(2)基元反应　(3)有效碰撞　(4)活化能　(5)速率常数　(6)反应级数　(7)半衰期　(8)催化剂

2. 什么是质量作用定律? 应用质量作用定律应注意什么问题?

3. 零级反应、一级反应、二级反应的特点是什么?

4. 碰撞理论、中间产物学说和活化中心学说的主要内容是什么?

5. 何谓范特荷甫规则? 阿伦尼乌斯公式的意义是什么?

6. 下列情况下,某一反应的反应速率和速率常数是否相同?

(1)温度相同,起始浓度不同;(2)温度不同,起始浓度相同

7. 气体 A 的分解反应为 A(g) ——→产物,当 A 的浓度为 $0.50 \ mol \cdot L^{-1}$ 时,反应速率为 $0.014 \ mol \cdot L^{-1} \cdot s^{-1}$。如果该反应分别属于 (1) 零级反应,(2) 一级反应,(3) 二级反应,则当 A 的浓度等于 $1.0 \ mol \cdot L^{-1}$ 时,反应速率分别是多少?

8. 已知某药物分解 30% 即为失效。药物溶液的质量浓度为 $5 \ g \cdot L^{-1}$,1 yr(年)后质量浓度降为 $4.2 \ g \cdot L^{-1}$。若此药物分解反应为一级反应,计算此药物的半衰期和有效期。

9. 某物质 A 的分解为二级反应,在定温下,反应进行到 A 消耗掉初始浓度的 1/3 时,需要的时间为 2 min,求 A 消耗掉初始浓度的 2/3 时需要的时间。

10. 某有机酯与一种强碱的反应是二级反应,其速率常数 k 为 $4.5 \ mol^{-1} \cdot L \cdot min^{-1}$,如果有机酯和碱的初浓度各为 $2 \times 10^{-1} \ mol \cdot L^{-1}$,问:(1)在 10 min 后剩余浓度是多少? (2)该反应的半衰期是多少?

11. 某酶催化反应的活化能是 $50.0 \ kJ \cdot mol^{-1}$。试估算此反应在发烧至 40 ℃ 的病人体内比正常人(37 ℃)加快的倍数(不考虑温度对酶活性的影响)。

12. 某一药物在水溶液中分解,当温度为 323 K 和 343 K 时测得该分解反应的速率常数为 $7.08 \times 10^{-4} \ h^{-1}$ 和 $3.55 \times 10^{-3} \ h^{-1}$。求该反应的活化能和在 298 K 时的速率常数。

第六章　氧化还原反应与电极电势

　　氧化还原反应是一类重要的化学反应,是化学热能和电能的来源之一。生命活动如肌肉收缩、物质代谢等所需要的能量也全部来源于物质在体内的氧化分解。通常将物质在生物体内氧化分解释放能量的过程,称为生物氧化。生物氧化的基本原理和化学中的氧化还原反应原理相同,但更为复杂。氧化还原反应的理论是无机化学重要的基本理论之一。

第一节　基本概念

　　无机化学反应一般分为两大类:一类是在反应过程中,反应物之间没有电子的转移或得失,如酸碱反应、沉淀反应,它们只是离子或原子间的相互交换;另一类则是在反应过程中,反应物之间发生了电子的转移或得失,这类反应被称为氧化还原反应。

　　判断氧化还原反应和非氧化还原反应的主要依据是元素氧化数的变化。元素氧化数的改变也是定义氧化剂、还原剂和配平氧化还原反应方程式的依据。

一、氧化数

　　1970 年,国际纯粹和应用化学联合会(IUPAC)定义氧化数(oxidation number)的概念为:氧化数(又称氧化值)是指某元素一个原子的电荷数,这种电荷数是将成键电子指定给电负性较大的原子而求得。确定元素原子氧化数的原则有:

　　(1)单质的氧化数为零。因为同一元素的电负性相同,在形成化学键时不发生电子的转移或偏离。例如,Cl_2 中的 Cl,H_2 中的 H,金属 Cu、Al 等,氧化数均为零。

　　(2)氢在化合物中的氧化数一般为 $+1$。但在活泼金属的氢化物中,氢的氧化数为 -1,如 NaH。

　　(3)氧在化合物中的氧化数一般为 -2。但在过氧化物中,氧的氧化数为 -1。如 H_2O_2,BaO_2;在超氧化物中,氧的氧化数为 $-\frac{1}{2}$,如 KO_2。在氟化物中,氧的氧化数为 $+2$,如 OF_2。

　　(4)碱金属的氧化数为 $+1$,碱土金属的氧化数为 $+2$。

(5)所有元素的原子,其氧化数的代数和在多原子的分子中等于零;在多原子的离子中等于离子所带的电荷数。

根据以上原则,我们既可以计算化合物分子中各种组成元素原子的氧化数,亦可以计算多原子离子中各组成元素原子的氧化数。

[例 6-1] 计算 Fe_3O_4 中 Fe 的氧化数。

解: 设 Fe 的氧化数为 x,则

$$3x + 4 \times (-2) = 0$$

$$x = +\frac{8}{3}$$

[例 6-2] 计算 $Cr_2O_7^{2-}$ 中 Cr 的氧化数。

解: 设 Cr 的氧化数为 x,则

$$2x + 7 \times (-2) = -2$$

$$x = +6$$

以上计算表示,氧化数不仅有正、负之分,还可以是分数。它是用来表征元素在化合状态时的形式电荷数。

二、自身氧化还原反应

在氧化还原反应中,若氧化数的升高和降低都发生在同一种化合物中,即氧化剂和还原剂是同一种物质,称为自身氧化还原反应。例如:

$$\underset{\text{氧化数降低}}{\overset{\text{氧化数升高}}{4KClO_3 \xrightarrow{\triangle} 3KClO_4 + KCl}}$$

在反应中,$KClO_3$ 既是氧化剂又是还原剂,氧化数的升高和降低是同一种物质中的同一元素,这类自身氧化还原反应又称为歧化反应。

三、氧化还原电对

每个氧化还原反应方程式都可以拆成两个半反应式,即失电子的氧化半反应式和得电子的还原半反应式。例如:

氧化还原离子反应式: $Ce^{4+} + Fe^{2+} \Longleftrightarrow Ce^{3+} + Fe^{3+}$

氧化半反应式: $Fe^{2+} - e \Longleftrightarrow Fe^{3+}$

还原半反应式: $Ce^{4+} + e \Longleftrightarrow Ce^{3+}$

每个半反应式,都是由同一元素的氧化数不同的物质组成。其中,氧化数高的物质称为氧化型,氧化数低的物质称为还原型。因此,氧化还原半反应式可用通式表示:

$$\text{氧化型} + n e \underset{\text{氧化}}{\overset{\text{还原}}{\Longleftrightarrow}} \text{还原型}$$

由此可见，氧化型和还原型是可以互相转化的。氧化型物质获得电子转变成还原型，还原型物质失去电子转变成氧化型。这种彼此间相互依存、互相转化的关系与酸碱质子理论中的酸碱共轭关系十分相似。酸碱共轭关系用"共轭酸碱对"表示，氧化型、还原型之间的共轭关系亦可以用"氧化还原电对"表示。书写时，氧化型写在斜线左侧，还原型写在斜线右侧，如 Ce^{4+}/Ce^{3+}，Fe^{3+}/Fe^{2+}。

有离子参加的氧化还原反应，一般是在水溶液中进行。H^+，OH^- 和 H_2O 常是反应的参与者，本身不发生氧化还原反应，它们存在于氧化还原反应方程式配平过程中。例如：

$$2MnO_4^- + 10Cl^- + 16H^+ \Longrightarrow 2Mn^{2+} + 5Cl_2 \uparrow + 8H_2O$$

四、原电池

在一般化学反应中，这种电子转移没有一定的方向，通常以热的形式表现出来，激烈时还会有光、声等其他形式的能量释放。如果设计一种装置，让电子的转移变成一种有秩序的定向移动，那么这种装置就称为原电池（primary cell），如图 6-1 所示。

原电池中，根据检流计指针偏转方向判断：锌失去电子变为 Zn^{2+} 进入溶液，发生氧化反应。电子由锌极经导线流向铜极，锌极是负极；铜极溶液中 Cu^{2+} 得到电子析出金属铜，发生还原反应，铜极为正极。检流计指针偏转说明电子定向移动产生电流。当把盐桥取出时，检流计指针回到零位。放入盐桥，检流计指针偏转，证实盐桥是起着使整个装置构成通路的作用。

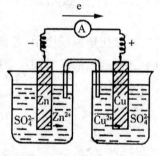

图 6-1　Cu-Zn 原电池示意图

为什么取走盐桥，检流计指针回到零位，即导线上不再有电流通过了呢？

这是因为，随着电池内氧化还原反应的进行，锌片不断溶解并以 Zn^{2+} 形式进入溶液，使 $ZnSO_4$ 溶液中因 Zn^{2+} 过多而带正电，阻止了锌极的氧化反应。同理，Cu^{2+} 不断获得电子在铜片上析出，使 $CuSO_4$ 溶液中因 Cu^{2+} 变成金属 Cu 导致 SO_4^{2-} 过量而带负电，阻止了铜极还原反应的进行。当有盐桥存在时，盐桥中的 Cl^- 可以向 $ZnSO_4$ 溶液中扩散，中和过剩的正电荷；盐桥中 K^+ 可以向 $CuSO_4$ 溶液中扩散，中和过剩的负电荷，维持两烧杯溶液的电中性，使电极上的反应继续进行。这就是放入盐桥后，氧化还原反应继续进行的原因。

原电池种类很多，工作原理大致相同，它的功能是将化学能转变成电能，实现了使电子定向移动而产生电流的过程。

依上所述，原电池由两个半电池（half cell）组成，每个半电池又称作一个电极（electrode）。在两个半电池中发生的氧化还原反应又叫作半电池反应或电极反应，两个半电池反应或两个电极（负极或正极）反应的总和称为电池反应。例如，在

Cu-Zn 原电池中：

锌电极的电极反应	（—）	$Zn-2e \longrightarrow Zn^{2+}$	氧化反应
铜电极的电极反应	（＋）	$Cu^{2+}+2e \longrightarrow Cu$	还原反应
电池反应		$Zn+Cu^{2+} \longrightarrow Zn^{2+}+Cu$	氧化还原反应

（一）原电池组成式

原电池可以用图表示，如图 6-1 所示。但为了书写方便，常用电池组成式表示。如 Cu-Zn 原电池的电池组成式：

$$(-)Zn|Zn^{2+}(c_1)\|Cu^{2+}(c_2)|Cu(+)$$

习惯上，将负极写在左侧，以（—）表示。正极写在右侧，以（＋）表示。"|"表示两相之间的界面，"‖"表示盐桥。严格讲，各离子的浓度应以活度表示。

了解原电池组成式的表示方法后，对于任何一个自发的氧化还原反应所组成的电池，我们都可以写出它的电池组成式，进而写出其电极反应式和电池反应式。同样，亦可根据氧化还原反应方程式，设计原电池。

[例 6-3]　根据下列氧化还原反应设计原电池，写出电池组成式和电极反应式。

(1) $Cu^{2+}+H_2(g) \rightleftharpoons Cu+2H^+$

(2) $MnO_4^- +5Fe^{2+}+8H^+ \rightleftharpoons 5Fe^{3+}+Mn^{2+}+4H_2O$

解：(1) 根据上述反应式(1)中氧化值的变化判断，电对 H^+/H_2 为负极，Cu^{2+}/Cu 为正极。则

（—）	电极反应式	$H_2 \rightleftharpoons 2H^+ +2e$	氧化反应
（＋）	电极反应式	$Cu^{2+}+2e \rightleftharpoons Cu$	还原反应

电池组成式　$(-)Pt|H_2(p)|H^+(c_1)\|Cu^{2+}(c_2)|Cu(+)$

(2) 根据上述反应式(2)中氧化值的变化判断，电对 Fe^{3+}/Fe^{2+} 为负极，MnO_4^-，H^+/Mn^{2+} 为正极。则

（—）	电极反应式	$Fe^{2+} \rightleftharpoons Fe^{3+} +e$	氧化反应
（＋）	电极反应式	$MnO_4^- +8H^+ +5e \rightleftharpoons Mn^{2+}+4H_2O$	还原反应

电池组成式：

$$(-)Pt|Fe^{3+}(c_1),Fe^{2+}(c_2)\|MnO_4^-(c_3),Mn^{2+}(c_4),H^+(c_5)|Pt(+)$$

从此例题中可以看出，书写电池符号时应注意以下几点：

(1) 首先要根据氧化还原反应判断出原电池的正、负极，然后将负极写在左侧，正极写在右侧。

(2) 当电极反应有介质参加时，一定要将介质写在电池符号中，如[例 6-3]中的(2)，正极反应在酸性介质中进行，因此将 H^+ 写在电极中。

(3) 当电池中有气体电极和氧化还原电极时，一定要加上惰性极板，如 Pt、石墨等，否则构不成原电池。

(4) 应标明原电池中溶液的浓度及气体的压力。如果不标出，可默认为是 1 mol·L^{-1} 或 101.3 kPa。

(二)电池电动势

原电池之所以能产生电流,是因为在正极和负极之间存在着电势差。用电位差计测得的原电池的电势差,又称电池的电动势,常用符号"E"表示。按国际纯粹和应用化学联合会统一规定,电池电动势等于正极电极电势与负极电极电势之差,电极电势的符号常用"φ"表示,两者之间的关系为

$$E = \varphi_+ - \varphi_- \tag{6.1}$$

电池电动势恒为正值。

五、电极类型

常见的电极有以下几类:

1. 金属—金属离子电极

将金属板插入含有同一金属离子的盐溶液中构成电极。如:

锌电极　　　　电极组成式　　　$Zn \mid Zn^{2+}(c)$

　　　　　　　电极反应式　　　$Zn^{2+} + 2e \Longrightarrow Zn$

2. 金属—金属难溶盐—阴离子电极

将金属表面涂以该金属的难溶盐,浸入与其盐含有相同阴离子的溶液中组成电极。如:

氯化银电极　　电极组成式　　　$Ag \mid AgCl(s) \mid Cl^-$

　　　　　　　电极反应式　　　$AgCl(s) + e \Longrightarrow Ag + Cl^-$

甘汞电极　　　电极组成式　　　$Pt \mid Hg(l) \mid Hg_2Cl_2(s) \mid KCl(c)$

　　　　　　　电极反应式　　　$Hg_2Cl_2(s) + 2e \Longrightarrow 2Hg + 2Cl^-$

该电极的电势稳定,再现性好,装置简单,使用方便,广泛用作参比电极,如图6-2所示。

3. 气体电极

该类电极是将气体通入其相应离子溶液中,用不易与气体和溶液起作用的金属铂或石墨作导体组成的电极,常见的有氢电极和氯电极,如图6-3所示。

氢电极　　　　电极组成式　　　$Pt \mid H_2(p) \mid H^+(c)$

　　　　　　　电极反应式　　　$2H^+ + 2e \Longrightarrow H_2(g)$

4. 氧化还原电极

将惰性极板(Pt或石墨)浸入同一元素的两种不同氧化态的离子溶液中构成此类电极。

Fe^{3+},Fe^{2+}电极　电极组成式　　　$Pt \mid Fe^{3+}(c), Fe^{2+}(c)$

　　　　　　　电极反应式　　　$Fe^{3+} + e \Longrightarrow Fe^{2+}$

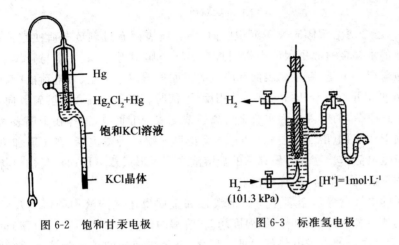

图 6-2　饱和甘汞电极　　　　图 6-3　标准氢电极

第二节　电极电势

把原电池的两个电极用导线连接起来就可以产生电流,说明两个电极之间存在着电势差。在 Cu-Zn 原电池中,电子是从锌极流向铜极,说明锌极电势比铜极电势低。是什么原因使得原电池中两电极的电势不相同呢? 电极电势是如何产生的呢? 这与金属在溶液中的情况有关。

一、电极电势的产生

在金属晶体中,存在着金属正离子、金属原子和自由电子。当把金属板插入它的盐溶液中时,有两种反应倾向存在:

(1)金属表面原子由于本身的热运动和极性溶剂分子的吸引,有脱离金属表面形成水合离子进入溶液的倾向,同时把电子留在金属表面。

(2)溶液中的水合金属离子受到金属表面负电荷的吸引,具有获得电子沉积于金属表面的倾向,使金属离子不断沉积。当溶解和沉积速率相等时,建立如下平衡:

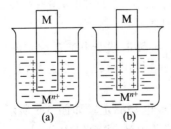

图 6-4　双电层示意图

$$M \Longrightarrow M^{n+} + ne$$

达平衡时,若金属溶解倾向大于沉积倾向,则金属表面有过剩负电荷使其带负电;进入溶液的水合金属离子因静电作用将聚集在金属附近,形成一个与金属电性相反的溶液薄层。于是,在金属表面和溶液的界面处形成了带正、负电荷的"双电层"[electron double layer,见图 6-4(a)];相反,平衡时若沉积倾向大于溶解倾向,则金属表面带正电荷,而溶液中因水合金属离子浓度减少带负电,这样在金属表面与溶液的界面形成"双电层"[见图 6-4(b)]。无论形成哪一种双电层,在金属和溶液之间均可产生电势差。这种金属和它的盐溶液之间因形成双电层而产生的电势差称为金属的平衡电极电势,简称电极电势。

金属的电极电势与金属本身的活泼性和金属离子在溶液中的浓度及温度有关。金属越活泼,溶液浓度越稀,温度越高,溶解的倾向越大,金属表面所带负电荷越多,平衡时电极的电极电势就愈低。反之,金属表面带的正电荷越多,电极的电极电势就越高。

金属表面离子进入溶液的作用是氧化作用,由溶液中沉积出来的作用是还原作用。

二、标准电极电势的测定

人们至今尚无法测定电极电势的绝对值,只能以某一种电极作为标准来和其他电极进行比较,求出每一个电极电势的相对值。按照国际纯粹与应用化学联合会(IUPAC)的建议,采用标准氢电极(standard hydrogen electrode,SHE)作为标准电极。

(一)标准氢电极

标准氢电极是在一特制的玻璃管中,装入一铂片,铂片上镀有一层海绵状的铂黑,铂黑对氢气有较好的吸附性,如图 6-3 所示。将铂片与氢离子浓度为 1 mol·L^{-1} 的盐酸溶液接触,在 25 ℃时,不断地通入压力为 101.3 kPa 的纯氢气流,构成标准氢电极。铂片上被吸附的氢气与盐酸溶液之间产生的电位差,叫作标准氢电极的电极电势,规定其数值为零,记作 $\varphi^{\ominus}_{H^+/H_2} = 0.0000$ V。

标准状态是指温度通常为 298 K,组成电极的离子浓度为 1 mol·L^{-1},气体物质的分压是 101.3 kPa,液体或固体为纯净物质,在这种状态下测定的电极电势称标准电极电势(standard electrode potential),用符号"$\varphi^{\ominus}$"表示。

(二)标准电极电势的测定

将标准氢电极与其他各种标准状态下的电极组成原电池,测定这个原电池的电动势,根据电池电动势与电极电势之间的关系,计算得出各电极的标准电极电势。

例如,标准锌电极的电极电势测定。如图 6-5 所示,在温度为 298 K 时,用标准锌电极与标准氢电极组成原电池,电池组成式为:

(−)Zn|Zn^{2+}(1 mol·L^{-1}) ‖ H$^+$(1 mol·L^{-1})|H$_2$(101.3 kPa)|Pt(+)

根据电池连接的检流计指针偏转的方向,推测标准锌电极为负极,标准氢电极为正极。由电位差计获得该电池的电动势为 $E^{\ominus} = 0.7628$ V。

根据电池电动势与两电极电极电势之间的关系,有:

$$E^{\ominus} = \varphi_+^{\ominus} - \varphi_-^{\ominus}$$
$$= \varphi_{H^+/H_2}^{\ominus} - \varphi_{Zn^{2+}/Zn}^{\ominus}$$

将测定数值代入上式,则:

$$0.7628 = 0.0000 - \varphi_{Zn^{2+}/Zn}^{\ominus}$$

所以

$$\varphi_{Zn^{2+}/Zn}^{\ominus} = -0.7628 \text{(V)}$$

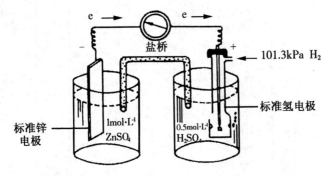

图 6-5 测定 $\varphi_{Zn^{2+}/Zn}^{\ominus}$ 的装置

用同样的方法测定标准铜电极的标准电极电势。当标准铜电极与标准氢电极组成原电池时,由检流计指针偏转的方向可知,标准铜电极为正极,氢电极为负极。298 K 时,测得该电池的电动势 $E^{\ominus} = 0.3402$ V

根据

$$E^{\ominus} = \varphi_+^{\ominus} - \varphi_-^{\ominus}$$
$$0.3402 = \varphi_{Cu^{2+}/Cu}^{\ominus} - 0.0000$$

所以

$$\varphi_{Cu^{2+}/Cu}^{\ominus} = 0.3402 \text{(V)}$$

从上面获得的数据看,锌电极的标准电极电势为负值,铜电极的标准电极电势为正值。负值表明,Zn 失去电子的倾向大于 H_2,或者说 Zn^{2+} 得到电子变成金属 Zn 的倾向小于 H^+;正值表明,Cu 失去电子的倾向小于 H_2,或者说 Cu^{2+} 获得电子变成金属铜的倾向大于 H^+。这也表明,Zn 比 Cu 活泼,因为 Zn 比 Cu 更容易失去电子转变为 Zn^{2+}。

在实际的标准电极电势测定中使用标准氢电极非常不便。因此,常用一种稳定而且方便的参比电极代替。常用的参比电极是饱和甘汞电极(见图 6-2)。

饱和甘汞电极的电极电势相对于标准氢电极而言,其电极电势为 0.2412 V。在测定某电极的 $\varphi^{\ominus}$ 值的实验中,将饱和甘汞电极和其他标准电极组成原电池,测定电池电动势 $E^{\ominus}$,求出其对应的标准电极电势。

用类似的方法我们可以测定各种标准电极的电极电势,得到标准电极电势表。

三、标准电极电势表

各种电极的标准电极电势除了实验直接测定外,也可以从反应有关的热力学函数如自由能变化、熵变以及平衡常数等有关数据计算获得。现将一些常用电极的标准电极电势值列于表 6-1 中。表中没有列出的标准电极电势数值,可查阅有关化学手册及本书附录。

表 6-1　标准电极电势表(298 K)

电对 (氧化态/还原态)	电极反应 氧化态 + ne ⇌ 还原态	$\varphi^{\ominus}$(V)
Li^+/Li	最弱 $Li^+ + e \rightleftharpoons Li$　　最强	-3.045
K^+/K	氧化剂 $K^+ + e \rightleftharpoons K$　　还原剂	-2.925
Na^+/Na	$Na^+ + e \rightleftharpoons Na$	-2.7109
H_2O/H_2	$2H_2O + 2e \rightleftharpoons H_2 + 2OH^-$	$-0.828\,06$
Zn^{2+}/Zn	$Zn^{2+} + 2e \rightleftharpoons Zn$	-0.7628
$CO_2/H_2C_2O_4$	$2CO_2 + 2H^+ + 2e \rightleftharpoons H_2C_2O_4$	-0.49
Cr^{3+}/Cr^{2+}	$Cr^3 + e \rightleftharpoons Cr^{2+}$	-0.41
Cd^{2+}/Cd	$Cd^{2+} + 2e \rightleftharpoons Cd$	-0.402
$[Ag(CN)_2]^-/Ag$	$[Ag(CN)_2]^- + e \rightleftharpoons Ag + 2CN^-$	-0.31
HAc/H_2	$2HAc + 2e \rightleftharpoons H_2 + 2Ac^-$	-0.281
Sn^{2+}/Sn	$Sn^{2+} + 2e \rightleftharpoons Sn$	-0.1364
Pb^{2+}/Pb	$Pb^{2+} + 2e \rightleftharpoons Pb$	-0.1263
H^+/H_2	$2H^+ + 2e \rightleftharpoons H_2$	0.0000
$AgBr/Ag$	$AgBr + e \rightleftharpoons Ag + Br^-$	$+0.0713$
Sn^{4+}/Sn^{2+}	$Sn^{4+} + 2e \rightleftharpoons Sn^{2+}$	$+0.15$
Cu^{2+}/Cu^+	$Cu^{2+} + e \rightleftharpoons Cu^+$	$+0.158$
$AgCl/Ag$	$AgCl + e \rightleftharpoons Ag + Cl^-$	$+0.2223$
Hg_2Cl_2/Hg	$Hg_2Cl_2 + 2e \rightleftharpoons 2Hg + 2Cl^-$	$+0.2678$
Cu^{2+}/Cu	$Cu^{2+} + 2e \rightleftharpoons Cu$	$+0.3402$
$[Ag(NH_3)_2]^+/Ag$	$[Ag(NH_3)_2]^+ + e \rightleftharpoons Ag + 2NH_3$	$+0.373$
O_2/OH^-	$O_2 + H_2O + 4e \rightleftharpoons 4OH^-$	$+0.401$
Cu^+/Cu	$Cu^+ + e \rightleftharpoons Cu$	$+0.521$
I_2/I^-	$I_2 + 2e \rightleftharpoons 2I^-$	$+0.535$
O_2/H_2O_2	$O_2 + 2H^+ + 2e \rightleftharpoons H_2O_2$	$+0.682$
Fe^{3+}/Fe^{2+}	$Fe^{3+} + e \rightleftharpoons Fe^{2+}$	$+0.770$
Hg_2^{2+}/Hg	$Hg_2^{2+} + 2e \rightleftharpoons 2Hg$	$+0.788$
Ag^+/Ag	$Ag^+ + e \rightleftharpoons Ag$	$+0.7996$
Br_2/Br^-	$Br_2 + 2e \rightleftharpoons 2Br^-$	$+1.087$
IO_3^-/I_2	$IO_3^- + 6H^+ + 5e \rightleftharpoons \frac{1}{2}I_2 + 3H_2O$	$+0.195$
O_2/H_2O	$O_2 + 4H^+ + 4e \rightleftharpoons 2H_2O$	$+1.229$
$Cr_2O_7^{2-}/Cr^{3+}$	$Cr_2O_7^{2-} + 14H^+ + 6e \rightleftharpoons 2Cr^{3+} + 7H_2O$	$+1.33$
Cl_2/Cl^-	$Cl_2 + 2e \rightleftharpoons 2Cl^-$	$+1.3583$
Ce^{4+}/Ce^{3+}	$Ce^{4+} + e \rightleftharpoons Ce^{3+}$	$+1.4430$
MnO_4^-/Mn^{2+}	$MnO_4^- + 8H^+ + 5e \rightleftharpoons Mn^{2+} + 4H_2O$	$+1.491$
BrO_3^-/Br_2	最强 $BrO_3^- + 6H^+ + 5e \rightleftharpoons \frac{1}{2}Br_2 + 3H_2O$　最弱	$+1.52$
F_2/F^-	氧化剂 $F_2 + 2e \rightleftharpoons 2F^-$　　还原剂	$+2.87$

注:①表中,电极反应都以还原反应的形式统一写出:氧化型 + ne ⇌ 还原型,所列 $\varphi^{\ominus}$ 值的正负与电极反应的方向无关。

②各种电对按 $\varphi^{\ominus}$ 由负值到正值的顺序排列。说明氧化型物质获得电子的能力自上而下依次增强,还原型物质失去电子的能力自下而上依次增强,其强弱程度可从 $\varphi^{\ominus}$ 值大小来判断。

③表中均为 298 K 时的标准电极电势,由于电极电势随温度变化不大,故在室温下可以借用表中数据。

四、标准电极电势的应用

在无机化学中,标准电极电势的应用主要有三个方面:①判断氧化剂、还原剂的相对强弱;②判断氧化还原反应进行的方向;③判断氧化还原反应进行的限度——计算反应平衡常数。

(一)比较氧化剂、还原剂的相对强弱

从标准电极电势数值得知, $\varphi^{\ominus}$ 值越大,其氧化型氧化能力越强。 $\varphi^{\ominus}$ 值越小,其还原型还原能力越强。例如:

$$Fe^{2+} + 2e \Longrightarrow Fe \qquad \varphi^{\ominus} = -0.4402 \text{ V}$$
$$Cu^{2+} + 2e \Longrightarrow Cu \qquad \varphi^{\ominus} = +0.3402 \text{ V}$$

铁电极的电极电势比铜电极的电极电势低,故金属铁是比金属铜更强的还原剂, Cu^{2+} 是比 Fe^{2+} 更强的氧化剂。

标准电极电势表中,左侧氧化型物质在氧化还原反应中作氧化剂,右侧还原型物质在氧化还原反应中作还原剂。左下方 F_2 是最强氧化剂,右上方 Li 是最强还原剂。

[例 6-4]　比较下列物质氧化能力或还原能力的强弱。

$KMnO_4(aq)$,$MnSO_4(aq)$,$FeCl_3(aq)$,$FeCl_2(aq)$,氯水,$HCl(aq)$,$SnCl_4(aq)$,$SnCl_2(aq)$,$KI(aq)$,碘水。

解:查表得:

$$\varphi^{\ominus}_{MnO_4^-/Mn^{2+}} = 1.491 \text{ V} \qquad \varphi^{\ominus}_{Fe^{3+}/Fe^{2+}} = 0.771 \text{ V} \qquad \varphi^{\ominus}_{Cl_2/Cl^-} = 1.3583 \text{ V}$$

$$\varphi^{\ominus}_{Sn^{4+}/Sn^{2+}} = 0.15 \text{ V} \qquad \varphi^{\ominus}_{I_2/I^-} = 0.535 \text{ V}$$

氧化剂的氧化能力强弱顺序是 $KMnO_4 > Cl_2 > FeCl_3 > I_2 > SnCl_4$

还原剂的还原能力强弱顺序是 $SnCl_2 > KI > FeCl_2 > HCl > MnSO_4$

[例 6-5]　在含有 Cl^-,Br^- 和 I^- 的混合溶液中欲使 I^- 氧化为 I_2,而 Br^- 和 Cl^- 不被氧化。在常用的 $Fe_2(SO_4)_3$ 和 $KMnO_4$ 试剂中,选用哪种为宜?

解:根据例 6-4 中给出的标准电极电势值可知,I^-,Br^-,Cl^- 都能被 MnO_4^- 所氧化,而 Fe^{3+} 只能氧化 I^-,故选用 $Fe_2(SO_4)_3$ 为宜。

(二)判断氧化还原反应的方向

氧化还原反应的方向可根据电池电动势进行判断。只有正极电对的电极电势大于负极电对的电极电势,此电池反应才可能自发进行。若电池反应中各物质均为标准状态,可通过标准电动势 $E^{\ominus}$ 判断反应的自发性,即

$$E^{\ominus} > 0 \qquad 正向反应自发进行$$
$$E^{\ominus} < 0 \qquad 正向反应非自发进行$$

[例 6-6]　判断反应 $Sn^{2+} + 2Fe^{3+} \Longrightarrow Sn^{4+} + 2Fe^{2+}$,$2Br^- + 2Fe^{3+} \Longrightarrow 2Fe^{2+} +$

Br_2 能否自发进行。

解:查表得

$$Sn^{4+} + 2e \Longrightarrow Sn^{2+} \qquad \varphi^{\ominus} = 0.151 \text{ V}$$
$$Fe^{3+} + e \Longrightarrow Fe^{2+} \qquad \varphi^{\ominus} = 0.771 \text{ V}$$
$$Br_2 + 2e \Longrightarrow 2Br^- \qquad \varphi^{\ominus} = 1.087 \text{ V}$$

在反应 $Sn^{2+} + 2Fe^{3+} \Longrightarrow Sn^{4+} + 2Fe^{2+}$ 中,根据标准电极电势判断:Fe^{3+} 为氧化剂,Sn^{2+} 为还原剂;组成原电池时,Sn^{4+}/Sn^{2+} 电对为负极,Fe^{3+}/Fe^{2+} 电对为正极。

$$E^{\ominus} = \varphi_+^{\ominus} - \varphi_-^{\ominus}$$
$$= \varphi_{Fe^{3+}/Fe^{2+}}^{\ominus} - \varphi_{Sn^{4+}/Sn^{2+}}^{\ominus}$$
$$= (0.771 - 0.151) > 0$$

所以该反应能正向自发进行。

在反应 $2Br^- + 2Fe^{3+} \Longrightarrow 2Fe^{2+} + Br_2$ 中,根据方程式判断:Fe^{3+} 为氧化剂,Br^- 为还原剂。组成原电池时,Fe^{3+}/Fe^{2+} 电对为正极,Br_2/Br^- 电对为负极。则:

$$E^{\ominus} = \varphi_+^{\ominus} - \varphi_-^{\ominus}$$
$$= \varphi_{Fe^{3+}/Fe^{2+}}^{\ominus} - \varphi_{Br_2/Br^-}^{\ominus}$$
$$= (0.771 - 1.087) < 0$$

所以判断该反应正向非自发进行。

另外,电动势数值可用来判断反应的次序。即如果一种氧化剂(或还原剂)同时可以氧化(或还原)几种物质,那么,它首先氧化(或还原)哪一种物质呢?

对于那些反应速度很快的同类型反应,$E^{\ominus}$ 值大的反应先进行,$E^{\ominus}$ 值小的反应后进行。也就是说,当一种氧化剂可以氧化几种还原剂时,首先氧化最强的那种还原剂。同理,当一种还原剂可以还原几种氧化剂时,首先还原最强的那种氧化剂。

[例 6-7] 滴加氯水于含有 Br^-,I^- 的混合溶液中,判断在标准状态下哪种离子先被氧化。

解:首先计算氯水氧化 Br^-,I^- 反应的 $E^{\ominus}$ 值

(1)$Cl_2 + 2Br^- \Longrightarrow Br_2 + 2Cl^-$

$$E^{\ominus} = \varphi_{Cl_2/Cl^-}^{\ominus} - \varphi_{Br_2/Br^-}^{\ominus}$$
$$= 1.36 - 1.087 = 0.273(V)$$

(2)$Cl_2 + 2I^- \Longrightarrow I_2 + 2Cl^-$

$$E^{\ominus} = \varphi_{Cl_2/Cl^-}^{\ominus} - \varphi_{I_2/I^-}^{\ominus}$$
$$= 1.36 - 0.54 = 0.82(V)$$

因两个反应类型相同(转移电子数相同),且 $E_2^{\ominus} > E_1^{\ominus}$。故在标准状态下,氯水首先氧化 I^-,后氧化 Br^-,这与实验结果是一致的。

(三)判断反应进行的限度——计算平衡常数

1. 求平衡常数

热力学一章告诉我们:在恒温、恒压下,反应自发进行的判据是自由能变化为

负值($\Delta G<0$),而氧化还原反应则以电池电动势大于零($E>0$)来判断反应的自发进行,这两种判据结合在一起暗示了自由能减少和电池电动势之间有直接的关系:

$$-\Delta G=nFE \tag{6.2}$$

式(6.2)中,ΔG 是自由能变化,n 是配平了的氧化还原反应方程中转移的电子数,F 是法拉第常数,E 是电池电动势。

当反应物和产物以标准状态存在时,电池电动势为 $E^{\ominus}$,则

$$\Delta G^{\ominus}=-nFE^{\ominus} \tag{6.3}$$

根据标准自由能变化和平衡常数的关系:

$$\Delta G^{\ominus}=-2.303RT\lg K \tag{6.4}$$

式中,R 为气体常数,T 为绝对温度。则

$$-nFE^{\ominus}=-2.303RT\lg K$$

$$E^{\ominus}=\frac{2.303RT}{nF}\lg K$$

当 T 为 298 K 时

$$\lg K=\frac{nE^{\ominus}}{0.0592}=\frac{n(\varphi_+^{\ominus}-\varphi_-^{\ominus})}{0.0592} \tag{6.5}$$

式(6.5)表明,在一定温度下,氧化还原反应的平衡常数与标准电池电动势和反应得失电子数有关,与反应物的浓度无关。$E^{\ominus}$ 越大,平衡常数就越大,反应进行越完全。因此,可以用 $E^{\ominus}$ 值的大小来估计反应进行的程度。一般说,$E^{\ominus}\geqslant 0.2\sim 0.4$ V 的氧化还原反应,其平衡常数均大于 $10^6(K>10^6)$,表明反应进行的程度已相当完全了。

[例 6-8] 计算下列氧化还原反应的平衡常数。

(1)$Fe^{2+}+Ag^+ =\!=\!= Fe^{3+}+Ag(s)$

(2)$Pb^{2+}+Cu =\!=\!= Pb(s)+Cu^{2+}$

解:(1)$E_1^{\ominus}=\varphi_{Ag^+/Ag}^{\ominus}-\varphi_{Fe^{3+}/Fe^{2+}}^{\ominus}$

$\qquad =0.7996-0.771=0.0286$

$\qquad \lg K_1=\frac{1\times 0.0286}{0.0592}=0.483$

$\qquad K_1=3.041$

(2)$E_2^{\ominus}=\varphi_{Pb^{2+}/Pb}^{\ominus}-\varphi_{Cu^{2+}/Cu}^{\ominus}$

$\qquad =-0.1263-0.3402=-0.4665$

$\qquad \lg K_2=\frac{2\times(-0.4665)}{0.0592}=-15.76$

$\qquad K_2=1.74\times 10^{-16}$

2. 求溶度积常数

许多难溶电解质饱和溶液的离子浓度极低,用一般的化学分析方法准确测定其浓度并进而求出 K_{sp} 值是很困难的,但通过选择适当电极组成电池,测定其电池电动势,可方便、准确地确定 K_{sp} 值。

[例 6-9] 根据标准电极电势计算 $Ag^++Cl^- =\!=\!= AgCl(s)$ 反应的平衡常数 K 和 AgCl 的溶度积常数 K_{sp}。

解:将反应式两侧各加一项金属 Ag,则反应方程式为:

$$Ag^+ + Cl^- + Ag \Longrightarrow AgCl(s) + Ag$$

由该式中寻找出两个氧化还原电对,即 Ag^+/Ag 和 $AgCl(s)/Ag,Cl^-$ 电对,两个电对的电极电势值查表结果如下:

$$AgCl(s) + e \Longrightarrow Ag + Cl^- \qquad \varphi^\ominus = 0.2223 \text{ V}$$

$$Ag^+ + e \Longrightarrow Ag \qquad \varphi^\ominus = 0.7996 \text{ V}$$

从电极电势数值可以看出,$AgCl(s)/Ag,Cl^-$ 电对应为负极,Ag^+/Ag 电对应为正极。反应 $Ag^+ + Cl^- \Longrightarrow AgCl(s)$ 的平衡常数为:

$$\lg K = \frac{n(\varphi_+^\ominus - \varphi_-^\ominus)}{0.0592}$$

$$\lg K = \frac{0.7996 - 0.2223}{0.0592} = 9.75$$

$$K = 5.62 \times 10^9$$

$$K_{sp} = \frac{1}{K} = \frac{1}{5.62 \times 10^9} = 1.78 \times 10^{-10}$$

3. 求配合物的稳定常数

[例 6-10] 应用有关电极电势数值确定 $[Ag(CN)_2]^-$ 的稳定常数。

解:$[Ag(CN)_2]^-$ 稳定常数表达式为

$$Ag^+ + 2CN^- \Longrightarrow [Ag(CN)_2]^-$$

$$K_稳 = \frac{[Ag(CN)_2^-]}{[Ag^+][CN^-]^2}$$

将反应式两侧各加一项金属 Ag,则反应方程式为:

$$Ag^+ + 2CN^- + Ag \Longrightarrow [Ag(CN)_2]^- + Ag$$

分析该方程式中,氧化剂为 Ag^+,其产物为 Ag,故组成 Ag^+/Ag 电对;反应物中还原剂为 Ag,与产物 $[Ag(CN)_2]^-$ 组成电对为 $[Ag(CN)_2]^-/Ag,CN^-$,查表结果如下:

$$[Ag(CN)_2]^- + e \Longrightarrow Ag + 2CN^- \qquad \varphi^\ominus = -0.31 \text{ V}$$

$$Ag^+ + e \Longrightarrow Ag \qquad \varphi^\ominus = 0.7996 \text{ V}$$

$$\lg K = \frac{n(\varphi_+^\ominus - \varphi_-^\ominus)}{0.0592}$$

$$\lg K = \frac{0.7996 - (-0.31)}{0.0592} = 18.74$$

$$K = K_稳 = 5.5 \times 10^{18}$$

(四)元素电势图及其应用

1. 元素电势图

当一种元素具有多种氧化态时,为了直观地了解各氧化态之间的关系,将各电对的标准电极电势按氧化数从高到低的顺序以图解方式表示,这种表示元素各氧化态之间电势变化的关系图称为元素电势图。如铁的元素电势图:

$$\text{Fe}^{3+} \underline{\quad 0.771 \quad} \text{Fe}^{2+} \underline{\quad -0.4402 \quad} \text{Fe}$$

$$\underline{\quad -0.0365 \quad}$$

图中每一电对以横线相连,并将 $\varphi^{\ominus}$ 值标于横线上方。

有些电对中含有 H^+ 或 OH^-,由于溶液的 pH 不同,物质的存在形式及电极电势值也就不同。因此,元素电势图分为酸性介质和碱性介质两大类。酸性介质电势图用 $\varphi_A^{\ominus}$ 表示,碱性介质电势图用 $\varphi_B^{\ominus}$ 表示。如:

$$\varphi_A^{\ominus}(\text{V}) \quad \text{ClO}_4^- \underline{\frac{1.19}{}} \text{ClO}_3 \underline{\frac{1.21}{}} \text{HClO}_2 \underline{\frac{1.64}{}} \text{HClO} \underline{\frac{1.63}{}} \text{Cl}_2 \underline{\frac{1.36}{}} \text{Cl}^-$$

$$\varphi_B^{\ominus}(\text{V}) \quad \text{ClO}_4^- \underline{\frac{0.36}{}} \text{ClO}_3 \underline{\frac{0.33}{}} \text{ClO}_2^- \underline{\frac{0.66}{}} \text{ClO}^- \underline{\frac{0.40}{}} \text{Cl}_2 \underline{\frac{1.36}{}} \text{Cl}^-$$

2.元素电势图的应用

(1)利用元素电势图求算某电对的未知标准电极电势:若已知两个或两个以上相邻电对的标准电极电势,即可求算另一个电对的未知标准电极电势。

设 $\varphi_1^{\ominus}$,$\varphi_2^{\ominus}$ 是元素电势图中相邻电对的标准电极电势。

$$\text{M}^{2+} \underline{\quad \varphi_1^{\ominus} \quad} \text{M}^+ \underline{\quad \varphi_2^{\ominus} \quad} \text{M}$$

$$\underline{\quad \varphi_3^{\ominus} \quad}$$

$$\varphi_3^{\ominus} = \frac{n_1\varphi_1^{\ominus} + n_2\varphi_2^{\ominus}}{n_1 + n_2} \tag{6.6}$$

若有多个相邻电对时,式(6.6)可表示为:

$$\varphi_{\text{未}}^{\ominus} = \frac{n_1\varphi_1^{\ominus} + n_2\varphi_2^{\ominus} + \cdots + n_i\varphi_i^{\ominus}}{n_1 + n_2 + \cdots + n_i} \tag{6.7}$$

式中,$\varphi_1^{\ominus}$,$\varphi_2^{\ominus}$,$\cdots$,$\varphi_i^{\ominus}$ 分别表示相邻电对的已知标准电势;n_1,n_2,$\cdots$,n_i 分别表示相邻电对的转移电子数;$\varphi_{\text{未}}^{\ominus}$ 表示欲求电对的未知标准电势。

[例 6-11] 用铜元素电势图中的 $\varphi^{\ominus}$ 值,求算 $\varphi_{\text{Cu}^{2+}/\text{Cu}}^{\ominus}$。

$$\text{Cu}^{2+} \underline{\quad 0.16 \quad} \text{Cu}^+ \underline{\quad 0.52 \quad} \text{Cu}$$

$$\underline{\quad ? \quad}$$

解:已知 $n_1 = 1$,$n_2 = 1$,将有关数值代入式(6.6),则

$$\varphi_{\text{Cu}^{2+}/\text{Cu}}^{\ominus} = \frac{1 \times 0.16 + 1 \times 0.52}{1+1} = 0.34(\text{V})$$

[例 6-12] 应用下列元素电势图,求算 $\varphi_{\text{Au}^+/\text{Au}}^{\ominus}$。

$$\text{Au}^{3+} \underline{\quad 1.41 \quad} \text{Au}^+ \underline{\quad ? \quad} \text{Au}$$

$$\underline{\quad 1.50 \quad}$$

解: 确定 $n_1 = 2, n_2 = 1, n_3 = 3$ 将有关数值代入式(6.6),则

$$3 \times 1.50 = 2 \times 1.41 + 1 \times \varphi_{Au^+/Au}^{\ominus}$$

$$\varphi_{Au^+/Au}^{\ominus} = 3 \times 1.50 - 2 \times 1.41 = 1.68(V)$$

(2)判断歧化反应能否发生:歧化反应是自身氧化还原反应的一种,其特点是某一元素的中间氧化态,通过自身氧化还原反应,一部分氧化态升高,另一部分氧化态降低。

根据下列标准电极电势判断 Cu^+ 是否能够发生歧化反应:$2Cu^+ \rightleftharpoons Cu^{2+} + Cu$
查表知:

$$Cu^{2+} + e \rightleftharpoons Cu^+ \qquad \varphi^{\ominus} = 0.153 \ V$$

$$Cu^+ + e \rightleftharpoons Cu \qquad \varphi^{\ominus} = 0.522 \ V$$

氧化还原反应自发进行的特点是:$\varphi^{\ominus}$ 值高的氧化型物质一定能氧化 $\varphi^{\ominus}$ 值低的还原型物质。依此推断,上述歧化反应能够自发进行。实验结果亦表明:在水溶液中 Cu^+ 不能稳定存在,Cu^{2+} 和 Cu 可以共存。

若以元素电势图表示 $Cu^{2+} \underline{\quad 0.153 \quad} Cu^+ \underline{\quad 0.522 \quad} Cu$,可从此例中得出结论:在元素电势图中,每两个相邻的电对,若 $\varphi_{右}^{\ominus} > \varphi_{左}^{\ominus}$,它的中间价态可自发地发生歧化反应。

[例 6-13] 现有如下三个电势图,试判断在标准状态下 H_2O_2,Hg_2^{2+},MnO_4^{2-} 能否发生歧化反应。

(1)$\varphi_A^{\ominus}$ $\qquad O_2 \underline{\quad 0.68 \quad} H_2O_2 \underline{\quad 1.77 \quad} H_2O$

(2)$\varphi_A^{\ominus}$ $\qquad Hg^{2+} \underline{\quad 0.905 \quad} Hg_2^{2+} \underline{\quad 0.796 \quad} Hg$

(3)$\varphi_A^{\ominus}$ $\qquad MnO_4^- \underline{\quad 0.56 \quad} MnO_4^{2-} \underline{\quad 2.26 \quad} MnO_2$

解: (1)$\varphi_{右}^{\ominus} > \varphi_{左}^{\ominus}$,能发生歧化反应,其反应式:$2H_2O_2 \rightleftharpoons O_2 + 2H_2O$

(2)$\varphi_{右}^{\ominus} < \varphi_{左}^{\ominus}$,不能发生歧化反应。

(3)$\varphi_{右}^{\ominus} > \varphi_{左}^{\ominus}$,能发生歧化反应,其反应式:

$$3MnO_4^{2-} + 4H^+ \rightleftharpoons 2MnO_4^- + MnO_2 + 2H_2O$$

(五)标准电极电势应用说明

1.$\varphi^{\ominus}$ 值应用的条件

$\varphi^{\ominus}$ 值是在标准状态下水溶液中测出的,非水溶液、高温、固相反应的情况不适用。另外,溶液中离子浓度为非标准状态,且偏离标准状态较大时,不宜用 $\varphi^{\ominus}$ 值直接判断反应进行的方向和限度,应经过计算处理,才能得到正确结果。

2.$\varphi^{\ominus}$ 值与反应速率无关

$\varphi^{\ominus}$ 值仅从热力学角度衡量反应的可能性和进行的程度。它是电极处于平衡状态时表现出的特征值,与反应平衡到达的快慢,即反应速率的大小无关。

3.$\varphi^{\ominus}$ 值与反应中物质的计量系数无关

因为它是体系的强度性质,取决于物质的本性,而与物质的多少无关。

如 $\qquad\qquad Cl_2 + 2e \rightleftharpoons 2Cl^- \qquad \varphi^{\ominus} = 1.358 \ V$

或写成 $\dfrac{1}{2}Cl_2 + e \Longrightarrow Cl^-$ $\varphi^{\ominus} = 1.358\ V$

标准电极电势数值不变。

第三节 影响电极电势的因素

一、能斯特方程式

化学反应实际上经常在非标准状态下进行,在反应过程中离子浓度也会改变,而电极电势的大小,虽然主要取决于电极组成物质的本性,但也与溶液中离子浓度、气体的压力和温度有关,其间的定量关系可由能斯特方程式表示:

$$\varphi = \varphi^{\ominus} + \frac{RT}{nF}\ln\frac{[氧化型]}{[还原型]} \tag{6.8}$$

式中,$\varphi^{\ominus}$ 为该电极的标准电极电势,R 为气体常数($8.3145\ J \cdot mol^{-1} \cdot K^{-1}$),$F$ 为法拉第常数($9.6485 \times 10^4\ C \cdot mol^{-1}$),$T$ 为绝对温度,n 为电极反应中转移的电子数。

在 298 K 时,将有关数据带入式(6.8),则有:

$$\varphi = \varphi^{\ominus} + \frac{0.0592}{n}\lg\frac{[氧化型]}{[还原型]} \tag{6.9}$$

$\dfrac{[氧化型]}{[还原型]}$ 表示参与电极反应所有氧化型物质浓度的乘积与还原型物质浓度乘积之比,而且浓度的方次应等于它们在电极反应中的系数。

[例 6-14] 写出 Fe^{3+}/Fe^{2+},Br_2/Br^- 和 MnO_2,H^+/Mn^{2+} 电对的能斯特方程式。

解:查表知 $Fe^{3+} + e \Longrightarrow Fe^{2+}$ $\varphi^{\ominus} = 0.771\ V$

$$\varphi_{Fe^{3+}/Fe^{2+}} = \varphi^{\ominus}_{Fe^{3+}/Fe^{2+}} + \frac{0.0592}{n}\lg\frac{[氧化型]}{[还原型]}$$

$$= 0.771 + 0.0592\lg\frac{[Fe^{3+}]}{[Fe^{2+}]}$$

查表知 $Br_2 + 2e \Longrightarrow 2Br^-$ $\varphi^{\ominus} = 1.087\ V$

$$\varphi_{Br_2/Br^-} = \varphi^{\ominus}_{Br_2/Br^-} + \frac{0.0592}{n}\lg\frac{[Br_2]}{[Br^-]^2}$$

$$= 1.087 + \frac{0.0592}{2}\lg\frac{1}{[Br^-]^2}$$

查表知 $MnO_2 + 4H^+ + 2e \Longrightarrow Mn^{2+} + 2H_2O$ $\varphi^{\ominus} = 1.208\ V$

$$\varphi_{MnO_2/Mn^{2+}} = \varphi^{\ominus}_{MnO_2/Mn^{2+}} + \frac{0.0592}{n}\lg\frac{[MnO_2][H^+]^4}{[Mn^{2+}][H_2O]^2}$$

$$= 1.208 + \frac{0.0592}{2}\lg\frac{[H^+]^4}{[Mn^{2+}]}$$

二、能斯特方程式的应用

(一)离子浓度的改变对电极电势的影响

离子浓度的变化,可以改变电极反应的电极电势和电池反应的电动势。改变氧化型或还原型离子浓度,可以通过稀释、加入配位剂、沉淀剂等多种途径。现分别讨论如下:

1. 改变氧化型或还原型离子浓度对电极电势的影响

[例 6-15]　计算 25 ℃时,Fe^{3+}($1\ mol \cdot L^{-1}$),Fe^{2+}($0.01\ mol \cdot L^{-1}$)|Pt 电极的电极电势。

解:查表知　　　　　$Fe^{3+} + e \Longrightarrow Fe^{2+}$　　　　$\varphi^{\ominus} = 0.771\ V$

根据能斯特方程式计算其电极电势:

$$\varphi_{Fe^{3+}/Fe^{2+}} = 0.771 + 0.0592 \lg \frac{1}{0.01}$$

$$= 0.771 + 0.1184 = 0.8894(V)$$

[图 6-16]　计算 25 ℃时,Cd^{2+}($0.1\ mol \cdot L^{-1}$)|Cd 电极的电极电势。

解:查表知　　　　　$Cd^{2+} + 2e \Longrightarrow Cd$　　　　$\varphi^{\ominus} = -0.4026\ V$

将有关数据代入能斯特方程式,则:

$$\varphi_{Cd^{2+}/Cd} = -0.4026 + \frac{0.0592}{2} \lg 0.1$$

$$= -0.4322(V)$$

例 6-15 和例 6-16 计算结果表明:当还原型物质浓度减小时,电极电势增大,即氧化型物质的氧化能力增强;当氧化型物质浓度减小时,电极电势降低,即还原型物质的还原能力增强。

2. 生成沉淀对电极电势的影响

若有沉淀剂参加反应时,由于生成难溶性沉淀改变了反应物的离子浓度,电极电势发生变化。

[例 6-17]　在电极反应 $Ag^+ + e \Longrightarrow Ag$ 体系中加入 NaCl 后,设反应达平衡时,$[Cl^-] = 1\ mol \cdot L^{-1}$,计算其电极电势。

解:体系中加入 Cl^- 后,发生如下反应:

$$Ag^+ + Cl^- \Longrightarrow AgCl \downarrow$$

该反应使溶液中 Ag^+ 浓度降低。根据溶度积原理计算反应达平衡时,Ag^+ 的浓度为:

$$[Ag^+] = \frac{K_{sp}}{[Cl^-]} = 1.8 \times 10^{-10}(mol \cdot L^{-1})$$

这时,Ag^+/Ag 电对的电极电势为:

$$\varphi_{Ag^+/Ag} = \varphi_{Ag^+/Ag}^{\ominus} + \frac{0.0592}{n} \lg[Ag^+]$$

$$= 0.7996 + 0.0592 \lg 1.8 \times 10^{-10}$$

$$= 0.2227(V)$$

计算结果表明,由于沉淀剂 Cl^- 的加入,使氧化型物质 $[Ag^+]$ 降低,电极电势显著降低,Ag^+ 的氧化能力变弱。

一般来说,难溶性化合物的溶解度越小,对电极电势的影响越大。

关于 Ag^+ 氧化能力变化的数据:

K_{sp}	电极反应	$\varphi^{\ominus}/V$
	$Ag^+ + e \Longrightarrow Ag$	0.7996
降低	$AgCl + e \Longrightarrow Ag + Cl^-$	0.2223
	$AgBr + e \Longrightarrow Ag + Br^-$	0.0713
	$AgI + e \Longrightarrow Ag + I^-$	-0.1519

（右侧箭头：降低）

3. 生成配合物对电极电势的影响

电对中的氧化型或还原型物质生成配合物时,与生成沉淀一样,会显著地降低有关离子浓度,从而改变电极电势。

[例 6-18]　在 Fe^{3+},Fe^{2+} 都为 $1.0\ mol \cdot L^{-1}$ 的溶液中,加入 NaF,使反应后溶液中 F^- 的浓度为 $1.0\ mol \cdot L^{-1}$,计算此时电对 Fe^{3+}/Fe^{2+} 的电极电势。

解:若 Fe^{3+} 与 F^- 形成 FeF_3 配合物(Fe^{3+} 的配位数一般为 6,FeF_3 是化合物 $Fe(H_2O)_3F_3$ 的简写式)则

$$Fe^{3+} + 3F^- \Longrightarrow FeF_3$$

$$\beta_3 = \frac{[FeF_3]}{[Fe^{3+}][F^-]^3} = 1.25 \times 10^{12}$$

因为 FeF_3 的 β_3 很大,而且溶液中 F^- 是过量的,所以可认为 Fe^{3+} 完全转化为 FeF_3。

从配位平衡分析,FeF_3 配位物存在着如下平衡

$$FeF_3 \Longrightarrow Fe^{3+} + 3F^-$$

平衡时各组分的浓度为　　$1.0-x$　　x　　1.0

则　　　　　　　　$\dfrac{[FeF_3]}{[Fe^{3+}][F^-]^3} = \dfrac{1.0-x}{x(1.0)^3} = 1.25 \times 10^{12}$

x 值极小,$1.0-x \approx 1.0$,则

$$x = [Fe^{3+}] = 8.0 \times 10^{-13}\ (mol \cdot L^{-1})$$

根据能斯特方程式

$$\varphi_{Fe^{3+}/Fe^{2+}} = \varphi^{\ominus}_{Fe^{3+}/Fe^{2+}} + \frac{0.0592}{n} \lg \frac{[Fe^{3+}]}{[Fe^{2+}]}$$

$$= 0.77 + 0.0592 \lg 8.0 \times 10^{-13}$$

$$= 0.77 + (-0.72) = 0.050\ (V)$$

计算结果表明:NaF 的存在,使 Fe^{3+}/Fe^{2+} 电对的电极电势降低,Fe^{3+} 的氧化能力减弱。

(二)离子浓度改变对氧化还原反应方向的影响

非标准状态下,对于两个电势比较接近的电对,判断反应进行的方向时,应考虑离子浓度变化的影响。

[例 6-19] 判断 $2Fe^{3+} + 2I^- \rightleftharpoons 2Fe^{2+} + I_2$ 在标准状态下和 $[Fe^{3+}] = 0.001\ mol \cdot L^{-1}$，$[I^-] = 0.001\ mol \cdot L^{-1}$，$[Fe^{2+}] = 1\ mol \cdot L^{-1}$ 时反应进行的方向。

解：（1）在标准状态

$$I_2 + 2e \rightleftharpoons 2I^- \qquad \varphi^\ominus = 0.535\ V$$

$$Fe^{3+} + e \rightleftharpoons Fe^{2+} \qquad \varphi^\ominus = 0.771\ V$$

电池电动势
$$E^\ominus = \varphi^\ominus_+ - \varphi^\ominus_-$$
$$= \varphi^\ominus_{Fe^{3+}/Fe^{2+}} - \varphi^\ominus_{I_2/I^-}$$
$$= 0.771 - 0.535$$
$$= 0.236 > 0$$

判断反应正向进行：$2Fe^{3+} + 2I^- \rightleftharpoons 2Fe^{2+} + I_2$

（2）在非标准状态

氧化剂
$$\varphi_{Fe^{3+}/Fe^{2+}} = \varphi^\ominus_{Fe^{3+}/Fe^{2+}} + \frac{0.0592}{n}\lg \frac{[Fe^{3+}]}{[Fe^{2+}]}$$
$$= 0.771 + 0.0592\lg 0.001$$
$$= 0.771 - 0.178$$
$$= 0.593(V)$$

还原剂
$$\varphi_{I_2/I^-} = \varphi^\ominus_{I_2/I^-} + \frac{0.0592}{n}\lg \frac{[I_2]}{[I^-]^2}$$
$$= 0.535 + \frac{0.0592}{2}\lg \frac{1}{(0.001)^2}$$
$$= 0.535 + 0.178$$
$$= 0.713(V)$$

电池电动势
$$E = \varphi_{Fe^{3+}/Fe^{2+}} - \varphi_{I_2/I^-}$$
$$= 0.593 - 0.713$$
$$= -0.120 < 0$$

判断反应逆向进行：$2Fe^{2+} + I_2 \rightleftharpoons 2Fe^{3+} + 2I^-$

[例 6-20] 对于 $Cu^{2+} + Cd \rightleftharpoons Cd^{2+} + Cu$ 的反应，（1）在标准状态下和（2）$[Cu^{2+}] = 1 \times 10^{-6}\ mol \cdot L^{-1}$，$[Cd^{2+}] = 1\ mol \cdot L^{-1}$ 时，是否都能发生金属镉置换 Cu^{2+} 的反应。

解：（1）标准状态　$\varphi^\ominus_{Cu^{2+}/Cu} = 0.337(V)$　$\varphi^\ominus_{Cd^{2+}/Cd} = -0.403(V)$

则
$$E = \varphi^\ominus_{Cu^{2+}/Cu} - \varphi^\ominus_{Cd^{2+}/Cd}$$
$$= 0.337 - (-0.0403) = 0.740 > 0$$

标准状态下上述反应能够自发进行。

（2）当 $[Cu^{2+}] = 1 \times 10^{-6}\ mol \cdot L^{-1}$，$[Cd^{2+}] = 1\ mol \cdot L^{-1}$

根据能斯特方程式计算

$$\varphi_{Cu^{2+}/Cu} = 0.337 + \frac{0.0592}{2}\lg 10^{-6}$$
$$= 0.337 - 0.178$$

$$=0.159(V)$$

电池电动势

$$E = \varphi_{Cu^{2+}/Cu} - \varphi^{\ominus}_{Cd^{2+}/Cd}$$
$$=0.159-(-0.403)$$
$$=0.562(V)$$

计算结果表明,反应正向自发进行。

[例 6-19]的结果告诉我们,对于电池电动势比较小的反应,离子浓度的改变有可能引起反应方向的改变;而[例 6-20]结果表明:电池电动势较大的反应,离子浓度的改变一般不影响反应方向。通常认为,电池电动势大于 0.5 V 以上时,离子浓度改变一般不会引起反应逆转,所以常用标准电极电势判断反应的方向。此时,离子浓度的改变对电极电势的影响可以忽略。

(三)介质的酸度对电极电势的影响

在许多电极反应中包含着 H^+ 和 OH^-,说明溶液酸度将会对电极电势产生影响。

[**例 6-21**]　在下列电极反应中,$Cr_2O_7^{2-} + 14H^+ + 6e \Longrightarrow 2Cr^{3+} + 7H_2O$ $\varphi^{\ominus} = 1.33$ V。反应中含有 H^+,若将 $[Cr_2O_7^{2-}]$ 和 $[Cr^{3+}]$ 都定为 1 mol·L^{-1},只改变 H^+ 浓度,对电极电势有何影响?

解:根据能斯特方程式,则有:

$$\varphi_{Cr_2O_7^{2-}/Cr^{3+}} = \varphi^{\ominus}_{Cr_2O_7^{2-}/Cr^{3+}} + \frac{0.0592}{n} \lg \frac{[Cr_2O_7^{2}][H^+]^{14}}{[Cr^{3+}]^2}$$

$$= \varphi^{\ominus}_{Cr_2O_7^{2-}/Cr^{3+}} + \frac{0.0592}{6} \lg [H^+]^{14}$$

当 $[H^+] = 1$ mol·L^{-1} 时　$\varphi_{Cr_2O_7^{2-}/Cr^{3+}} = \varphi^{\ominus}_{Cr_2O_7^{2-}/Cr^{3+}} = 1.33(V)$

当 $[H^+] = 10^{-3}$ mol·L^{-1} 时　$\varphi^{\ominus}_{Cr_2O_7^{2-}/Cr^{3+}} = 1.33 + \frac{0.0592}{6} \lg (10^{-3})^{14}$

$$= 1.33 - \frac{42 \times 0.0592}{6}$$

$$= 0.92(V)$$

计算结果表明,$Cr_2O_7^{2-}$ 在强酸性溶液中的氧化性比在弱酸性溶液中强。在实验室和工业生产中,总是在较强酸性溶液中使用 $K_2Cr_2O_7$ 作为氧化剂。

第四节　电势法测定溶液的 pH

电池电动势测定法(简称电势法),用于 pH 测定时具有快速、准确、干扰少等优点。测定溶液 pH 时,要用一个指示电极(indicator electrode)和一个参比电极(reference electrode)与待测溶液组成电池,测出该电池的电动势,从而推算出溶液 pH。

一、pH 指示电极

在一定温度(298 K)下,当氢气分压为 101.3 kPa 时,氢电极的电极电势只与溶液中 H^+ 浓度有关。

$$\varphi = \varphi^{\ominus} + \frac{0.0592}{2} \lg \frac{[H^+]^2}{p(H_2)}$$

$$= 0.0000 + \frac{0.0592}{2} \lg[H^+]^2$$

$$= 0.0592 \lg[H^+] = -0.0592 \text{ pH}$$

上式表示氢电极的电极电势将随溶液中 H^+ 浓度的对数值或 pH 呈线性变化。这种电极电势的变化能指示溶液 pH 变化的电极,叫 pH 指示电极。

氢电极的电极电势稳定,对外界条件敏感,使用时要求严格控制高纯氢气的分压为 101.3 kPa,因而使用很不方便。现广泛使用的 pH 指示电极为玻璃电极。

玻璃电极(glass electrode)构造如图 6-6 所示,头部的球泡由特种玻璃制成,球泡极薄,厚度约为 0.2 mm。泡中装有 $0.1 \text{ mol} \cdot L^{-1}$ 的盐酸溶液和一根涂有氯化银的 Ag-AgCl 电极,称内参比电极,它的电极电势是定值。如将玻璃电极浸入待测溶液中,当玻璃膜内侧与外侧溶液中的 H^+ 浓度不等时,在玻璃膜两侧产生电势差,这种电势差叫膜电势(membrane potential)。由于膜内盐酸的浓度固定,膜电势的数值只取决于膜外待测溶液的 pH。该电极组成式可表示为:

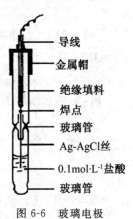

导线
金属帽
绝缘填料
焊点
玻璃管
Ag-AgCl丝
$0.1 \text{mol} \cdot L^{-1}$盐酸
玻璃管

图 6-6 玻璃电极

$$Ag \mid AgCl(s) \mid H^+ (0.1 \text{ mol} \cdot L^{-1}) \mid 待测溶液$$

$$\varphi_{玻} = \varphi_{玻}^{\ominus} + 0.0592 \lg[H^+] = \varphi_{玻}^{\ominus} - 0.0592 \text{ pH}$$

作为指示电极,应符合下列基本要求:

(1)电极电势与有关离子浓度之间应符合能斯特方程式。

(2)对有关离子的响应要快且能重现。

(3)结构简单,便于使用。

二、参比电极

参比电极是一类电极电势已知,且不受试液组成变化影响的电极。常用的参比电极是甘汞电极。电极组成式可表示为:

$$Pt \mid Hg \mid Hg_2Cl_2(s) \mid KCl(c)$$

KCl 溶液的浓度通常有 $0.1 \text{ mol} \cdot L^{-1}$,$1.0 \text{ mol} \cdot L^{-1}$ 和饱和溶液三种形式,电极反应为:

$$Hg_2Cl_2(s) + 2e \Longrightarrow 2Hg(l) + 2Cl^-$$

甘汞电极的电极电势较稳定且受温度影响小。

$0.1\ mol \cdot L^{-1}$甘汞电极的电极电势为 $\varphi = 0.3337\ V$；

$1.0\ mol \cdot L^{-1}$甘汞电极的电极电势为 $\varphi^{\ominus} = 0.2801\ V$；

饱和甘汞电极的电极电势为 $\varphi = 0.2412\ V$。

作为参比电极，应符合下列基本要求：

(1)电势稳定，可逆性好。在测量电动势的过程中，有不同方向的微电流通过，电势能保持不变。

(2)重现性好。

(3)装置简单，使用寿命长。

三、电势法测定溶液的 pH

用玻璃电极作指示电极、饱和甘汞电极作参比电极组成电池：

$(-)Ag,AgCl(s)|HCl(0.1\ mol \cdot L^{-1})|$玻璃膜|待测溶液 $\parallel KCl$（饱和）$|$
$Hg_2Cl_2(s)|Hg|Pt(+)$

将此电池与测量系统相连，即可测得电池电动势：

$$E = \varphi_{甘} - \varphi_{玻}$$
$$= \varphi_{甘} - (\varphi_{玻}^{\ominus} - 0.0592\ pH)$$
$$= \varphi_{甘} - \varphi_{玻}^{\ominus} + 0.0592\ pH$$
$$\varphi_{甘} = 0.2412\ V$$

$\varphi_{玻}^{\ominus}$ 没有固定数值，必须通过两次测量把式中 $\varphi_{玻}^{\ominus}$ 消去，从而得到不包括 $\varphi_{玻}^{\ominus}$ 项的 pH 计算公式。方法如下：

将玻璃电极和饱和甘汞电极同时插入一已知 pH（用符号 pH_s 表示）的标准缓冲溶液中组成电池，测得该电池的电动势为 E_s。

$$E_s = 0.2412 - (\varphi_{玻}^{\ominus} - 0.0592\ pH_s) \tag{6.10}$$

然后将 pH 标准缓冲溶液换成 pH 待测溶液，同法测得该电池的电动势为 E_x。

$$E_x = 0.2412 - (\varphi_{玻}^{\ominus} - 0.0592\ pH_x) \tag{6.11}$$

将式(6.11)和式(6.10)相减后整理得：

$$E_x - E_s = 0.0592\ pH_x - 0.0592\ pH_s \tag{6.12}$$

$$pH_x = pH_s + \frac{E_x - E_s}{0.0592} \tag{6.13}$$

按照此原理设计的 pH 酸度计，在实践中被广泛应用。

应用与拓展案例

案例 6-1　生物氧化与生物体内的氧化还原电势

生物体内的氧化还原过程是生命活动的主要过程之一。神经细胞受到外界刺激时,细胞膜电势将发生变化,产生动作电位。生命活动如肌肉收缩、神经冲动后的传导,都意味着生命活动需要消耗能量,能量是生命活动的基础。

生物体所需的能量大都来自糖、脂肪和蛋白质等有机物的氧化,这些物质在生物体内氧化成 H_2O 和 CO_2,并释放出能量的过程称为生物氧化(biological oxidtion)。细胞在进行生物氧化的同时,表现为细胞摄取 O_2,并释放出 CO_2,而肺部吸入 O_2 和呼出 CO_2 的作用,实际上是体内细胞利用 O_2 和放出 CO_2 的总结果。因此,又有人将生物氧化称为组织呼吸或细胞呼吸。

物质(如糖、脂肪和蛋白质)在生物体内氧化的最终产物和在体外燃烧时相同,释放的总能量也相等。但在体内氧化时,有相当一部分能量以 ATP(三磷酸腺苷)的形式储存起来。例如葡萄糖的氧化:

体外:$C_6H_{12}O_6 + 6O_2 \longrightarrow 6CO_2 + 6H_2O + 2876 \text{ kJ} \cdot \text{mol}^{-1}$

体内:$C_6H_{12}O_6 + 6O_2 + 36ADP + 36Pi \longrightarrow 6CO_2 + 6H_2O + 36ATP$
$+ 1553 \text{ kJ} \cdot \text{mol}^{-1}$

生物氧化的条件与体外氧化的条件不同。生物氧化是在恒压、恒温($37\ ℃$)、pH 近中性和有水存在的环境中,在一系列酶的催化下进行的,故生物氧化还原的标准状态和化学中的标准状态规定是有区别的。

生物氧化的标准状态:pH 为 7,物质浓度均为 $1 \text{ mol} \cdot \text{L}^{-1}$。生物标准状态下的电极电势称为生物化学标准电极电势,或称为副标准电极电势,用 $\varphi^{\ominus'}$ 表示。表 6-2 列出了生物体内一些重要的氧化还原物质的 $\varphi^{\ominus'}$ 值。

表 6-2　副标准电极电势表($298.15 \text{ K}, a_{H^+} = 10^{-7} \text{ mol} \cdot \text{L}^{-1}$)

氧化型 + ne ⇌ 还原型	$\varphi^{\ominus'}$ (V)
$2H^+ + 2e \rightleftharpoons H_2$	-0.42
$NAD^+ + H^+ + 2e \rightleftharpoons NADH$	-0.32
$FAD + 2H^+ + 2e \rightleftharpoons FADH_2$	-0.22
乙醛 $+ 2H^+ + 2e \rightleftharpoons$ 乙醇	-0.20
丙酮酸 $+ 2H^+ + 2e \rightleftharpoons$ 乳酸	-0.19
延胡索酸 $+ 2H^+ + 2e \rightleftharpoons$ 琥珀酸	$+0.03$
细胞色素 b-$Fe^{3+} + e \rightleftharpoons$ 细胞色素 b-Fe^{2+}	$+0.07$
细胞色素 c_1-$Fe^{3+} + e \rightleftharpoons$ 细胞色素 c_1-Fe^{2+}	$+0.22$
细胞色素 c-$Fe^{3+} + e \rightleftharpoons$ 细胞色素 c-Fe^{2+}	$+0.26$
细胞色素 a-$Fe^{3+} + e \rightleftharpoons$ 细胞色素 a-Fe^{2+}	$+0.29$
细胞色素 a_3-$Fe^{3+} + e \rightleftharpoons$ 细胞色素 a_3-Fe^{2+}	$+0.36$
$O_2 + 4H^+ + 4e \rightleftharpoons 2H_2O$	$+0.82$

对于相同的氧化还原电对,$\varphi^{\ominus}$ 与 $\varphi^{\ominus'}$ 是不相同的。例如,电对 H^+/H_2,其电对平衡式为:

$$2H^+ + 2e \rightleftharpoons H_2 \quad \varphi^{\ominus} = 0.0000 \text{ V} \quad \varphi^{\ominus'} = -0.42 \text{ V}$$

又如电对 O_2/H_2O,它的电对平衡式为:

$$O_2 + 4H^+ + 4e \rightleftharpoons 2H_2O \quad \varphi^{\ominus} = 1.229 \text{ V} \quad \varphi^{\ominus'} = 0.82 \text{ V}$$

生物体内氧化服从一般氧化还原反应的共同规律。

案例 6-2　生物氧化电子传递过程

生物氧化的过程主要发生在线粒体。电子始于辅酶尼克酰胺腺嘌呤二核苷酸（NADH）或琥珀酸终到 O_2 的传递所经过的途径被形象地称为电子传递链，它是由一系列的氢传递体和电子传递体按一定的顺序所组成的连续反应体系。电子传递链主要由四种蛋白质复合体组成：NADH-泛醌还原酶、琥珀酸-泛醌还原酶、泛醌-细胞色素 c 还原酶和细胞色素 c 氧化酶。

电子传递过程如图 6-7 所示。

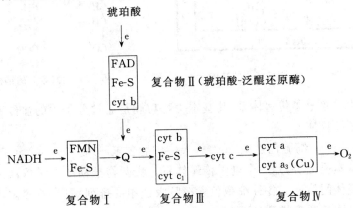

图 6-7　呼吸链的四种复合物和电子载体的组成及其顺序

注：图中 FMN（黄素单核苷酸）和 FAD（黄素腺嘌呤二核苷酸）为黄素蛋白辅基，Fe-S 为铁硫蛋白，cyt 为细胞色素，Q 为泛醌（辅酶 Q）

在生物体内催化电子转移反应的酶具有不同的辅基，下面仅对细胞色素中的血红素和还原酶复合体中的铁硫蛋白作简要介绍。

细胞色素　在人体中的细胞色素是指各种细胞色素按一定排列顺序组成的细胞色素体系。细胞色素是一种血红素蛋白。血红素蛋白都含有一个血红素作为它的辅基。按照血红素辅基的结构不同，细胞色素大致分为 a，b，c，d 四类。细胞色素 c 与血红素 a 的结构如图 6-8、图 6-9 所示。

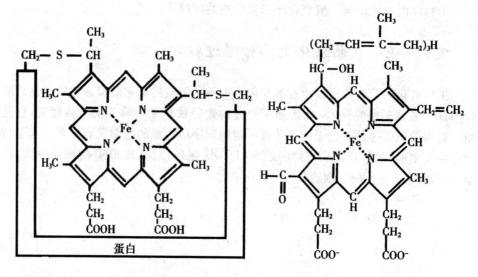

图 6-8　细胞色素 c 的结构　　　　图 6-9　血红素 a 的结构

细胞色素是单电子传递体系,其基本生物功能是通过分子中的血红素铁进行可逆的氧化还原反应:

$$细胞色素\ c\text{-}Fe^{3+}+e \rightleftharpoons 细胞色素\ c\text{-}Fe^{2+}$$

呼吸链从本质上讲,是一个电子传递体系。代谢物推动的电子依次由电势低到高的电子载体间传递。各种细胞色素在呼吸链中的排列顺序,按照副标准电极电势值由小到大的顺序排列如下:

$$cyt\ b \longrightarrow cyt\ c_1 \longrightarrow cyt\ c \longrightarrow cyt\ a \longrightarrow cyt\ a_3 \longrightarrow O_2$$

$\varphi^{\ominus\prime}$　0.04　　0.22　　0.26　　0.29　　0.36　　0.82(V)

上述为一单电子传递过程。其传递方向根据 $\varphi^{\ominus\prime}$ 值可知,$\varphi^{\ominus\prime}$ 值愈低,还原型供给电子的倾向越大,故其还原型处于呼吸链的前面。电子由链的前面向后面传递,最后传递到 O_2 分子,使 O_2 分子还原生成水。

铁硫蛋白　铁硫蛋白(iron sulfide protein, Fe-S)是一种含有非红素铁和不稳定硫原子的蛋白质。它有多种存在形式(见图 6-10):①Fe-S:这是最简单的一种,每分子铁硫蛋白只含有一个铁原子,它与肽链中的四个半胱氨酸残基相连。②2Fe-2S:分子中含有铁与硫原子各两个,每个铁原子与两个半胱氨酸残基相连。③4Fe-4S:分子中含有四个铁与四个硫原子,每个铁原子分别只与一个半胱氨酸残基相连。

在呼吸链中,铁硫蛋白不是以游离形式存在,而是作为酶复合体的组分存在于多种氧化还原酶中。不论铁硫蛋白以何种形式出现在呼吸链中,分子中只有一个铁作为电子载体($Fe^{3+}+e \rightleftharpoons Fe^{2+}$),因而它是一种单电子传递体。生物氧化作用机制较复杂,但从化学本质而言,同于体外氧化还原反应。

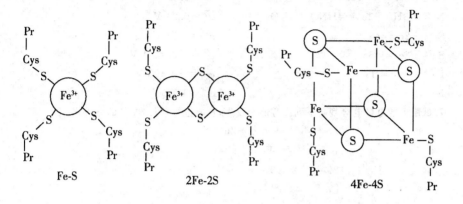

图 6-10　三种形式的铁硫蛋白

习　题

1. 标出下列各物质中硫原子的氧化数：$Na_2S_2O_3$，Na_2SO_3，$Na_2S_4O_6$，$(NH_4)_2S_2O_6$，$(NH_4)_2S$，$NaHSO_4$。

2. 将下列各组物质中，同一元素的氧化数按由大到小的顺序排列：

(1) $K_2Cr_2O_7$，K_2CrO_4，$NaCrO_2$，$Cr(OH)_3$，$Cr_2(SO_4)_3$

(2) $KMnO_4$，K_2MnO_4，MnO_2，$MnSO_4$，$Mn(OH)_2$

(3) NH_4^+，NH_3，NO，NO_2，N_2O，N_2O_3，N_2O_5，N_2

3. 指出下列反应哪些是自身氧化还原反应和非氧化还原反应。

(1) $Cu_2O + H_2SO_4 \Longrightarrow CuSO_4 + Cu + H_2O$

(2) $NH_4NO_2 \overset{\triangle}{\Longrightarrow} N_2 + 2H_2O$

(3) $(NH_4)_2Cr_2O_7 \overset{\triangle}{\Longrightarrow} N_2 + Cr_2O_3 + 4H_2O$

(4) $4KClO_3 \Longrightarrow 3KClO_4 + KCl$

(5) $2K_2CrO_4 + 2H^+ \Longrightarrow K_2Cr_2O_7 + H_2O + 2K^+$

(6) $Cl_2 + 2NaOH \Longrightarrow NaClO + NaCl + H_2O$

4. 根据 $\varphi^{\ominus}$ 值，

(1) 按由强到弱顺序排列下列氧化剂：Fe^{3+}，I_2，Sn^{4+}，Cl_2，Cu^{2+}，Ag^+，Ce^{4+}

(2) 按由强到弱顺序排列下列还原剂：Cu，Pb，Cu^+，Ag，Fe^{2+}，Br^-，Hg

5. 将下列氧化还原反应设计为原电池，计算该电池的标准电动势。

$$2MnO_4^- + 10Cl^- + 16H^+ \Longrightarrow 2Mn^{2+} + 5Cl_2 \uparrow + 8H_2O$$

6. 在标准状态下，Cl_2，NO_2^-，Fe^{2+}，Sn^{2+} 哪些能被 pH＝0 的 1 mol·L^{-1} 重铬酸钾或高锰酸钾氧化？电池电动势是多少？已知标准电极电势如下：

$Cr_2O_7^{2-} + 14H^+ + 6e \Longrightarrow 2Cr^{3+} + 7H_2O$　　　$\varphi^{\ominus} = 1.33$ V

$MnO_4^- + 8H^+ + 5e \Longrightarrow Mn^{2+} + 4H_2O$　　　$\varphi^{\ominus} = 1.491$ V

$Cl_2 + 2e \Longrightarrow 2Cl^-$　　　　　　　　　　　　$\varphi^{\ominus} = 1.3583$ V

$$2ClO_3^- + 12H^+ + 10e \Longrightarrow Cl_2 + 6H_2O \qquad \varphi^\ominus = 1.47 \text{ V}$$

$$NO_3^- + 3H^+ + 2e \Longrightarrow HNO_2 + H_2O \qquad \varphi^\ominus = 0.94 \text{ V}$$

$$Sn^{4+} + 2e \Longrightarrow Sn^{2+} \qquad \varphi^\ominus = 0.15 \text{ V}$$

$$Sn^{2+} + 2e \Longrightarrow Sn \qquad \varphi^\ominus = -0.1364 \text{ V}$$

$$Fe^{2+} + 2e \Longrightarrow Fe \qquad \varphi^\ominus = -0.409 \text{ V}$$

$$Fe^{3+} + e \Longrightarrow Fe^{2+} \qquad \varphi^\ominus = 0.771 \text{ V}$$

7. 试用标准电极电势判断下列反应能否发生,若能进行,写出配平的方程式。

$$Zn + Mg^{2+} \Longrightarrow Mg + Zn^{2+}$$

$$I_2 + Fe^{2+} \Longrightarrow Fe^{3+} + I^-$$

$$2Fe^{2+} + 2Hg^{2+} \Longrightarrow 2Fe^{3+} + Hg_2^{2+}$$

$$Co^{2+} \Longrightarrow Co^{3+} + Co$$

$$MnO_4^- + 5Fe^{2+} + 8H^+ \Longrightarrow 5Fe^{3+} + Mn^{2+} + 4H_2O$$

$$Ag + HI \Longrightarrow AgI \downarrow + H_2$$

$$Sn^{4+} + 2I^- \Longrightarrow Sn^{2+} + I_2$$

8. 有一原电池$(-)A|A^{2+} \parallel B^{2+}|B(+)$,当$[A^{2+}]=[B^{2+}]$时,其电动势为$+0.360$ V,现若使$[A^{2+}]=0.1000$ mol·L^{-1},$[B^{2+}]=1.0\times10^{-4}$ mol·L^{-1},这时该电池的电动势是多少?

9. 根据有关电极电势回答下列问题:在水溶液中 Zn 能否还原 Cu^{2+},Fe 能否还原 Hg^{2+},Zn 能否还原 Pb^{2+},K 能否还原 Mg^{2+}?

10. 若溶液中 MnO_4^- 和 Mn^{2+} 离子浓度相等,在如下酸度:①pH=3,②pH=6 时,MnO_4^- 可否氧化 I^- 和 Br^-? 通过计算回答。

11. 已知下列原电池:

$$Cu|CuSO_4(0.02 \text{ mol·L}^{-1}) \parallel Fe^{3+}(0.01 \text{ mol·L}^{-1}), Fe^{2+}(0.25 \text{ mol·L}^{-1})|Pt$$

写出电池反应式,计算反应平衡常数。

12. 设计一个原电池来求算 298 K 时水的离子积常数。

13. 已知 $Cu^{2+} + e \Longrightarrow Cu^+$,$\varphi^\ominus = 0.153$ V,$Cu^{2+} + I^- + e \Longrightarrow CuI$,$\varphi^\ominus = 0.86$ V,试求 $CuI(s) \Longrightarrow Cu^+ + I^-$ 的平衡常数(即 $K_{sp}[CuI]$)。

14. 已知锰的元素电势图,试回答:①求 $\varphi^\ominus_{MnO_4^-/Mn^{2+}}$;②指出 MnO_2 可否发生歧化反应;③指出图中哪些物质会发生歧化反应。

$$MnO_4^- \xrightarrow{0.564} MnO_4^{2-} \xrightarrow{2.26} MnO_2 \xrightarrow{0.95} Mn^{3+} \xrightarrow{1.51} Mn^{2+} \xrightarrow{-1.8} Mn$$

（图中标注：MnO_4^- 至 MnO_2 下方 1.69；MnO_2 至 Mn^{2+} 上方 1.23）

15. 下列原电池的电动势是 0.2000 V,$Cd|Cd^{2+}(c=?) \parallel Ni^{2+}(2.0 \text{ mol·L}^{-1})|Ni$,求 Cd^{2+} 的浓度。

16. 电池反应为 $Zn + 2H^+(c=?) \Longrightarrow Zn^{2+}(1 \text{ mol·L}^{-1}) + H_2(101.3 \text{ kPa})$,测得此电池的电动势为 $+0.46$ V,求氢电极中溶液的 pH。

第七章 原子结构和元素周期律

原子结构是在原子的水平上考查其基本组成及运动规律。不同物质在性质上的差异是物质内部结构不同引起的。要了解物质性质及其变化规律,首先必须了解原子的内部结构,特别是核外电子的运动规律。关于原子中电子运动规律的两个重要理论,是近两个世纪以来人类对原子体系运动规律研究的结晶。这两个理论是基于对氢原子光谱中谱线规律认识的玻尔理论和基于电子运动的波粒二象性特点提出的量子力学理论。量子力学理论涉及较复杂的数学处理,故在本章的学习中侧重叙述其结果。

元素周期律是化学中最重要的规律之一,它的本质要由原子结构的知识去理解。元素周期律对于原子结构理论的发展也有巨大的推动作用。

第一节 核外电子运动状态的近代概念

玻尔(N. Bohr)理论是人类对原子体系深入研究和认识的一座里程碑,它把人们的思维从经典力学中解放出来,即把物理量的变化从连续变化引导到不连续的变化,指出对电子运动应充分考虑其量子化的特点。建立玻尔理论的理论基础是量子论,实验基础是氢原子线状光谱。

一、玻尔理论

(一)量子论

1900 年,普朗克提出:物质吸收或发射能量是不连续的,即量子化的。也就是说,只能以单个的、一定份量的能量的方式吸收或发射能量。所谓能量子就是指该辐射特征的最小单位。在微观领域,把不连续变化的物理量的最小单位称为量子,即物理量的不连续变化称为量子化。能量的量子化是指能量不能任意地连续变化。1905 年,爱因斯坦在解释光电效应时提出了光子学说(光的量子论),进一步说明辐射能的发射和吸收不是连续地,而是以一最小单位一份一份地发射或吸收能量,这一能量的最小单位称为光量子,简称光子(photon)。

(二)玻尔理论

玻尔把量子论的基本观点应用于原子核外电子的运动。玻尔理论的基本观点可归纳为以下三点：

(1)电子绕核运动时，只能存在于一系列具有一定半径(r)或一定能量的轨道上。在这些轨道上运动着的电子既不辐射能量也不吸收能量，这些稳定状态称为定态。能量最低的定态称为基态(ground state)，能量较高的定态则称为激发态(excited state)。

(2)电子在一定的轨道上运动，有一定的能量。不同轨道的能量是不连续的，必须符合一定的量子化条件 $L=n\dfrac{h}{2\pi}$，L 代表电子运动轨道的角动量($L=p\cdot r=mvr$)，p 是电子轨道运动动量，r 是轨道半径，m 是电子的质量，v 是电子的运动速度，h 是普朗克常数(6.626×10^{-34} J·s)。按照玻尔规定的量子化条件，他推导出氢原子核外所允许的各轨道的能量为：

$$E_n=-\frac{Z^2}{n^2}\times2.179\times10^{-18}\text{J} \tag{7.1}$$

式中，Z 是核电荷数，n 是正整数。n 值越大，表示电子运动轨道离核越远，能量越高。

(3)当电子由某轨道(一个定态)跃迁到另一轨道(另一定态)时，就会吸收或放出辐射能。电子由低能级轨道跃迁到高能级轨道时，需要吸收辐射能；而从高能级轨道迁回到低能级轨道时，则以光子形式放出辐射能。光子能量的大小与两轨道的能级差有关。即：

$$\Delta E=E_2-E_1=h\nu \tag{7.2}$$

式中，ΔE 为两轨道的能级差，h 为普朗克常数，ν 为光的频率。

玻尔理论的第一、二点说明了原子的稳定性问题。原子不受激发时，电子在一定能级的轨道上运动，既不吸收能量也不放出能量。第二点引入能级概念，说明核外电子运动能量只能取一些不连续的能量状态，这些不连续的能量状态又称为电子的能级。玻尔理论的第三点假设则可用来说明氢原子光谱的规律性。

玻尔提出能级概念，引入量子化条件，成功地解释了氢原子光谱。光谱的不连续来自能级的不连续。但他不能说明多电子原子的光谱，也不能说明氢原子光谱的精细结构。这是因为他没有摆脱经典力学的束缚。虽然引入了量子化条件，但没有认识到电子运动的波动性，因此不能全面反映微观粒子的运动规律。实验表明，微观粒子的运动状态应当用量子力学(quantum mechanics)来处理。

二、电子运动的波粒二象性

(一)德布罗意的预言

电子等微观粒子的运动区别于宏观物体的显著特点是：它们既具有微粒的特性(静止质量和动量等)，又具有波的特性(有类似于光的衍射现象等)。这种特性称为微观粒子的波粒二象性。1924 年法国青年物理学家德布罗意(de Broglie)，在光具有波粒二象性的启发下，大胆预言电子、中子等实物粒子也应有波粒二象性，并指出光的波粒二象性的公式也适合于电子等实物粒子，提出了物质波公式或称

德布罗意关系式,即

$$\lambda = \frac{h}{p} \text{ 或 } \lambda = \frac{h}{mv} \tag{7.3}$$

式中 p,m 和 v 是粒子性的物理量, λ 是波动性的物理量,两者通过普朗克常数 h 联系起来。

如果实物粒子的 mv 值远大于 h 值(如宏观物体),则实物粒子的波长很短,通常可以忽略,因而不显示波动性。如果实物粒子的 mv 值等于或小于 h 值,其波长不能忽略,即显示出波动性。

[例 7-1] 分别计算 $m = 2.5 \times 10^{-2}$ kg, $v = 300$ m·s^{-1} 的子弹和 $m_e = 9.1 \times 10^{-31}$ kg, $v = 1.5 \times 10^6$ m·s^{-1} 的电子的波长,并加以比较。

解:按式(7.3),子弹的波长为:

$$\lambda = \frac{6.626 \times 10^{-34}}{300 \times 2.5 \times 10^{-2}} = 8.83 \times 10^{-23} (\text{pm})$$

电子的波长为:

$$\lambda = \frac{6.626 \times 10^{-34}}{9.1 \times 10^{-31} \times 1.5 \times 10^6} = 4.85 \times 10^{-10} (\text{m}) = 485 (\text{pm})$$

计算结果表明,子弹的波长很短,完全可以不予考虑。

(二)电子衍射实验

在德布罗意提出假设后的 3 年,美国物理学家戴维森(Davisson)和杰尔麦(Germer),用已知能量的电子在晶体上的衍射实验证明了德布罗意的预言(见图7-1)。由于电子波的波长与 X 光的波长相近,用电子束代替 X 光通过衍射光栅(晶体),投射到照相底片上,结果得到和 X 光衍射完全相同的明暗交替的环纹图像(见图7-2)。

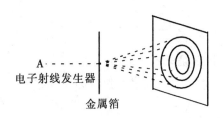
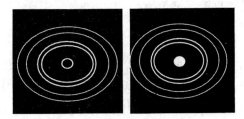

图 7-1　电子衍射实验示意图　　　　图 7-2　X 射线和电子在铝箔的衍射图
　　　　　　　　　　　　　　　　　　　　左为 X 射线衍射图;右为电子衍射图

电子衍射的照片说明电子和光波相似,证实了电子具有波动性。实验所得电子波的波长和由德布罗意关系式计算的结果完全符合,进一步说明德布罗意的预言是正确的。后来相继用中子、质子、α 粒子、原子等粒子流进行实验,也同样观察到了衍射现象,进一步说明了微观粒子具有波动性的特征。

对一个电子的运动而言,每次到达什么地方是无法准确预测的。但重复多次的运动,一定是在衍射强度大的地方出现的机会多,在衍射强度小的地方出现的机会少。所以,我们认为电子波是概率波,波强度的大小反映电子出现的机会或概率

(probability)的大小。电子波的物理意义与经典的机械波或电磁波均不相同,后者是介质质点或电磁场的振动在空间的传播,而电子波本身并无类似直接的物理意义,它只反映电子出现概率的大小。

(三)海森堡不确定原理

对于一个宏观物体来说,人们能够在同一时刻准确地测出它的位置和动量(或速率)。例如,人造卫星的运动轨道可以准确预测。那么对于微观粒子,我们能否在同一时刻准确地测出它的位置和动量呢?海森堡对此作了否定的回答。

海森堡的不确定原理(uncertainty principle)是指人们不可能同时准确地测定微观粒子的位置和动量,他认为微观粒子的位置和动量之间存在下列不确定关系:

$$\Delta p \Delta x \geqslant \frac{h}{4\pi} \text{ 或 } \Delta x \geqslant \frac{h}{4\pi m \Delta v} \tag{7.4}$$

式中,Δp 是粒子动量的不准量,Δx 是粒子位置的不准量,Δv 是粒子速度的不准量,m 是粒子的质量。式(7.4)表明:具有波动性的微观粒子和宏观物体有着完全不同的运动特点,它不能同时有着确定的位置和动量。如果它们的坐标被确定地越准确,则相应的动量就越不准确,反之亦然。坐标不确定程度和动量不确定程度的乘积约等于普朗克常数 h。

不确定原理表明,核外电子不可能沿着一条如玻尔理论所指的固定轨道运动。核外电子的运动规律,只能用统计的方法指出它在核外某处出现的可能性——概率的大小。

对于宏观物体之所以有确定的运动轨道,能够同时确定其坐标和动量,是由于 h 的值很小,m 的值很大,由不确定关系式所决定的 Δx 或 Δv 很小。所以,宏观物体的不确定关系的限制完全可以忽略。

例如,若质量为 0.01 kg 的宏观物体,它的位置测不准量 Δx 为 1.0×10^{-4} m,其速度测不准量为:

$$\Delta v \geqslant \frac{h}{4\pi m \Delta x} = \frac{6.626 \times 10^{-34}}{4 \times 3.14 \times 1.0 \times 10^{-2} \times 10^{-4}} = 5.3 \times 10^{-29} (\text{m} \cdot \text{s}^{-1})$$

由此可见,对于宏观物体来说,测不准的情况是微不足道的。

在氢原子中,基态电子的速度大约是 10^6 m·s^{-1}。设电子位置测不准量为 $\Delta x = 10^{-10}$ m。其速度的测不准量为:

$$\Delta v \geqslant \frac{h}{4\pi m \Delta x} = \frac{6.626 \times 10^{-34}}{4 \times 3.14 \times 9.11 \times 10^{-31} \times 10^{-10}} = 5.8 \times 10^5 (\text{m} \cdot \text{s}^{-1})$$

即电子速度的不准确量与其速度本身十分接近。可见,若想在经典力学的准确范围内,用轨道的概念来描述具有波粒二象性的电子运动状态是没有意义的。

对于不确定原理,不能错误地认为微观粒子运动不可知了。实际上,测不准原理反映微观粒子有波动性,只是表明它不服从由宏观物体运动规律所总结出来的经典力学。这不等于没有规律,相反,它说明微观粒子的运动是遵循着更深刻的一种规律——量子力学。

第二节　氢原子核外电子的运动状态

由于微观粒子的运动具有波粒二象性,其运动规律必须用量子力学来描述。量子力学用波函数 ψ 来描述原子中电子的运动,它的基本方程是薛定谔(E. Schrödinger)方程。

一、薛定谔方程式——电子的波动方程

1926 年,薛定谔利用德布罗意物质波的观点,提出了描述微观粒子运动规律的量子力学波动方程,一个二阶偏微分方程式,其基本形式如下:

$$\frac{\partial^2 \psi}{\partial x^2}+\frac{\partial^2 \psi}{\partial y^2}+\frac{\partial^2 \psi}{\partial z^2}+\frac{8\pi^2 m}{h^2}(E-V)\psi = 0 \tag{7.5}$$

式中,m 是电子的质量,E 是电子的总能量,V 是电子的势能,$(E-V)$ 是电子的动能,π 是圆周率,h 是普朗克常数,x,y,z 是电子在空间的坐标,ψ 是电子的波函数。

波函数 ψ 是薛定谔方程式的解,它不是一个数值,而是空间坐标 x,y,z(或球坐标 r,θ,φ)的函数式,是用来描述核外电子的运动状态的。在这个方程式中,既有 m,E,v 等粒子性的物理量,也有波动性的物理量 ψ,它们在薛定谔方程中被有机地融合在一起,从而能更真实地反映出微观粒子的运动状态。

原则上讲,薛定谔方程可以对任何体系的电子运动求解。如果把该体系的势能 V 表达式找出并代入薛定谔方程,求解方程即可得到相应的波函数 ψ 及对应的能量 E。但遗憾的是,薛定谔方程是很难解的,至今只能精确求解单电子体系(如 H,He$^+$,Li^{2+} 等)的薛定谔方程,稍复杂一些的体系只能求近似解。即使对单电子体系,解薛定谔方程也很复杂,需要较深的数学知识,这不是本门课的任务。这里我们只要求了解量子力学处理原子结构问题的大概思路以及解薛定谔方程所得到的重要结论。

二、波函数和原子轨道

氢原子的结构最简单,它的核外只有一个电子,这个电子在核外运动时的势能只取决于核对它的吸引,它的薛定谔方程可以精确求解。所以,首先让我们讨论氢原子核外电子的运动状态。

在解薛定谔方程的过程中,考虑到电子无论在什么地方都只受到原子核的吸引力,所以,为了便于求解,需进行坐标转换,把直角坐标换成球极坐标后求解。这两种坐标系的转换关系如图 7-3 所示。

$$x = r \cdot \sin\theta\cos\varphi$$
$$y = r \cdot \sin\theta\sin\varphi$$
$$z = r \cdot \cos\theta$$
$$r = \sqrt{x^2 + y^2 + z^2}$$

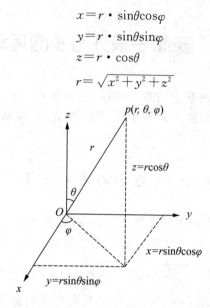

图 7-3　球极坐标与直角坐标系的关系

式中,r 是电子离原子核的距离,θ,φ 是电子在核周围的方位角。坐标转换后,得到的波函数就是 r,θ,φ 的函数,记作 $\psi(r,\theta,\varphi)$。

在量子力学中常把波函数叫作原子轨道函数,简称原子轨道。量子力学中"原子轨道"的意义不是指电子在核外运动遵循的轨迹,而是指核外电子的一种运动状态(包括概率密度分布和能量等)。如果说电子在 1 s 轨道上运动,其含义是指电子处于与 1 s 波函数相对应的状态上的运动。量子力学中的"轨道",已经有了新的含义和内容。

三、量子数

在解薛定谔方程中,为了得到有意义的合理解,自然而然地必须引入三个常数项 n,l,m,它们的取值受特定的限制。这种受特定限制的常数统称为量子数(quantum number)。

1. 主量子数(n)

主量子数(principal quantum number)又叫能量量子数,它的取值是任意的正整数,即 $n = 1,2,3,\cdots$

主量子数(n)的物理意义:

(1)决定电子出现概率最大的区域离核距离的远近。核外电子出现概率最大区域的离核距离,可以近似地看成电子离核的距离,它随 n 值增大而增加。$n = 1$ 时,电子离原子核最近。

(2)决定电子的能量。氢原子中电子的能量由主量子数决定。n 值越大,电子所具有的能量越高。对多电子原子来说,主量子数也是决定每个电子能量的主要因素,一般地讲 n 值大,电子能量高。

(3)代表电子层或能层。主量子数相同的电子,近乎在离核相同距离的空间范围内运动,因此可将主量子数相同的电子归并在一起称为一个电子层或能层,常用 K,L,M,N,O,P 等符号表示 $n=1,2,3,4,5,6$ 等电子层。

2.角量子数(l)

角量子数(azimuthal quantum number)又叫副量子数。角量子数 l 的取值受主量子数的限制,其值只能取小于 n 的正整数并包括零。即 $l=0,1,2,3,\cdots,(n-1)$ 的正整数。按光谱学的习惯,分别用符号 s,p,d,f,g 等来表示。

角量子数 l 的物理意义:

(1)决定原子轨道的形状。如 $l=0$ 时,原子轨道呈球形分布。$l=1$ 时,原子轨道呈哑铃形分布。$l=2$ 时,原子轨道呈花瓣形分布。$l=3$ 时,其原子轨道形状较复杂,本书不予介绍。

(2)表示电子的亚层或能级。在多电子原子中,角量子数不同的电子,其能量是不相等的。即在同一电子层中的电子还可以分为若干不同的亚层,存在不同的能级(energy level)。当主量子数相同时,角量子数 l 值越大,能量越高。则有 $E_{ns}<E_{np}<E_{nd}<E_{nf}$。因此,在描述多电子原子体系电子的能量状态时,需要用 n 和 l 两个量子数。

3.磁量子数(m)

磁量子数 m(magnetic quantum number)的取值受角量子数 l 的限制,即 m 的取值可以等于 $0,\pm1,\pm2,\pm3,\cdots,\pm l$ 等整数。所以磁量子数共有($2l+1$)个数值。

磁量子数 m 的物理意义:

(1)磁量子数决定原子轨道在空间的伸展方向。

当 $l=0$ 时,磁量子数只有一个取值,即 $m=0$,表明它有一个空间取向,称 s 轨道。

当 $l=1$ 时,磁量子数可以有三个取值,即 $m=0,+1,-1$,表明它有三个空间取向。沿 x 轴方向伸展的称 p_x 轨道,沿 y 轴方向伸展的称 p_y 轨道,沿 z 轴方向伸展的称 p_z 轨道。

当 $l=2$ 时,磁量子数可以有五个取值,即 $m=0,+1,-1,+2,-2$,表明有五个空间伸展方向。沿 z 轴对称方向伸展的轨道称 d_{z^2} 轨道。沿 x,z 轴夹角 45° 对称方向伸展的称 d_{xz} 轨道,沿 y,z 轴夹角 45° 对称方向伸展的称 d_{yz} 轨道,沿 x,y 轴夹角 45° 方向对称伸展的称 d_{xy} 轨道,沿 x,y 轴对称方向伸展的称 $d_{x^2-y^2}$ 轨道。

当 $l=3$ 时,磁量子数可以有七个取值,即 $m=0,+1,-1,+2,-2,+3,-3$,表明有七个空间伸展方向。此为 f 电子原子轨道,由于图形较复杂故从略。

(2)磁量子数与电子能量无关。l 相同,m 不同的原子轨道,即形状相同、空间取向不同的原子轨道,能量是相同的。不同原子轨道具有相同能量的现象称为能量简并,能量相同的各原子轨道称为简并轨道或等价轨道。例如 $l=1$ 的三个 p 轨道 p_x,p_y,p_z 的能量相同,即能级相同。

由上可知,n,l,m 三个量子数的组合具有一定的规律性:

$n=1$ 时，l 只能等于 0，m 也只能等于 0，三个量子数的组合只有一种，即 1，0，0。表明第一电子层只有一个能级，也只有一个轨道。相应的波函数写成 $\psi_{1,0,0}$ 或 ψ_{1s}。$n=2$ 时，l 可以等于 0 和 1。所以，第二电子层共有两个能级。

当 $n=2$，$l=0$ 时，m 只能等于 0；而当 $n=2$，$l=1$ 时，m 可以等于 0，$+1$，-1。它们的量子数组合共有四种，即 $\psi_{2,0,0}$，$\psi_{2,1,0}$，$\psi_{2,1,+1}$，$\psi_{2,1,-1}$。这也说明第二电子层共有四个轨道，其中 2，0，0 的组合是一个能级，其余三种组合属第二个较高的能级。以此类推，每个电子层的轨道总数应为 n^2。参见表 7-1。

表 7-1   量子数组合和轨道数

主量子数 n	角量子数 l	磁量子数 m	波函数 ψ	同一电子层的轨道数 (n^2)
1	0	0	ψ_{1s}	1
2	0	0	ψ_{2s}	
	1	0	ψ_{2p_z}	4
		± 1	ψ_{2p_x} ψ_{2p_y}	
3	0	0	ψ_{3s}	
	1	0	ψ_{3p_z}	
		± 1	ψ_{3p_x} ψ_{3p_y}	
	2	0	$\psi_{3d_{z^2}}$	9
		± 1	$\psi_{3d_{xz}}$ $\psi_{3d_{yz}}$	
		± 2	$\psi_{3d_{xy}}$ $\psi_{3d_{x^2-y^2}}$	

4. 自旋量子数（m_s）

自旋量子数（spin quantum number）不能通过薛定谔方程获得。它是通过实验和理论的进一步研究而引入的，与 n、l、m 无关。m_s 取值为 $+\dfrac{1}{2}$ 和 $-\dfrac{1}{2}$，也用符号 ↑ 和 ↓ 表示电子的自旋运动方向。两电子的自旋方向相同时称之为平行自旋，反之称为反平行自旋。

综上所述，主量子数 n 和角量子数 l 决定核外电子的能量；角量子数 l 决定原子轨道的形状；磁量子数 m 决定原子轨道的空间取向；自旋角动量量子数 m_s 决定电子运动的自旋状态。也就是说，电子在核外运动的状态可以用四个量子数来描述。根据四个量子数可以确定核外电子的运动状态，可以算出各电子层中电子可能的状态数，如表 7-1 所示。

四、原子轨道的图形表示

波函数是现代化学中最基本的概念之一。它对于了解原子结构、分子结构等内容有重要作用。为了帮助理解波函数的意义，人们希望获得它的图像，以便比较直观地解决化学问题。但波函数是含有 r,θ,φ 三个自变量的函数，难以在平面上用适当图形把它全部表示出来。于是将波函数写成下列一般形式：

$$\psi_{n,l,m}(r,\theta,\varphi) = R_{n,l}(r)Y_{l,m}(\theta,\varphi)$$

这个式子表示波函数可以写成两个函数，即 R 函数和 Y 函数的乘积。R 函数又称波函数的径向部分或径向波函数（radial wave function），它是离核距离 r 的函数，只与 n 和 l 两个量子数有关。Y 函数又称为波函数的角度部分或角度波函数（angular wave function），它是方位角 θ 和 φ 的函数，只与 l 和 m 两个量子数有关。

将径向波函数和角度波函数分开作图，可以从波函数的径向和角度两个侧面考察电子的运动状态。虽然每一部分并不能代表完全的波函数，但能说明许多问题。表 7-2 列出了氢原子相应的 R 函数、Y 函数。

表 7-2　氢原子和类氢离子的几个波函数（$a_0 =$ 玻尔半径）

轨道	$\psi_{n,l,m}(r,\theta,\varphi)$	$R_{n,l}(r)$	$Y_{l,m}(\theta,\varphi)$
1s	$\dfrac{1}{\sqrt{\pi}}(\dfrac{z}{a_0})^{a/2}e^{-zr/a_0}$	$2(\dfrac{z}{a_0})^{a/2}e^{-zr/a_0}$	$\dfrac{1}{2\sqrt{\pi}}$
2s	$\dfrac{1}{4\sqrt{2\pi}}(\dfrac{z}{a_0})^{a/2}(2-\dfrac{zr}{a_0})e^{-zr/2a_0}$	$\dfrac{1}{2\sqrt{2}}(\dfrac{z}{a_0})^{a/2}(2-\dfrac{zr}{a_0})e^{-zr/2a_0}$	$\dfrac{1}{2\sqrt{\pi}}$
$2p_z$	$\dfrac{1}{4\sqrt{2\pi}}(\dfrac{z}{a_0})^{a/2}\dfrac{z}{a_0}re^{-zr/2a_0}\cos\theta$		$\dfrac{\sqrt{3}}{2\sqrt{\pi}}\cos\theta$
$2p_x$	$\dfrac{1}{4\sqrt{2\pi}}(\dfrac{z}{a_0})^{a/2}\dfrac{z}{a_0}re^{-zr/2a_0}\sin\theta\cos\varphi$	$\dfrac{1}{2\sqrt{6}}(\dfrac{z}{a_0})^{a/2}\dfrac{zr}{a_0}e^{-zr/2a_0}$	$\dfrac{\sqrt{3}}{2\sqrt{\pi}}\sin\theta\cos\varphi$
$2p_y$	$\dfrac{1}{4\sqrt{2\pi}}(\dfrac{z}{a_0})^{a/2}\dfrac{zr}{a_0}e^{-zr/2a_0}\sin\theta\sin\varphi$		$\dfrac{\sqrt{3}}{2\sqrt{\pi}}\sin\theta\sin\varphi$

由于 Y 函数使用较多，所以只介绍氢原子的角度波函数的图形，它也称为原子轨道的角度分布图。尽管它只是波函数的一部分，但用它来讨论原子的成键情况已足够了。由于角度波函数只与角量子数和磁量子数有关，而与主量子数无关。所以只要 l,m 相同，即使 n 不同，它们的角度分布图也都是一样的。这种图形对解释原子间的成键作用具有重要意义。氢原子的几个角度波函数分布图如图 7-4 所示，下面做简要讨论。

（1）$l=0$ 时，即 s 态波函数的角度波函数分布图：所有 s 态的角度波函数都与 θ,φ 无关。因此，它们的图形都是半径等于 $\sqrt{\dfrac{1}{4\pi}}$ 的球面。

（2）$l=1$ 时，即 p 态波函数的角度波函数分布图：从表 7-1 中可以看出，Y_p 的函数式有三种。先对 Y_{p_z} 进行讨论。这个角度波函数只与 θ 有关，取不同 θ 值带人相应 Y 函数，计算出 Y_{p_z} 值并列于表 7-3 中。

按所列的数据作出 Y_{p_z} 在 x,z 平面上如图 7-4 所示的"8"字形曲线。因此，将这个"8"字曲线绕轴转一周所得的曲面，就是 Y_{p_z} 的立体角度分布图。图形犹如两个相切的球体。Y_{p_z} 在 xy 平面上有一个节面，节面上下的正负号反映 Y_{p_z} 在这个区域是正值还是负值。Y_{p_y} 和 Y_{p_x} 的图形也是"8"字形曲线或双球体，只是连心轴线分

别 y 轴和 x 轴方向上,如何作图从略。

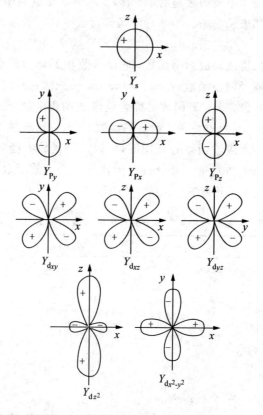

图 7-4　s,p,d 原子轨道角度分布剖面图

表 7-3　　　　　　　　　　　　　　**p 态波函数的角度波函数值**

θ	0°	30°	60°	90°	120°	150°	180°
$\cos\theta$	1	0.866	0.5	0	−0.5	−0.866	−1
Y_{P_z}	0.489	0.423	0.244	0	−0.244	−0.423	−0.489

（3）$l=2$ 时,即 d 态波函数的角度波函数分布图形如图 7-4 所示。从图中可以看出 $Y_{d_{xy}}$、$Y_{d_{yz}}$、$Y_{d_{xz}}$、$Y_{d_{x^2-y^2}}$ 的形状相同,只是极大值的方向不同,$Y_{d_{z^2}}$ 的极大值在 z 轴上,形状也与前者不相同。

波函数的角度波函数分布图形中的正负号除了反映 Y 函数值的正负外,也反映了电子运动具有的波动性。它可以与经典波的波峰与波谷相比拟。当两个波相遇产生干涉时,同号则相互加强,异号则相互抵消,这一点对讨论化学键的形成及键的强度具有重要意义。

五、概率密度和电子云

波函数 ψ 仅仅是描述核外电子运动状态的数学表达式,它本身没有确切的物理意义。但从光的波粒二象性研究中得知,波函数绝对值的平方 $|\psi|^2$ 与光的强度有关。而光的强度取决于单位体积内光子的数目,即光子的密度。回想前面讲过的电子衍射图,图中有明暗交替的条纹,说明有些地方衍射强度大,即电子出现的概率密度大,有些地方衍射强度小,电子出现的概率密度小。因此,波函数的平方 $|\psi|^2$ 代表电

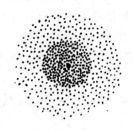

图 7-5 基态氢原子电子云

子在核外空间单位体积内出现的概率,即概率密度(probability density)。

为了形象化地表示核外空间各处电子出现的概率密度大小的分布情况,我们可以用黑点的疏密来表示空间各处的概率密度大小。$|\psi|^2$ 大的地方,黑点较密;$|\psi|^2$ 小的地方,黑点较疏。这种图形称为电子云(electron cloud)。电子云不过是一种形象化的描绘,绝不是电子真的可以分散成云。因此,所谓电子云就是指电子在核外空间各处出现的概率密度大小。图 7-5 是基态氢原子电子云。应当注意,氢原子只有一个电子。图中黑点的数目并不代表电子的数目,而只代表 1 个电子在瞬间出现的可能的位置。由图可知,离核越近,概率密度越大;离核越远,概率密度越小。

按上述规则可以描绘出各种电子云的图形,例如 2s, 2p, 3s, 3p, 3d,…,但要复杂得多。为了使问题简化,从两个不同的侧面来分别描述电子云,即从电子云的径向分布和角度分布做形象化描述。因为

$$\psi^2_{n,l,m}(r,\theta,\varphi) = R^2_{n,l}(r) \cdot Y^2_{l,m}(\theta,\varphi)$$

式中,$R^2_{n,l}(r)$ 称为电子云的径向部分,$Y^2_{l,m}(\theta,\varphi)$ 称为电子云的角度部分。

电子云的角度分布图是 Y^2 随角度 (θ,φ) 变化的图形,如图 7-6 所示。这种图形只能表示电子在空间不同角度出现的概率密度大小,不能说明电子出现的概率密度与距核远近的关系。

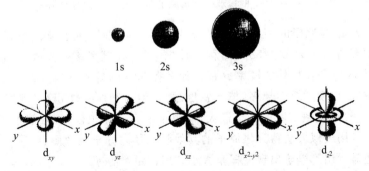

图 7-6 s,p,d 轨道电子云角度分布图

电子云角度分布图与原子轨道角度分布异同点：

(1)电子云角度分布图与原子轨道角度分布图形相似，但有区别。

(2)原子轨道的角度分布一般有正负号之分，而电子云的角度分布都为正值。因为 Y 值经平方后便没有正负号了。

(3)电子云角度分布图较原子轨道的角度分布图形要"瘦"一些，这是因为 Y 值小于1，其平方的数值就更小。

六、径向分布函数图

径向分布图是反映电子在核外空间规定体积内，出现的概率随离核远近的不同而变化的情况，是随半径变化的图形。由此类图形可清楚地看出，不同的电子在核外同距离处出现的概率大小。现以氢原子的径向概率分布讨论之。

在氢原子的波函数中包括了径向波函数，以 $R(r)$ 表示。R^2 表示离核一定距离的单位体积内电子出现的概率密度。而概率分布是概率密度乘以相应的体积。假如考虑电子出现在半径为 r、厚度为 dr 的薄球壳夹层中的概率，这个球壳的相应面积是 $4\pi r^2$。因此，这个球壳内电子出现的概率应该等于概率密度的径向部分 $|R|^2$ 乘以球壳体积 $4\pi r^2\,dr$，即 $R^2\times 4\pi r^2\,dr = 4\pi r^2 R^2\,dr$。令 $D(r)=4\pi r^2 R^2$，则 $D(r)$ 称做径向分布函数（radial distribution function）。

设想薄球壳夹层的厚度 dr 趋向于零，则径向分布函数图表示电子在离核距离为 r 处的球面上出现的概率。若以 $D(r)$ 对 r 作图，可得到氢原子的 1s 电子的径向分布函数图，如图 7-7 所示。

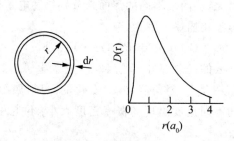

图 7-7　半径为 r 的薄球壳和氢原子的 1s 电子径向分布图

由图 7-7 知，氢原子的 1s 电子在核外的概率分布规律：随着离核距离的增大，概率逐渐增大，在 $r=a_0$（$a_0=53$ pm，称为玻尔半径）处概率达最大值，随后概率减小。氢原子 1s 电子在核外的概率分布为什么在 53 pm 处出现极大值？这是因为电子离核越近，出现的机会越多，概率密度越大，但由于球壳体积小，则概率不大。而 $r=53$ pm 壳层概率密度虽不是最大，但由于该壳层体积较大，致使电子出现的概率最大。可用类似方法得到氢原子的其他状态径向分布函数图，如图 7-8 所示。此图形象地显示出了电子出现的概率大小和离核距离的远近。

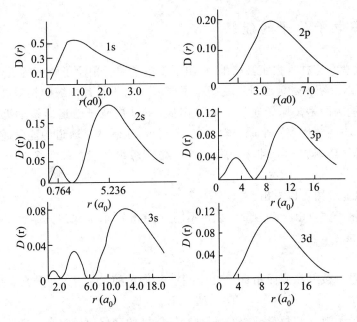

图 7-8 氢原子的 s,p,d 状态的径向分布图

$r=53$ pm 也是玻尔理论中基态氢原子的轨道半径。在这一点上两种理论有相似之处,但本质不同。玻尔理论认为氢原子的电子只能在 $r=53$ pm 处运动,而量子力学认为电子只是在 $r=53$ pm 的薄球壳内出现的概率最大而已。

图 7-8 中的峰值表示电子出现的概率最大。电子云径向分布图中峰的数目为 $n-l$。如 3d 轨道,$n=3$,$l=2$,有 1 个峰;$n=4$,$l=0$,有 4 个峰。n 值相同,电子离核平均距离相近。因此,从径向分布来看,核外电子是按 n 值大小分层分布的。n 值决定了电子层的层数。

由径向分布图可知,ns 比 np 多一个离核较近的峰,np 比 nd 多一个离核较近的峰等。这些近核的峰都伸入到 $(n-1)$ 各峰的内部,而且伸入的程度又各不相同,这种现象叫"钻穿"。钻穿现象说明外层电子可以在内层出现,这也是电子波动性的反映。电子的钻穿现象对于理解多电子原子的能级分裂是十分重要的。

第三节 多电子原子结构和周期系

除氢以外,核外有两个和两个以上电子的原子统称为多电子原子。在多电子原子中,电子不仅受原子核的吸引,而且还存在着电子之间的相互排斥,作用于电子上的核电荷数以及原子轨道的能级也远比氢原子复杂。这些都涉及多电子原子核外电子的分布规律,而原子核外的电子分布又直接决定着元素的性质。核外电子的分布与电子所处的轨道能级有关。

一、多电子原子的能级

美国化学家鲍林根据实验结果,提出了多电子原子中原子轨道的近似能级图,如图7-9所示。图中的能级顺序是指电子层填入电子时各能级的相对高低。需要指出,近似能级图是按原子轨道的能量高低(不是按原子轨道离核远近)排列的。图中的每个小圆圈代表一个原子轨道,位置越低,表示这个轨道的能量越低。能量相近的原子轨道划成一个组,称为能级组。各能级组的能量按1,2,3,…的顺序依次增加。

从近似能级图可以看出:

(1)角量子数 l 相同而主量子数 n 不同,由主量子数 n 决定其能量。n 值越大,能量越高。如:

$$E_{1s}<E_{2s}<E_{3s}<E_{4s}$$

(2)主量子数 n 相同而角量子数 l 不同,其能量随 l 的增大而升高。如:

$$E_{4s}<E_{4p}<E_{4d}<E_{4f}$$

(3)主量子数 n 和角量子数 l 都不同时,能量的变化比较复杂。如:

$$E_{4s}<E_{3d},E_{5s}<E_{4d},E_{6s}<E_{4f}<E_{5d}$$

某些主量子数较大的原子轨道的能量比主量子数较小的原子轨道的能量低的现象称为能级交错。这表明多电子原子中原子轨道的能级除取决于主量子数 n 以外,还与角量子数 l 有关。这种现象可用屏蔽效应和钻穿效应解释。

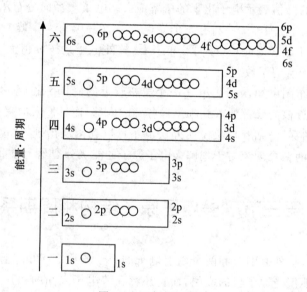

图 7-9 近似能极图

(一)屏蔽效应

我们已经讨论了氢原子的电子能量只由 n 决定,电子的能量仅与核电荷数 Z

和主量子数 n 有关,可被允许的能级为:

$$E=-2.179\times10^{-18}\frac{Z^2}{n^2}=-2.179\times10^{-18}\frac{1}{n^2}(\mathrm{J})$$

在多电子原子中,核外电子不仅受到原子核的吸引,而且还受到其他电子的排斥。对于任何一个电子而言,它都处于原子核和其他电子的共同作用之中。近似的处理方法是把其他电子对某一个电子的排斥力,简单地看作是抵消了原子核对该电子的吸引作用。这种被抵消后的核电荷数称之为有效核电荷数(Z')。这种其他电子对核电荷的抵消作用称为屏蔽效应(screening effect)。有效核电荷数 Z' 和核电荷数 Z 之间有如下关系:

$$Z'=Z-\sigma \tag{7.6}$$

式中,σ 为屏蔽常数(screening constant),它体现出电子排斥力对核电荷的影响,表示被抵消的那部分核电荷。由于屏蔽效应的存在,多电子原子中电子允许的能级是:

$$E=-2.179\times10^{-18}\frac{(Z-\sigma)^2}{n^2}(\mathrm{J}) \tag{7.7}$$

式(7.7)又称为多电子原子的近似能级公式。

屏蔽常数 σ 受到多种因素的影响,其中包括角量子数的影响,这表明多电子原子的能级除取决于主量子数 n 外,还与角量子数 l 等其他因素有关。

在多电子原子中,由于屏蔽效应的存在,使原来简并状态的能级发生分裂。对 n 相同、l 不同的原子轨道,l 值越大,受到其他电子的屏蔽作用也越大,核电荷对其吸引就越弱。因此,l 值较大的轨道具有较高的能量。即

$$E_{ns}<E_{np}<E_{nd}<E_{nf}$$

(二)钻穿效应

径向分布函数图告诉我们,n 值较大、l 值较小的电子,在核附近也有出现的概率,可以深入到内层。使内层电子对它的屏蔽效应变小,即 σ 值变小,Z' 变大,感受到的有效核电荷数较多,能级较低。这种由外层电子向内层穿透,使能量降低的现象称为钻穿效应或穿透效应(penetrating effect)。

钻穿效应主要表现在穿入内层的小峰上。峰的数目越多,钻穿效应越大。例如 3d 和 4s 轨道发生了能级交错现象,导致 $E_{4s}<E_{3d}$,如图 7-10 所示。

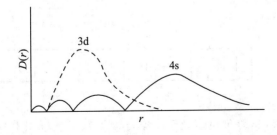

图 7-10　3d,4s 的径向分布图

一般说来,当轨道的 n 值增大对轨道能量的影响小于 l 值减小的影响时,电子

的穿透作用对轨道能量的影响起主要作用,能级交错现象即可发生。除了 3d,4s 发生能级交错外,4d 和 5s,4f 和 6s,5f 和 7s 等也能够发生能级交错,即 $E_{5s} < E_{4d}$,$E_{6s} < E_{4f}$,$E_{7s} < E_{5f}$。

二、多电子原子核外电子的排布

原子核外电子的排布是根据光谱数据和对元素周期律的分析确定的。核外电子排布遵守三项原则,即能量最低原理、泡利不相容原理和洪特规则。

(一)能量最低原理

自然界中存在一个普遍的规律,就是"体系的能量越低越稳定"。原子中的电子也遵循这个规律。电子在原子中所处的状态总是要尽可能地使原子的能量处于最低状态。因此,多电子原子在基态时,核外电子总是尽可能地排布在能量最低的轨道上,以使原子的能量处于最低状态。这就是能量最低原理。但一个原子轨道最多能容纳多少个电子呢?泡利不相容原理解决了这个问题。

(二)泡利不相容原理

泡利(W. Pauli)指出:在同一原子中,没有彼此处于完全相同状态的电子。即在同一原子中,不能有四个量子数完全相同的电子存在。这一原理称为泡利不相容原理。根据泡利不相容原理,按照 n,l,m,三个量子数的取值规律和自旋量子数 m_s 的取值范围认为,每一个轨道上最多容纳自旋方向相反的两个电子,并得出每一个电子层中最多容纳的电子数为 $2n^2$(n 为电子层数)。

泡利不相容原理解决了每一层上电子的最大容量问题,但遇到 n,l 都相同的轨道——等价轨道时,电子将怎样分布呢?洪特规则回答了这个问题。

(三)洪特规则

洪特(F. Hund)规则:在能量相等的轨道上,电子排布总是分占不同的轨道,且自旋平行,使原子能量最低。例如氮原子的电子排布:

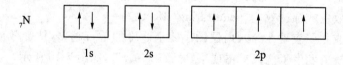

而不是

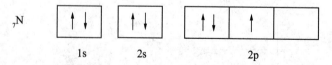

洪特规则还指出,等价轨道处于全空($p^0 d^0 f^0$)、半满($p^3 d^5 f^7$)和全满($p^6 d^{10} f^{14}$)状态,原子所处的能量较低,比较稳定。这是洪特规则的一个特例。

根据以上三原则,基本上可以解决基态原子核外电子的排布问题。但电子的真实排布情况,必须以实验事实为依据。应该注意,电子排布式中能级的书写次序与电子填充的次序并不完全一致。如元素$_{21}$Sc 按能量最低原理电子排布式为 $1s^2 2s^2 2p^6 3s^2 3p^6 4s^2 3d^1$。但正确的书写格式应该是 $1s^2 2s^2 2p^6 3s^2 3p^6 3d^1 4s^2$,即应该按电子层从内层到外层书写。因为决定元素化学性质的主要是原子的外层电子。为了简便,常常只写出原子的价电子排布。所谓价电子排布是指:主族元素只写出 ns,np 最外层轨道的电子排布;副族元素只写出 $(n-1)d,ns$ 轨道的电子排布。

第四节　元素周期性

一、元素周期表

把元素按原子序数递增的顺序排列时,发现元素的性质随着核电荷数的递增呈现出周期性变化,这一规律称为元素周期律。元素周期表是元素周期律的表达形式。在了解了原子结构的一些基本知识后,我们认识到元素周期律是核外电子排布呈现周期性变化的反映。

(一)周期

周期表中有七个周期。第一、二、三周期为短周期,从第四周期起为长周期。每个周期的最外电子层的结构都是从 ns 开始到 np(稀有气体)结束(第一周期除外)。元素所在的周期数与该元素的原子所具有的电子层数一致,也与该元素按原子轨道能量高低顺序划分出的能级组的组数一致。从图 7-9 看出,能级组的划分是造成元素周期表中元素被分为周期的根本原因。一个能级组对应着一个周期。由于能级交错的产生,使一个能级组包含的能级数目有所不同,故周期有长短之分。在长周期中,有些元素的最后一个电子填充在$(n-1)$层的 d 轨道,或者是$(n-2)$层的 f 轨道上,使该周期的元素增多,这类元素称为过渡元素。由于元素的性质主要取决于最外层上的电子数,所以,过渡元素的性质递变比较缓慢。一个能级组最多容纳的电子数就是该周期中元素的数目。如第一周期有 2 个元素,第二、三周期各有 8 个元素,第四、五周期各有 18 个元素,第六周期有 32 个元素。

(二)族

周期表中,把原子结构相似的元素排成一竖列称为族。最后一个电子填入最外层的 ns 或 np 轨道上的元素称为主族(A 族)元素。共有七个主族。通常把稀有气体称为零族元素。主族元素最外电子层上的电子数(价层电子总数)等于族数,也等于它的最高氧化数,所以同族元素的化学性质相似。

电子最后填充在 d,f 轨道上的元素称为副族(B 族)元素。共有八个副族,但第 Ⅷ 副族有 3 个竖列。副族元素原子的最外电子层是 s^1 或 s^2,次外层是 $d^1 \sim d^{10}$,倒数第三层是 $f^1 \sim f^{14}$(镧系和锕系)。因此,副族元素的氧化数由这三种电子的数目决定。

(三)元素分区

化学反应一般只涉及原子的价层电子。因此,根据元素的价层电子构型不同,把周期表中的元素划分成如下五个区域。

(1)s区:元素最后一个电子填充在 s 轨道,包括 I A 和 II A 族元素。其外层电子结构都是 ns^1 和 ns^2 型。价电子组态为 $ns^{1\sim2}$,容易失去 1 个或 2 个电子形成 +1 或 +2 价离子。它们都是活泼的金属元素。

(2)p区:元素最后一个电子填充在 p 轨道,包括 III A~VIII A(也称零族)族元素。外层电子结构为 $ns^2np^{1\sim6}$(He 为 ns^2)。

(3)d区:元素最后一个电子基本填充在 d 轨道,它们具有可变氧化态,包括 III B~VIII B族元素。外层电子结构为 ns 轨道上有 1~2 个电子,$(n-1)d$ 轨道上有 1~9 个电子(但有少数例外)。价电子组态为 $(n-1)d^{1\sim9}ns^{1\sim2}$。d 轨道上的电子结构对 d 区元素的性质影响较大。

(4)ds区:包括 I B 和 II B 族元素。外层电子的结构可表示为 $(n-1)d^{10}ns^1$ 和 $(n-1)d^{10}ns^2$。价电子组态为 $(n-1)d^{10}ns^{1\sim2}$。

d 区和 ds 区的元素合称为过渡元素,其电子层结构的差别大都在 $(n-1)d$ 轨道上,因此性质比较相似。

(5)f区:元素最后一个电子填充在 f 轨道上,包括镧系和锕系元素。外层电子结构为 $(n-2)f^1ns^2$ 到 $(n-2)f^{14}ns^2$,但例外情况比 d 区更多。由于电子结构差别是在 $(n-2)$ 层 f 轨道上的电子数不同,所以它们的化学性质非常相似。

二、元素性质的周期性

由于原子的电子层结构具有周期性的变化规律,因此与电子层结构有关的元素的基本性质也必然呈现出周期性变化。这一节仅就原子半径、电离势、电子亲和势和电负性等几个主要性质进行讨论。

(一)原子半径

从量子力学来看,对一个孤立的原子来说,电子从原子核附近到离核无限远处都可能出现。因此,原子半径只是一种相对的概念。由于元素存在的状态不同,其原子半径的含义也不相同。通常我们所说的半径有共价半径和金属半径。同种元素的两原子以共价单键连接时,它们核间距离的一半称为该原子的共价半径。金属晶格中相邻原子核间距离的一半称为金属半径。同种元素的金属半径和共价半径并不相等,前者一般比后者大 10%~15%。表 7-4 列出的数据是共价半径。

表 7-4　　　　　　　　　　　　　　　　　各种原子的原子半径

ⅠA	ⅡA	ⅢB	ⅣB	ⅤB	ⅥB	ⅦB	ⅧB			ⅠB	ⅡB	ⅢA	ⅣA	ⅤA	ⅥA	ⅦA	ⅧA
H 0.037																	He 0.131
Li 0.123	Be 0.089											B 0.082	C 0.077	N 0.070	O 0.066	F 0064	Ne 0.139
Na 0.157	Mg 0.136											Al 0.125	Si 0.117	P 0.110	S 0.104	Cl 0.099	Ar 0.170
K 0.203	Ca 0.174	Sc 0.144	Ti 0.132	V 0.122	Cr 0.118	Mn 0.117	Fe 0.117	Co 0.116	Ni 0.115	Cu 0.117	Zn 0.125	Ga 0.126	Ge 0.122	As 0.121	Se 0.117	Br 0.114	Kr 0.180
Rb 0.216	Sr 0.191	Y 0.162	Zr 0.145	Nb 0.134	Mo 0.130	Tc 0.127	Ru 0.125	Rh 0.125	Pd 0.128	Ag 0.134	Cd 0.148	In 0.144	Sn 0.140	Sb 0.141	Te 0.137	I 0.133	Xe 0.209
Cs 0.235	Ba 0.198	La 0.169	Hf 0.144	Ta 0.134	W 0.130	Re 0.128	Os 0.126	Ir	Pt 0.130	Au 0.134	Hg 0.144	Tl 0.148	Pb 0.147	Bi 0.146	Po 0.145	At 0.145	Rn 0.214

镧系元素

La	Ce	Pr	Nd	Pm	Sm	Eu	Gd	Tb	Dy	Ho	Er	Tm	Yb	Lu
0.169	0.165	0.164	0.164	0.163	0.162	0.185	0.162	0.161	0.158	0.158	0.170	0.158	0.170	0.158

原子半径在周期表中的变化规律可归纳为：

(1)同一主族自上而下原子半径逐渐增大。这是因为电子层数增加的缘故。同一副族自上而下原子半径一般也增大,但增幅不大,特别是第五和第六周期的副族元素,它们的原子半径十分接近,这是由于镧系收缩所造成的结果。

(2)同一周期从左至右原子半径逐渐减小。对于主族元素,从左至右,随着原子系数的增加,新增加的电子都填充在最外层,它对于同层电子的屏蔽作用相对较小($\sigma=0.35$),感受到的有效核电荷却逐渐增加,因此半径逐渐减小。副族元素,从左至右,新增加的电子填充在$(n-1)$层轨道上,它们的屏蔽作用大($\sigma=0.85$),使有效核电荷增加不大,所以副族元素半径变化缓慢。

(二)电离势

基态的气态原子失去一个电子所需要的最低能量称为该元素的电离势,单位是 $kJ \cdot mol^{-1}$。由原子失去第一个电子时的电离势称为第一电离势,由$+1$价态的阳离子再失去一个电子所需的电离势称为第二电离势。第二电离势比第一电离势大得多。通常所说的电离势是指第一电离势。电离势是从原子中取走一个电子所需的能量,所以它永远是正值。表 7-5 列出了各元素的第一电离势的数据。

(1)同族元素,自上而下,电离势随原子半径的增加而减少。因为自上而下随着原子半径的增大,最外层电子感受到的原子核吸引力逐渐减小。因此,电离外层电子所需要的能量逐渐降低。但副族元素的这种规律性不明显。

(2)同周期元素,从左到右,电离势随着原子序数的增加而增大,这是因为外层电子感受到的有效核电荷逐渐增加,原子半径又逐渐减小,所以电离势逐渐增大,其中有些不规则的变化可用等价轨道的半充满、全充满和全空结构使之稳定性增加来解释。

表 7-5 元素的第一电离势($kJ \cdot mol^{-1}$)

H 1312																	He 2372
Li 520	Be 900											B 801	C 1086	N 1402	O 1314	F 1681	Ne 2081
Na 496	Mg 738											Al 578	Si 787	P 1012	S 1000	Cl 1251	Ar 1521
K 419	Ca 590	Sc 631	Ti 658	V 650	Cr 653	Mn 717	Fe 759	Co 758	Ni 737	Cu 746	Zn 906	Ga 579	Ge 762	As 944	Se 941	Br 1140	Kr 1351
Rb 403	Sr 550	Y 616	Zr 660	Nb 664	Mo 685	Tc 702	Ru 711	Rh 720	Pd 805	Ag 731	Cd 868	In 558	Sn 709	Sb 832	Te 869	I 1088	Xe 1170
Cs 376	Ba 503	La 538	Hf 654	Ta 761	W 770	Re 760	Os 840	Ir 880	Pt 870	Au 890	Hg 1007	Tl 589	Pb 716	Bi 703	Po 812	At	Rn 1037

(三)电子亲和势

基态的气态原子获得一个电子时所放出的能量称为电子亲和势,单位是 $kJ \cdot mol^{-1}$。电子亲和势越大,放出的能量就越多,表明原子越容易结合电子。由于电子亲和势的数据不多,又不太准确,故无从讨论它们的周期性。但金属元素的电子亲和势比非金属的小得多,所以金属不易获得电子,而非金属元素容易获得电子形成阴离子。稀有气体的电子亲和势是负值,表示难获得电子。表 7-6 列出了一些元素的电子亲和势的数据。

表 7-6 一些元素的电子亲和势($kJ \cdot mol^{-1}$)

H 72.9							He <0
Li 59.9	Be <0	B 23	C 122	N 0±20	O 141	F 328	Ne <0
Na 52.9	Mg <0	Al 44	Si 120	P 72	S 200	Cl 349	Ar <0
						Br 324	
						I 295	

(四)电负性

通常把原子在分子中吸引电子的能力叫作元素的电负性。电负性的数值是相对的,它是将 F 的电负性规定为 4.0,依次求出其他元素的数值。电负性越大,表示该元素原子吸引电子的能力越大,生成阴离子的倾向性就越大;反之,则生成阳离子的倾向性大。表 7-7 列出了一些元素的电负性数据。

从表中可以看出,电负性也呈现出周期性变化。同一周期内,元素的电负性随原子序数的增加而增大。同一族内,自上而下,电负性一般减小。一般金属元素的电负性小于 2.0,而非金属元素则大于 2.0。

表 7-7　　　　　　　元素电负性(鲍林数值)

Li	Be					H						B	C	N	O	F
1.0	1.5					2.1						2.0	2.5	3.0	3.5	4.0
Na	Mg											Al	Si	P	S	Cl
0.9	1.2											1.5	1.8	2.1	2.5	3.0
K	Ca	Sc	Ti	V	Cr	Mn	Fe	Co	Ni	Cu	Zn	Ga	Ge	As	Se	Br
0.8	1.0	1.3	1.5	1.6	1.6	1.5	1.8	1.9	1.9	1.9	1.6	1.6	1.8	2.0	2.4	1.8
Rb	Sr	Y	Zr	Nb	Mo	Tc	Ru	Rh	Pd	Ag	Cd	In	Sn	Sb	Te	I
0.8	1.0	1.2	1.4	1.6	1.8	1.9	2.2	2.2	2.2	1.9	1.7	1.7	1.8	1.9	1.1	2.5
Cs	Ba	La~Lu	Hf	Ta	W	Re	Os	Ir	Pt	Au	Hg	Tl	Pb	Bi	Po	At
0.7	0.9	1.0~1.2	1.3	1.7	1.9	1.9	2.2	2.2	2.2	2.4	1.9	1.8	1.9	1.9	2.0	2.2

第五节　放射性同位素及其应用

一、放射性同位素

原子核是由质子和中子组成的。我们把质子数相同而中子数不同,即原子序数相同而质量数不同的同一元素的各种原子称为同位素(它们在周期表中占有同一位置)。同位素的核外电子数及排布方式都是相同的,因此它们的化学性质几乎相同。

同位素的表示法是在该元素符号的左上角注明质量数,需要时可同时在左下角注明核电荷数。例如,$_1^1H,_1^2H$ 和 $_1^3H$ 表示氢元素的三种同位素氕、氘和氚。绝大多数元素都有同位素。

同位素按其性质可分为稳定同位素和放射性同位素两类。如 ^{12}C 和 ^{13}C 是稳定同位素,而 ^{14}C 是放射性同位素。

放射性同位素是指会自发地放出某种射线而变成其他元素的同位素。放射性同位素放出的射线通常有三种:α,β 和 γ 射线。α 射线为氦核流($_2^4He$),带 2 个单位正电荷,质量数为 4,它的穿透力较小。β 射线为电子流($_{-1}^0e$),能穿透皮肤表层。γ 射线是波长极短、穿透力很强的电磁波。

放射性同位素在放出射线时原子核发生变化,变成其他元素的原子。如

$$_{88}^{226}Ra \longrightarrow _{86}^{222}Rn + _2^4He$$

$$_6^{14}C \longrightarrow _7^{14}N + _{-1}^0e$$

这种由于放射现象从一种元素的原子自发变成另一种或几种元素的原子的过程称为原子的衰变。

放射性同位素又有天然放射性同位素和人造放射性同位素之分。天然放射性同位素可以直接从天然矿石中获得,人造放射性同位素可以用原子反应堆或回旋加速器由人工方法制得。人造放射性同位素的放射强度容易控制,半衰期短,放射

性废料容易处理。由于这些优点,在生产和科研中凡是用到射线时,用的都是人造放射性同位素,如医药上常用的^{60}Co,^{131}I,^{32}P 和^{198}Au 等放射性同位素,都是人工制得的。

二、放射性同位素在医学中的应用

(一)放射性同位素的应用沿着以下两个方向展开

1. 射线的利用

生物体内的 DNA(脱氧核糖核酸)承载着物种的遗传密码,但是 DNA 在射线作用下可能发生突变,所以农业上通过射线照射使种子发生变异,培养出新的优良品种。在医学治疗学中,人们利用体内的癌细胞比正常细胞对射线更敏感的特性,利用射线照射治疗恶性肿瘤,这通常被称为"放疗"。

2. 作为示踪原子利用

用放射性同位素代替非放射性的同位素制成各种化合物,这种化合物的原子跟通常的化合物一样参与所有化学反应,但带有"放射性标记",用仪器可以探测出来。这种原子叫做示踪原子。

(二)核医学诊断的分类

核医学诊断是根据放射性示踪原理对患者进行疾病检查的一种诊断方式。在临床上可分为体外诊断和体内诊断。

1. 体外诊断

体外诊断是采用放射免疫分析方法,根据人体生病时体内的一些微量成分发生的变化,而对患者体液中生物活性物质进行微量分析来诊断和治疗疾病的技术。使用这种技术时放射性核素是不进入人体内的。

2. 体内诊断

体内诊断即放射性核素造影或核医学影像检查(ECT),是将放射性药物(显像剂)引入体内,利用显像剂在正常与异常生理情况下在体内的分布不同,采用专门的仪器来采集放射性核素发射出的射线,拍出照片,作出诊断。

(三)核医学的具体方法

利用放射性同位素治疗疾病的原理同显像技术相似,即利用浓聚在病变部位的放射性药物所发射出的射线来消灭那些病变的细胞,从而达到治疗疾病的目的。我国每年约有数千万人次进行这种核医学诊断。下面仅从几个方面作简要介绍。

1. 放射性同位素心脏动态功能检查

方法是将一种寿命只有几个小时的放射性药物如放射性碘,快速注射到静脉内,然后用 γ 射线照相机连续记录放射性碘通过心脏及大血管时的动态分布情况。由于放射性元素药物的浓聚作用,形成与心血管形态一样的放射性分布图,它在短时间内不能透出血管壁外,从而 γ 射线照相机就可以对血管和心脏血池进行显像。

由于这种诊断方法是通过放射性同位素在心脏内的均匀分布进行体外成像的,如果心血管内出现占位性病变,就会在图像上形成明显的放射性稀疏或缺损区。对这些异常图像进行分析,就可以对某些心血管病的诊断提供有价值的资料。

2.恶性肿瘤与肿瘤葡萄糖代谢显像

大多数恶性肿瘤细胞对葡萄糖的摄取和代谢与周围组织相比都要明显增强,肿瘤葡萄糖代谢显像是利用放射性核素^{18}F标记葡萄糖的类似物(FDG)进行显像,这样可以在活体水平上反映肿瘤细胞葡萄糖代谢旺盛的生物特征,发现和鉴别肿瘤原发病灶和转移灶。肿瘤葡萄糖代谢显像可以做全身检查,无创伤且使用安全,因此应用广泛,常见有:

(1)肿瘤的良恶性鉴别诊断:因对葡萄糖摄取量和代谢率不同,恶性肿瘤摄取增加而明显显影,良性肿瘤摄取少而不显影或仅轻度显影。

(2)肿瘤转移病灶的诊断和肿瘤分期:对已确诊恶性肿瘤的患者,全身肿瘤葡萄糖代谢显像可发现原发灶周围以及远组织、器官是否存在转移,从而为患者的肿瘤分期和制定正确的治疗方案提供重要信息。对仅发现转移病灶的患者,全身肿瘤葡萄糖代谢显像可以帮助寻找原发病灶。

(3)肿瘤恶性程度的分级:多数的肿瘤,例如脑胶质瘤,恶性程度越高(偏恶性)FDG摄取越多,恶性程度越低(偏良性)FDG摄取越少。根据肿瘤FDG的摄取情况,可以对肿瘤的恶性程度进行分级。

(4)肿瘤复发诊断:对于手术或放化疗后的肿瘤患者,判断病变部位解剖结构的改变是因水肿、坏死、瘢痕形成所导致,还是因局部肿瘤复发所导致,这对判断患者预后和决定下一步治疗方案至关重要。而常规影像学检查对此常常是难以判断的。肿瘤葡萄糖代谢显像可根据病变部位对FDG的摄取情况来鉴别是肿瘤复发抑或是治疗后继发改变:病变部位FDG摄取增加,表明局部肿瘤复发;反之,则为治疗后的继发改变。

(5)放化疗疗效观察:在经过放化疗后,肿瘤细胞葡萄糖代谢的变化要明显早于因肿瘤细胞死亡所形成的形态变化。经过1～2个疗程的放化疗后,在常规影像学检查未出现明显变化之前,葡萄糖代谢显像如果发现肿瘤病灶对FDG的摄取减少或完全受抑,表明治疗有效;若经治疗后FDG的摄取无明显变化,则表明治疗效果差或者无效,应及时调整治疗方案。

3.肾功能与肾动态显像

静脉注射通过肾脏快速排泌的显像剂,例如^{99}mTc-二乙三胺五醋酸(^{99}mTc-DTPA)、^{99}mTc-乙撑-双半胱氨酸(^{99}mTc-EC)后,可以在显像仪器上直观地观察到显像剂在心脏、肺、主动脉、肝、脾的运行情况,以及分别在双侧肾脏、输尿管(包括肾盏、肾盂)摄取和排出的全过程。经过计算机处理分析可以同时得到肾功能参数,结合肾脏的显像结果可以分析判断肾脏的血流灌注、肾功能及上尿路通畅情况。肾动态显像的优点在于它不仅能够评价总肾功能,而且能够估测左、右两个肾脏各自的功能情况、是否受损、受损的严重程度、总肾功能是否代偿,提供两肾各自的肾小球滤过率(GFR)或有效血浆流量(ERPF)等重要的参考指标。通过介入试验可以鉴别发生上尿路梗阻的原因和性质。肾动态显像检查灵敏度高,准确可靠,特别是对于接受化疗的肿瘤患者,肾动态显像可在血肌酐、尿素氮出现异常之前,观察到化疗药物对肾功能的影响。化疗前,通过肾动态显像可了解上一次化疗后肾脏恢复的情况,估计肾脏的耐受程度;化疗后检查可了解化疗药物对肾功能影响的程度,帮助确定下一次化疗的间隔时间。需要手术摘除一侧、全部或部分肾脏的患者,术前使用肾动态显像估计术后残余肾功能,对手术方案的选择具有重要价值。此外,在诊断单侧肾动脉狭窄性高血压和监测移植肾功能方面,本方法也具有独特的应用价值。

4. 放射性^{131}I治疗甲状腺功能亢进症

甲状腺功能亢进症(甲亢)是常见的内分泌疾病。当前治疗甲亢的方法有:内科抗甲状腺药物治疗、手术切除部分甲状腺和放射性^{131}I治疗。^{131}I治疗甲亢的原理是利用^{131}I的电离辐射作用破坏一部分甲状腺组织,减少甲状腺激素的产生,使甲状腺功能恢复到正常的水平。放射性^{131}I治疗具有疗效好、复发率低、并发症少、简便、安全及经济的优点。以下几种情况适合使用^{131}I治疗:甲状腺呈弥漫性中度肿大、病情中等的患者;对抗甲状腺药物过敏或治疗效果不佳的患者,或用药不方便及不能坚持用药、治疗后复发者;手术有禁忌(如糖尿病、心脏病、肝功能异常等)、手术后复发或不愿手术者。

应用与拓展案例

案例 7-1　核磁共振成像技术

核磁共振(nuclear magnetic resonance,NMR)是原子核的磁矩在恒定磁场和高频磁场同时作用,且满足一定条件时所发生的共振吸收现象,是一种利用原子核在磁场中的能量变化来获得关于核信息的技术。目前,核磁共振已在物理学、化学、材料科学、生命科学等领域得到了广泛的应用。

核磁共振又叫核磁共振成像技术,其基本原理是:将人体置于特殊的磁场中,用无线电射频脉冲激发人体内的氢原子核,引起氢原子核共振,并吸收能量。在停止射频脉冲后,氢原子核按特定频率发出射电信号,并将吸收的能量释放出来,被体外的接收器收录,经电子计算机处理获得图像,这就叫做核磁共振成像。

核磁共振成像技术是一种可使人体免受 X 射线损害的崭新的扫描技术,它是电子计算机技术、CT 技术以及磁共振频谱学等先进科学技术的结晶。世上万物均由分子组成,而分子由原子组成,原子由原子核和围着核运动的电子组成,原子核又是由带正电荷的质子和不带电荷的中子组成的。许多原子核的运动则类似"自旋体",不停地以一定的频率自旋。如设法使它进入一个恒定的磁场,它就会沿着这磁场方向回旋。这时用特定的射频电磁波去照射含有这些原子核的物体,物体就会显著地将电磁波吸收,这就是磁共振现象。MRI 就是利用人体中的氢(H)原子在强磁场内受到脉冲激发后产生的磁共振现象,经过空间编码技术,把在磁共振过程中所发出的电磁波以及与这些电磁波有关的质子密度、弛豫时间、流动效应等参数接收转换,通过电子计算机的处理,最后形成图像,作出诊断。MRI 比 CT 能更灵敏地分辨出正常或异常的组织,对肿瘤的早期检测及鉴别有很大的帮助。世界上已有许多医院和科研单位把这种成像技术应用到临床诊断和其他医学领域的研究中。

案例 7-2　钡餐造影检查

钡餐造影检查是利用 X 射线不能透过钡原子,而人体软组织容易被 X 射线穿透的原理,使消化道成像的一种检查方法。受检者服下适量的造影剂 $BaSO_4$ 乳剂后,$BaSO_4$ 进入消化道,在 X 射线下,会显示出消化道的轮廓,从而获得所需的信息,以检查消化道壁有无溃疡、破损,消化道器官中有无肿瘤等胃肠道疾病。

为什么在临床上用 $BaSO_4$ 作为 X 射线的造影剂?

由于 Ba^{2+} 对人体有毒害,所以可溶性钡盐如 $BaCl_2$,$Ba(NO_3)_2$ 等不能用作造影剂。$BaCO_3$ 虽然难溶于水,但可溶解在胃酸中。

$$BaCO_3 + H^+ \Longrightarrow Ba^{2+} + HCO_3^-$$

由于碳酸根与酸形成了碳酸氢根,致使碳酸钡的溶解度增大,钡离子增多必对人体产生毒性。在钡盐中能够作为诊断胃肠道疾病的 X 射线造影剂就只有硫酸钡。硫酸钡既难溶于水,也难溶于酸。硫酸钡的溶度积为 $1.07×10^{-10}$,在水中的溶解度则为 $1.02×10^{-5}$ mol·L^{-1},即使在胃酸的作用下,溶解度也不会增加,是一种较理想的 X 射线造影剂。

硫酸钡的制备是以 $BaCl_2$ 和 Na_2SO_4 为原料,在适量的稀 $BaCl_2$ 热溶液中,缓慢加入 Na_2SO_4,发生下列反应:

$$BaCl_2 + Na_2SO_4 \Longrightarrow 2NaCl + BaSO_4 \downarrow$$

当沉淀析出后,将沉淀和溶液放置一段时间,使沉淀的颗粒变大,过滤得纯净的硫酸钡晶体。

临床上使用的钡餐造影剂是由硫酸钡加适当的分散剂及矫味剂制成干的混悬剂,使用时加水调制成适当浓度的混悬剂口服或灌肠。

造影检查种类很多,可分为:支气管造影、钡剂灌肠检查、口服胆囊造影、胃肠钡餐造影、静脉尿路造影、子宫输卵管造影、经皮肤穿刺胆道造影,心脏和动脉造影等。

习　题

1.什么是实物粒子的波粒二象性? 实物粒子的波和经典力学的机械波有什么不同?

2.n,l,m 这三个量子数的组合方式有什么规律? 试指出 3s,3d,5p,4f 各能级相应的主量子数(n)、角量子数(l)的数值及每一种能级包含的轨道数。

3.电子云的角度分布图与原子轨道的角度分布图有什么区别？

4.氢原子的 3s,3p 和 3d 电子的概率径向分布图有何不同？

5.什么叫作屏蔽效应和钻穿效应？

6.在氢原子中 4s 和 3d 哪一个轨道能量高？19 号元素钾的 4s 和 3d 轨道,哪一个能量高？试说明理由。

7."元素在周期表中所属的族数就是它的最外层上的电子数",这种说法对不对？为什么？

8.元素在周期表中可分几个区？各区都包括哪几个族？各区所给的列数和 s,p,d,f 轨道上的电子数有什么关系？

第八章 分子结构

一般来讲,物质由分子组成。分子是参与化学反应的基本单元,物质的性质主要取决于分子的性质,而分子的性质与分子结构密切相关。分子由原子组成,分子内原子间的结合方式及其空间构型,是决定分子性质的内在因素。因此研究分子结构(molecular structure)对于了解物质的性质和变化规律具有重要的意义。

分子结构主要包括以下内容:一是分子的空间构型(原子在空间的排列)或分子形状,它影响着物质的许多物理、化学性质,如决定分子是否有极性,以及熔点和沸点的高低等物理性质。在生物体系(如人体)中,维持生命的化学反应需要分子非常精确地契合在一起,若这种契合遭受破坏,就发生所谓中毒、机体死亡。因此,掌握分子的几何形状及其影响因素对研究医学化学至为重要;二是化学键(chemical bond),通常把分子或晶体中直接相邻的两个原子或离子间存在的主要的和强烈的相互作用力称为化学键。通常将化学键划分成三种类型,即离子键、共价键和金属键。另外,分子与分子之间存在着较弱的作用力称为分子间作用力,主要包括范德瓦尔斯力和氢键。本章将在原子结构的基础上,重点讨论离子键理论、共价键理论(包括电子配对理论、杂化轨道理论、价层电子对互斥理论和分子轨道理论),同时将对分子间作用力、氢键作简要的介绍。

第一节 离子键理论

离子键理论是在 20 世纪初,由德国化学家考塞尔(Kossel),根据稀有气体原子具有稳定结构的事实提出来的。他认为,原子之间化合时,它们都有达到稀有气体原子稳定结构的倾向,首先形成正负离子,并通过静电作用结合形成化合物。下面我们以 NaCl 为例说明离子键的形成和特点。

一、离子键的形成与特点

(1) 当电负性小的金属原子和电负性大的非金属原子在一定条件下相遇时,如钠和氯相遇时,它们都有达到稀有气体原子稳定结构的倾向。由于电负性相差很大,原子间首先发生电子转移。

(2) Na 原子失去外层的一个电子成为带一个正电荷的 Na^+,Cl 原子则得到一个电子成为带一个负电荷的 Cl^-。

（3）正离子 Na^+ 和负离子 Cl^- 靠静电引力相互吸引结合成 NaCl 晶体。这种正负离子间靠静电作用形成的化学键称为离子键（ionic bond）。由离子键形成的化合物称为离子型化合物，如 I A，II A 元素（Be 除外）的卤化物都是典型的离子型化合物。虽然离子型化合物在气态可以形成离子型分子，如 NaCl 在蒸气中存在由一个 Na^+ 和一个 Cl^- 组成的独立分子（又称离子对），但离子型化合物主要以晶体状态存在，如 NaCl,CsCl 晶体，它们都是由正负离子通过离子键结合而成的晶体。

形成离子键的重要条件是两成键原子的电负性差值较大。在周期表中，大多数活泼金属（I A，II A 族及低价过渡金属）电负性较小，活泼非金属（卤素、氧等）电负性较大，它们之间所形成的化合物中均存在着离子键。相互作用的元素电负性差值越大，它们之间键的离子性也就越大。一般地说，两元素电负性相差 1.7 以上时，往往形成离子键。但是近代实验结果表明，即使电负性最小的铯与电负性最大的氟形成的最典型的离子型化合物 CsF，其离子间也不是纯粹的静电作用，而仍有约 8% 的共价性质，说明还有部分原子轨道的重叠，也就是说键的离子性并不是 100%，而是 92%。通常我们可以用离子性百分数来表示键的离子性和共价性的相对大小。AB 型化合物两原子电负性差值和单键离子性百分数的近似关系是：当两原子电负性差值为 1.7 时，单键约有 50% 的离子性。因此若两个原子电负性差值大于 1.7 时，可判断它们之间形成离子键。反之，则可判断它们之间主要形成共价键，但也有少数例外。

离子键的本质是静电作用力，离子键的特点是没有方向性和饱和性。因为任何一个离子都可近似地看作一个带电的圆球体，其电荷分布是球形对称的，它对任何方向的异号离子都具有吸引力，所以离子键没有方向性；一个离子与一个异号离子相互吸引时，只要空间条件许可，它还会尽可能多地吸引异号离子，所以离子键没有饱和性。

二、离子的电荷、电子构型和半径

离子型化合物的性质与离子键的强度有关，而离子键的强度又与正负离子的性质有关，决定离子性质的三个重要特征是：离子的电荷、离子的电子层结构和离子半径。

（一）离子的电荷

离子电荷（ionic charge）的概念简单明确。从离子的形成过程可知，正离子的电荷数就是相应原子失去的电子数；负离子的电荷数就是相应原子获得的电子数。根据库仑定律，两种带相反电荷（q^+，q^-）的离子间静电引力 f 与离子电荷的乘积成正比，而与离子间的距离 r 的平方成反比。

$$f = k\frac{q^+ q^-}{r^2}$$

由此可见，离子电荷越高，离子间距离越小（在一定范围内），则离子间的作用力越强。因此离子的电荷是决定离子间作用力的主要因素。

（二）离子的电子层构型

原子究竟能形成何种电子层构型的离子,主要和原子的电子层结构有关。一般是原子得或失电子之后,使离子的电子层达到较稳定的结构,就是使亚层充满的结构。因此大多数离子最外层为 8 电子或 18 电子结构。在原子半径较大,且外层 s 轨道和次外层 d 轨道能级相差不大时,有 18＋2 电子结构。此外,也有一些不规则的电子结构。

(1)2 电子型:最外层是 s^2 结构,是稳定的氦型结构,如 Li^+,Be^{2+}。

(2)8 电子型:最外层是 s^2p^6 结构,是稳定的惰气型结构,如 Na^+,Ca^{2+},Cl^-,O^{2-}。

(3)18 电子型:最外层是 $s^2p^6d^{10}$ 结构,也是较稳定的,如 Zn^{2+},Ag^+,Cu^+。

(4)18＋2 电子型:最外层是 $s^2p^6d^{10}s^2$ 结构,如 Tl^+,Pb^{2+},Sn^{2+},Bi^{3+}。

(5)不规则结构:最外层是 $s^2p^6d^x$(x 为 1～9)结构,如 Fe^{2+}($3s^23p^63d^6$),Fe^{3+}($3s^23p^63d^5$),Cr^{3+}($3s^23p^63d^3$)等。

离子的外层电子构型对于离子之间的相互作用有一定的影响,从而使键的性质有所改变,并使晶体的物理性质(如熔点、溶解度等)改变。

（三）离子半径(ionic radius)

和原子的情况一样,理论上孤立的离子的电子云分布范围也是无穷的,因此严格地说,离子是没有固定半径的。因离子化合物在常温下都是晶体,所以一般所谓的离子半径是指在离子晶体中,把正负离子中心之间的距离(称为核间距)当作两种离子半径之和。正负离子的核间距可以通过 X 射线衍射实验测得,但两个离子间的分界线很难判断,所以确定离子半径是比较困难的。而且,同一种离子在不同化合物晶体中的堆集方式不同时,离子的核间距也不一样。一般是以 NaCl 晶体中的离子堆集方式作标准,对其他方式加以校正。当然,如果我们能知道两个离子中的一个的半径,用它们的核间距减去这个数值就可以得到另一个离子的半径。本书主要采用鲍林离子半径数据。

很明显,原子失去电子成为正离子后,半径将小于原子半径;原子获得电子成为负离子后,半径将大于原子半径。根据这些考虑,可以归纳出几条规律:

(1)周期表中同一周期正离子的半径随正电荷的增加而减小,例如,$Na^+ > Mg^{2+} > Al^{3+}$。

(2)同一主族元素离子半径自上而下递增,例如,$Li^+ < Na^+ < K^+ < Rb^+ < Cs^+$;$F^- < Cl^- < Br^- < I^-$。

(3)相邻两主族左上方和右下方两元素的正离子半径相近。例如,Li^+ 和 Mg^{2+},Na^+ 和 Ca^{2+}。

(4)同一元素正离子的正电荷增加则半径减小,例如,$Fe^{2+} > Fe^{3+}$。

(5)正离子的半径较小,为 10～170 pm;负离子半径较大,为 130～250 pm。

对于同一副族内的元素来说,离子半径没有简单的变化规律。离子半径是决定离子之间吸引力的重要因素。离子的半径越小,离子之间的吸引力就越大,对化合物性质的影响也就越大。

由离子键形成的化合物称为离子型化合物(ionic compound)。离子型化合物通常包括两类:一类为离子型气体分子,如在氟化锂蒸气中,1 个 Li^+ 和 1 个 F^- 以离子键结合成独立的 LiF 分子;另一类为离子晶体,如氯化钠晶体。因离子型气体很少,故一般所指的离子型化合物就是离子晶体。大多数无机盐类和许多金属氧化物都是离子晶体。离子晶体一般熔点较高,其熔融态或水溶液能导电。

第二节 共价键理论

离子键理论很好地说明了离子型化合物的形成和特征,但它不能说明由同种原子组成的单质分子 H_2,Cl_2,N_2 等的形成,也不能说明由电负性相差不太大的两种元素的原子所组成的化合物分子如 HCl,H_2O 等的形成。为了解决这些矛盾,1916 年美国化学家路易斯(G. N. Lewis)提出了经典的共价键理论。他认为共价键是由成键原子双方各自提供外层单电子组成共用电子对而形成的。形成共价键后,成键原子一般都达到稀有气体原子最外层电子结构,因此路易斯的共价键理论初步揭示了共价键与离子键的区别。但是,它也有局限性,它不能解释为什么有些分子的中心原子最外层电子数虽然少于 8(如 BF_3)或多于 8(如 PCl_5,SiF_6),但仍能稳定存在,也无法解释共价键的方向性,同时也不能说明为什么共用电子对能使两个原子结合成分子。直到 1927 年,德国化学家海特勒(W. Heitler)和伦敦(F. London)应用量子力学原理处理 H_2 分子结构才揭示了共价键的本质。在此基础上鲍林(L. Paulling)和斯莱特(J. C. Slater)等人加以发展,建立了现代价键理论(valence bond theory),简称 VB 法,又称电子配对法。1932 年,美国化学家马利肯(B. S. Mulliken)和德国化学家洪特(F. Hund)又提出了分子轨道理论(molecular orbital theory),简称 MO 法。这两者的根本区别在于:VB 法认为成键电子仅限于在成键原子之间的小区域内运动,即所谓定域的;MO 法则强调形成分子时所有的电子对成键都有贡献,只是其中有些电子起主要作用,并且所有电子都在遍布整个分子的范围内运动,即所谓非定域的。现分别介绍如下。

一、现代价键理论

(一)氢分子的形成

氢分子(H_2)是最简单、最典型的共价分子,在 H_2 分子体系中包含有两个原子核和两个电子。为了研究方便,常采用定核近似法处理,即讨论电子在分子中的运动时,近似地假设原子核不动,把电子看作处在固定的核势场中运动,忽略核动能而把在核势场中所有电子的总能量近似地作为分子体系的能量,即体系的能量包括电子运动能、电子间排斥能、电子与核的吸引能和核间排斥能。当两个 H 原子相距很远时,其相互间的吸引和排斥作用可以忽略不计,这时体系的能量等于两个孤立的 H 原子的能量之和,我们把它作为能量的相对零点。当两个 H 原子逐渐靠近时,随着原子核间距离 r 的逐渐减小,它们之间的相互作用也逐渐增大,体系的能量便出现两种不同情况的变化,如图 8-1 所示。

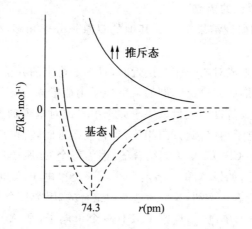

图 8-1　两个氢原子接近时的能量变化曲线

若两个 H 原子的电子自旋方向相反而相互接近时,体系的能量 E 随着核间距 r 减小而逐渐降低,此时核间电子云密度增大。当核间距离 r 达到 74.3 pm(计算值为 87 pm)时,体系能量降到最低点,比两个孤立 H 原子的能量之和还要低得多,说明两个 H 原子结合形成稳定的共价键,此时便形成了稳定的 H_2 分子,这种状态称为 H_2 分子的基态,又称吸引态。这时的 r 称为平衡距离,其后体系的能量又随 r 的减小而迅速升高,因此 H_2 分子中的两个 H 原子是在平衡距离附近振动的。

当两个 H 原子的电子自旋方向相同而互相接近时,彼此之间始终是推斥的,称为推斥态,如图 8-2(b)所示。此时两核间的电子云稀疏,体系的能量随着 r 的减小而升高,在这种情况下是不能形成稳定的 H_2 分子的。

根据量子力学原理,H_2 分子的基态之所以能够成键,是因为两个 H 原子的 1s 轨道互相叠加时,由于 ψ_{1s} 都是正值,叠加后使核间电子的概率密度增大,在两核间出现了一个电子云密度最大的区域,如图 8-2(a)所示。这既降低了两核间的正电排斥,又增加了两核对该负电区域的吸引,从而降低了体系的能量,有利于共价键的形成。而 H_2 分子的推斥态则相当于两个 1s 轨道重叠部分相互抵消,在两核间出现了一个空白区,从而增大了两核间的排斥,故体系的能量升高而不能成键。

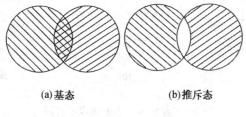

(a)基态　　　　　　　(b)推斥态

图 8-2　H_2 分子的两种状态

由此可见,共价键的本质也是电性的,但不同于经典的静电作用。因为共价键的结合力是两核对共用电子对形成的负电区域的吸引力,而不是正负离子间的库仑引力。

(二)现代价键理论的要点

把对 H_2 分子的研究结果推广到其他的双原子分子和多原子分子中,便得到现代价键理论的要点。

(1)自旋相反的未成对电子相互接近时,可形成稳定的共价键。原子中没有未成对电子,一般不能形成共价键。例如,He 原子不能形成"He_2"分子。

(2)原子能形成共价键的数目取决于原子中未成对电子的数目。如果 A,B 两个原子各有一个单电子,且自旋方向相反,当它们接近时,就可以互相配对,形成稳定的共价单键。例如 Cl—Cl 是单键结合的,因为每个 Cl 原子只有一个单电子,所以只能构成共价单键;如果 A 和 B 各有两个或三个单电子,则可两两配对,形成一个共价双键或共价叁键。例如,N≡N 是叁键结合的,因为每个 N 原子有三个单电子;如果 A 原子有两个单电子,B 原子只有一个单电子,则 A 可以和两个 B 形成 AB_2 型分子,如 H_2O 分子。

(3)共价键有饱和性。自旋方向相反的两个电子配对形成共价键后,就不能再与其他原子中的单电子配对。如两个 H 原子形成 H_2 分子后,就不能再和第三个 H 原子形成"H_3"分子。也就是说未成对电子成对了,就饱和了。

(4)共价键有方向性——原子轨道最大重叠原理。成键时要实现原子轨道间最大限度的重叠。

因为原子轨道重叠愈多,两核间电子云密度愈大,形成的共价键愈牢固。因此共价键的形成在可能的范围内将沿原子轨道最大重叠方向进行。原子轨道中,除了 s 轨道是球形对称、无方向性外,其他如 p,d 等轨道都有一定的空间取向。它们在成键时只有沿一定的方向靠近,才能达到最大限度的重叠,所以共价键有方向性。例如,在形成 HCl 分子时,H 原子的 1s 轨道与 Cl 原子的 p_x 轨道沿 x 轴方向接近时,可以达到最大限度的重叠,形成稳定的共价键,如图 8-3(a)所示。而其他方向的重叠如图 8-3(b)和图 8-3(c)所示,原子轨道不能重叠或重叠很少,故不能成键。

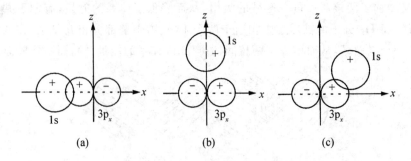

(a)　　　　　　　　(b)　　　　　　　　(c)

图 8-3　氯化氢分子的成键示意图

(三)共价键的类型

按照原子轨道的重叠方式不同,共价键可分为 σ 键和 π 键两种类型。对于含有成单的 s 电子或 p 电子的原子,当它们沿 x 轴接近时,其中 s-s,s-p_x,p_x-p_x 轨道沿键轴(x 轴)方向以"头碰头"方式重叠,如图 8-4(a)所示,轨道重叠部分沿键轴对称分布,以这种方式形成的共价键称为 σ 键。而相互平行的 p_y-p_y,p_z-p_z 轨道,则只能以"肩并肩"方式进行重叠,轨道重叠部分垂直于键轴并呈镜面反对称分布,以这种方式形成的共价键称为 π 键,如图 8-4(b)所示。例如,N 原子的电子层结构为 $1s^2 2s^2 2p_x^1 2p_y^1 2p_z^1$,当两个 N 原子结合成 N_2 分子时,两个 N 原子的 $2p_x$ 轨道沿 x 轴方向"头碰头"重叠形成一个 σ 键,而两个 N 原子的 $2p_y$-$2p_y$,$2p_z$-$2p_z$ 只能以"肩并肩"的方式重叠,形成两个 π 键,如图 8-5 所示。所以 N_2 分子中有一个 σ 键,两个 π 键,其分子结构式可用 N≡N 表示。

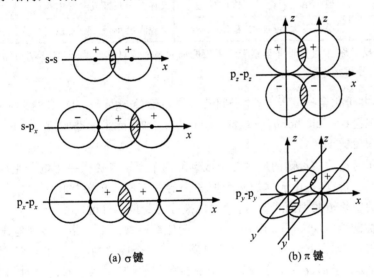

图 8-4　σ 键和 π 键

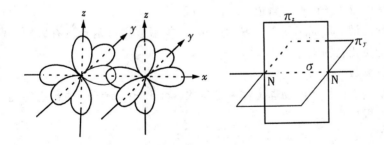

图 8-5　N_2 分子形成示意图

综上所述,σ 键的特点是:两个成键原子轨道沿键轴方向以"头碰头"方式重叠;原子轨道重叠部分沿键轴呈圆柱形对称;由于成键轨道在轴向上最大程度重叠,故 σ 键稳定。π 键的特点是:两个原子轨道以"肩并肩"方式重叠;轨道重叠部分对一个通过键轴的平面呈镜面反对称；π 键轨道重叠程度较 σ 键的小，故 π 键不如 σ 键稳定。一般 π 键是与 σ 键共存于具有双键或叁键的分子中。现将 σ 键和 π 键比较如下（见表 8-1）。

表 8-1　　　　　　　　　　　　σ 键和 π 键的比较

共价键类型	σ 键	π 键
轨道组成	由 s-s,s-p,p-p 原子轨道组成	由 p-p,p-d 原子轨道组成
成键方式	轨道以"头碰头"方式重叠	轨道以"肩并肩"方式重叠
重叠部分	沿键轴对称分布，电子密集在键轴上	垂直于键轴呈镜面反对称，电子密集在键轴的上面和下面
存在形式	一般是由一对电子组成的单键	仅存在于双键或叁键中
键的性质	重叠程度大，键能大，稳定性高	重叠程度小，键能小，稳定性低

＊镜面反对称：通过键轴并垂直于纸平面的面叫镜面或对称面。反对称即平面上下形状、大小相同，符号相反。

因此，共价化合物分子中，原子间若形成单键（single bond），必然是 σ 键；原子间若形成双键（double bond）或叁键（triple bond）时，除了 σ 键外，其余则是 π 键。

（四）配位键

以上所讨论的共价键的形成是由成键的两个原子各提供一个电子组成的。此外还有一类共价键，是由成键的两个原子中的一个原子单独提供一对电子进入另一个原子的空轨道共用而成键，这种共价键称为配位共价键（coordination covalent bond），简称配位键（coordination bond）。配位键通常以一个指向接受电子对的原子的箭头表示，如在 CO 分子中，O 原子除了以两个成单的 2p 电子与 C 原子的两个成单的 2p 电子形成一个 σ 键和一个 π 键外，还单独提供一对已成对的 2p 电子进入 C 原子的一个 2p 空轨道，形成一个配位键，其结构式可用 C≡O 表示。由此可见，形成配位键必须同时具备两个条件：其中一个原子的价电子层有孤对电子，另一个原子的价电子层有空轨道，二者缺一不可。

虽然配位键的形成不同于一般的共价键，但形成之后两者没有区别。配位键更多见于配位化合物中。

（五）键参数

能表征共价键性质的物理量称为键参数（bond parameter），主要有键能、键长、键角和键的极性等。

1.键能

键能（bond energy）是从能量角度来度量共价键强弱的物理量。在 101.3 kPa 和 298.15 K 时，将 1 mol 理想气态分子 AB 拆开成为理想气态的 A 原子和 B 原子所需的能量称为 AB 的离解能，常用符号 $D(A—B)$ 表示，单位是 $kJ \cdot mol^{-1}$。显然双原子分子的离解能就等于它的键能，用 $E(A—B)$ 表示。例如 H_2 分子：

$$H_2(g) \longrightarrow 2H(g) \quad D(H—H)=E(H—H)=436 \ kJ \cdot mol^{-1}$$

对于多原子分子,键能与离解能不同,例如 H_2O 分子中有两个等价的 O—H 键,它们的离解能并不相同:

$$H_2O(g) \longrightarrow O—H(g) + H(g) \qquad D_1 = 502 \text{ kJ} \cdot \text{mol}^{-1}$$
$$O—H(g) \longrightarrow O(g) + H(g) \qquad D_2 = 423.7 \text{ kJ} \cdot \text{mol}^{-1}$$

H_2O 分子的总键能 $D = D_1 + D_2 = 925.7 \text{ kJ} \cdot \text{mol}^{-1}$,而 O—H 键的键能就是两个等价的 O—H 键的平均离解能:

$$E(O—H) = \frac{D_1 + D_2}{2} = \frac{925.7}{2} \approx 463 (\text{kJ} \cdot \text{mol}^{-1})$$

应该指出的是:同一种共价键在不同的多原子分子中,其键能是有差别的,但差别不大。人们常用不同分子中同一种键能的平均值,即平均键能作为该键的键能。

一般来说,键能愈大,键愈牢固,含有该键的分子就愈稳定。表 8-2 列出了一些双原子分子的键能及某些键的平均键能。

表 8-2　　　一些双原子分子的键能和某些键的平均键能 $E(\text{kJ} \cdot \text{mol}^{-1})$

分子名称	键能	分子名称	键能	共价键	平均键能	共价键	平均键能
H_2	436	HF	565	C—H	413	C=S	573
F_2	165	HCl	431	C—F	460	N—H	391
Cl_2	247	HBr	366	C—Cl	335	N—O	201
Br_2	193	HI	299	C—Br	289	N=O	607
I_2	151	NO	286	C—I	230	N—N	159
N_2	946	CO	1071	C—N	335	N=N	418
O_2	493			C=N	615	N≡N	946
				C≡N	887	O—O	143
				C—C	346	O=O	495
				C=C	610	O—H	463
				C≡O	835		
				C—O	356		
				C=O	745		

应该注意的是:多重键的键能不等于相应单键键能之和。因为单键是指双原子分子之间的普通 σ 键,而多重键中的键型一定不同,多重键中还有 π 键,如 C—C 单键的键能是 $346 \text{ kJ} \cdot \text{mol}^{-1}$,而 C≡C 叁键的键能是 $835 \text{ kJ} \cdot \text{mol}^{-1}$,不等于$1038 \text{ kJ} \cdot \text{mol}^{-1}$。

2. 键长

分子中两个原子核间的平衡距离称为键长(bond length),其数据可以通过光谱或衍射实验方法测定。同一种键在不同分子中的键长稍有差别,因而可用平均值,即平均键长作为该键的键长。如 C—C 单键在金刚石中为 154.2 pm,在乙烷中为 153.3 pm,而在丙烷中为 154 pm,在环己烷中为 153 pm。因此 C—C 单键的键长定为 154 pm。就相同原子间形成的共价键而言,单键键长>双键键长>叁键键长,即相同原子间形成的键数越多,则键长越短,而且两原子间形成的共价键的键长愈短,表示键愈牢固。表 8-3 列出了一些共价键的键长。

表 8-3 一些共价键的键长(pm)

键	键 长	键	键 长	键	键 长	键	键 长
C—C	154	N≡N	110	Br—Br	228	H—I	160
C═C	134	H—H	74	I—I	267	H—O	96
C≡C	120	Si—Si	235	H—F	92	H—S	135
N—N	146	F—F	142	H—Cl	128		
N═N	120	Cl—Cl	199	H—Br	141		

3. 键角

分子中键与键的夹角称为键角(bond angle)。键角说明键的方向,是反映分子空间构型的一个重要参数。例如,H_2S 分子的键角为 $92°45'$,表明 H_2S 分子是 V 字形结构。又如 CO_2 分子中的键角是 $180°$,就可断定 CO_2 分子是直线型结构。一般结合键长和键角两方面的数据就可以确定分子的空间构型。键角数据也是通过光谱、衍射等实验方法测得的。

4. 键的极性

键的极性是由成键原子的电负性不同而引起的。当两个相同的原子形成共价键时,因为它们的电负性相同,电子云密集的区域恰好在两个原子核的正中,原子核的正电荷重心和成键电子对的负电荷重心正好重合,这种共价键称为非极性共价键(nonpolar covalent bond),如 H_2,O_2,Cl_2 分子中的共价键就是非极性共价键。当不同原子间形成共价键时,由于它们的电负性不同,电子云密集的区域偏向电负性较大的原子一端,使之带上部分负电荷,电负性较小的原子一端则带上部分正电荷,分子的正电荷重心和负电荷重心不重合,这种共价键称为极性共价键(polar covalent bond),如 HCl 分子中的共价键就是极性共价键。在极性共价键中,成键原子间电负性差值愈大,键的极性愈大。当两个原子的电负性相差很大时,可以认为成键电子对完全转移到电负性很大的原子上,这时原子变为离子,形成离子键。因此从键的极性来看,可以认为离子键是最强的极性键,而极性共价键则是由离子键到非极性共价键之间的一种过渡情况(见表 8-4)。

表 8-4			键型与成键原子电负性差值的关系			
物　质	NaCl	HF	HCl	HBr	HI	Cl_2
电负性差值	2.1	1.9	0.9	0.7	0.4	0
键型	离子键	极性共价键				非极性共价键

二、杂化轨道理论

价键理论成功地说明了共价键的形成过程及本质,解释了共价键的方向性和饱和性,但在说明分子的空间构型方面却遇到了困难。例如,近代实验测定表明 CH_4 分子是正四面体结构,C 原子位于四面体的中心,4 个 H 原子位于四面体的 4 个顶点,CH_4 分子中的 4 个 C—H 键是完全等同的,键能为 413 kJ·mol^{-1},键角为 109°28'。按照价键理论,基态 C 原子价电层结构为 $2s^2 2p_x^1 2p_y^1$,只有两个单电子,所以只能形成两个共价键。考虑到 2s 轨道与 2p 轨道能量相差不大,在成键过程中有一个 2s 电子被激发到 2p 空轨道,则激发态 C 原子价电子层结构为 $2s^2 2p_x^1 2p_y^1 2p_z^1$,可与 4 个 H 原子结合形成 4 个 C—H 键,但它们应该不是等同的。这与事实不符,是价键理论无法解释的。为了解决这类矛盾,1931 年鲍林等人又提出杂化轨道理论(hybrid orbital theory),从而在成键能力、分子空间构型等方面丰富和发展了价键理论。

(一)杂化轨道理论的要点

(1)形成分子时,由于原子间的相互影响,同一个原子中几个不同类型的能量相近的原子轨道,重新分配能量和空间方向,组合成数目相等的一组新轨道,这种轨道重新组合的过程称为轨道杂化,所形成的新轨道称为杂化轨道。

(2)有几个原子轨道参加杂化,就能组合成几个杂化轨道,即杂化轨道的数目等于参与杂化的原来原子轨道的数目。杂化轨道同成键原子的原子轨道(或杂化轨道)重叠形成化学键。

(3)杂化轨道成键时要满足原子轨道最大重叠原理,即原子轨道重叠愈多,形成的化学键愈稳定。由于杂化轨道的角度波函数在某个方向的值比杂化前大得多,更有利于原子轨道间最大限度的重叠,因而杂化轨道的成键能力比杂化前强,其成键能力的大小顺序如下:
$$s < p < sp < sp^2 < sp^3 < dsp^2 < sp^3 d < sp^3 d^2$$

(4)杂化轨道的空间方向是取可能的最大键角,使相互间斥力最小,从而使分子具有较小的内能,处于稳定状态。即杂化轨道成键时要满足化学键间最小排斥原理。不同类型的杂化轨道间夹角不同,成键后分子的空间构型也不同。

(5)同种类型的杂化轨道又可分为等性杂化(equivalent hybridization)和不等性杂化(nonequivalent hybridization)两种。杂化后形成的杂化轨道能量、成分完全相同,这种杂化称为等性杂化;形成的杂化轨道能量不完全相同的称为不等性杂化。凡由含单电子的轨道或不含电子的空轨道间形成的杂化属于等性杂化;凡原子中有孤对电子占据的轨道参加杂化时,一定是不等性杂化。

(二)杂化轨道类型与分子的空间构型

1. sp 杂化

由一个 ns 轨道和一个 np 轨道组合成两个 sp 杂化轨道的过程称为 sp 杂化。每个杂化轨道都含有 $1/2$ 的 s 轨道和 $1/2$ 的 p 轨道成分,sp 杂化轨道间的夹角为 $180°$,呈直线形。sp 杂化轨道的形状及杂化过程如图 8-6 所示。

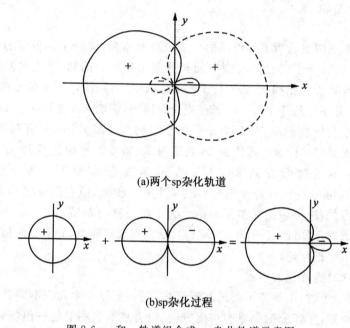

(a)两个sp杂化轨道

(b)sp杂化过程

图 8-6　s 和 p 轨道组合成 sp 杂化轨道示意图

[例 8-1]　试说明 $BeCl_2$ 分子的空间构型。

解: Be 原子的电子结构为 $1s^2 2s^2$,从表面上看,基态 Be 原子似乎不能形成共价键。杂化轨道理论认为,在形成 $BeCl_2$ 分子的过程中,Be 原子的一个 2s 电子被激发到空的 2p 轨道,激发态 Be 原子的价电子层结构为 $2s^1 p_z^1$,于是 Be 原子的含有单电子的 2s 轨道和 $2p_z^1$ 轨道进行 sp 杂化,形成夹角为 $180°$ 的两个完全相同的 sp 杂化轨道,它们各与一个 Cl 原子的含有单电子的 3p 轨道重叠形成两个等价的 σ_{sp-3p} 键,分子构型为直线形,与实验测定结果一致。其成键过程如图 8-7 所示。

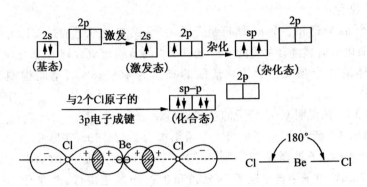

图 8-7　$BeCl_2$ 分子构型和 sp 杂化轨道的空间取向

杂化轨道理论认为,在形成分子时,通常存在激发、杂化、轨道重叠等过程。但应注意,原子轨道的杂化只有在形成分子时才会发生,而孤立的原子是不可能发生杂化的。

2. sp^2 杂化

由一个 ns 轨道和两个 np 轨道组合形成 3 个 sp^2 杂化轨道的过程称为 sp^2 杂化。其中每个 sp^2 杂化轨道都含有 1/3 的 s 轨道成分和 2/3 的 p 轨道成分,杂化轨道间的夹角为 $120°$,呈平面三角形。

[例 8-2]　试说明 BF_3 分子的空间构型。

解:B 原子的电子层结构为 $1s^2 2s^2 2p_x^1$,在形成 BF_3 分子时,B 原子的一个 2s 电子被激发到一个 2p 空轨道,激发态 B 原子的价电子层结构为 $2s^1 2p_x^1 2p_y^1$,B 原子的含有单电子的 2s 轨道和两个 2p 轨道杂化形成 3 个完全等同的 sp^2 杂化轨道,它们各与一个 F 原子的含单电子的 2p 轨道重叠形成 3 个 $\sigma_{sp^2 - 2p}$ 键。由于 3 个 sp^2 杂化轨道在同一平面上,且其夹角为 $120°$,所以 BF_3 分子具有平面三角形结构,整个成键过程如图 8-8 所示。

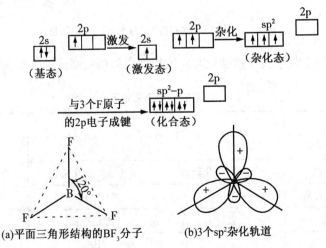

(a)平面三角形结构的 BF_3 分子　　(b)3 个 sp^2 杂化轨道

图 8-8　BF_3 分子的平面三角形结构和 sp^2 杂化轨道的空间取向

3. sp³ 杂化

由一个 ns 轨道和 3 个 np 轨道组合成 4 个 sp³ 杂化轨道的过程称为 sp³ 杂化。每个 sp³ 杂化轨道都含有 1/4 的 s 轨道和 3/4 的 p 轨道成分,4 个杂化轨道分别指向正四面体的 4 个顶点。杂化轨道间的夹角为 $109°28'$,其空间构型为正四面体形。

[**例 8-3**] 试说明 CH_4 分子的空间构型。

解: 如图 8-9 所示,C 原子的价电子层结构为 $2s^2 2p_x^1 2p_y^1$,在形成 CH_4 分子时,C 原子的一个 2s 电子被激发到空的 $2p_z$ 轨道,激发态 C 原子的价电子层结构为 $2s^1 2p_x^1 2p_y^1 2p_z^1$,C 原子中含单电子 2s 轨道和 3 个 2p 轨道进行 sp³ 杂化,形成 4 个完全等同的 sp³ 杂化轨道,它们分别与 4 个 H 原子的 1s 轨道重叠形成 4 个 σ_{sp^3-1s} 键。由于杂化轨道间的夹角为 $109°28'$,故 CH_4 分子呈正四面体形,如图 8-9(b)所示。

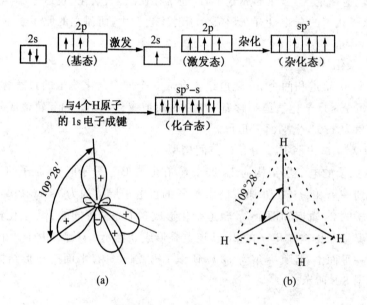

图 8-9　CH_4 分子的空间构型和 sp³ 杂化轨道

现将以上三种 sp 类型的杂化与空间构型之间的关系归纳于表 8-5 中。

表 8-5　　　　　　　　　　sp 型的三种杂化轨道

杂化类型	sp	sp²	sp³
参与杂化的原子轨道	1 个 s+1 个 p	1 个 s+2 个 p	1 个 s+3 个 p
杂化轨道数	2 个 sp 杂化轨道	3 个 sp² 杂化轨道	4 个 sp³ 杂化轨道
杂化轨道间夹角	180°	120°	$109°28'$
几何构型	直线形	正三角形	正四面体
实例	$BeCl_2$	BF_3	CH_4

上述三种 sp 类型的杂化,它们各自形成的杂化轨道的能量完全相同,都属于

等性杂化。当杂化所形成的杂化轨道的能量不完全相同时,就是不等性杂化。下面以 H_2O 分子和 NH_3 分子的形成为例予以说明。

[例 8-4] 试说明 H_2O 分子的空间构型。

解:O 原子的电子层结构为 $1s^2 2s^2 2p_x^2 2p_y^1 2p_z^1$。杂化轨道理论认为,在形成 H_2O 分子的过程中,O 原子采用 sp^3 不等性杂化,其中两个含单电子的 sp^3 杂化轨道各与一个 H 原子的 1s 轨道重叠形成两个 σ_{sp^3-1s} 键,而余下的两个 sp^3 杂化轨道分别被一对孤电子对占据,由于它们不参与成键,电子云密集于 O 原子周围,对成键电子对有排斥作用,结果使 O—H 键间的夹角压缩至 $104°45'$,所以 H_2O 分子的空间构型为 V 字形,如图 8-10(a)所示。

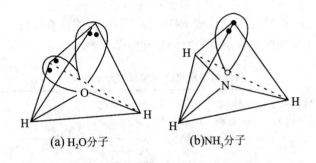

(a) H_2O 分子　　　　(b) NH_3 分子

图 8-10　水分子和氨分子的结构示意图

[例 8-5] 试解释 NH_3 分子的空间构型。

解:N 原子的价电子层结构为 $2s^2 2p_x^1 2p_y^1 2p_z^1$,在形成 NH_3 分子时,N 原子的 2s 轨道和 3 个 2p 轨道先进行 sp^3 不等性杂化,其中 3 个含单电子的 sp^3 杂化轨道分别与 3 个 H 原子的 1s 轨道重叠形成 3 个 σ_{sp^3-1s} 键,余下一个 sp^3 杂化轨道被一对孤对电子占据,由于它不参与成键,电子云密集于 N 原子周围,对 3 个 N—H 键虽有排斥作用,但较 H_2O 分子中的小,结果使得 N—H 间的夹角为 $107°$,与实验测定结果相符,所以 NH_3 分子的空间构型为三角锥形,如图 8-10(b)所示。

除上述 sp 型杂化外,还有 spd 型杂化,即能量相近的 $(n-1)d$ 与 ns,np 轨道或 ns,np 与 nd 轨道组合成新的 dsp 或 spd 型杂化轨道的过程可统称为 spd 型杂化。这种类型的杂化比较复杂,它们通常存在于过渡元素形成的化合物中。

三、价层电子对互斥理论

杂化轨道理论成功地解释了共价分子的空间构型,但是一个分子的中心原子究竟采用哪种类型的杂化,有时是难以确定的,因而就难以预测分子的空间构型。1940 年,美国西奇威克(N. V. Sidgwick)等人提出价层电子对互斥理论(valence shell electron pair repulsion theory),简称 VSEPR 法。后经尼霍姆(Nyholm)和吉莱斯皮(R. J. Gillespie)充实发展了这一理论。它比较简单,不需原子轨道的概念,而在解释、判断、预测分子结构的准确性方面与杂化轨道理论相比毫不逊色。现将价层电子对互斥理论的要点及判断共价分子的一般规则作一简要介绍。

(一)价层电子对互斥理论的要点

(1)在 $AB_n(n \geqslant 2)$ 型共价分子或离子中,中心原子 A 周围配置的原子或原子团 B(称为配体)的几何构型,主要取决于中心原子 A 价层电子对(包括成键电子对和孤电子对)的相互排斥作用。这些电子对在中心原子 A 周围将尽可能彼此远离排布,以使相互间的排斥最小,分子的几何构型总是采取电子对相互排斥最小的那种结构。如 BeH_2 分子中,Be 原子价电子层有两对成键电子对,只有这两对电子处于 Be 原子核两侧时,才能使它们之间的排斥作用最小,所以这两对电子可能有如下的排布:

$$:\!-\!Be\!-\!:$$

显然 Be 原子与两个 H 原子结合成 BeH_2 分子的结构应是直线形。

表 8-6 列出了理想的价层电子对构型和分子构型。

表 8-6　理想的价层电子对构型和分子构型

中心原子的电子对数	价层电子对构型	成键电子对数	孤对电子数	电子对的排列方式	分子类型	分子构型	实例
2	直线形	2	0		AB_2	直线形	$HgCl_2$
3	平面三角形	3	0		AB_3	平面三角形	BF_3
		2	1		AB_2	V 形	$PbCl_2$
4	四面体	4	0		AB_4	四面体	CH_4 CCl_4
		3	1		AB_3	三角锥体	NH_3
		2	2		AB_2	V 形	H_2O
5	三角双锥	5	0		AB_5	三角双锥	PCl_5
		4	1		AB_4	跷跷板形	SF_4
		3	2		AB_3	T 形	ClF_3

续表

中心原子的电子对数	价层电子对构型	成键电子对数	孤对电子数	电子对的排列方式	分子类型	分子构型	实例
6	八面体	6	0		AB_6	八面体形	SF_6
		5	1		AB_5	四棱锥形	IF_5
		4	2		AB_4	正方形	ICl_4

(2)价层电子对互斥理论也适用于含有双键或叁键的 AB_n 型分子,这时可把双键或叁键作为一个电子对看待。

(3)价层电子对相互排斥作用的大小,取决于电子对之间的夹角和电子对的成键情况。

一般电子对间的夹角越小,斥力越大。

由于成键电子对同时受两个原子核的吸引,所以电子云比较"紧缩",而孤对电子只受中心原子核的吸引,故电子云比较"肥大",对邻近电子对的斥力较大,所以电子对之间斥力大小的顺序为:

孤电子对与孤电子对>孤电子对与成键电子对>成键电子对与成键电子对。

又因多重键具有较多的电子,所以斥力大小顺序是:叁键>双键>单键。

(二)判断共价分子空间构型的一般规则

(1)确定中心原子的价层电子对数。把中心原子的价电子数和配体所提供的电子数之和除以 2,即为中心原子的价层电子对数。

在正规的共价键中,作为配体,氢和卤素原子各提供一个电子,氧族原子可认为不提供电子。作为中心原子,氧族原子提供六个价电子,而卤素原子提供七个价电子。若是复杂离子,则应加上或减去与电荷相应的电子数,例如,PO_4^{3-} 中的 P 的价层电子数应加上三个电子,而 NH_4^+ 中的 N 的价层电子数应减去一个电子。然后用电子总数除以 2,即得中心原子价层电子对数。计算电子对时,若剩余一个电子,也应作一对电子处理。

(2)根据中心原子的价层电子对数,从表 8-6 中找出相应的价层电子对构型。

(3)画出结构图,把配体排布在中心原子周围,每对电子联结一个配体,余下未结合的电子对便是孤电子对。

(4)根据孤电子对、成键电子对之间斥力的大小,确定斥力最小的稳定结构。

[例 8-6] 试判断 PO_4^{3-} 的结构。

解:PO_4^{3-} 带三个负电荷,中心原子 P 有五个价电子,O 原子作配体不提供电子,所以 P 原子价层电子对数为 $(5+3)/2=4$,其电子对构型为四面体形,所以 PO_4^{3-} 离子为四面体结构。

[**例 8-7**] 试判断 NO_2 分子的空间构型。

解:在 NO_2 分子中,中心原子 N 有五个价电子,O 原子作配体不提供电子,因 N 原子价电子数为 5,相当于三对电子,其中有两个成键电子对,一个单电子(该电子应作孤电子对看待),其排布方式为平面三角形,所以 NO_2 分子为 V 字形结构。

[**例 8-8**] 试说明 ClF_3 分子的空间构型。

解:中心原子 Cl 有七个价电子,三个 F 原子提供三个电子,因此 Cl 原子价层电子对数为 $(7+3)/2=5$,这五对电子将分别占据一个三角双锥的五个顶角,其中有两个顶角为孤对电子占据,三个顶角为成键电子对占据,因此配上三个 F 原子时,其可能的分子构型有三种,如图 8-11 所示。

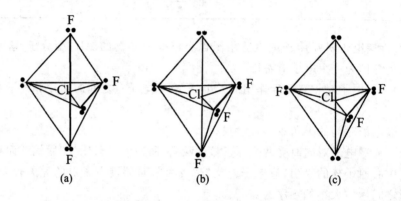

图 8-11　ClF_3 的三种可能结构

在三角双锥结构中,电子对间形成的角度有 $90°$ 和 $120°$ 两种,其最小的角度是 $90°$,所以只要考虑 $90°$ 角时三种电子对间排斥作用的数目即可。计有:

	(a)	(b)	(c)
孤电子对间的排斥作用数:	0	1	0
孤电子对与成键电子对的排斥作用数:	4	3	6
成键电子对间的排斥作用数:	2	2	0

结构(a)和(c)均无 $90°$ 角的孤电子对间的排斥作用,而二者中结构(a)又只有较少数目的孤电子对与成键电子对的排斥作用,因此(a)是最稳定的结构,故 ClF_3 的空间构型为 T 形。

由此可见,价层电子对互斥理论和杂化轨道理论在判断分子的几何构型方面得到了大致相同的结果。但是它不能很好地说明键的形成原理和键的相对稳定性,在这些方面还要依靠价键理论和分子轨道理论。

四、分子轨道理论

在价键理论建立后不久,洪德和马利肯又提出了分子轨道理论,即 MO 法。该理论从分子的整体性考虑,认为分子中的电子不从属于某个特定的原子,而是在遍及整个分子的范围内运动,因而较全面地反映了分子中电子的各种空间运动状态。

它不仅解释了分子中存在的电子对键、单电子键、三电子键的形成及分子的磁性（物质的磁性主要是由其中电子的自旋引起的，电子都已成对的物质具有逆磁性，有成单电子的物质具有顺磁性），而且能较好地说明多原子分子的结构。因此分子轨道理论发展很快，在价键理论中占有很重要的地位。

(一)分子轨道理论的要点

1.分子中的电子在遍及整个分子的范围内运动，每个电子都有一定的运动状态

与原子轨道相似，分子中各电子的空间运动状态可用分子轨道波函数 ψ 来描述，同样，ψ^2 为分子中的电子在空间各处出现的概率密度或电子云。每个分子轨道都有相应的能量和形状。与原子轨道不同之处主要在于分子轨道是多中心（即多核），而原子轨道只有一个中心（即单核）。

2.分子轨道是由原子轨道线性组合（相加或相减）而成的，有几个原子轨道就组合成几个分子轨道

例如，a,b 两个原子的 1s 轨道 ψ_a 和 ψ_b 相加减，可组合成两个分子轨道 ψ_I 和 ψ_{II}：

$$\psi_I = C_1(\psi_a + \psi_b)$$
$$\psi_{II} = C_2(\psi_a - \psi_b)$$

式中，C_1，C_2 为常数，ψ_I 是由两个符号（正负号）相同的波函数叠加（即原子轨道相加重叠）形成的成键轨道（bonding orbital），其能量比原来的原子轨道的能量低；ψ_{II} 可看成是符号相反的两个波函数叠加（即原子轨道相减重叠）形成的反键轨道（antibonding orbital），其能量比原来的原子轨道的能量高。ψ_I 和 ψ_{II} 在能量上的差别可从原子轨道组合成分子轨道前后电子云密度的变化来说明。组合前，电子云密度之和为 $\psi_a^2 + \psi_b^2$，组合后则

$$\psi_I^2 = (\psi_a + \psi_b)^2 = \psi_a^2 + \psi_b^2 + 2\psi_a\psi_b$$
$$\psi_{II}^2 = (\psi_a - \psi_b)^2 = \psi_a^2 + \psi_b^2 - 2\psi_a\psi_b$$

说明形成 ψ_I 时，核间电子云密度比组合前增大了 $2\psi_a\psi_b$，既减少了两核间的斥力，同时又增加了对两核的吸引，所以 ψ_I 的能量比原来的原子轨道的能量低。当电子进入此轨道时，将促使两原子的结合，故 ψ_I 称为成键分子轨道。而形成 ψ_{II} 时，核间电子云密度比组合前减少了 $2\psi_a\psi_b$，使核间电子云稀疏，核间斥力增大，故 ψ_{II} 的能量比原来的原子轨道的能量高。当电子进入此轨道时，促使两原子分离，所以 ψ_{II} 称为反键分子轨道。

3.为了有效地组合成分子轨道，成键的各原子轨道必须符合以下三条原则

(1)对称性匹配原则：这是指只有在两个原子轨道对称性匹配时才有可能组成分子轨道。那么什么样的两个原子轨道才是对称性匹配的呢？可通过将两个原子轨道的角度分布图进行两种对称操作，即旋转和反映操作来确定。旋转是绕键轴（以 x 轴为键轴）旋转 180°，反映是对包含键轴的某一平面（xy 面或 xz 面）进行反映，即镜像。若操作后原子轨道图形、符号不变，则称为对称；如图形不变，符号相反则称为反对称。两个原子轨道对旋转、反映两种对称操作均为对称或反对称，则

二者对称性匹配,能组合成分子轨道;若一个原子轨道对某对称操作是对称,而另一个原子轨道对同一操作是反对称,则二者对称性不匹配,不能组合成分子轨道。

例如,s 和 p_x 原子轨道对旋转和反映两个操作均为对称(见图 8-12);p_z 和 p_z 原子轨道对旋转和反映两个操作均为反对称(见图 8-13),所以它们都属于对称性匹配,可组成分子轨道。同理我们可以得出 p_y 和 p_y,p_x 和 p_x 原子轨道也是对称性匹配,可组成分子轨道。前面谈到,原子轨道线性组合成分子轨道可形象地表示为原子轨道图形重叠相加和相减。图 8-12 和图 8-13 中的(a)是重叠相加(同号区域重叠),形成了成键分子轨道;(b)是重叠相减(异号区域重叠),形成了反键分子轨道。所以由两个对称性匹配的原子轨道可形成两个分子轨道。

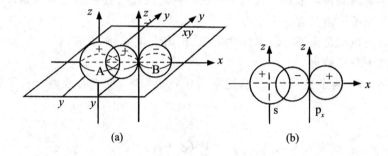

图 8-12　s 原子轨道和 p_x 原子轨道对称性匹配示意图

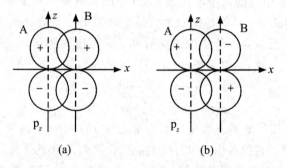

图 8-13　p_z 原子轨道和 p_z 原子轨道对称性匹配示意图

s 和 p_z,p_x 和 p_z 原子轨道对称性不匹配(见图 8-14),因为 s 和 p_x 原子轨道对旋转和反映都具有对称性,而 p_z 原子轨道对两者都具有反对称性。再看 p_z 与 p_y 原子轨道(见图 8-15),虽两者对旋转操作均属反对称,但从对 xy 平面的反映来看,p_y 为对称而 p_z 为反对称,所以这两个原子轨道为对称性不匹配,不能组合成分子轨道,由此可知必须从旋转和反映两种操作来判断两原子轨道是否对称性匹配。

(2)能量近似原则:对称性匹配的两个原子轨道能量相近时,才能组合成有效的分子轨道,且原子轨道的能量愈相近愈好。原子轨道之间能量相差越小,组成的分子轨道的成键能力越强,此称为能量近似原则。该原则对于确定两种不同类型的原子轨道之间能否组成分子轨道尤为重要。

例如,H 原子的电子层结构为 $1s^1$,F 原子的电子层结构为 $1s^2 2s^2 2p^5$。从对称性匹配情况看,H 原子的 1s 轨道可和 F 原子的 1s,2s 或 2p 轨道中的任何一个组合成分子轨道。但从能量情况考虑,H 原子的 1s 轨道的能量为 $-1312 \ kJ \cdot mol^{-1}$,F 原子的 1s,2s 和 2p 轨道的能量分别是 -67181,-3870.8 和 $-1797 \ kJ \cdot mol^{-1}$,故 H 原子的 1s 轨道只能和 F 原子的 2p 轨道组合,才符合能量近似原则,所以 HF 分子中存在着 σ_{1s-2p} 单键。

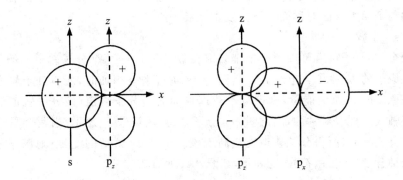

图 8-14 s 和 p_z,p_x 和 p_z 原子轨道对称性不匹配示意图

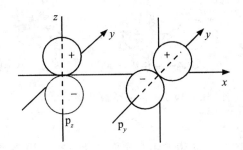

图 8-15 p_z 和 p_y 原子轨道对称性不匹配示意图

(3)轨道最大重叠原则:对称性匹配的两个原子轨道进行线性组合时,其重叠程度愈大,则组合成的分子轨道能量愈低,形成的化学键愈牢固,此称为最大重叠原则。

以上三条原则中,对称性匹配原则是首要的,它决定原子轨道能否组合成分子轨道的问题,而能量近似原则和最大重叠原则只是决定组合的效率问题。

4.电子在分子轨道中的排布

电子在分子轨道中的排布也遵守泡利不相容原理、能量最低原理和洪特规则。

5.在分子轨道理论中,用键级(bond order)表示键的牢固程度

其定义是:成键轨道上的电子数与反键轨道上电子数之差值的一半,即

$$键级 = \frac{1}{2}(成键轨道的电子数 - 反键轨道的电子数)$$

键级越大,键越稳定,其数值可以是整数、分数,也可以是零。当键级为零时,表明原子不能组合成分子。

(二)分子轨道的类型

分子轨道由原子轨道线性组合而成,根据原子轨道的线性组合方式的不同,分子轨道可分为 σ 型分子轨道和 π 型分子轨道。两原子轨道沿着连接两个核的方向发生重叠所形成的分子轨道称为 σ 分子轨道。σ 分子轨道对键轴成圆柱形对称。两原子轨道互相平行发生重叠所形成的分子轨道称为 π 分子轨道。它们有一个通过键轴与纸面垂直的对称面。下面主要介绍两种。

1. s-s 重叠

两个 1s 原子轨道可以组合成能量和形状都不同的两个分子轨道。例如,AB 两个氢原子的 1s 原子轨道组合。当两个 1s 轨道重叠相加时,所得分子轨道能量低于该原子的 1s 轨道能量,则该分子轨道称为成键分子轨道,该分子轨道的形状是对键轴成圆柱形对称的,因此叫作 σ 分子轨道,用符号 σ_{1s} 表示;当两个原子的 1s 轨道重叠相减时,所得分子轨道能量高于该原子的 1s 轨道的能量,则该分子轨道称为反键分子轨道,用符号 σ_{1s}^* 表示,如图 8-16 所示。

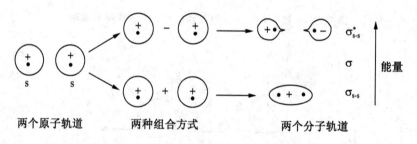

两个原子轨道　　　　两种组合方式　　　　两个分子轨道

图 8-16　σ_s 和 σ_s^* 分子轨道的形成

2. p-p 重叠

2p 原子轨道与 2p 原子轨道的组合稍微复杂一些。2p 原子轨道在空间有三种取向。如果两个原子沿 x 轴彼此接近,则两个 $2p_x$ 原子轨道以"头碰头"方式重叠,产生一个沿键轴对称分布的 σ_{2p} 成键分子轨道和一个 σ_{2p}^* 反键分子轨道,如图 8-17 所示。

当 $2p_x$ 已经组合成 σ_{2p} 分子轨道后,$2p_z$ 与 $2p_z$ 只能采取"肩并肩"的方式重叠,组合成 π_{2p_z} 成键分子轨道和 $\pi_{2p_z}^*$ 反键分子轨道。同理 $2p_y$ 轨道与 $2p_y$ 轨道也只能以同样方式形成另一组 π 轨道,即 π_{2p_y} 成键分子轨道和 $\pi_{2p_y}^*$ 反键分子轨道,它们分别与 π_{2p_z} 和 $\pi_{2p_z}^*$ 互相垂直,形状相同,如图 8-17 所示。

两个成键 π_{2p} 轨道能量相同称为简并轨道,两个反键 π_{2p}^* 也是简并的。这样三对能级相同的 p 原子轨道组合成六个分子轨道。类似道理我们可以分析出 s 原子轨道与 p 原子轨道重叠组成分子轨道的类型,如图 8-17 所示。

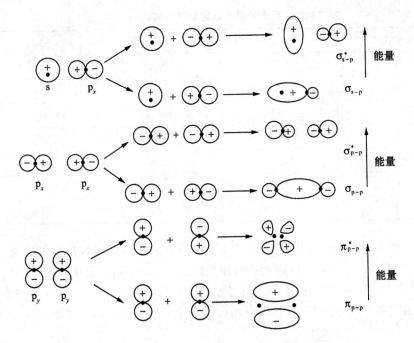

图 8-17 对称性匹配的两原子轨道组成分子轨道示意图

(三)同核双原子分子轨道能级图

分子轨道的能级顺序目前主要通过光谱实验数据来确定。若把分子中各分子轨道按能级由低到高的顺序排列起来,便得到分子轨道能级图,如图 8-18(a)所示。图中间的每一个方框代表一个分子轨道,图两边的每一个方框代表一个原子轨道。现以第二周期元素形成的同核双原子分子为例予以说明。表 8-7 列出了该周期元素各原子轨道的能级数据。

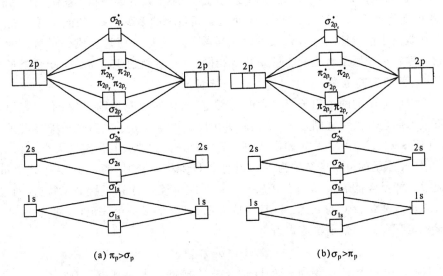

图 8-18 同核双原子分子的分子轨道示意图

表 8-7 第二周期各元素的原子轨道能级数据($kJ \cdot mol^{-1}$)

元素	E_{1s}	E_{2s}	E_{2p}
Li	-6258.7	-524.9	—
Be	-11 677.9	-905	—
B	-19 026	-1351.7	-550.9
C	-28 342	-1876.5	-1079.5
N	-39 363.9	-2467	-1246.5
O	-52 353.9	-3123.1	-1535
F	-67 181	-3870.8	-1797.4

第二周期元素形成的同核双原子分子的分子轨道的能级顺序有如下两种情况:若组成原子的 2s 和 2p 轨道的能量相差较大($>1500 \; kJ \cdot mol^{-1}$),在组成分子轨道时,不会发生 2s 与 2p 轨道的相互作用,只是两个原子的 s-s,p-p 轨道重叠。其分子轨道能级顺序如图 8-18(a)所示($\pi_{2p} > \sigma_{2p}$),O_2 和 F_2 的分子轨道能级符合此顺序。即:

$$\sigma_{1s} < \sigma_{1s}^* < \sigma_{2s} < \sigma_{2s}^* < \sigma_{2p_x} < \pi_{2p_y} = \pi_{2p_z} < \pi_{2p_y}^* = \pi_{2p_z}^* < \sigma_{2p_x}^*$$

若组成原子的 2s 和 2p 轨道能量相差较小($<1500 \; kJ \cdot mol^{-1}$),在组成分子轨道时,不但会发生 s-s,p-p 轨道间的重叠,而且一个原子的 2s 轨道还会与另一个原子的 2p 轨道重叠,结果使 σ_{2p_x} 分子轨道的能级高于 π_{2p_y} 和 π_{2p_z},其分子轨道能级顺序如图 8-18(b)所示($\pi_{2p} < \sigma_{2p}$),B_2,C_2,N_2 等的分子轨道能级符合此顺序。即:

$$\sigma_{1s} < \sigma_{1s}^* < \sigma_{2s} < \sigma_{2s}^* < \pi_{2p_y} = \pi_{2p_z} < \sigma_{2p_x} < \pi_{2p_y}^* = \pi_{2p_z}^* < \sigma_{2p_x}^*$$

分子轨道的能级高低由几方面决定:①参与组合的原子轨道自身能量的高低(原子轨道的能量是随核电荷数 Z 而变化的)。例如 σ_{1s} 的能级低,这是由于原子轨道 1s 的能量比 2s 的能量低。②原子轨道之间重叠的多少。σ_{2p_x} 的能量低于 π_{2p_y} 和 π_{2p_z},那是由于前者比后者有较大的轨道重叠。③由原子轨道组成分子轨道时,成键和反键轨道与原子轨道的能量差基本相同。由 2p 轨道组成 σ_{2p_x} 时能量降低多,所以 $\sigma_{2p_x}^*$ 能量升高也多。因此,$\pi_{2p_y}^*$ 和 $\pi_{2p_z}^*$ 能量低于 $\sigma_{2p_x}^*$。

将组成分子的两个原子所包含的全部电子,按照填充规则(泡利不相容原理、能量最低原理和洪特规则)逐一填入能级次序就可得到分子轨道电子排布式。

[例 8-9] 试用 MO 法说明 H_2 和 H_2^+ 的结构,并比较其稳定性大小。

解:H 原子的电子层结构为 $1s^1$,当两个 H 原子结合时,两个 1s 原子轨道可组合成一个能量较低的 σ_{1s} 成键分子轨道和一个能量较高的 σ_{1s}^* 反键分子轨道,两个电子将先进入能量较低的 σ_{1s} 轨道,且自旋方向相反,形成一个 σ 键,键级为 1,H_2 分子能稳定存在。其分子轨道式为:

$$H_2[(\sigma_{1s})^2]$$

H_2^+ 是由一个 H 原子和一个 H 原子核组成的。因为其中只有一个 1s 电子,所以它的分子轨道式为:$H_2^+[(\sigma_{1s})^1]$,键级为 1/2,说明 H_2^+ 可以存在,但显然不如

H_2 稳定,因为 H_2^+ 是通过单电子键结合的。

[例 8-10] 试分析 He_2 是否存在。

解: He 原子的电子层结构为 $1s^2$,如果两个 He 原子能结合,将有 4 个电子,其分子轨道式为: $He_2[(\sigma_{1s})^2(\sigma_{1s}^*)^2]$,键级为零,说明 He_2 不存在。在这里,成键分子轨道 σ_{1s} 和反键分子轨道 σ_{1s}^* 各填满两个电子,使得 $(\sigma_{1s})^2$ 的成键作用与 $(\sigma_{1s}^*)^2$ 的反键作用互相抵消,对成键没有贡献。

[例 8-11] 试用 MO 法说明 N_2 和 O_2 分子的结构与磁性。

解: N 原子的电子层结构为 $1s^22s^22p^3$,N_2 分子中共有 14 个电子,按图 8-18(b) 能级顺序填入相应的分子轨道,其分子轨道式为:

$$N_2[KK(\sigma_{2s})^2(\sigma_{2s}^*)^2(\pi_{2p_y})^2(\pi_{2p_z})^2(\sigma_{2p_x})^2]$$

其中,KK 表示两个 N 原子对成键无贡献的内层电子,因为是 1s 电子,即 K 层原子轨道上的两个电子;$(\sigma_{2s})^2$ 的成键作用与 $(\sigma_{2s}^*)^2$ 的反键作用相互抵消,对成键没有贡献。实际对成键有贡献的只是 $(\pi_{2p_y})^2$,$(\pi_{2p_z})^2$ 和 $(\sigma_{2p_x})^2$ 三对电子,它们构成两个 π 键和一个 σ 键,键级为 3。由于电子都填入成键轨道,而且分子中 π 轨道能量较低,使体系能量大大降低,故 N_2 特别稳定。因为 N_2 中没有成单电子,所以 N_2 为逆磁性物质。

O 原子的电子层结构为 $1s^22s^22p^4$,O_2 分子中共有 16 个电子。按图 8-18(a) 的能级顺序填入相应的分子轨道,其分子轨道式为:

$$O_2[KK(\sigma_{2s})^2(\sigma_{2s}^*)^2(\sigma_{2p_x})^2(\pi_{2p_y})^2(\pi_{2p_z})^2(\pi_{2p_y}^*)^1(\pi_{2p_z}^*)^1]$$

其中,$(\sigma_{2s})^2$ 的成键作用与 $(\sigma_{2s}^*)^2$ 的反键作用相互抵消,对成键没有贡献。实际对成键有贡献的是:$(\sigma_{2p_x})^2$ 构成的一个 σ 键,$(\pi_{2p_y})^2(\pi_{2p_y}^*)^1$ 构成一个三电子 π 键,$(\pi_{2p_z})^2(\pi_{2p_z}^*)^1$,构成另一个三电子 π 键,所以 O_2 分子的结构式为:

即 O_2 分子中有一个 σ 键,两个三电子 π 键。可以预期 O_2 分子比较稳定,但由于在每个三电子 π 键中,两个电子在成键轨道,一个电子在反键轨道,故一个三电子 π 键只相当于半个键,两个三电子 π 键才相当于一个正常的 π 键,因此可以断定 O_2 分子中的键没有 N_2 分子中的键那样牢固,即 O_2 不如 N_2 稳定。实验结果也证明,O_2 的键能只有 493 kJ·mol^{-1},不仅比 N_2 的键能(946 kJ·mol^{-1})低,而且比一般双键的键能也低。正因为 O_2 分子中含有结合力弱的三电子 π 键,所以它的化学性质比较活泼,而且可以失去电子变成氧分子离子 O_2^+。O_2 分子中存在两个成单电子,所以 O_2 具有顺磁性。其键级为 $\frac{(8-4)}{2}=2$。

(四)异核双原子分子轨道能级图

当两个不同原子组合成分子时,用分子轨道法处理,原则上与同核双原子分子一样,应遵循对称性匹配、能量近似和最大重叠三原则。

对于第二周期元素的异核双原子分子或离子,可近似地用第二周期元素的同核双原子分子的方法处理。由于影响分子轨道能级高低的主要因素是原子的核电荷,所以如果两个组成原子的原子序数之和小于或等于 N 原子序数的两倍时,则该异核双原子分子或离子的分子轨道能级符合图 8-18(b)的方式;如果两个组成原子的原子序数之和大于 N 原子序数的两倍时,则该异核双原子分子或离子的分子轨道能级符合图 8-18(a)的方式。

[例 8-12] 用 MO 法说明 CO 分子的结构。

解:CO 分子中的电子总数与 N_2 分子中的一样多。故 CO 与 N_2 具有完全相同的分子轨道电子排布式、成键类型和键级,这样的分子称为等电子体。等电子体分子的性质也类似,如 CO 的熔点和沸点分别为 83 K 和 253 K,N_2 的熔点和沸点分别为 77 K 和 252K。

[例 8-13] 试用 MO 法说明 NO 分子的结构。

解:N 的原子序数和 O 的原子序数之和为 15,所以 NO 分子轨道电子排布式为:

$$NO\left[KK(\sigma_{2s})^2(\sigma_{2s}^*)^2(\sigma_{2p_x})^2(\pi_{2p_y})^2(\pi_{2p_z})^2(\pi_{2p_y}^*)^1\right]$$

其中对成键有贡献的是 $(\sigma_{2p_x})^2$ 构成的一个 σ 键,$(\pi_{2p_z})^2$ 构成的一个 π 键和 $(\pi_{2p_y})^2(\pi_{2p_y}^*)^1$ 构成的三电子 π 键,键级为 2.5,有顺磁性。可以预料 NO 容易失去 $\pi_{2p_y}^*$ 上的一个电子成为 NO^+,故 NO 不稳定。

[例 8-14] 试说明 HF 分子的形成。

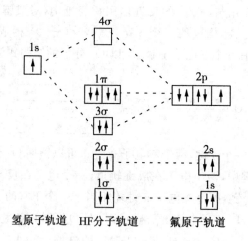

图 8-19 HF 分子的分子轨道能级

解:HF 是不属于同一周期元素形成的异核双原子分子,根据分子轨道理论提出的原子轨道线性组合三条原则,可确定 H 原子的 1s 轨道和 F 原子的 $2p_x$ 轨道沿 x 轴方向靠近,对称性匹配,能量近似,可达到最大限度的重叠,有效地组成一个成键 3σ 分子轨道和一个反键 4σ 分子轨道。而 F 原子的 $1s, 2s, 2p_y, 2p_z$ 等轨道对形成 HF 分子没有贡献,基本保持它们原来的原子轨道的性质,统称为非键轨道 (nonbonding orbital)。HF 分子的分子轨道能级图和电子在其中的排布情况如图

8-19 所示。图中,3σ 为成键分子轨道,4σ 为反键分子轨道,1σ,2σ 和两个 1π 均为非键轨道。HF 分子中有一个 σ 键,键级为 1,有逆磁性。

第三节 分子间作用力

气体可以液化是分子间存在相互作用力的最好证明。分子间作用力有范德瓦尔斯力(van der Waals force)和氢键,它们的产生与分子的极化有关。所谓极化是指分子在外电场的作用下发生的结构变化。

一、分子的极性与分子的极化

(一)分子的极性

任何一个分子中都可找到一个正电荷重心和一个负电荷重心。其中,正负电荷重心重合的分子是非极性分子(nonpolar molecule),不重合的是极性分子(polar molecule)。

对于双原子分子来说,分子的极性与键的极性是一致的。凡由非极性键构成的分子一定是非极性分子,如 H_2,Cl_2,O_2 等;由极性键构成的分子一定是极性分子,如 HCl,HBr,HI 等。

对于多原子分子,情况要复杂些。分子的极性与键的极性不一定一致。如分子中所有的共价键都是非极性的,则分子一定是非极性分子,如 P_4,S_8,O_3 等。但由极性共价键构成的多原子分子是否是极性分子,则取决于分子的空间构型是否对称:若它的空间构型是对称的,则键的极性相互抵消,分子是非极性分子,否则就是极性分子。如 CO_2 分子中,虽有两个 C=O 极性键,但整个分子为直线形结构,两个键的极性互相抵消,分子的正负电荷重心重合,所以 CO_2 分子是非极性分子。而在 H_2O 分子中,也有两个 O—H 极性共价键,但分子为 V 字形结构,键的极性不能抵消,分子的正负电荷重心不重合,所以 H_2O 分子是极性分子。

分子极性的大小可以用偶极矩 μ 来度量,单位是 C·m,其定义是:分子的偶极矩等于其正电荷重心或负电荷重心的电量 q 和正负电荷重心的距离 d 的乘积。即

$$\mu = q \cdot d$$

偶极矩是一个矢量,方向为从正电荷重心指向负电荷重心。因为一个电子的电量为 1.6×10^{-19} C,分子中正负电荷重心距离的数量级是 10^{-10} m,所以偶极矩的数量级为 10^{-30} C·m。偶极矩可以通过实验测定。表 8-8 列出了一些分子的偶极矩测定值。

表 8-8　　　　　一些物质分子的偶极矩 $\mu(10^{-30}C\cdot m)$

分子式	偶极矩	分子式	偶极矩	分子式	偶极矩
H_2	0	$CHCl_3$	3.84	H_2O	6.17
N_2	0	CH_3Cl	6.20	NH_3	4.90
CO_2	0	CH_4	0	HF	6.37
CS_2	0	CO	0.40	HCl	3.57
BCl_3	0	H_2S	3.67	HBr	2.67
CH_4	0	SO_2	5.33	HI	1.40

分子的偶极矩等于零时,该分子是非极性分子。若偶极矩不等于零,则分子是极性分子。分子的偶极矩愈大,分子的极性愈大。根据偶极矩的数值可以推测某些分子的空间构型。例如,NH_3 和 BCl_3 都是四原子分子,这类分子的空间构型有平面三角形和三角锥形两种,实验测得 $\mu(BCl_3)=0$,表明 BCl_3 是非极性分子,$\mu(NH_3)=4.9\times10^{-30}$ C·m,说明 NH_3 是极性分子,故 BCl_3 为平面三角形结构,而 NH_3 为三角锥形结构。

(二)分子的极化

由于极性分子中始终存在着一个正极和一个负极,故极性分子本身固有的偶极为永久偶极。但不论分子有无极性,在外电场的作用下,其正负电荷重心都会发生相对变化。如图 8-20 所示,非极性分子在外电场作用下,本来重合的正负电荷重心发生相对位移,引起分子变形而产生偶极;极性分子在外电场作用下,分子的偶极按电场方向取向的同时,使本来就不重合的正负电荷重心进一步相对位移,分子的极性增强。这种因

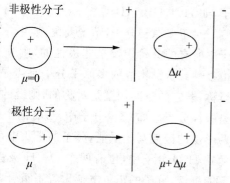

图 8-20　外电场对分子极性影响示意图

外电场作用使分子变形产生偶极或偶极矩增大的现象称为分子的极化。因极化而产生的偶极称为诱导偶极(induced dipole),其偶极矩称为诱导偶极矩,通常用 $\Delta\mu$ 表示,其大小与外电场强度成正比。分子的变形性愈大,在外电场作用下产生的诱导偶极矩就愈大。分子的变形性常用"极化率"来衡量。所谓"极化率"是指:在单位外电场强度作用下因变形而产生的偶极矩。因此分子与分子之间相互作用时也可发生分子的极化,这正是分子间存在相互作用力的重要原因。

二、范德瓦尔斯力

分子间还存在着一种较弱的作用力,其大小只相当于化学键能的 1/10 到

1/100。它最早由荷兰物理学家范德瓦尔斯(Van der Waals)提出,故称范德瓦尔斯力。该作用力对物质的沸点、熔点、溶解度等物理性质有重要影响。按作用力产生的原因和特性,范德瓦尔斯力可分为取向力、诱导力和色散力三种。

(一)取向力

取向力(orientation force)是存在于极性分子之间的作用力。极性分子具有永久偶极,当两个极性分子相互接近时,因同极相斥,异极相吸,使分子发生相对转动,以便分子间呈异极相邻状态排列,如图 8-21 所示。极性分子的这种运动称为取向。在已取向的偶极分子之间,由于静电引力将相互吸引,当接近到一定距离后,排斥和吸引会达到平衡,从而使体系的能量降到最低值。这种发生在极性分子的永久偶极间的相互作用力称为取向力。

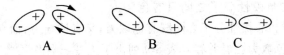

图 8-21　两个极性分子相互作用示意图

取向力的本质是静电引力。其大小与分子永久偶极矩、绝对温度和分子间距离等因素有关:取向力与分子永久偶极矩的平方成正比,即分子的极性愈大,取向力也愈大;取向力与绝对温度成反比,因为温度升高,分子的热运动增强,故取向力减弱;取向力与分子间距离的 6 次方成反比,即取向力随分子间距离的增大而迅速减弱。

(二)诱导力

诱导力(induction force)是发生在极性分子之间及极性分子与非极性分子之间的作用力。极性分子的永久偶极相当于一个外电场,可使邻近的非极性分子变形,而产生诱导

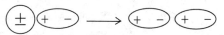

图 8-22　极性分子和非极性分子
相互作用示意图

偶极,于是诱导偶极与永久偶极相互吸引,如图 8-22 所示,这种永久偶极和诱导偶极间的相互作用力称为诱导力。同样两个邻近的极性分子之间,除了取向力外,由于永久偶极的相互影响,每个分子也会发生变形,产生诱导偶极,结果使极性分子的偶极矩增大,从而使分子之间出现了除取向力外的额外引力——诱导力。

诱导力的本质也是静电引力。其大小与极性分子永久偶极矩的平方成正比;与被诱导分子的极化率即变形性成正比(通常分子中各组成原子的半径愈大,它在外电场力的作用下愈容易变形);诱导力还与分子间距离的 6 次方成反比,而与温度无关。

(三)色散力

非极性分子之间也存在着相互作用力。如室温下 Br_2 是液体,I_2 是固体。非极性分子虽无永久偶极矩,但由于分子中电子的运动和原子核的振动,使分子的正负电荷重心不断发生瞬间相对位移,从而产生瞬间偶极。这种瞬间偶极也会诱导邻近的分子产生瞬间偶极,于是非极性分子可以靠瞬间偶极相互吸引产生分子间

作用力。由于从量子力学导出的这种力的理论公式与光的色散公式相似,因此把这种力称为色散力(dispersion force)。色散力即是由瞬间偶极而产生的相互作用力。图 8-23 为色散力产生的示意图。色散力与相互作用分子的极化率的乘积成正比,即分子的变形性愈大,色散力也愈大;色散力还与分子间距离的 6 次方成反比。

瞬间偶极存在的时间虽然很短,但却在每一个瞬间不断地重复发生着。因此邻近的分子(不论是极性分子还是非极性分子)间始终存在着色散力,并且它在范德瓦尔斯力中占有相当大的比重。

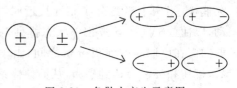

图 8-23 色散力产生示意图

综上所述:在非极性分子之间只有色散力;在极性分子和非极性分子之间既有色散力,又有诱导力;而在极性分子之间,取向力、诱导力、色散力三者并存。表 8-9 列出了上述三种作用力在一些分子中的分配情况。

表 8-9 分子间范德瓦尔斯力的分配情况(单位 $kJ \cdot mol^{-1}$)

分子	取向力	诱导力	色散力	总能量
Ar	0.000	0.000	8.49	8.49
CO	0.0029	0.0084	8.74	8.75
HI	0.025	0.1130	25.86	26.00
HBr	0.686	0.502	21.92	23.11
HCl	3.305	1.004	16.82	21.13
NH_3	13.31	1.548	14.94	29.80
H_2O	36.38	1.929	8.996	47.31

范德瓦尔斯力不属于化学键的范畴,其特点是:①它是永远存在于分子间或原子间的一种作用力;②它是静电引力,其作用能只有几到几十千焦每摩尔,比化学键小 1～2 个数量级;③与共价键不同,它一般不具有方向性和饱和性;④它的作用范围只有几十到几百皮米;⑤对大多数分子来说(H_2O 除外)色散力是主要的。只有极性很大的分子,取向力才比较显著。诱导力通常都很小。

范德瓦尔斯力是决定物质沸点、熔点和溶解度等理化性质的主要因素。在凝聚态(液态或固态)中,分子与分子靠范德瓦尔斯力而凝聚。使分子晶体熔融成液体,或使液体蒸发成气体,都必须通过加热增加分子的动能以克服分子间的作用力。分子间作用力越强,物质的熔点、沸点越高(有些物质的熔点和沸点还与氢键有关,这将在下面讨论)。例如:非极性卤素分子 X_2 的色散力随分子量的增大而升高(见表 8-10)。因此,常温下 F_2,Cl_2 是气体,Br_2 是液体,I_2 是固体。

表 8-10		卤素的沸点和熔点（K）		
物质分子	F_2	Cl_2	Br_2	I_2
沸点	83.26	239.16	331.16	457.66
熔点	50.16	170.76	265.36	386.76（加压下）

物质在溶剂中的溶解度也与范德瓦尔斯力有关。物质的溶解过程是一个复杂的理化过程，但也可以用分子间力的存在简单解释某些物质的溶解规律。一般来说，如果溶质与溶剂均为极性分子，二者极性相似，则分子间力也相仿，二者可以相互溶解，溶解度较大。同理，若溶质与溶剂都是非极性分子，则二者分子间力也相仿，所以溶解度也较大。但是如果二者极性差别很大，则二者的分子间力差别也很大，彼此不能互溶，因此溶解度较小。总之，对于非电解质的溶解度有一个定性的经验规律，即极性相近的物质容易互溶。

三、氢　键

同族元素的氢化物的沸点和熔点，一般随分子量的增加而升高，这主要是由于色散力随着分子增大而增大的缘故。比如：卤化氢 HX 分子是极性分子，分子间同时存在取向力、诱导力和色散力。由表 8-9 可知，HX 的取向力和诱导力随着 HCl，HBr，HI 的顺序逐渐减小，而色散力却按此顺序增大，总能量也随之增大，故 HCl，HBr，HI 的沸点和熔点也依次升高。

若照此类推，HF 的沸点和熔点应比 HCl 的低，但事实恰好相反，HF 的沸点（292.68 K）和熔点（199.79 K）比 HCl 的沸点（188.13 K）和熔点（158.97 K）都高些，这表明在 HF 分子之间除了范德瓦尔斯力外，还有另一种力存在，这就是氢键。

（一）氢键的形成与特点

氢键（hydrogen bond）是一种由氢原子参加的特殊成键形式，其键能介于共价键和范德瓦尔斯力之间。当 H 原子与电负性很大、半径很小的 X（F，O，N）原子以共价键结合成分子时，由于共用电子对强烈地偏向 X 原子，使 H 原子几乎变成赤裸的质子而呈较强的正电性，因而这个 H 原子还能与另一个电负性很大、半径小且外层有孤对电子的 Y（F，O，N）原子产生定向的吸引作用，形成 X—H⋯Y 结构，其中 H 原子与 Y 原子形成的第二个键（虚线表示）称为氢键。X，Y 可以是同种元素的原子，如 F—H⋯F，O—H⋯O，也可以是不同元素的原子，如 N—H⋯O。图 8-24 是 H_2O 分子间形成的氢键。因此，形成氢键 X—H⋯Y 的条件是：①有一个与电负性很大的元素 X 相结合的 H 原子；②有一个电负性很大、半径较小并有孤对电子的 Y 原子。通常能符合上述条件的，主要是 F，O 和 N。

氢键的强弱与 X，Y 原子的电负性及半径大小有关。X，Y 原子的电负性越大，半径越小，形成的氢键越强。例如：F 原子的电负性最大，半径又很小，所以 F—H⋯F 中的氢键最强。C 原子的电负性较小，一般不形成氢键。Cl 原子的电负性虽大，但原子半径较大，因而形成的氢键（Cl—H⋯Cl）很弱。常见氢键的强弱顺序是：

$$F—H\cdots F>O—H\cdots O>O—H\cdots N>N—H\cdots N>O—H\cdots Cl>O—H\cdots S$$

氢键的键能一般在 $42\ kJ\cdot mol^{-1}$ 以下，与范德瓦尔斯力数量级相同。但氢键与范德瓦尔斯力不同，其特点是氢键有饱和性和方向性。所谓饱和性是指 H 原子在形成一个共价键后，通常只能再形成一个氢键。这是因为 X，Y 原子比 H 原子大得多，当形成 X—H $\cdots$ Y 后，第二个 Y 原子再要靠近 H 原子时，会受到 X，Y 原子电子云的强烈排斥。所谓方向性是指在氢键中以 H 原子为中心的三个原子尽可能在一条直线上，即 H 原子要尽量和 Y 原子上孤对电子的方向一致，这样 H 原子和 Y 原子的轨道重叠程度较大，而且 X 原子与 Y 原子距离最远，斥力最小，形成的氢键最强，体系最稳定。所以氢键可被看作是较强的、有方向性和饱和性的范德瓦尔斯力。

(二)分子间氢键和分子内氢键

氢键可分为分子间氢键和分子内氢键两种类型。分子之间形成的氢键称为分子间氢键(intermolecular hydrogen bond)，如 H_2O 中的 O—H $\cdots$ O 键，HF 中的 F—H $\cdots$ F 键，$NH_3\cdot H_2O$ 中的 N—H $\cdots$ N 和 N—H $\cdots$ O 键等，前三种为相同分子间的氢键，后一种为不同分子间的氢键。同一分子内形成的氢键称为分子内氢键(intramolecular hydrogen bond)。如在 HNO_3 中存在着分子内氢键，如图 8-25 所示。其他如在苯酚的邻位上有—NO_2，—CHO，—COOH 等基团时也可形成分子内氢键。分子内氢键虽不在一条直线上，但形成了稳定的环状结构。

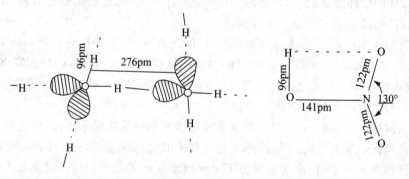

图 8-24　水分子间的氢键　　　图 8-25　硝酸中的分子内氢键

(三)氢键对物质性质的影响

(1)对熔点、沸点的影响：在同类化合物中，能形成分子间氢键的物质，其熔点、沸点要比不能形成分子间氢键的物质高些，因为破坏氢键要消耗能量。如在 VA ～ⅦA 族的氢化物中，NH_3，H_2O，HF 的沸点比其同族其他元素的氢化物高得多，这种反常现象是因为它们各自的分子之间能形成分子间氢键，因而增大了分子间作用力的缘故。如果化合物形成分子内氢键，其熔点、沸点比同类型的但不形成分子内氢键的物质的低些。这是因为氢键具有饱和性，H 原子形成分子内氢键就不能再和其他的分子形成分子间氢键。例如，邻硝基苯酚的熔点是 318 K，而间硝基苯酚和对硝基苯酚的熔点分别是 369 K 和 387 K。前者形成分子内氢键，而后两者则形成分子间氢键。

（2）对溶解度的影响：如果溶质和溶剂间形成分子间氢键，则溶解度增大。如乙醇和乙酸都可以与水混溶，其中氢键起了很重要的作用。如果溶质分子形成分子内氢键，则在极性溶剂中的溶解度减小，在非极性溶剂中的溶解度增大。例如，邻硝基苯酚分子可形成分子内氢键，对硝基苯酚分子因硝基与羟基相距较远不能形成分子内氢键，但它能与水分子形成分子间氢键，所以邻硝基苯酚在水中的溶解度比对硝基苯酚的小。

另外，溶质分子和溶剂分子形成分子间氢键会使溶液的密度和黏度增大。例如，乙醇和水的混合溶液，溶液体积小于两者单独体积之和。溶质形成分子内氢键则不增加溶液的密度和黏度。

四、生物分子之间的作用力

生物分子具有非常复杂的化学组成和立体结构。生物分子内含有大量的各种不同基团，包括极性、非极性和带电荷基团等。这些基团之间存在着复杂的相互作用，并对生物分子的性质产生重要影响。生物分子之间的相互作用主要是通过非共价作用力实现的。

（一）氢键

生物大分子所含的各种基团，很多都可以形成氢键，其中主要是由氧或氮原子与氢原子之间形成的氢键（见表 8-11）。

表 8-11　　　　　　　　　　　生物分子中重要的氢键类型

氢给体　氢受体	键长（nm）	氢给体　氢受体	键长（nm）
—O—H…O	0.28 ± 0.01	N—H…O=C	0.29 ± 0.01
—O—H…O=C	0.28 ± 0.01	N—H…N	0.31 ± 0.02
—O—H…N	0.30 ± 0.01	N—H…S	0.37
N—H…O	0.29 ± 0.01		

氢键在生命过程中起着重要的作用。蛋白质分子是由众多不同的氨基酸通过肽键而形成的。由于肽键中有　C=O　和　N—H　基团，它们之间可形成氢键：

$$C=O\cdots H-N$$

N—H…O 这种单个氢键作用力虽很微弱，但由于蛋白质分子相当大，众多氢键共同的作用力就能满足形成稳定的 α-螺旋结构，如图 8-26（a）所示，使它具有不同生理功能。又如脱氧核糖核酸（DNA），它是由磷酸、脱氧核糖和碱基组成的具双螺旋结构的生物大分子，两条链通过碱基间氢键等作用保持双螺旋结构［见图 8-2(b)］并传递遗传信息，这在 DNA 复制过程中有着重要的意义。一旦氢键破坏，分子的空间结构发生改变，生物活性就会丧失。因此，氢键在医学上具有相当重要的意义。

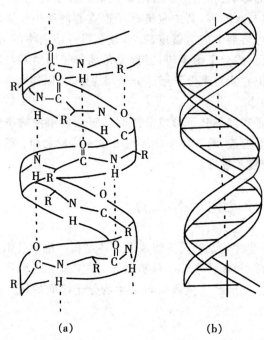

图 8-26　蛋白质 α-螺旋结构模式(a)和
DNA 双螺旋结构模式(b)

(二)正负离子之间的静电引力

生物分子中某些基团在生理条件下(pH≈7)能够离解成带电荷基团,如表 8-12所示。

表 8-12　　　　　　　　　　生物分子中的可解离基团

基团名称	解离形式	基团名称	解离形式
氨基	$-NH_3^+$	咪唑基	HN NH$^+$ 或 $^+$HN NH
羧基	$-COO^-$		
胍基	$-NH-\overset{NH}{\underset{}{C}}-NH_3^+$ 或 $-NH-\overset{NH_2^+}{\underset{}{C}}-NH_2$	磷酸基	$-O-\overset{O}{\underset{O^-}{P}}-O^-$

带电荷基团之间存在着相互吸引或相互排斥作用。

相互吸引作用:例如,$-CH_2COO^-$ 与 $^+NH_3CH_2-$。

相互排斥作用:例如,$O\!\!=\!\!PO_3^{2-}$ 与 $O\!\!=\!\!PO_3^{2-}$ 。

使 DNA 分子稳定的力是由磷酸基的负电荷与介质中的阳离子的正电荷之间形成的离子键。它可以减少 DNA 分子双链间的静电斥力,因而对 DNA 双螺旋结构也有一定的稳定作用。

(三)离域键间的 π 电子重叠作用力

生物大分子中含有许多芳香基团。这些基团中的离域 π 电子在相互接近到一定距离时,将会产生一种特殊的 π 电子重叠作用力。这种作用力具有方向性,只有两组离域 π 电子以平行方式相互接近时,才能发生作用。

DNA 分子中碱基的堆积可以使碱基缔合,这种力称为碱基堆积力,是使 DNA 双螺旋结构稳定的主要作用力。碱基堆积力是由杂环碱基的 π 电子之间相互作用所引起的。

(四)疏水键

所谓疏水键是指分子中的非极性基团在水溶液中的缔合趋势。在水溶液条件下,生物大分子中的疏水部分能够相互缔合形成疏水区。如 DNA 分子中碱基层层堆积,在 DNA 分子内部形成一个疏水核心。疏水核心内几乎没有游离的水分子,这样有利于碱基间形成氢键。

(五)范德瓦尔斯力

范德瓦尔斯力是一种非特异性原子间作用力,这种作用力与原子之间的距离相关(见图 8-27)。由于生物大分子的相对分子质量一般都很大,因此范德瓦尔斯力是一种

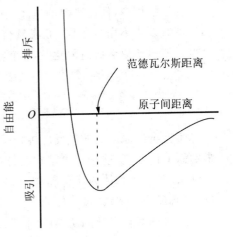

图 8-27　范德瓦尔斯力与原子间距离的关系

不可忽视的作用力。显然,生物分子越大,缔合位点越多,分子之间的相互作用就越强,识别能力也越强,选择性也越专一。

应用与拓展案例

案例 8-1　生物体内自由基的产生与消除

自由基,是指带有未成对电子的分子、原子或离子。因为未成对电子具有成双的趋向,因此常易发生失去或得到电子的反应而显示出较活泼的化学性质。比如,在生物体内,氧分子可以通过单电子接受反应,依次转变为超氧自由基,过氧化氢($HOOH$)与羟自由基($\cdot OH$)等中间产物。由于这些物质都是直接或间接地由分子氧转化而来,而且具有比分子氧更活泼的化学反应性,遂统称为活性氧。

1. 氧的还原——H_2O 分子的形成

在生物氧化过程中，O_2 接受 4 个电子与细胞内 H^+ 形成两分子 H_2O。在呼吸链末端，将电子直接传递给 O_2 的是细胞色素 c 氧化酶。

细胞色素 c 氧化酶共有四个氧化还原活性中心，该活性中心含有两个 a 型血红素（血红素 a 和血红素 a_3）和两个铜离子，常表示为 $cyta_3$—Cu。在氧化磷酸化过程末端，由细胞色素 c 氧化酶催化的反应过程中，该中心的 Fe^{2+} 和 Cu^+ 与 O_2 结合，每个金属离子给出一个电子，形成一个过氧离子中间体 Fe^{3+}—O^-=O^-—Cu^{2+}，这个中间体又吸引一个电子和两个 H^+ 形成另一个中间体 Fe^{4+}=O^{2-}⋯HOH—Cu^{2+}，（铁以正四价离子形式存在），这个高价中间产物再接受 1 个电子和 2 个 H^+，最后释放出 2 分子 H_2O。

2. 氧的不完全还原——自由基的形成

在生物体内，任何来源的电子，例如半胱氨酸的巯基或还原型维生素 C，都很容易使氧发生不完全还原，形成氧自由基。1 个电子使氧还原形成超氧自由基，2 个电子使氧还原形成过氧化氢，3 个电子使氧还原形成羟自由基。反应式如下：

$$O_2 + e \longrightarrow O_2^- \cdot$$

$$O_2 + 2e + 2H^+ \longrightarrow H_2O_2$$

$$O_2 + 3e + 3H^+ \longrightarrow H_2O + OH \cdot$$

不完全还原形式的氧反应性极强。羟自由基·OH 是其中最强的氧化剂也是最活跃的诱变剂，这种自由基在机体受到电离辐射时也会产生。反应特点是无专一性，几乎与生物体内所有物质，如糖、蛋白质、DNA、碱基、磷脂和有机酸等都能反应，且反应速率快，可以使非自由基反应物变成自由基。

3. 机体对自由基的防御机制

生物体防御不完全还原氧伤害的自我保护机制是多方面的。其中最主要的一种方式是通过酶的作用，如超氧化物歧化酶（superoxide dismutase，简称 SOD）、过氧化氢酶（catalase）和过氧化物酶（peroxidase）。

①超氧化物歧化酶催化超氧离子 $O_2^- \cdot$ 歧化为 H_2O_2 和 O_2，即两个相同的底物形成两种不同的产物，一个超氧化物负离子被氧化，另一个则被还原。反应式如下：

$$O_2^- \cdot + O_2^- \cdot + 2H^+ \xrightarrow{SOD} H_2O_2 + O_2$$

②无论是由超氧负离子或是过氧化氢都对机体有害。体内可由过氧化氢酶和过氧化物酶将其分解为 H_2O 和 O_2 反应式如下：

$$2H_2O_2 \xrightarrow{\text{过氧化氢酶}} 2H_2O + O_2$$

$$2H_2O_2 \xrightarrow{\text{过氧化物酶}} 2H_2O + O_2$$

羟自由基的形成主要由超氧负离子和过氧化氢反应生成：

$$O_2^- \cdot + H_2O_2 \longrightarrow OH \cdot + OH \cdot + O_2$$

因此，清除超氧负离子和过氧化氢不仅除去了这两种有害自由基，还防止了更有害的羟自由基的生成。多项研究表明，含氧自由基与多种疾病的发生有关。

自由基可使细胞质和细胞核中的核酸链断裂,导致肿瘤、炎症、衰老、血液病以及心、肝、肺、皮肤等器官病变的产生。

案例 8-2　冠状病毒及其对人体的危害

1937 年,冠状病毒(coronaviruses)首先从家养鸡中发现,1965 年,分离出第一株人的冠状病毒。在电子显微镜下可观察到其病毒外膜上有明显的棒状粒子凸起(刺突结构),其外观形态与太阳的日冕(corona)非常相似。1975 年,病毒命名委员会正式命名为"冠状病毒"。

冠状病毒是一个大型病毒家族,已知可引起感冒以及严重急性呼吸综合征(SARS)和中东呼吸综合征(MERS)等较严重疾病。2002 年冬到 2003 年春,引起肆虐全球的严重急性呼吸综合征(Server Acute Respiratory Syndrome,SARS)的病毒就是一种冠状病毒。这场由 SARS 病毒(SARS-CoV)引起的"非典"疫情,使得"冠状病毒"这个名词逐渐走进了人们的视野。2012 年 9 月,MERS 病毒在沙特被发现,因与非典病毒同属冠状病毒而得名,全名为中东呼吸综合征冠状病毒(Middle East Respiratory Syndrome Coronavirus),简称 MERS-CoV。2019 年 12月出现的新型冠状病毒(novel coronavirus)可引起人类呼吸道感染,其基因特征与SARS 和 MERS 冠状病毒有明显区别,新冠病毒的 RNA 基因组包含 29891 个核苷酸,编码 9860 个氨基酸,鸟嘌呤和胞嘧啶所占比率为 38%,与 SARS-CoV 的核苷酸同源性为 82%。由此病毒感染所引起的肺炎(Corona Virus Disease 2019,COVID-19)已在全球蔓延。

冠状病毒粒子形状并不规则,直径约 60～220nm。病毒具有包膜结构,上面有三种蛋白:刺突糖蛋白(S,Spike protein)、小包膜糖蛋白(E,Envelope protein)和膜糖蛋白(M,Membrane protein),少数种类还有血凝素糖蛋白(HE 蛋白,Haemaglutinin-esterase)。

S 蛋白在识别并结合宿主细胞表面受体,并介导病毒包膜与细胞膜融合的过程中起到关键性作用;M 蛋白则参与了病毒包膜的形成与出芽过程;HE 蛋白则是构成包膜的短凸起,可能与冠状病毒早期吸附有关,某些冠状病毒的 HE 蛋白可引起红细胞的凝集以及对红细胞的吸附。

冠状病毒的核酸为正链单链 RNA,其特点是可以以自身为模板,指导合成病毒相关蛋白质。病毒进入宿主细胞后,首先以病毒 RNA 为模板表达出 RNA 聚合酶,随后 RNA 聚合酶完成负链 RNA 的转录合成、各种结构蛋白 mRNA 的合成,以及病毒基因组 RNA 的复制。

科研人员将新型冠状病毒的序列与 SARS 冠状病毒进行比对,发现两者十分相似,虽然相互作用的五个氨基酸中有四个都发生了突变,但是新型冠状病毒的 S蛋白与人体的 ACE2 蛋白整体上依旧存在相互作用。ACE2(Angiotensin Converting Enzyme 2)全称为血管紧张素转化酶 2,是人体内一种参与血压调节的蛋白,在肺、心脏、肾脏和肠道等组织广泛存在。

2020 年 2 月 21 日,西湖大学周强研究团队报道了新冠病毒表面 S 蛋白受体结合结构域与细胞表面受体 ACE2 全长蛋白的复合物冷冻电镜结构,揭开了新冠病毒入侵人体细胞的神秘面纱。研究发现,新型冠状病毒感染人体细胞的关键在于冠状病毒的 S 蛋白与人体 ACE2 蛋白结合而入侵人体。

周强实验室在世界范围内率先报道了 ACE 2 全长蛋白的高分辨三维空间结构,他们进一步解析出 ACE 2 全长蛋白与新冠病毒 S 蛋白受体结合结构域的复合物结构,受体分辨率 2.9 埃,其中 S 蛋白受体结合结构域部分的分辨率为 3.5 埃。

在形态上,新冠病毒的 S 蛋白像一座桥横跨在 ACE 2 表面,又像病毒的一只手,紧紧抓住 ACE 2,这一点与 SARS 病毒很相似。新冠病毒 S 蛋白的受体结合结构域与 SARS 病毒的序列也非常像,相似性达到 82%。

美国得克萨斯大学奥斯汀分校研究团队报道,新冠病毒 S 蛋白以三聚体形态存在,每一个单体中约有 1300 多个氨基酸,其中 300 多个氨基酸构成了受体结合结构域(RBD),即 S 蛋白与 ACE2 相联结的地方。人体的 ACE2 蛋白和新冠病毒的 RBD(也就是受体),结构域之间的亲和力比它和 SARS 病毒的 RBD 的亲和力要高 10~20 倍。所以新型冠状病毒传染性要比 SARS 病毒强的多。

新型冠状病毒通过呼吸道飞沫、直接接触甚至气溶胶传播,一旦病毒接触人体的粘膜组织,就会侵入人体,从而感染新冠病毒肺炎。为了防止该病情继续传播,我们需要采取一些必要的防护措施。室内要勤通风,用 84 消毒液或 75% 的酒精定期消毒,可以有效的杀灭新型冠状病毒;外出时做好防护,戴上口罩,手套,眼罩等,回来时最好把所穿的衣服或者是所用的东西进行消毒;尽量不去人员密集处。戴口罩和勤洗手可以有效预防新型冠状病毒。

习　题

1. 区别下列概念:

(1)离子键与共价键　　　　(2)σ 键与 π 键

(3)键能与离解能　　　　　(4)等性杂化与不等性杂化

(5)成键轨道与反键轨道　　(6)氢键与范德瓦尔斯力

(7)永久偶极与瞬间偶极　　(8)极性键与极性分子

2. 试用价层电子对互斥理论判断下列分子或离子的空间构型并说明原因。

(1)SO_4^{2-}　(2)NH_4^+　(3)PCl_5　(4)SF_6　(5)XeF_4　(6)CO_3^{2-}

3. 试用杂化轨道理论说明下列分子的空间构型及中心原子可能采用的类型。

(1)PH_3　(2)BeH_2　(3)BCl_3　(4)SiH_4　(5)$COCl_2$

4. 试用价键理论和分子轨道理论说明 O_2 和 F_2 分子的结构。这两种理论有何区别?

5. 写出 O_2,O_2^+,O_2^- 分子或离子的分子轨道式,并比较它们的稳定性。

6. 写出下列双原子分子或离子的分子轨道式,计算它们的键级并判断哪个稳定、哪个不稳定,哪个具有顺磁性、哪个具有逆磁性。

(1)Li_2　(2)Be_2　(3)B_2　(4)NO^+　(5)CO^+　(6)He_2^+

7.下列每对分子中,哪个分子的极性较强? 试说明原因。

(1)HCl 与 HI　(2)H_2O 与 H_2S　(3)NH_3 与 PH_3

(4)CH_4 与 $CHCl_3$　(5)BF_3 和 NF_3

8.乙醇(C_2H_5OH)和二甲醚(CH_3OCH_3)的组成相同,但乙醇的沸点为 351.7 K,二甲醚的沸点为 250.16 K,说明原因。

9.判断下列各组分子之间存在哪种分子间作用力。

(1)苯和四氯化碳　(2)C_2H_5OH 与 H_2O　(3)C_6H_6 与 C_2H_5OH　(4)液态 NH_3

10.下列化合物中哪些存在氢键? 它们是分子内氢键还是分子间氢键?

(1)C_6H_6　(2)NH_3　(3)H_3BO_3

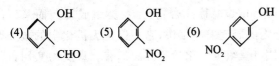

第九章 配位化合物

配位化合物(coordination compound)简称配合物,是一类组成复杂而又广泛存在的化合物。近年来,配位化合物的研究发展很快,它不仅是无机化学的重要课题,而且在分析化学、催化动力学、电化学、量子化学等方面都有着重要的实用价值和理论意义,特别是与生物学和医学有着极为密切的关系。例如:生物体内的金属离子大多是与有机物以配合物的形式存在,在生命过程中发挥各种功能,因此研究无机离子与配位体形成的配位化合物在生命过程中的作用已成为一门新兴的学科——生物无机化学。学习配位化合物的组成、结构、性质及应用对了解生命活动和预防、诊断、治疗、控制疾病有着极为重要的意义。

第一节　配位化合物的基本概念

一、配位化合物的定义

在 $CuSO_4$ 溶液中加入过量氨水,混合后逐渐变为深蓝色,用酒精处理后,得深蓝色结晶,分析它的组成为 $CuSO_4 \cdot 4NH_3 \cdot H_2O$。若向此深蓝色溶液中加 $NaOH$,得不到 $Cu(OH)_2$ 沉淀,似乎 Cu^{2+} 消失了;同样 NH_3 也不能被检出,只能检出 SO_4^{2-},经实验分析得知溶液中的分子为 $[Cu(NH_3)_4]SO_4 \cdot H_2O$。它在水溶液中全部离解为 $[Cu(NH_3)_4]^{2+}$ 和 SO_4^{2-},上述反应过程为:

$$CuSO_4 + 4NH_3 \longrightarrow [Cu(NH_3)_4]^{2+} + SO_4^{2-}$$

又如含有 CN^- 的化合物大多有剧毒,而铁氰化钾 $K_3[Fe(CN)_6]$ 却无毒,因 CN^- 与 Fe^{3+} 以稳定的复杂离子形式存在,其水溶液中只有游离的 K^+ 而没有游离的 CN^-,故不显毒性。另外像 $[Ag(NH_3)_2]Cl$,$K_2[HgI_4]$ 等,这些化合物均为配位化合物,它们具有以下共同的特点:

(1)均含有一个复杂离子——配离子:其复杂离子是由阳离子或原子与一定数目的中性分子或阴离子结合而成的,称为配离子。配离子与电荷相反的离子形成中性的配合物。

(2)配离子具有一定稳定性:配离子在晶体和水溶液中均不易离解。这是因为配离子中金属离子与阴离子(或分子)以配位键相结合,二者间结合的数目超过了它的化合价允许的数目,用经典化合价理论是解释不了的。

另外有些复杂化合物只能存在于晶体中,溶于水中即可全部离解为游离的离子,如光卤石 $KCl \cdot MgCl_2 \cdot 6H_2O$ 在水溶液中离解为 K^+,Mg^{2+},Cl^-,没有上述复杂离子存在,这类复杂化合物一般称为复盐或重盐,以区别于配合物。

综上所述,配位键是配离子稳定的原因所在,配离子是配合物的特征部分。可将配位化合物定义如下:将金属离子(或原子)与一定数目可给出电子对的中性分子或阴离子结合成的不易离解的具有一定空间构型的复杂离子称为配离子(coordination ion),含有配离子的化合物以及中性配位分子统称为配位化合物。可见配合物既可以是酸、碱、盐,又可以是中性的配位分子。

二、配位化合物的组成

配合物一般是由两部分组成:内界和外界。内界(inner sphere)即配离子部分,通常用方括号括起。与配离子结合的带相反电荷的离子称为外界(outer sphere),即方括号以外的部分。有的配合物只有内界没有外界,称为配位分子,如 $[Co(NH_3)_3Cl_3]$。内界由中心原子和配位体组成。配合物的特殊性主要表现在配离子(内界)上,因此,讨论配合物的关键是研究配离子的组成、结构和性质。下面以 $[Cu(NH_3)_4]SO_4$ 为例,其组成可表示为:

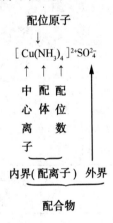

(一)中心离子(或原子)

中心离子(或原子)(central ion or atom)也称形成体,位于配离子的几何中心,是配合物的核心部分。常见的中心离子是金属离子,以过渡元素金属离子最多,如 Fe^{3+},Cu^{2+},Zn^{2+} 等;也有中性原子,如 $[Ni(CO)_4]$ 中的 Ni 原子;还有一些高氧化态的非金属元素,如 $[SiF_6]^{2-}$ 中的 Si^{4+} 等。

作为中心离子必须有空轨道,如 Fe^{3+} 的电子层结构为 $[Ar]3d^5 4s^0 4p^0 4d^0$,它有空的 s,p,d 轨道。

(二)配位体和配位原子

在中心离子周围,以配位键与之结合的分子或离子叫配位体(ligand),简称配体,如 NH_3,CN^- 等。在配体中提供孤对电子直接与中心离子结合的原子称配位原子(coordination atom)，如 NH_3 中的 N 原子，H_2O 中的 O 原子。配位原子的最外电子层都有孤对电子，常见的是电负性较大的非金属元素，如卤素(F,Cl,Br,I)和 O,S,N,C 等。

配体按所含配位原子的多少分为单齿配体和多齿配体。只含有一个配位原子的配体称单齿配体(monodentate ligand)；含两个配位原子的配体称二齿配体(bidentate ligand)，以此类推。通常将二齿以上的配体称为多齿配体(multidentate ligand)。

有些配体虽有两个配位原子，但由于两个配位原子靠得太近，成键方向受限，只能由其中一个配位原子与中心离子形成一个配位键，故仍属单齿配体。如 SCN^- 与 Hg^{2+} 配位时，S 作配位原子，形成 $[Hg(SCN)_4]^{2-}$；与 Fe^{3+} 配位时，N 作配位原子，形成 $[Fe(NCS)_6]^{3-}$。常见的配体如表 9-1 所示。

表 9-1　　　　　　　　　　　　　　　常见的配体

配体类型	名称(简称)	化学式（带 * 者为配位原子）
单齿配体	卤素离子(X^-)	$\overset{*}{F}{}^-, \overset{*}{C}l^-, \overset{*}{B}r^-, \overset{*}{I}{}^-$
	水分子	$H_2\overset{*}{O}$
	氨分子	$\overset{*}{N}H_3$
	氰根	$\overset{*}{C}N^-$
	硫氰根	$\overset{*}{S}CN^-$
	异硫氰根	$N\overset{*}{C}S^-$
	羰基	$\overset{*}{C}O$
	硝基	$\overset{*}{N}O_2^-$
	亚硝酸根	$\overset{*}{O}NO^-$
	亚硝基	$\overset{*}{N}O$
二齿配体	乙二胺(en)	$H_2\overset{*}{N}-CH_2CH_2-\overset{*}{N}H_2$
	草酸根($C_2O_4^{2-}$)	$^-\overset{*}{O}OC-CO\overset{*}{O}^-$
四齿配体	氨三乙酸(NTA)	$\overset{*}{N}(CH_2CO\overset{*}{O}H)_3$
	三乙撑四胺(Trien)	$H_2\overset{*}{N}-CH_2CH_2-\overset{*}{N}H-CH_2CH_2-\overset{*}{N}H-CH_2CH_2-\overset{*}{N}H_2$
六齿配体	乙二胺四乙酸 EDTA(H_4Y)	$\begin{array}{c} HOOCH_2\overset{*}{C} \qquad\qquad CH_2CO\overset{*}{O}H \\ \overset{*}{N}-CH_2-CH_2-\overset{*}{N} \\ HOOCH_2\overset{*}{C} \qquad\qquad CH_2CO\overset{*}{O}H \end{array}$

(三)配位数

配合物中直接与中心离子相结合的配位原子的总数称为中心离子的配位数(coordination number)。从本质上讲，配位数就是中心离子与配体形成配位键的数目。因此对于单齿配体,配位数等于配体总数,例如,$[Pt(NH_3)_2Cl_2]$中 Pt^{2+} 的配位数是 4;对于含 n 个配位原子的多齿配体,配位数 $= n \times$ 配体数。如 $[Co(en)_2(NH_3)Cl]^{2+}$ 中的 Co^{3+} 的配位数是 6 而不是 4。配位数可为 $2 \sim 12$,常见的配位数是 2,4,6。常见金属离子的配位数如表 9-2 所示。

表 9-2 　　　　　　　　　　　**常见金属离子的配位数**

配位数	金属离子	实 例
2	Ag^+　　Cu^+　　Au^+	$[Ag(NH_3)_2]^+$　　$[Cu(CN)_2]^-$
4	Fe^{2+}　Co^{2+}　Ni^{2+}　Cu^{2+} Zn^{2+}　Hg^{2+}　Pt^{2+}　Pb^{2+}	$[Zn(CN)_4]^{2-}$　　$[Cu(NH_3)_4]^{2+}$ $[Pt(NH_3)_2Cl_2]$
6	Fe^{2+}　Fe^{3+}　Co^{2+}　Co^{3+} Cr^{3+}　Ni^{2+}　Pt^{2+}　Al^{3+}	$[Cr(NH_3)_4Cl_2]^+$　　$[Fe(CN)_6]^{4-}$ $[PtCl_6]^{4-}$

影响配位数的因素主要有三个方面:

(1)中心离子电子层结构:第二周期元素的价层空轨道为 2s,2p,最多只能容纳 4 对电子,其最大配位数为 4,如 $[BeCl_4]^{2-}$,$[BF_4]^-$;第二周期以后的元素,价层轨道为 ns,np,nd 或 $(n-1)d$,其配位数可超过 4,如 $[AlF_6]^{3-}$,$[SiF_6]^{2-}$ 等。

(2)空间效应:中心离子体积越大,配体体积越小,中心离子能结合的配体越多,配位数越大,即空间效应大。如 Al^{3+} 与半径较小的 F^- 可形成配位数为 6 的 $[AlF_6]^{3-}$,而与半径较大的 Cl^- 形成配位数为 4 的 $[AlCl_4]^-$,B^{3+} 的半径小于 Al^{3+},与 F^- 只能形成 $[BF_4]^-$。

(3)从静电作用考虑:中心离子的电荷越多,对配体的吸引力越强,配位数越大。如 Cu^+ 与 NH_3 形成 $[Cu(NH_3)_2]^+$,而 Cu^{2+} 与 NH_3 可形成 $[Cu(NH_3)_4]^{2+}$。对同一中心离子,配体所带电荷越多,配体间的斥力就越大,配位数则变小。如 Ni^{2+} 与 NH_3 可形成 $[Ni(NH_3)_6]^{2+}$,而与 CN^- 只能形成 $[Ni(CN)_4]^{2-}$。

此外,当配体的浓度增加或反应温度降低时,可使配位数增大。如 Fe^{3+} 与 NCS^- 形成配合物的配位数可从 1 增至 6。

由上可见配位数的大小是由多方面因素综合决定的,配位数也是可变的,但有的中心离子具有一定的特征配位数。如 Ag^+ 的配位数为 2;Cu^{2+},Zn^{2+} 配位数为 4;Cr^{3+} 配位数为 6。

(四)配离子的电荷

配离子的电荷等于中心离子与配位体总电荷的代数和。由于配合物分子是电中性的,而内界与外界以离子键相结合,故配离子的电荷也可根据外界离子的电荷来推算。如 $K_4[Fe(CN)_6]$,根据外界的 4 个 K^+ 可推知配离子应为 $[Fe(CN)_6]^{4-}$,同时可进一步推算中心离子的氧化数,如 Fe 的氧化数为 $+2$。

三、配合物的命名

配合物的命名与一般无机化合物的命名原则相同。

（1）内界与外界命名：先读阴离子后读阳离子。如果阴离子是简单离子，读作"某化某"，阴离子是复杂离子，读作"某酸某"；若外界离子是氢离子，读作"某酸"，若外界离子是氢氧根离子，读作"氢氧化某"。

（2）内界命名的顺序为：配体数→配体名称→合→中心离子名称（氧化数）

配体数用二、三、四……表示；不同配体之间以中圆点"·"分开；中心离子氧化数用罗马数字标在其后的括号内。如$[Cu(NH_3)_4]SO_4$命名为：硫酸四氨合铜（Ⅱ）。

（3）配体的命名顺序：有多种配体时遵循先简后繁原则。先无机配体，后有机配体；先阴离子，后中性分子。同类配体按配位原子元素符号英文字母顺序排列，如NH_3和H_2O同时作配体时，先氨后水。复杂配体常加括号括起，以免混淆。

另外，在单齿配体有两个配位原子时，应将参与配位的原子列在左侧，如NO_2^-作配体时若在配合物的化学式中写成NO_2^-时，表示N为配位原子，读作"硝基"；若写为ONO^-时，则O为配位原子，读作"亚硝酸根"。

常见配合物的系统命名及简称举例如表9-3所示。

表 9-3　　　　　　　　　　常见配合物的系统命名及简称

分子式	系统命名	简称（俗名）
$H_2[PtCl_6]$	六氯合铂（Ⅳ）酸	氯铂酸
$K_3[Fe(CN)_6]$	六氰合铁（Ⅲ）酸钾	铁氰化钾（赤血盐）
$K_4[Fe(CN)_6]$	六氰合铁（Ⅱ）酸钾	亚铁氰化钾（黄血盐）
$[Zn(NH_3)_4](OH)_2$	氢氧化四氨合锌（Ⅱ）	氢氧化锌氨
$[Pt(NH_3)_2Cl_2]$	二氯·二氨合铂（Ⅱ）	二氯二氨铂
$[Ni(CO)_4]$	四羰基合镍（0）	羰基镍
$[Co(NH_3)_5(H_2O)]Cl_3$	氯化五氨·一水合钴（Ⅲ）	
$[Fe(en)_3]Cl_3$	三氯化三（乙二胺）合铁（Ⅲ）	
$NH_4[Cr(NCS)_4(NH_3)_2]$	四（异硫氰酸根）·二氨合铬（Ⅲ）酸铵	
$[Pt(NH_3)_4(NO_2)Cl]CO_3$	碳酸一氯·一硝基·四氨合铂（Ⅳ）	

第二节　配合物的化学键理论

为了揭示配合物形成的本质，并说明配合物的某些性质，如配位数、几何构型、光谱和磁性等，自1893年以来，化学家们相继提出了电价理论、价键理论、晶体场理论、配位场理论。本节重点介绍简明易懂、应用广泛的价键理论及晶体场理论。

一、价键理论

(一)价键理论的要点

1928 年,鲍林把杂化轨道理论应用到配合物中,提出了配合物的价键理论(valence bond theory)。其基本要点如下:

(1)中心离子(或原子)与配体以配位键结合。即配体的配位原子提供孤对电子,填入中心离子(或原子)的价电子层空轨道形成配位键。这种键的本质是共价性的。配体为电子对的给体(Lewis 碱),中心离子(或原子)为电子对的受体(Lewis 酸),所形成的配离子或配位分子可看作酸碱配合物。

(2)为了增强成键能力,中心离子(或原子)所提供的空轨道必须首先进行杂化,形成能量相同并具有一定方向性的杂化轨道,容纳配体提供的孤对电子形成配位键,配合物的空间构型、配位数及稳定性等主要取决于杂化轨道的数目和类型。

(3)根据中心离子(或原子)所提供的杂化轨道类型不同,价键理论认为有两种不同类型的配合物。当中心离子(或原子)原有的电子层结构不变,只最外层 ns,np,nd 空轨道进行杂化时,所形成的配合物称外轨型配合物(outer-orbital coordination compound);当中心离子(或原子)原有的电子层结构发生重排,有次外层 d 轨道,即 $(n-1)$d 和最外层 ns,np 轨道参加杂化时,所形成的配合物称内轨型配合物(inner-orbital coordination compound)。

(二)内轨型及外轨型配合物

若中心原子采取 sp,sp^3,sp^3d^2 杂化轨道成键形成配位数为 2,4,6 的配合物都是外轨配合物,中心原子采取 dsp^2 或 d^2sp^3 杂化轨道成键形成配位数为 4 或 6 的配合物都是内轨配合物。现以常见配位数为 2,4,6 的配合物为例,讨论它们的杂化轨道类型和空间构型。

1.配位数为 2 的配合物

能形成配位数为 2 的配离子,中心离子一般是ⅠB 元素的+1 价离子。

例如在[$Cu(NH_3)_2$]$^+$配离子中,中心离子 Cu^+ 的电子层结构为

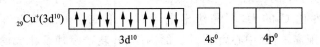

Cu^+ 的 4s 和 4p 价电子轨道是空的,而且能量相近。若每个轨道可接受 NH_3 提供的一对孤对电子,则共可接受四对孤对电子,但由于 Cu^+ 的电荷数较低,一般只能接受两对孤对电子,形成配位数为 2 的配离子,故 Cu^+ 提供一个 4s 轨道和一个 4p 轨道,先经 sp 杂化,形成两个等价(即能量相等)的 sp 杂化轨道与两个 NH_3 分子中 N 原子上的孤对电子配位,形成两个配位键,两键的夹角为 180°,呈直线形。这就较好地解释了为什么[$Cu(NH_3)_2$]$^+$配离子的空间构型是直线形。[$Cu(NH_3)_2$]$^+$外电子层结构为(其中圆点"··"代表由配位原子提供的孤对电子)

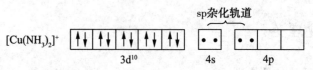

$$[Cu(NH_3)_2]^+$$

2. 配位数为 4 的配合物

电荷数为 +2 的中心离子,通常形成配位数为 4 的配离子,如 $[Ni(CN)_4]^{2-}$,$[Ni(NH_3)_4]^{2+}$,$[Zn(NH_3)_4]^{2+}$,因中心离子杂化轨道类型不同而有两种空间构型:以 sp^3 杂化轨道成键的配离子是四面体形,属外轨型;以 dsp^2 杂化轨道成键的配离子是平面正方形,属内轨型。分别叙述如下。

(1)配位数为 4 的外轨型配合物:以 $[Ni(NH_3)_4]^{2+}$ 为例,Ni^{2+} 的价电子层结构为

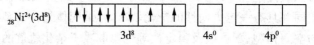

$$_{28}Ni^{2+}(3d^8)$$

当 Ni^{2+} 与四个 NH_3 分子配位结合时,使用的是外层一个 s 轨道和三个 p 轨道杂化成的四个等价的 sp^3 杂化轨道,与四个 N 原子上的孤对电子结合成配位键,形成配位数为 4、空间构型为正四面体的 $[Ni(NH_3)_4]^{2+}$ 配离子。Ni^{2+} 位于四面体的中心,四个 NH_3 分子分别位于四面体的四个顶角,属外轨型配合物。其外电子层结构为

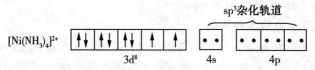

$$[Ni(NH_3)_4]^{2+}$$

(2)配位数为 4 的内轨型配合物:例如 $[Ni(CN)_4]^{2-}$ 配离子,Ni^{2+} 的价电子层结构如前所示。

当 Ni^{2+} 与四个 CN^- 形成配位键时,由于 CN^- 对 Ni^{2+} 电子层结构影响较大,使 Ni^{2+} 3d 轨道中的电子发生重排,使两个单电子偶合成对,腾出一个空的 3d 轨道后与一个 4s 轨道和两个 4p 轨道进行杂化,组合成四个 dsp^2 等价杂化轨道,分别与四个 CN^- 中 C 原子上的孤对电子结合成配位键(CN^- 中 N 原子上也有孤对电子,但因 N 的电负性比 C 的大,不易给出电子对),形成空间构型为平面正方形的 $[Ni(CN)_4]^{2-}$ 配离子,因中心离子 Ni^{2+} 的内层 3d 轨道参加杂化成键,故形成的配合物为内轨型配合物。$[Ni(CN)_4]^{2-}$ 配离子的外电子层结构为

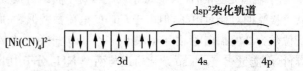

$$[Ni(CN)_4]^{2-}$$

3. 配位数为 6 的配合物

配位数为 6 的配合物,中心离子也有两种不同杂化方式:sp^3d^2 杂化,即 ns,np,nd 外层轨道杂化成键,其配合物为外轨型;d^2sp^3 杂化,即 $(n-1)d,ns,np$ 轨道参加杂化,则形成内轨型配合物。两种杂化方式形成的配合物空间构型是一样的,均为

正八面体结构,中心离子在八面体的中心,六个配体分别位于八面体的六个顶点上。

以$[Fe(H_2O)_6]^{2+}$和$[Fe(CN)_6]^{4-}$配离子为例。Fe^{2+}的价电子层结构为

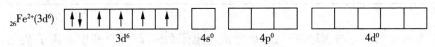

实验证明,当Fe^{2+}与六个H_2O配位时,3d轨道上仍保留四个单电子。这说明Fe^{2+}只有外层的一个4s轨道,三个4p轨道和两个4d轨道进行sp^3d^2杂化,提供六个能量相等(等价)的sp^3d^2杂化轨道,接受六个H_2O分子中O原子的孤对电子,形成$[Fe(H_2O)_6]^{2+}$配离子,为具有正八面体结构的外轨型配合物。

当Fe^{2+}与六个CN^-配位时,3d轨道中四个单电子受CN^-的影响耦合成对,腾出两个3d轨道,再与一个4s轨道和三个4p轨道进行d^2sp^3杂化,提供六个能量相等(等价)的d^2sp^3杂化轨道,接受六个CN^-中C原子的孤对电子,形成空间构型为正八面体结构的$[Fe(CN)_6]^{4-}$配离子,为内轨型配合物。

$[Fe(H_2O)_6]^{2+}$和$[Fe(CN)_6]^{4-}$配离子的外电子层结构为

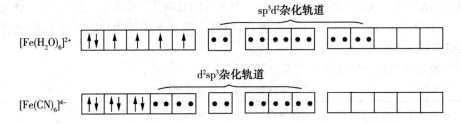

综上所述,配合物是内轨型还是外轨型,由两方面因素决定。首先是金属离子电子层结构,当中心离子的$(n-1)d$轨道全部充满电子时,只能形成外轨型配合物,如ⅠB族+1价金属离子和ⅡB族+2价金属离子;当中心离子的$(n-1)d$轨道有两个或两个以上的成单电子时,其价层电子结构是否发生重排取决于配体的性质。对中心离子影响较大的配体如CN^-,NO_2^-等,易形成内轨型配合物,反之易形成外轨型配合物,如F^-,H_2O等;而NH_3则不定,如$[Co(NH_3)_6]^{2+}$属外轨型,而$[Co(NH_3)_6]^{3+}$属内轨型。可见价键理论还不能准确预言形成内轨型或外轨型配合物的条件。

内(外)轨型配合物的判断一般根据磁性测定来确定。物质的磁性主要取决于电子的自旋磁矩(μ)。若分子中的电子都已成对,电子自旋产生的磁矩彼此抵消,则不显磁性,称为反磁性$(\mu=0)$;若分子中有未成对电子,则会显示磁性,称为顺磁性$(\mu>0)$,并且未成对电子越多,磁性越强,磁矩越大。未成对的电子数(n)与磁矩(μ)的近似关系式为:

$$\mu \approx \sqrt{n(n+2)}$$

式中,μ单位为玻尔磁子(μ_B)。表9-4是根据上述近似公式计算出的单电子数为1～5的磁矩理论值。

表 9-4　　　　　　　　　　　　　磁矩的理论值

n	0	1	2	3	4	5
μ/μ_B	0.00	1.73	2.83	3.87	4.90	5.92

　　将测得的磁矩与理论值对比,确定成单电子数 n,即可判断中心离子杂化轨道类型和配合物的空间构型,由此区分出内轨配合物和外轨配合物。例如,$[Fe(H_2O)_6]^{3+}$ 配离子磁矩的实验值为 5.70,与 $n=5$ 的磁矩理论值 5.92 很接近,说明 $[Fe(H_2O)_6]^{3+}$ 配离子中有五个单电子,保持 Fe^{3+} 原有的电子构型,即 $(n-1)d$ 轨道全部被单电子占据,只能采取 sp^3d^2 杂化轨道成键,故形成外轨型配合物。$[Fe(CN)_6]^{3-}$ 配离子磁矩实验值为 2.25,与 $n=1$ 的磁矩理论值 1.73 很接近,表明 $[Fe(CN)_6]^{3-}$ 有一个单电子,可推知在形成配离子时,$Fe^{3+}(n-1)d$ 轨道上五个单电子偶合成对,腾出两个 d 轨道,采取 d^2sp^3 杂化轨道成键,形成内轨型配合物。

　　内轨型配合物一般比外轨型配合物稳定,因为中心离子的成键轨道具有 $(n-1)d$ 轨道成分的杂化轨道比 nd 轨道的能量低。但是含有空的 $(n-1)d$ 轨道的内轨型配合物不稳定,如 $[V(NH_3)_6]^{3+}$ 中 V^{3+} 的价电子层为 $3d^2$,采取 d^2sp^3 杂化,与 NH_3 配位后,还有一个 3d 轨道空着,所形成的配离子虽为内轨型配合物,但稳定性较差。

　　现将常见配合物杂化类型及空间构型总结于表 9-5。

表 9-5　　　　　　　　　常见配合物杂化类型及空间构型

配位数	杂化轨道	立体构型	类型	实　例
2	sp	直线形	外	$[Ag(NH_3)_2]^+$,$[Cu(NH_3)_2]^+$
4	sp^3	四面体形	外	$[Zn(NH_3)_4]^{2+}$,$[Co(SCN)_4]^{2-}$ $[Ni(NH_3)_4]^{2+}$,$[HgI_4]^{2-}$
	dsp^2	正方形	内	$[Cu(NH_3)_4]^{2+}$,$[Ni(CN)_4]^{2-}$ $[PtCl_4]^{2-}$,$[Pt(NH_3)_2Cl_2]$
6	sp^3d^2	八面体形	外	$[FeF_6]^{3-}$,$[Fe(H_2O)_6]^{3+}$ $[Co(NH_3)_6]^{2+}$,$[Ni(NH_3)_6]^{2+}$
	d^2sp^3		内	$[Fe(CN)_6]^{3-}$,$[PtCl_6]^{2-}$ $[Fe(CN)_6]^{4-}$,$[Co(NH_3)_6]^{3+}$

(三)配合物的几何异构

当配合物中含有几种不同的配体时,配体在中心离子周围可以有不同的排列方式。这种由于配体在空间位置不同而产生的异构现象称为几何异构现象；这些组成相同而空间排列方式不同的物质叫几何异构体。但是配体不同并不意味着就有几何异构现象，它主要发生在平面正方形和八面体型的配离子或配合物中。例如，$[Pt(NH_3)_2Cl_2]$为平面正方形，就有两种不同的排列方式：

顺式　　　　　　　　　　反式

左边的排列方式是相同配体位于四边形毗邻的角上，这种相同配体位于同侧、彼此靠近的称为顺式（cisform）；右边的排列方式为相同配体位于四边形的对角位置，这种相同配体彼此远离的称为反式（transform）。例如八面体构型配离子$[Co(NH_3)_4Cl_2]^+$的顺反异构体为：

顺式（紫色）　　　　　　　　　　反式（绿色）

顺反异构是几何异构中最简单的一种，当配体种类增多时，异构现象就越加复杂，异构体种数随之增多。

由于几何异构体中配体的位置不同，相互影响的程度不同，使它们具有不同的理化性质。例如：$[Pt(NH_3)_2Cl_2]$其顺式为棕黄色，因结构不对称，偶极矩大于零，是极性分子，较易溶于水，在溶液中与草酸根反应生成环状配合物，在生物体内具有抗癌作用；而反式的为淡黄色，结构对称，是非极性分子，难溶于水，不能生成环状的配合物，也没有抗癌作用。

价键理论简单直观地阐述了配合物的形成、配位数和空间构型的关系，但对配合物的颜色、磁性等性质却不能作出令人满意的解释，也无法定量地说明配合物的稳定性，其根本原因在于它孤立地看待中心离子与配体的成键，忽略了配体所形成的电场对中心离子 d 轨道能量的影响。在考虑这些影响因素的基础上，有人进一步建立了晶体场理论。

二、晶体场理论

晶体场理论（crystal field theory，CFT）早在 1929 年就由贝特（H. Bethe）提出来了，直到 20 世纪 50 年代成功解释了过渡金属配合物的吸收光谱后，才得以迅速发展。

（一）晶体场理论的要点

（1）中心离子与配体之间靠静电作用力相结合。中心离子是带正电的点电荷，配体是带负电的点电荷，它们之间类似于晶体中正负离子一样，靠静电引力结合，而不形成共价键。

（2）在配体静电场的影响下，中心离子外层的 d 轨道发生能级分裂。即由 5 个能量相等的 d 轨道分裂成能级不同的轨道。

（3）中心离子 d 轨道的电子，在分裂后的能级上重新排布，体系能量降低，配合物更稳定。

由于晶体场理论的上述设想好像离子晶体中正负离子间的相互作用，所以通常把以一定对称性分布的配体对中心离子所施的静电力场称为晶体场。

（二）中心离子 d 轨道能级的分裂

下面主要以配位数为 6 的正八面体配合物和配位数为 4 的正四面体配合物为例，讨论在配体静电场作用下，中心离子 d 轨道能级的分裂。

在形成配合物之前，自由中心离子 5 个能量相等的 d 轨道在空间有不同的伸展方向，$d_{x^2-y^2}$，d_{z^2} 轨道沿着 x,y,z 三个轴向伸展，而另外三个 d 轨道 d_{xy}，d_{xz}，d_{yz} 则沿着 x,y,z 三个轴夹角的平分线伸展。如果把中心离子置于带负电的球形对称场中，由于负电场与 d 轨道中带负电电子的排斥作用，所有的 d 轨道能量升高，但因处于球形对称场中，所以仍然是简并轨道，不发生分裂。然而少数几个配体不能产生球形场，只是配体从某些方向逼近中心离子，由于配体的数目和中心离子 d 轨道空间构型的特点，d 轨道所受斥力不同。在八面体、四面体等晶体场中，与球形对称场相比，对称性降低，于是简并 d 轨道发生能级分裂。在不同对称性配位体场作用下，d 轨道有着不同的分裂方式，晶体场分裂（crystal field splitting）是晶体场理论的主要特征。

1. d 轨道在正八面体场中的分裂

在八面体配位场中，6 个配体从正八面体的 6 个顶角（即沿 x,y,z 三个轴）向中心离子靠近，如图 9-1 所示。其中 $d_{x^2-y^2}$，d_{z^2} 轨道正好与配体迎头相碰，轨道上的电子受到的排斥力较大，使这两个轨道的能量升高；而 d_{xy}，d_{xz}，d_{yz} 轨道正好处在配体逼近方向的中间，轨道上的电子受到的排斥力较小，能量也升高，但比球形场的低。结果，在正八面体配合物中，中心离子 d 轨道的能级分裂成两组：一组为高能量的 $d_{x^2-y^2}$ 和 d_{z^2} 二重简并轨道，称为 d_γ 能级；一组为低能量的 d_{xy}，d_{xz} 和 d_{yz} 三重简并轨道，称为 d_ε 能级，如图 9-1 所示。

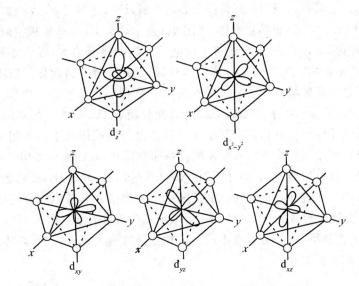

图 9-1　正八面体配合物 d 轨道和配体的相对位置

图 9-2 中 E_0 为生成配合物之前自由离子 d 轨道的能量；E_s 为在球形场中金属离子 d 轨道的能量；正八面体场中 d 轨道的能级分裂后 d_γ 与 d_ε 能级之间的能量差，叫作晶体场分裂能(crystal field splitting energy)，用 Δ_o 表示，下标"o"是指八面体(octahedral)。有些书用 Dq 为单位表示分裂能，$\Delta_o = 10Dq$。Δ_o 值相当于一个电子由 d_ε 轨道跃迁到 d_γ 轨道所需的激发能，此能量可由配合物的吸收光谱计算出来。

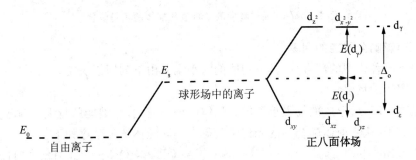

图 9-2　中心离子 d 轨道在八面体场中的能级分裂

若设 $E_s = 0$，则有下列关系式：
$$E(d_\gamma) - E(d_\varepsilon) = \Delta_o$$
$$2E(d_\gamma) + 3E(d_\varepsilon) = 0$$

解方程得：
$$E(d_\gamma) = +0.6\Delta_o$$
$$E(d_\varepsilon) = -0.4\Delta_o$$

即在八面体场中中心离子 d 轨道能级分裂的结果是：d_γ 能级中每个轨道的能量上升 $0.6\Delta_o$(或 6Dq)；d_ε 能级中每个轨道的能量下降 $0.4\Delta_o$(或 4Dq)。

2. d 轨道在正四面体场中的分裂

在配位数为 4 的正四面体配合物中，中心离子在四面体的中央，4 个配体位于正四面体的 4 个顶角。当四个配体向中心离子逼近时,正好与 x,y,z 轴错开,此时 d_{xy},d_{xz},d_{yz} 较 $d_{x^2-y^2},d_{z^2}$ 更接近配体,如图 9-3 所示。d_{xy},d_{xz},d_{yz} 轨道指向立方体的边线中点,使得 d_{xy},d_{xz},d_{yz} 3 个轨道上的电子受到的排斥力大,因此能量较高;而 $d_{x^2-y^2},d_{z^2}$ 轨道指向立方体的面心,离配体较远,受到配体的排斥作用较小,因此能量较低。于是四面体场 5 个 d 轨道分裂的结果是:d_{xy},d_{xz},d_{yz} 为一组(d_ε),其能量比 E_s 高;$d_{x^2-y^2}$ 和 d_{z^2} 为另一组(d_γ)轨道,其能量比 E_s 低。5 个 d 轨道的能级分裂情况与在八面体场中正好相反。又由于 d 轨道没有与配体处于迎头相碰的状态,因此静电排斥作用的程度不像八面体配合物那样强烈,在四面体场中 d_ε 与 d_γ 两组轨道的能量差以分裂能 Δ_t 表示(下标"t"代表四面体 tetrahedral),Δ_t 约为正八面体场中 Δ_o 的 4/9。通过计算可知在四面体场中中心离子 d 轨道能级分裂的结果是:d_ε 能级中每个轨道能量上升 1.78Dq;d_γ 能级中每个轨道能量下降 2.67Dq。由此可见,配合物的构型不同,分裂能也不同。从晶体场效应来说,生成八面体配合物比生成四面体配合物更有利。

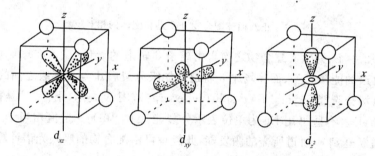

图 9-3　在四面体场中的 d 轨道和配体的相对位置

(三)影响分裂能的因素

对于同种构型的配合物,其分裂能的大小主要由下列因素决定。

1.配体的场强

配体不同,所形成的场强也不同。配体的场强越大,分裂能就越大。对于一定的中心离子,从八面体配合物的光谱实验得出不同配体场强顺序如下:

$$I^- < Br^- < Cl^- < SCN^- < F^- < S_2O_3^{2-} < OH^- \approx ONO^- < C_2O_4^{2-} < H_2O <$$
$$NCS^- \approx EDTA < NH_3 < en < SO_3^{2-} < NO_2^- < CN^- < CO$$

这一顺序称光谱化学序(spectro-chemical series),实际上也是配体静电场强度的顺序。H_2O 及其以前的属弱场配体,NO_2^- 及其后的属强场配体。

2.中心离子的电荷数

配体相同时,中心离子所带的电荷愈多,对配体的吸引力愈大,因此,Δ_o 值随中心离子的电荷数增加而增大。例如

$[Fe(H_2O)_6]^{2+}$　$\Delta_o = 10400 \ cm^{-1}$;　$[Co(H_2O)_6]^{2+}$　$\Delta_o = 9300 \ cm^{-1}$

$[Fe(H_2O)_6]^{3+}$　$\Delta_o = 13700 \ cm^{-1}$;　$[Co(H_2O)_6]^{3+}$　$\Delta_o = 18600 \ cm^{-1}$

3.中心离子半径

中心离子的电荷数及配体相同的配合物,其分裂能随着中心离子半径的增大

而增大。因为半径越大,d 轨道离核越远,受配体负电场影响越强烈。例如

$$3d^6[Co(NH_3)_6]^{3+} \qquad \Delta_o = 23000 \text{ cm}^{-1}$$
$$4d^6[Rh(NH_3)_6]^{3+} \qquad \Delta_o = 33900 \text{ cm}^{-1}$$
$$5d^6[Ir(NH_3)_6]^{3+} \qquad \Delta_o = 40000 \text{ cm}^{-1}$$

(四)高自旋和低自旋配合物

对于自由的过渡金属离子,5 个 d 轨道能量相等,为同一能级,根据泡利不相容原理和洪特规则,晶体场中 d 电子将尽可能分占 d 轨道而且自旋平行。如果要使两个电子进入同一轨道耦合成对,就必须给予能量,以克服电子之间的相互排斥力,这种能量称为电子成对能(electron pairing energy),用 P 表示。

在八面体场中,中心离子 d 轨道能级分裂成 d_γ 和 d_ε 两组,所以 d 轨道上的电子排布就有两种可能情况:一种是按照洪特规则,d 电子以自旋平行的方式分占较多的 d 轨道,这种排布和自由离子的排布相同,以减少电子成对能,使体系能量降低;另一种是根据能量最低原理排布,d 电子先排在能量较低的 d_ε 轨道,排满后再进入能量较高的 d_γ 轨道。究竟采取哪种方式排布,由电子成对能 P 和分裂能 Δ_o 的大小决定。当配体为弱场时,Δ_o 较小,则 $P > \Delta_o$,电子尽可能以自旋平行的方式分占 d 轨道;当配体为强场时,Δ_o 较大,则 $P < \Delta_o$,电子尽可能排在能量低的 d_ε 轨道。

现将正八面体配合物中心离子 d 电子的排布情况列于表 9-6 中。

表 9-6　　　　　　　　　　正八面体配合物中 d 电子的排布

d 电子数	弱　场（$P > \Delta_o$）		单电子数	强　场（$P < \Delta_o$）		单电子数
	d_ε	d_γ		d_ε	d_γ	
1	↑		1	↑		1
2	↑ ↑		2	↑ ↑		2
3	↑ ↑ ↑		3	↑ ↑ ↑		3
4	↑ ↑ ↑	↑	4	↑↓ ↑ ↑		2
5	↑ ↑ ↑	↑ ↑	5	↑↓ ↑↓ ↑		1
6	↑↓ ↑ ↑	↑ ↑	4	↑↓ ↑↓ ↑↓		0
7	↑↓ ↑↓ ↑	↑ ↑	3	↑↓ ↑↓ ↑↓	↑	1
8	↑↓ ↑↓ ↑↓	↑ ↑	2	↑↓ ↑↓ ↑↓	↑ ↑	2
9	↑↓ ↑↓ ↑↓	↑↓ ↑	1	↑↓ ↑↓ ↑↓	↑↓ ↑	1
10	↑↓ ↑↓ ↑↓	↑↓ ↑↓	0	↑↓ ↑↓ ↑↓	↑↓ ↑↓	0

（弱场 4~7 行标注"高自旋"；强场 4~7 行标注"低自旋"）

当中心离子的电子组态为 $d^1 \sim d^3$ 及 $d^8 \sim d^{10}$ 时,无论是在强场或弱场中,d 电子的排布都没有区别。而对于 $d^4 \sim d^7$ 组态的中心离子,在强场和弱场中,d 电子的排布是不同的,在弱场中（$P > \Delta_o$）,电子尽可能分占 d_ε 和 d_γ 轨道;在强场中（$P < \Delta_o$）,电子先排在 d_ε 轨道,显然前者排列方式的单电子数多于后者。这种中心离子组态相同的配合物中单电子数多的称为高自旋配合物(high-spin coordination compound);单电子数较少的称为低自旋配合物(low-spin coordination compound)。判断配合物为高自旋或低自旋的一般规律是:

(1)凡 $P<\Delta_o$,为低自旋;$P>\Delta_o$,为高自旋。

(2)配体为强场者(如 NO_2^-,CN^-,CO),形成低自旋配合物。

(3)配体为弱场者(如 X^-,H_2O),形成高自旋配合物。

(4)大多数金属水合配离子,除 $[Co(H_2O)_6]^{3+}$ 外,均为高自旋配合物。

(五)晶体场理论的应用

(1)配合物的稳定性:在晶体场影响下,中心离子 d 轨道发生分裂,d 电子从未分裂前的 d 轨道进入分裂后的 d 轨道所产生的总能量下降值,叫做晶体场稳定化能(crystal field stabilization energy,CFSE)。晶体场稳定化能给配合物带来额外的稳定性,"额外"是指除中心离子与配体由静电作用形成配合物的结合能之外,由于 d 电子进入能量低的 d_ε 轨道而带来的额外稳定性。根据 d_ε 和 d_γ 的相对能量和进入其中的电子数,就可以算出配合物的晶体场稳定化能。设进入 d_ε 和 d_γ 轨道的电子数分别为 n_ε 和 n_γ,则八面体配合物的晶体场稳定化能可由下式计算:

$$CFSE(八面体)=-\frac{2}{5}\Delta_o\times n_\varepsilon+\frac{3}{5}\Delta_o\times n_\gamma=(6n_\gamma-4n_\varepsilon)Dq$$

可以看出,八面体配合物的晶体场稳定化能与 Δ_o 的大小及 n_ε,n_γ 的数目有关。当 Δ_o 一定时,进入低能量轨道的电子数越多,晶体场稳定化能就越大,配合物越稳定。如 $[Fe(CN)_6]^{4-}$ 比 $[Fe(H_2O)_6]^{2+}$ 稳定,可解释为:中心离子 Fe^{2+} 为 d^6 构型,CN^- 为强场,在强场中 6 个 d 电子的排布为 $d_\gamma^0 d_\varepsilon^6$,$CFSE=-24Dq$。配体 H_2O 对中心离子 d 轨道影响较小,6 个 d 电子的排布为 $d_\gamma^2 d_\varepsilon^4$,$CFSE=-4Dq$。其能量均比未分裂前有所降低,但以 $[Fe(CN)_6]^{4-}$ 降低的更多,更稳定。

对于不同电子组态,在正八面体弱场中,晶体场稳定化能的次序为:
$$d^0<d^1<d^2<d^3>d^4>d^5<d^6<d^7<d^8>d^9>d^{10}$$
$CFSE(-Dq)$:   0   4   8   12   6   0   4   8   12   6   0

如像 $Co^{3+}(d^6)$ 与 $Fe^{3+}(d^5)$ 电荷数相同,半径也相近,但 Co^{3+} 的配合物总是比 Fe^{3+} 的稳定,这是因为无论在八面体强场或弱场中,Co^{3+} 的 CFSE 总是比 Fe^{3+} 的大。

(2)配离子的颜色:凡是具有 $d^1\sim d^9$ 电子组态的过渡金属离子所形成的配合物,一般均有颜色。例如:

$[Fe(H_2O)_6]^{2+}$ 浅绿色 $[V(H_2O)_6]^{3+}$ 蓝色 $[Cr(H_2O)_6]^{3+}$ 紫色

$[Co(H_2O)_6]^{2+}$ 粉红色 $[Mn(H_2O)_6]^{2+}$ 肉红色 $[Ni(H_2O)_6]^{2+}$ 绿色

这是因为在晶体场的影响下,中心离子的 d 轨道发生能级分裂,在正八面体场中只要 d_γ 轨道没有充满电子,而 d_ε 轨道中有电子,就使 d 电子具备了在两者之间跃迁的条件。实验证明,d_ε 和 d_γ 之间的能量差(Δ_o)一般相当于可见光的能量范围(10000~30000 cm^{-1}),当 d 电子吸收可见光中某一部分波长的光时,由 d_ε 轨道跃迁到 d_γ 轨道上(这种跃迁叫做 d-d 跃迁)从而使配合物呈现被吸收光的补色光。例如,$[Ti(H_2O)_6]^{3+}$ 配离子的水溶液显紫红色,这是由于它吸收了蓝绿色光(两者为互补色)的缘故,而蓝绿色光的能量约为 20400 cm^{-1},恰好等于该配离子的分裂能。又如 $[Cu(H_2O)_6]^{2+}$(即 $CuSO_4$ 的水溶液)能吸收能量约为 12600 cm^{-1} 的橙红色光而发生 d-d 跃迁,透过的是橙红色光的补色光——蓝色光,所以硫酸铜水溶液显蓝色。

当中心离子 d 轨道全被电子所充满时(d^{10}),如 Ag^+,Hg^{2+},Zn^{2+} 等,或者 d 轨道中没有电子(d^0),如 Zr^{4+},Y^{3+} 等,就不具备 d-d 跃迁的条件,由此类离子形成的配合物就没有颜色。

综上所述,配合物的颜色是由于中心离子的 d 电子进行 d-d 跃迁时选择吸收一定波长的可见光而产生的。因此,配合物呈现颜色必须具备以下两个条件:①中心离子的外层 d 轨道未填满;②分裂能必须在可见光所具有的能量范围内。

晶体场理论比较令人满意地解释了配合物的颜色、磁性等,但是不能合理解释配体在光谱化学序列中的次序,也不能解释为何 CO 分子不带电荷,却使中心离子 d 轨道能级分裂产生很大的分裂能。这是由于晶体场理论只考虑中心离子与配体之间的静电作用,着眼于配体对中心离子 d 轨道的影响,而忽略了金属离子 d 轨道与配体轨道之间的重叠,不承认共价键的存在所致。

第三节　配位平衡

一、配位平衡常数

配合物的外界和配离子以离子键结合,故在水溶液中能完全离解为外界离子和配离子,如在 $[Cu(NH_3)_4]SO_4$ 中能检出 SO_4^{2-}。配离子或配位分子中的中心离子和配体以配位键结合,因此其水溶液具有一定的稳定性,如在 $[Cu(NH_3)_4]^{2+}$ 溶液中加 NaOH 时无 $Cu(OH)_2$ 沉淀生成,但若加 Na_2S 溶液时,有黑色的 CuS 沉淀生成,因为 CuS 的溶解度比 $Cu(OH)_2$ 的小,生成沉淀所需的 Cu^{2+} 少。这说明 $[Cu(NH_3)_4]^{2+}$ 配离子也可以像弱电解质那样微弱地离解出 Cu^{2+}。

中心离子与配体生成配离子的反应称为配位反应,而配离子解离出中心离子和配体的反应称为离解反应。在一定温度下,配离子的生成和离解两个相反的过程达到相对平衡时,称为配位平衡(coordination equilibrium)。配位平衡不同于一般平衡的特点是配位反应的趋势远大于配离子离解的趋势。化学平衡的一般原理同样适用于配位平衡。如 $[Cu(NH_3)_4]^{2+}$ 配离子的配位平衡为:

$$Cu^{2+} + 4NH_3 \underset{离解}{\overset{配位}{\rightleftharpoons}} [Cu(NH_3)_4]^{2+}$$

该配位平衡的平衡常数可表示为

$$K_s = \frac{[Cu(NH_3)_4^{2+}]}{[Cu^{2+}][NH_3]^4}$$

显然 K_s 越大,配离子越易生成,即配离子越稳定,所以 K_s 称为配合物的稳定常数(stability constant)。

配离子的稳定性也可用离解平衡常数表示,例如

$$[Cu(NH_3)_4]^{2+} \Longrightarrow Cu^{2+} + 4NH_3$$

$$K_{is} = \frac{[Cu^{2+}][NH_3]^4}{[Cu(NH_3)_4^{2+}]}$$

K_{is} 值越大,表示配离子越易解离,即配离子越不稳定,故称 K_{is} 为配合物的不稳定常数(instability constant)。K_s 和 K_{is} 从不同角度表示配离子在溶液中的稳定性,两者互为倒数关系。在实际工作中,常因 K_s 值很大而用 $\lg K_s$ 表示。

配合物的形成或离解是分步进行的,相应于每一步反应,都应有一个平衡常数,因此有一系列的分步稳定常数或分步离解常数。例如:$[Cu(NH_3)_4]^{2+}$ 的四步稳定常数为

$$Cu^{2+} + NH_3 \Longrightarrow [Cu(NH_3)]^{2+} \qquad K_1 = 1.4 \times 10^4$$
$$[Cu(NH_3)]^{2+} + NH_3 \Longrightarrow [Cu(NH_3)_2]^{2+} \qquad K_2 = 3.17 \times 10^3$$
$$[Cu(NH_3)_2]^{2+} + NH_3 \Longrightarrow [Cu(NH_3)_3]^{2+} \qquad K_3 = 7.76 \times 10^2$$
$$[Cu(NH_3)_3]^{2+} + NH_3 \Longrightarrow [Cu(NH_3)_4]^{2+} \qquad K_4 = 1.39 \times 10^2$$

若将第一、二平衡式相加,得

$$Cu^{2+} + 2NH_3 \Longrightarrow [Cu(NH_3)_2]^{2+}$$

其平衡常数用 β_2 表示:

$$\beta_2 = \frac{[Cu(NH_3)_2^{2+}]}{[Cu^{2+}][NH_3]^2} = \frac{[Cu(NH_3)^{2+}]}{[Cu^{2+}][NH_3]} \times \frac{[Cu(NH_3)_2^{2+}]}{[Cu(NH_3)^{2+}][NH_3]} = K_1 \cdot K_2$$

显然 $\qquad \beta_3 = K_1 \cdot K_2 \cdot K_3$

$$\beta_4 = K_1 \cdot K_2 \cdot K_3 \cdot K_4 = K_s$$

β_n 称为积累稳定常数,最后一级积累稳定常数与 K_s 相等。表 9-7 列出了一些常见配离子的稳定常数。

表 9-7　　　　　　　　常见配离子的稳定常数

配离子	K_s	$\lg K_s$	配离子	K_s	$\lg K_s$
$[Ag(NH_3)_2]^+$	1.6×10^7	7.2	$[Zn(NH_3)_4]^{2+}$	2.9×10^9	9.16
$[Ag(CNS)_2]^-$	4.0×10^8	8.6	$[Cu(NH_3)_4]^{2+}$	4.8×10^{12}	12.68
$[Cu(NH_3)_2]^+$	7.4×10^{10}	10.87	$[HgCl_4]^{2-}$	1.2×10^{15}	15.1
$[Ag(CN)_2]^-$	1.0×10^{21}	21.0	$[Zn(CN)_4]^{2-}$	1.0×10^{16}	16.0
$[Cu(CN)_2]^-$	1.0×10^{24}	24.0	$[Cu(CN)_4]^{2-}$	2.0×10^{27}	27.3
$[Au(CN)_2]^-$	2.0×10^{38}	38.3	$[HgI_4]^{2-}$	6.8×10^{29}	29.83
$[Fe(CNS)_3]$	2.0×10^3	3.3	$[Hg(CN)_4]^{2-}$	1.0×10^{41}	41.0
$[Fe(C_2O_4)_3]^{3-}$	1.6×10^{20}	20.2	$[Co(NH_3)_6]^{2+}$	1.3×10^5	5.11
$[Al(C_2O_4)_3]^{3-}$	2.0×10^{16}	16.3	$[Cd(NH_3)_6]^{2+}$	1.4×10^5	5.15
$[CdCl_4]^{2-}$	3.1×10^2	2.49	$[Ni(NH_3)_6]^{2+}$	5.5×10^8	8.74
$[Cd(CNS)_4]^{2-}$	3.8×10^2	2.53	$[AlF_6]^{3-}$	6.9×10^{19}	19.84

续表

配离子	K_s	$\lg K_s$	配离子	K_s	$\lg K_s$
$[Co(CNS)_4]^{2-}$	1.0×10^3	3.0	$[Fe(CN)_6]^{4-}$	1.0×10^{35}	35.0
$[CdI_4]^{2-}$	3.0×10^6	6.43	$[Co(NH_3)_6]^{3+}$	1.4×10^{35}	35.15
$[Cd(NH_3)_4]^{2+}$	1.0×10^7	7.0	$[Fe(CN)_6]^{3-}$	1.0×10^{42}	42.0

利用 K_s 值比较配离子的稳定性时,对于配位数相同的配离子,可根据 K_s 值直接判断其稳定性大小;K_s 值越大,配离子越稳定;对于配位数不相同的配离子,尤其是 K_s 值较接近者,需通过计算才能判断。

[**例 9-1**] 已知 $[Ag(CNS)_2]^-$ 和 $[Zn(NH_3)_4]^{2+}$ 的 K_s 值分别是 4.0×10^8 和 2.9×10^9,试判断哪种配离子更稳定。

解: 二者的配体数不同,且 K_s 值较接近,只能通过计算判断二者稳定性的大小。

设当两种配离子浓度均为 $0.1\ mol \cdot L^{-1}$ 时,平衡时有 $x\ mol \cdot L^{-1}$ 的 $[Ag(CNS)_2]^-$ 解离:

$$Ag^+ + 2CNS^- \rightleftharpoons [Ag(CNS)_2]^-$$

平衡时浓度: $\quad x \qquad 2x \qquad\quad 0.1-x$

$$K_s = \frac{[Ag(CNS)_2^-]}{[Ag^+][CNS^-]^2} = \frac{0.1-x}{x(2x)^2} = 4.0 \times 10^8$$

由于 x 值很小,则 $0.1-x \approx 0.1$

所以 $$\frac{0.1}{4x^3} = 4.0 \times 10^8$$

得: $$x = \sqrt[3]{6.25 \times 10^{-11}} = 3.97 \times 10^{-4}\ (mol \cdot L^{-1})$$

同理,设平衡时有 $y\ mol \cdot L^{-1}$ 的 $[Zn(NH_3)_4]^{2+}$ 解离

$$Zn^{2+} + 4NH_3 \rightleftharpoons [Zn(NH_3)_4]^{2+}$$

平衡时浓度: $\quad y \qquad 4y \qquad\quad 0.1-y \approx 0.1$

$$K_s = \frac{[Zn(NH_3)_4^{2+}]}{[Zn^{2+}][NH_3]^4} = \frac{0.1-y}{y(4y)^4} = 2.9 \times 10^9$$

$$\frac{0.1}{256y^5} = 2.9 \times 10^9$$

$$y = \sqrt[5]{134.7 \times 10^{-15}} = 2.67 \times 10^{-3}\ (mol \cdot L^{-1})$$

计算结果表明,$x < y$,因此 $[Ag(CNS)_2]^-$ 比 $[Zn(NH_3)_4]^{2+}$ 稳定。

二、配位平衡的移动

在一些化学、生物、医学问题中,由于某种实际需要,不仅要考虑配离子的生成,有时还要考虑配离子的破坏。如破坏人体内有害的配合物是一种治疗手段。配离子的生成和破坏是以配位平衡移动为依据的。配位平衡与其他化学平衡一

样,也是一种相对的、有条件的动态平衡。若改变平衡系统的条件,平衡就会发生移动,溶液的酸度变化、沉淀剂、氧化剂或还原剂以及其他配体的存在,均有可能导致配位平衡的移动甚至转化(即为其他平衡所取代)。

(一)溶液酸度对配位平衡的影响

1.酸效应

因配体大多都可接受质子,都是碱,故当溶液酸度增大时,H^+可与配体结合生成弱酸,使配离子向离解方向移动,配离子的稳定性降低。这种因溶液酸度增大而使配合物稳定性降低的现象叫做配合物的酸效应。

例如,在$[Fe(C_2O_4)_3]^{3-}$配离子溶液中加入HCl,H^+与$C_2O_4^{2-}$生成弱酸$H_2C_2O_4$,使平衡发生移动,可使配离子几乎完全离解:

$$[Fe(C_2O_4)_3]^{3-} \rightleftharpoons Fe^{3+} + 3C_2O_4^{2-}$$

平衡移动 ——————————————— +
$$6H^+$$
$$\Updownarrow$$
$$3H_2C_2O_4$$

酸效应的大小与配体的碱性强弱有关。溶液酸度一定时,配体的碱性越强(如NH_3,F^-),配离子越不稳定,酸效应越大;配体的碱性越弱(如Cl^-,I^-),配离子越稳定,酸效应越小。酸效应的大小还与K_s值有关,K_s值越大,酸效应越小。如$[Ag(CN)_2]^-$的$K_s = 1.0 \times 10^{21}$,即使在酸性溶液中仍能稳定存在。

2.水解效应

配合物的中心离子多为过渡金属离子,在水溶液中常会发生水解,导致中心离子浓度降低,使平衡向离解方向移动。溶液的碱性越强,越有利于中心离子水解反应的进行。如在$[FeF_6]^{3-}$溶液中加入碱,因生成了$Fe(OH)_3$沉淀,配离子离解而使其稳定性降低。

$$[FeF_6]^{3-} \rightleftharpoons Fe^{3+} + 6F^-$$

平衡移动 ——————————————— +
$$3OH^-$$
$$\Updownarrow$$
$$Fe(OH)_3\downarrow$$

这种因金属离子与溶液中OH^-结合而使配离子离解的作用叫作金属离子的水解效应。

为使配离子稳定,从水解效应考虑,pH越低越好;但从酸效应考虑,pH越高越好。在一定酸度下,水解效应和酸效应以何者为主,主要取决于配离子的稳定性、配体碱性强弱和中心离子氢氧化物的溶度积等因素。一般采用在不生成氢氧化物沉淀的前提下,增大溶液pH,以保证配离子的稳定性。

(二)沉淀平衡的影响

配位平衡与沉淀平衡的关系,可看作沉淀剂与配位剂共同争夺金属离子的过程。即在配离子溶液中加入沉淀剂,由于金属离子和沉淀剂生成沉淀而使配位平衡向离解方向移动,配离子被破坏;反之,在含有沉淀物的溶液中加入能与金属离子形成配合物的配位剂,则沉淀可转化为配离子而溶解。

例如,向含有$[Ag(NH_3)_2]^+$配离子的溶液中加入 KBr 溶液时,有淡黄色的 AgBr 沉淀生成,使$[Ag(NH_3)_2]^+$配离子被破坏,配位平衡转化为沉淀平衡;若再向该溶液中加入配位剂 $Na_2S_2O_3$ 溶液时,则 AgBr 沉淀被溶解,生成$[Ag(S_2O_3)_2]^{3-}$配离子,沉淀平衡又转化为配位平衡,反应如下:

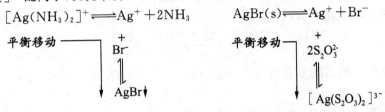

$$[Ag(NH_3)_2]^+ \rightleftharpoons Ag^+ + 2NH_3 \qquad AgBr(s) \rightleftharpoons Ag^+ + Br^-$$

因为$[Ag(S_2O_3)_2]^{3-}$的$K_s(2.89\times10^{13})$远大于$[Ag(NH_3)_2]^+$的$K_s(1.6\times10^7)$,所以 $S_2O_3^{2-}$ 能夺取 AgBr 中的 Ag^+,使AgBr沉淀,而氨水不仅不能溶解AgBr沉淀,$[Ag(NH_3)_2]^+$配离子中的 Ag^+ 反而易被 Br^- 夺得。可见配位平衡与沉淀平衡的转化,取决于沉淀剂与配位剂共同争夺金属离子能力的大小及其浓度。实验证明一些阴离子或分子争夺 Ag^+ 的能力如下:

$$Cl^- < NH_3 < Br^- < S_2O_3^{2-} < I^- < CN^- < S^{2-}$$

这个顺序与形成难溶盐的溶度积 K_{sp} 和形成配离子的 K_s 大小有关。

[例 9-2] 向$[Ag(CN)_2]^-$和 CN^- 浓度均为 $0.10\ mol \cdot L^{-1}$ 的溶液中加入 NaCl,能否产生 AgCl 沉淀?若改加 Na_2S,能否产生 Ag_2S 沉淀?

解:溶液中有下列配位平衡:

$$Ag^+ + 2CN^- \rightleftharpoons [Ag(CN_2)]^- \qquad K_s = 1.0\times10^{21}$$

由平衡式得:

$$[Ag^+] = \frac{[Ag(CN)_2^-]}{K_s[CN^-]^2} = \frac{0.1}{1.0\times10^{21}\times(0.10)^2} = 1.0\times10^{-20}(mol \cdot L^{-1})$$

溶液中生成 AgCl 沉淀的条件是$[Ag^+][Cl^-] > K_{sp} = 1.77\times10^{-10}$

假设加入 NaCl 后溶液体积无变化,则要生成 AgCl 沉淀,必须是

$$[Cl^-] > \frac{1.77\times10^{-10}}{[Ag^+]} = \frac{1.77\times10^{-10}}{1.0\times10^{-20}} = 1.77\times10^{10}(mol \cdot L^{-1})$$

显然仅靠加入 NaCl 无法使$[Cl^-] > 1.77\times10^{10}\ mol \cdot L^{-1}$。所以向上述溶液加 NaCl 不可能产生 AgCl 沉淀。

加入 Na_2S 产生 Ag_2S 沉淀的条件是$[Ag^+]^2[S^{2-}] > K_{sp} = 6.69\times10^{-50}$

假设加入 Na_2S 后溶液体积无明显变化,则有

$$[S^{2-}] > \frac{6.69\times10^{-50}}{(1.0\times10^{-20})^2} = 6.69\times10^{-10}(mol \cdot L^{-1})$$

加入 Na_2S 很容易使溶液中$[S^{2-}] > 6.69\times10^{-10}\ mol \cdot L^{-1}$,因此向上述溶液加 Na_2S 时可产生 Ag_2S 沉淀。

[例 9-3] 25 ℃,在 1 L 氨水中使 0.1 mol AgCl 固体溶解,氨水的浓度至少为多少摩尔每升?

解:在溶液中有两个平衡:

$$AgCl(s) \Longrightarrow Ag^+ + Cl^- \qquad K_{sp} = 1.8 \times 10^{-10}$$

$$Ag^+ + 2NH_3 \Longrightarrow [Ag(NH_3)_2]^+ \qquad K_s = 1.6 \times 10^7$$

将两式相加得总的平衡式:

$$AgCl(s) + 2NH_3 \Longrightarrow [Ag(NH_3)_2]^+ + Cl^-$$

此反应的平衡常数式为:

$$K = \frac{[Ag(NH_3)_2]^+[Cl^-]}{[NH_3]^2} = \frac{[Ag(NH_3)_2]^+[Cl^-][Ag^+]}{[NH_3]^2[Ag^+]} = K_s \cdot K_{sp}$$

设溶解了的 Ag^+ 全部转化为 $[Ag(NH_3)_2]^+$ 配离子,则 $[Ag(NH_3)_2^+] = [Cl^-]$ $= 0.1\ mol \cdot L^{-1}$。

由平衡常数表示式解出平衡时 NH_3 的浓度为:

$$[NH_3] = \sqrt{\frac{[Ag(NH_3)_2^+][Cl^-]}{K_s \cdot K_{sp}}} = \sqrt{\frac{0.1 \times 0.1}{1.6 \times 10^7 \times 1.8 \times 10^{-10}}} = 1.86\ (mol \cdot L^{-1})$$

氨水的总浓度 c_{NH_3} 至少应为

$$c_{NH_3} = 1.86 + 2 \times 0.1 = 2.06\ (mol \cdot L^{-1})$$

(三)氧化还原平衡的影响

配位平衡可以使氧化还原平衡改变方向,使通常不能发生的氧化还原反应得以进行。这是由于配离子的形成,降低了溶液中金属离子的浓度,从而使金属离子电对的电极电势数值改变,甚至影响氧化还原反应的方向。

例如,根据标准电极电势表得知 $\varphi^{\ominus}_{Fe^{3+}/Fe^{2+}} > \varphi^{\ominus}_{I_2/I^-}$,故 Fe^{3+} 能氧化 I^- 为 I_2,当加入 NaF 晶体时,紫色的 I_2 消失,这是因为 Fe^{3+} 与 F^- 结合生成 $[FeF_6]^{3-}$ 配离子,使 Fe^{3+} 浓度降低,Fe^{3+}/Fe^{2+} 电对的电极电势也随之降低,当 Fe^{3+}/Fe^{2+} 的电极电势小于 I_2/I^- 的电极电势时,则氧化还原反应方向发生改变,因而也降低了 Fe^{3+} 的氧化能力。其反应如下:

$$Fe^{3+} + I^- \Longrightarrow Fe^{2+} + \frac{1}{2}I_2$$

$$\begin{array}{c} + \\ 6F^- \\ \Updownarrow \\ [FeF_6]^{3-} \end{array} \qquad \xrightarrow{\text{平衡移动}}$$

另一方面,配位平衡也可以转化为氧化还原平衡,使配离子离解。如 I^- 可使 $[FeCl_4]^-$ 配离子中 Fe^{3+} 还原成 Fe^{2+},从而使 $[FeCl_4]^-$ 配离子离解:

$$[FeCl_4]^- \Longrightarrow Fe^{3+} + 4Cl^-$$

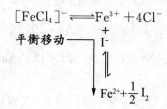

(四)其他配位平衡的影响

配位平衡与配位平衡之间可以相互转化,一定是稳定性小的配离子转化为稳定性大的配离子,即平衡向生成更难离解的配离子方向移动。例如:

$$[Ag(NH_3)_2]^+ + 2CN^- \rightleftharpoons [Ag(CN)_2]^- + 2NH_3$$

这类转化是 CN^- 取代了原有的 NH_3,所以也称为取代反应,除这种配体间取代外,还有中心离子间的取代。例如:

$$[Mn(en)_3]^{2+} + Ni^{2+} \rightleftharpoons [Ni(en)_3]^{2+} + Mn^{2+}$$

利用 K_s 值可以判断配位平衡转化的方向和程度。

[例 9-4]　在 $[HgCl_4]^{2-}$ 配离子的溶液中加入 KI 溶液,能否生成 $[HgI_4]^{2-}$ 配离子?

解:溶液中存在下列平衡:

$$[HgCl_4]^{2-} + 4I^- \rightleftharpoons [HgI_4]^{2-} + 4Cl^-$$

$$K = \frac{[HgI_4^{2-}][Cl^-]^4}{[HgCl_4^{2-}][I^-]^4} = \frac{[HgI_4^{2-}][Cl^-]^4[Hg^{2+}]}{[HgCl_4^{2-}][I^-]^4[Hg^{2+}]} = \frac{K_{[HgI_4]^{2-}}}{K_{[HgCl_4]^{2-}}}$$

查表得知　$[HgI_4]^{2-}$ 的 $K_s = 6.8 \times 10^{29}$;

　　　　　　$[HgCl_4]^{2-}$ 的 $K_s = 1.17 \times 10^{15}$

代入上式得:

$$K = \frac{6.8 \times 10^{29}}{1.17 \times 10^{15}} = 5.8 \times 10^{14}$$

K 值很大,说明由 $[HgCl_4]^{2-}$ 转化为 $[HgI_4]^{2-}$ 的反应完全可以实现。

第四节　螯合物

一、螯合效应

Cu^{2+} 与单齿配体 NH_3 或二齿配体乙二胺所形成的配离子结构表示为:

两者的区别在于 $[Cu(en)_2]^{2+}$ 配离子具有环状结构,而 $[Cu(NH_3)_4]^{2+}$ 配离子没有形成环状结构。中心离子与单齿配体形成的配合物叫作简单配合物;由中心离子与多齿配体形成的环状配合物叫作螯合物(chelate),又称内配合物。螯合物中配位原子犹如螃蟹的双螯,钳住中心离子形成环状结构,中心离子被嵌在中间,结构中的环叫螯环(chelating cycle)。螯合物与简单配合物相比,其稳定性要大得多。这种由于螯环的形成使螯合物具有特殊稳定性的作用叫螯合效应(chelating effect)。能与中心离子形成螯合物的多齿配体称为螯合剂(chelating agent)。

常见的螯合剂大多是有机化合物。例如广泛使用的氨羧螯合剂乙二胺四乙酸(EDTA)及其盐,它的负离子(Y^{4-})为六齿配体,可与大多数金属离子形成具有五个五元环结构的稳定性很高的螯合物(见图9-4)。有极少数螯合剂是无机化合物,如三聚磷酸钠与Ca^{2+}可形成螯合物的结构如图9-5所示。

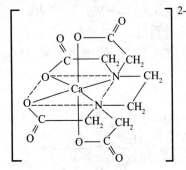

图9-4　EDTA与Ca^{2+}形成的

螯合物的结构

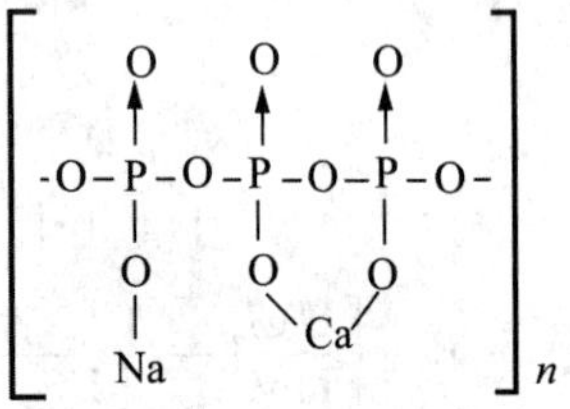

图9-5　Ca^{2+}与三聚磷酸钠的螯合物

由于Ca^{2+},Mg^{2+}都能与三聚磷酸钠形成稳定的整合物,因此常把三聚磷酸钠加入锅炉水中,用以防止钙、镁形成难溶盐沉淀在锅炉内壁上生成水垢。

二、影响螯合物稳定性的因素

螯合物的稳定性与其螯环的大小和螯环的数目有关。

(一)螯环的大小

绝大多数螯合物中,以五元环和六元环的螯合物最稳定,这是因为五、六元环张力较小,环稳定;而少于五元或多于六元环的螯合物由于张力大,一般不稳定,因而少见。所以,为了形成稳定的五元或六元环螯合物,螯合剂中相邻的两个配位原子之间必须间隔2~3个其他原子。如Ca^{2+}与EDTA同系物($^{-}OOCCH_2$)$_2$N$(CH_2)_n$N$(CH_2COO^{-})_2$形成的螯合物的稳定常数随n值的增大而减小(见表9-8)。

表9-8　　　　　　　　　Ca^{2+}与EDTA同系物螯合物的$\lg K_s$

配体名称	n	成环情况	$\lg K_s$
乙二胺四乙酸根离子	2	五个五元环	11.0
丙二胺四乙酸根离子	3	四个五元环,一个六元环	7.1
丁二胺四乙酸根离子	4	四个五元环,一个七元环	5.1
戊二胺四乙酸根离子	5	四个五元环,一个八元环	4.6

(二)螯环的数目

多齿配体中的配位原子越多,螯合物中生成的螯环数越多,配体脱离中心离子的概率就越小,螯合物就愈稳定(见图 9-6)。

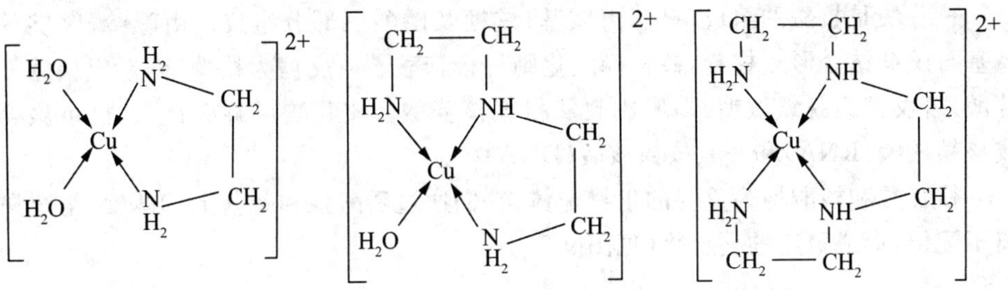

一个环 lg β_1 = 10.67　　两个环 lg β_1 = 15.9　　三个环 lg β_1 = 20.5

图 9-6　螯环数与螯合物稳定性的关系

三、生物体中的螯合物

生物体内的金属元素是机体不可缺少的组成部分,大多数以金属螯合物的形式存在。它们或参与代谢反应,或与生物配体形成具有生物活性的螯合物。生物体内重要的螯合物是卟啉类化合物、蛋白质及核苷酸等生物配体与金属离子形成的螯合物。

(一)卟啉类螯合物

卟啉类化合物的基本骨架是卟吩[porphine,见图 9-7(a)]。卟吩由四个处于同一平面的吡咯环组成,它的四个吡咯环的八个顶点上的氢原子被其他基团取代后,可得到各种不同的衍生物,其中最重要的是原卟啉Ⅸ[protoporphyrinⅨ,见图 9-7(b)]。

由金属离子与卟啉结合成的螯合物统称金属卟啉。体内很多金属均可与卟啉形成螯合物,亚铁血红素是卟啉与铁(Ⅱ)的螯合物[见图 9-7(c)]。镁卟啉是叶绿素的组成部分,维生素 B_{12} 是咕啉(类卟啉化合物)和钴的螯合物,它们对生物体均具有重要的作用。

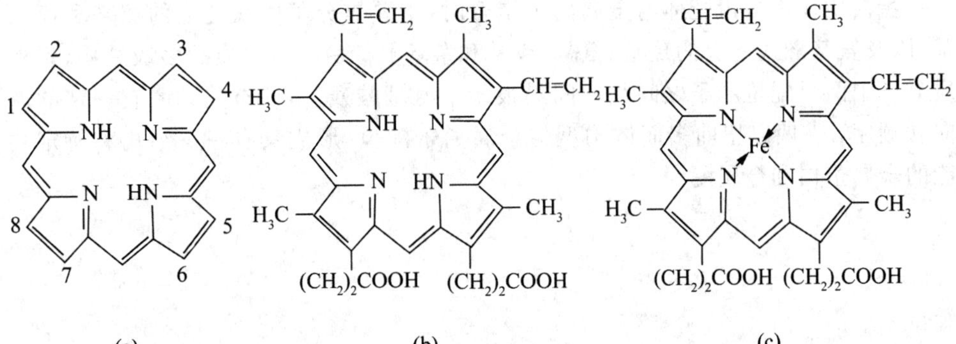

(a)　　　　　　(b)　　　　　　(c)

图 9-7　卟吩(a)、原卟啉Ⅸ(b)和血红素(c)的结构

（二）核苷酸类螯合物

核苷酸是核酸的组成单位，由碱基、戊糖及磷酸三部分组成。由嘌呤、嘧啶等碱基与戊糖结合形成核苷，核苷磷酸化则得核苷酸。若戊糖为核糖，则形成核糖核苷酸；若戊糖为脱氧核糖，则形成脱氧核糖核苷酸。核苷酸可游离存在，也可聚合成核糖核酸（RNA）和脱氧核糖核酸（DNA）。

核苷酸和核酸均为重要的生物配体，它们通过磷酸根和碱基上 O 及 N 与金属离子配位，形成稳定的螯合物（见图 9-8）。

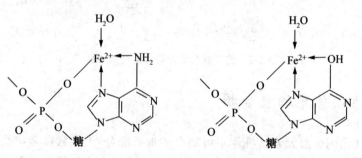

图 9-8　核苷酸与 Fe^{2+} 形成的螯合物

（三）金属酶

金属酶是一类具有催化功能的金属蛋白。蛋白质是由 20 多种氨基酸按不同的比例和顺序通过肽键（下图虚线框中）连接而成。

蛋白质结构复杂（有四级结构），具有专一的活性。若蛋白质结构改变，将会影响其活性。

蛋白质作为多齿配体与金属离子结合时，主要靠分子中肽键上的羰基和亚氨基，以及氨基酸残基上的羟基、氨基、羧基和杂环氮。由于蛋白质的多级结构，蛋白质分子中两个配位原子之间往往间隔很多个氨基酸残基，使有关基团有一定的取向和顺序，一般以扭曲多面体构型与金属离子配位，形成具有一定结构和特定功能的金属蛋白和金属酶。

应用与拓展案例

案例 9-1　治疗癌症的铂族金属配合物

铂族金属包括铂、钯、铑、铱、锇、钌六种元素。自 1969 年美国生理学家罗森伯格(Rosenberg)首次报道了无机抗癌药物二氯二氨合铂(Ⅱ)(顺铂)后,铂族金属配合物的生物活性才逐渐引起人们的关注。

顺铂于 1978 年首先在美国批准临床应用,并迅速成为治疗癌症的佼佼者。1997 年世界卫生组织曾对上百种抗癌药按疗效高低、副作用大小、市场占有率等进行综合评价,顺铂高居第二,仅次于阿霉素,是治疗癌症的首选药物之一。现在临床采用的联合化疗方案中,70%～80%的方案以顺铂为主药或有顺铂参与配伍。一般认为,顺铂可与 DNA 双链上的碱基组成交叉联结(主要与鸟嘌呤结合,也与胞嘧啶及腺嘌呤结合),引起 DNA 链间或链内交联,或形成 DNA 与蛋白质交联,进而抑制 DNA 和 RNA 的合成,并抑制细胞有丝分裂,作用较强而持久,属于细胞周期非特异性药物。该药抗癌谱广,临床应用治疗睾丸肿瘤、卵巢癌、乳腺癌、膀胱癌疗效良好,对头颈部癌、肺癌、食管癌、肾癌、黑色素瘤、恶性淋巴瘤、软组织肿瘤均有一定疗效,也常用于癌性胸腹水的治疗。顺铂是第一种无机癌症治疗药,它不但给癌症的治疗带来了一场革命,而且还推动了一门新学科——生物无机化学的形成和发展。

卡铂,化学名为 1,1-环丁二酸二氨合铂(Ⅱ),为第二代铂族抗癌药,于 1984 年在英国上市。卡铂保留了抗癌的活性基团$(NH_3)Pt^{2+}$,并引入了亲水性的 1,1-环丁二酸作为配体,溶解度大大改善,水溶性达到 $17 \text{ mg} \cdot \text{mL}^{-1}$,比顺铂的溶解度($1 \text{ mg} \cdot \text{mL}^{-1}$)高 16 倍。同时由于螯环效应,其稳定性(水合速率常数 $k = 1.6 \times 10^{-6} \text{min}^{-1}$)也大于顺铂($k = 2.2 \times 10^{-3} \text{min}^{-1}$),因此卡铂的肾毒性和引发的恶心呕吐次数均低于顺铂。

目前顺铂、卡铂已成为治疗癌症最有效的药物之一,在世界范围内得到了广泛的临床应用,同时铂族金属药物也是当前抗癌药最为活跃的研究和开发领域之一。近年来的研究已经从抗癌机理入手,突破了原来的构效关系,寻找一些抗癌机理不同于第一、二代抗癌药物的第三代铂类抗癌配合物。新的铂族金属药如草酸铂、乙醇酸铂、乐铂等已推出,对铂类药物的抗癌作用机制也有了进一步了解。目前第三代铂族抗癌药均已进入临床试验。钌的配合物作为光动力学治疗癌症的光敏剂已显示出较好的前景。

我国学者大都集中于斑蝥酸铂(Ⅱ)配合物的研究,先后合成了一系列以斑蝥酸为配体的铂类药物,并申报了发明专利。这类配合物的水溶性好,毒性低,抗癌作用强,很可能成为一类我国独创的抗癌药。

多核铂抗癌药是一种全新结构的药物,它的设计摆脱了经典的构效关系框架,可以说是铂类抗癌药研究的重大发展。现有的研究结果表明,它可与 DNA 发生多点键合,键合能力强,对 DNA 模型结构破坏更加严重。因此其抗癌活性明显高于顺铂,同时与顺铂无交叉耐药性,是一个具有重大开发前景的新药。由于抗肿瘤机理不同于经典铂类药,可望保到高效、低毒、水溶性好、选择性高、可口服给药的新铂类药。

在诸多铂类配合物中,具有两个不同氨基的混胺型铂类配合物往往在同一体系中具有较为优良的抗癌作用,这或许将成为新一代铂类抗癌药物研究的一个重要方向。我们相信,在不久的将来,铂族金属配合物在防癌、治癌方面将会发挥更大的作用。

案例 9-2　配体的解毒抗凝及杀菌防霉作用

1.解毒剂

许多配体能有选择性地与体内有毒重金属或类金属(如汞、砷)形成水溶性螯合物经肾脏排出而解毒,因此含有这类配体的螯合剂称为解毒剂。随着现代工农业的迅速发展,环境污染日趋严重,某些非必需甚至有毒的金属可能进入体内,给人类的健康带来严重的危害,如重金属 Pb、Hg、Cd 等,它们能与蛋白质中的－SH基相结合,抑制酶的活性;也有具有毒性的金属离子取代必需微量元素,如 Cd^{2+} 能取代 Zn^{2+} 从而抑制锌金属酶的活性;某些含汞化合物进入人体后会迅速通过脑屏障,导致对细胞的损害。摄入过量必需金属元素也会引起中毒。利用配体生成无毒的配合物可以除去这些有毒金属,常用的解毒剂很多,如二巯基丙醇、EDTA、柠檬酸钠等。临床上已广泛应用了这类金属的解毒剂,如用枸橼酸钠治疗铅中毒,使铅转变为稳定的无毒的可溶性 $[Pb(C_6H_5O_7)]^-$ 配离子从肾脏排出体外。EDTA的钙盐是排除体内 U、Th、Pu、Sr 等放射性元素的高效解毒剂。二巯基丙醇是治疗As、Hg 中毒的首选药物。

2.抗凝血剂和抗菌剂

少量的 EDTA 或柠檬酸钠可与血液中的 Ca^{2+} 螯合防止血液凝固,有利于保存血液样本。另外有些配合剂能与细菌所必需的金属离子结合成稳定的配合物,使细菌不能生存。

生物碱、维生素、肾上腺素等药物,有微量的金属存在时可变质,常用与 EDTA结合成螯合物的方法除去这些微量金属,这样就可以延长药物的保存期,故 EDTA也叫作这些药物的稳定剂。

习　题

1.已知有两种钴的配合物,它们具有相同的分子式 $Co(NH_3)_5BrSO_4$,它们之间的区别在于:在第一种配合物的溶液中加 $BaCl_2$ 时,产生 $BaSO_4$ 沉淀,但加 $AgNO_3$ 时不产生沉淀;而第二种配合物的溶液则与之相反。写出这两种配合物的化学式并指出钴的配位数和化合价。

2.命名下列配合物和配离子,指出其中的中心离子、配体、配位原子及配位数。

(1)$[Co(NH_3)_5Cl]Cl_2$　　　　(2)$K_3[Fe(C_2O_4)_3]$

(3)$[Pt(Py)(NH_3)ClBr]$　　　(4)$NH_4[Cr(NCS)_4(NH_3)_2]$

(5)$[Co(H_2O)_3NO_2Cl_2]$　　(6)$[Cr(H_2O)_2(NH_3)_2Cl_2]Cl$

3.写出下列各配合物和配离子的化学式。

(1)六氟合硅(Ⅳ)酸钾　　　(2)四异硫氰二氨合铬(Ⅲ)酸铵

(3)二氯二羟基二氨合铂(Ⅳ)　(4)一水二氯化一氯五水合铬(Ⅲ)

4.只有 H_2O 和 Cl^- 作配体,写出符合叙述条件的配合物或配离子的化学式。

(1)Ni^{2+} 的正八面体配合物,是一种非电介质;

(2)$NiCl_2 \cdot 3H_2O$ 中的配离子。

5.实验测得 $[Cr(H_2O)_6]^{3+}$ 配离子的磁矩为 $3.7\mu_B$,其理论值为 $3.87\mu_B$,试画出该配离子的电子分布情况,指出杂化轨道类型,并推测其空间构型。

6.已知 $[Fe(H_2O)_6]^{3+}$ 的 $\Delta_0 = 10400$ cm^{-1},$[Fe(CN)_6]^{4-}$ 的 $\Delta_0 = 33000$ cm^{-1},两者的电子成对能 P 均为 15000 cm^{-1},画出两种配离子 d 电子分裂情况,并指出是高自旋或低自旋配离子。

7.通过计算说明,当溶液中 $[CN^-]$ 和 $[Ag(CN)_2]^-$ 均为 0.1 $mol \cdot L^{-1}$ 时,加入 KI(不考虑体积变化)使 $[I^-]$ 为 0.1 $mol \cdot L^{-1}$,能否产生 AgI 沉淀?

8.根据下列实验磁矩值,判断配离子的几何构型、中心离子的杂化类型及内外轨型。

(1)$[Ni(NH_3)_4]^{2+}$　　　$3.2\mu_B$

(2)$[Co(SCN)_4]^{2-}$　　　$4.3\mu_B$

(3)$[Mn(CN)_6]^{3-}$　　　$3.2\mu_B$

(4)$[CuCl_4]^{3-}$　　　　　$0\mu_B$

9.已知 $[CuY]^{2-}$ 和 $[Cu(en)_2]^{2+}$ 的 K_s 值分别是 5.0×10^{18} 和 1.0×10^{21},通过计算判断哪种配离子更稳定。

10.通过计算,判断下列配位反应进行的方向。

(1)$[Ni(NH_3)_6]^{2+} + 3en \rightleftharpoons [Ni(en)_3]^{2+} + 6NH_3$

(2)$[PbY]^{2-} + Ca^{2+} \rightleftharpoons [CaY]^{2-} + Pb^{2+}$

11.在浓度为 2.5 $mol \cdot L^{-1}$ $AgNO_3$ 及 0.41 $mol \cdot L^{-1}$ NaCl 溶液中,如果不使 AgCl 沉淀生成,溶液中游离的 CN^- 浓度应是多少?

12.已知 $[Co(CN)_6]^{3-}$ 配离子属内轨型,试解释为什么 $[Co(CN)_6]^{4-}$ 配离子易被氧化为 $[Co(CN)_6]^{3-}$ 配离子。

13.解释下列现象产生的原因。

(1)在红色的 $[Fe(SCN)_6]^{3-}$ 溶液中加入 EDTA 后,红色消失。

(2)在 KCl 溶液中加 $AgNO_3$ 溶液,产生白色沉淀,在此溶液中加入氨水沉淀消失。再加入 KBr 溶液时,产生淡黄色沉淀,继续加入 $Na_2S_2O_3$ 溶液时沉淀又消失。

(3)在 $ZnCl_2$ 溶液中加入少量氨水,产生氢氧化锌沉淀,再加过量氨水至 pH=10,沉淀溶解,加铬黑 T 溶液变成紫红色,再加 EDTA 溶液又变成蓝色。

(4)用晶体场理论解释 Cu^{2+} 的配合物有颜色,而 Ag^+ 的配合物总是无色。

第十章 滴定分析法

分析化学(analytical chemistry)是研究物质化学组成的分析方法及其原理的科学,分为定性分析(qualitative analysis)和定量分析(quantitative analysis)两部分。定性分析的任务是鉴定物质所含的组分;而定量分析的任务是测定各组分的相对含量。

定量分析通常分为化学分析和仪器分析。化学分析是以物质的化学反应为基础的分析方法,主要包括重量分析法和滴定分析法。滴定分析法(titrametry)分为酸碱滴定法(acid-base titration)、氧化还原滴定法(oxidation-reduction titration)、配位滴定法(coordination titration)及沉淀滴定法;仪器分析是以物质的物理性质和物理化学性质为基础的分析方法,主要包括光学分析法、电化学分析法、色谱分析法、质谱分析法及放射化学分析法等。

第一节 概 述

一、滴定分析的基本概念

将一种已知其准确浓度的试剂溶液加到被测物质溶液中,直到化学反应完全为止,然后根据所用试剂溶液的浓度和体积,求算被测物质的含量,这种方法称为滴定分析法。在滴定过程中使用的已知准确浓度的试剂溶液称为标准溶液(standard solution)或滴定剂(titrant),被测的物质称为试样(sample)。将标准溶液由滴定管加到被测物质溶液中,直到参与滴定反应的物质恰好反应完全,并从滴定管读取消耗溶液的体积数的这一操作过程称为滴定(titration)。当滴入的标准溶液与被测物质按滴定反应式所表示的化学计量关系恰好反应完全时即达到化学计量点(stoichiometric point),简称计量点,也称滴定反应的理论终点。计量点可根据在它附近所发生的易观察到的变化(如颜色的改变、沉淀的生成等)来确定。若反应自身无此变化,可借助于指示剂(indicator)的颜色变化来确定计量点的到达。指示剂发生颜色变化的转变点称为滴定终点(end point of the titration)。实际操作中的滴定终点与计量点愈吻合,分析结果愈准确。

必须指出,并非所有的化学反应都可以进行滴定分析,适用于滴定分析的化学反应必须具备以下三个条件：

(1)反应必须定量地完成。即反应按一定的化学反应方程式进行,没有副反应,而且完全反应,一般要求达到 99.9% 以上,这是定量计算的基础。

(2)在滴定过程中,反应能迅速完成。如果反应速率慢,可通过加热或加催化剂的方式来加快反应速率。

(3)有简便可靠的方法确定计量点。

滴定分析通常用于测定常量组分,即被测组分的含量一般在 1% 以上。有时也可用于测定微量组分。

滴定分析的操作程序包括标准溶液的配制、标准溶液的标定和被测物质的含量测定三部分。

二、标准溶液的配制与标定

标准溶液的配制通常有两种方法,即直接配制法和间接配制法。

1.直接配制法

准确称取一定量的一级标准物质(或基准物质),溶解后配成一定体积的溶液,根据一级标准物质的质量和溶液的体积,即可计算标准溶液的准确浓度。

一级标准物质(primary standard substance)是指能用于直接配制准确浓度溶液的物质,一级标准物质必须具备下列条件：

(1)物质的组成应与它的化学式完全符合。若含结晶水,其结晶水含量也应与化学式完全符合。

(2)纯度高。一般要求纯度在 99.9% 以上,其中极少量杂质不影响分析的准确性,一般应为分析纯和保证试剂。

(3)参加反应时,应按化学反应式所表示的化学计量关系进行,没有副反应。

(4)在一般条件下应很稳定。

(5)最好有较大的摩尔质量。

2.间接配制法

配制标准溶液的物质,若不具备一级标准物质的条件,则用间接法配制,即先配制成近似于所需浓度的溶液,然后用一级标准物质标定其准确浓度。利用一级标准物质或已知准确浓度的溶液来确定标准溶液浓度的操作过程,称为标定(standardization)。标定标准溶液的浓度时,须在同一条件下进行三次以上,这些标定结果相差不能超过 0.2%。

三、被测物质的含量测定

标准溶液的浓度确定以后,就可以进行被测物质的含量测定。例如,用 HCl 标准溶液测定碱性物质的含量;用氧化剂标准溶液测定某些还原剂的含量。

在滴定分析中,任何滴定反应都应按化学反应式所表示的化学计量关系进行。

因此,滴定分析的依据是等物质的量反应规则。其数学表达式为:

$$c_1V_1 = c_2V_2 \tag{10.1}$$

式中,c_1 和 c_2 分别代表相互反应的两种物质的物质的量浓度,单位是 $mol \cdot L^{-1}$; V_1 和 V_2 分别代表反应完全时两种溶液所用去的体积,单位是 L 或 mL。

当反应物之一为溶液(体积以 L 为单位),之二为固体物质时,则表达式为:

$$cV = \frac{m}{M} \tag{10.2}$$

式中,m 为固体物质的质量(以 g 为单位),M 为固体物质的摩尔质量(以 $g \cdot mol^{-1}$ 为单位)。

以上两式是滴定分析计算的最基本公式。

在具体计算中,可根据具体反应及采用基本单位进行计算。如物质 A 与物质 T 的滴定反应为:

$$aA + tT \Longrightarrow dD + eE$$

选 aA 和 tT 为物质 A 和物质 T 的基本单元,由等物质的量反应规则知:

$$c(aA) \cdot V(A) = c(tT) \cdot V(T) \tag{10.3}$$

$$或 \quad \frac{1}{a}c(A) \cdot V(A) = \frac{1}{t}c(T) \cdot V(T) \tag{10.4}$$

[**例 10-1**] 中和 20.00 mL 0.1250 $mol \cdot L^{-1}$ HCl 溶液,用去 NaOH 溶液 25.00 mL,求 NaOH 溶液的浓度 $c(NaOH)$。

解: 由等物质的量反应规则知:

$$0.1250 \times 20.00 = c(NaOH) \times 25.00$$

$$c(NaOH) = \frac{0.1250 \times 20.00}{25.00} = 0.1000(mol \cdot L^{-1})$$

[**例 10-2**] 称取分析纯 Na_2CO_3 1.3350 g,配制成一级标准物质溶液 250.00 mL,用来标定近似浓度为 0.1 $mol \cdot L^{-1}$ 的 HCl 溶液,测得 25.00 mL 一级标准溶液恰好与 24.50 mL HCl 溶液反应完全。试求此 HCl 溶液的准确浓度 $c(HCl)$。

解: 反应式为:$2HCl + Na_2CO_3 \Longrightarrow 2NaCl + CO_2 \uparrow + H_2O$

先求 25.00 mL 一级标准溶液中 Na_2CO_3 的含量:

$$m(Na_2CO_3) = 1.3350 \times \frac{25.00}{250.0}$$

$$= 0.1335(g)$$

滴定达计量点时: $\quad n(2HCl) = n(Na_2CO_3)$

$$\frac{1}{2}c(HCl) \cdot V(HCl) = \frac{m(Na_2CO_3)}{M(Na_2CO_3)}$$

$$c(HCl) = \frac{2\,m(Na_2CO_3)}{M(Na_2CO_3) \cdot V(HCl)}$$

$$= \frac{2 \times 0.1335}{0.02450 \times 106.0} = 0.1028(mol \cdot L^{-1})$$

故 HCl 溶液的准确浓度为 0.1028 $mol \cdot L^{-1}$。

第二节 酸碱滴定法

酸碱滴定法是在水溶液中以质子转移反应为基础的滴定分析法。在此滴定分析法中,标准溶液一般都是强酸或强碱,如盐酸、硫酸、氢氧化钠、氢氧化钾等,可用来测定酸、碱以及能与酸碱直接或间接发生质子转移反应的物质。如胃液、尿液、食品和水等的酸度,空气中的二氧化碳以及酸碱药物的含量等,都可以利用酸碱滴定法来测定。

一、酸碱指示剂

(一)指示剂的变色原理

酸碱指示剂(acid-base indicator)是一类在不同 pH 的溶液中显示不同颜色的有机化合物。常用酸碱指示剂是结构比较复杂的有机弱碱(如酚酞、石蕊等)或有机弱酸(如甲基橙、甲基红等)。因为弱酸及其共轭碱或弱碱及其共轭酸具有不同的结构(发色基团),当溶液 pH 改变时,共轭酸碱对相互转变,因而在溶液中可呈现不同的颜色。

酸碱指示剂的酸式(用 HIn 表示)和碱式(用 In^- 表示),在溶液中存在如下质子转移平衡:

$$HIn + H_2O \rightleftharpoons H_3O^+ + In^-$$
$$\text{酸式} \qquad\qquad\qquad \text{碱式}$$

酸式和碱式各具有特殊颜色,则为双色指示剂(如甲基橙);如果只具有一种颜色,则为单色指示剂(如酚酞)。

由上述酸碱指示剂在溶液中的质子转移平衡,可得:

$$K_{HIn} = \frac{[H_3O^+][In^-]}{[HIn]}$$

$$[H_3O^+] = K_{HIn}\frac{[HIn]}{[In^-]} \tag{10.5}$$

式中,K_{HIn} 是酸碱指示剂常数。

将等式(10.5)两边取负对数得:

$$pH = pK_{HIn} + \lg\frac{[In^-]}{[HIn]} \tag{10.6}$$

溶液的颜色由 $\dfrac{[In^-]}{[HIn]}$ 比值决定,此比值与酸碱指示剂常数 K_{HIn} 及溶液中 H^+ 或 pH 有关。在一定温度下,K_{HIn} 为一常数,$\dfrac{[In^-]}{[HIn]}$ 比值仅随溶液中 H^+ 浓度或 pH 变化而改变,因而溶液的颜色也随着溶液的 H^+ 或 pH 的变化而变化,这就是酸碱指示剂的变色原理。酸碱指示剂在 pH 较小时显示的颜色称为指示剂的酸式色,在

pH 较大时显示的颜色称为指示剂的碱式色。

(二)指示剂的变色范围

当 $\dfrac{[\text{In}^-]}{[\text{HIn}]}=1$ 时,溶液的 $\text{pH}=pK_{\text{HIn}}$,称为指示剂的理论变色点(color change point)。由此可见,在变色点时,指示剂在溶液中呈现的颜色是酸式和碱式两种显色成分等量混合的中间色。

当 $\dfrac{[\text{In}^-]}{[\text{HIn}]}$ 偏离 1(即 pH 偏离 pK_{HIn})时,指示剂在溶液中呈现的颜色也随之偏离中间混合色。一般认为,当 $\dfrac{[\text{In}^-]}{[\text{HIn}]}\geq 10$,$\text{pH}\geq pK_{\text{HIn}}+1$ 时,人的视觉只能观察到 In^- 的颜色;当 $\dfrac{[\text{In}^-]}{[\text{HIn}]}\leq 0.1$,$\text{pH}\leq pK_{\text{HIn}}-1$ 时,人的视觉只能观察到 HIn 的颜色。这就是说,溶液的 pH 在 $pK_{\text{HIn}}\pm 1$ 的范围内,指示剂由酸色变为碱色,人的视觉才能观察到指示剂在溶液中颜色的逐渐变化。所以,溶液的 $\text{pH}=pK_{\text{HIn}}\pm 1$ 被称为指示剂的理论变色范围(color change range)。不同酸碱指示剂的 pK_{HIn} 不同,变色范围也不相同,表 10-1 列出了常用指示剂的变色范围。因为眼睛对于各种颜色的敏感程度不同,所以指示剂实际的变色范围和理论值有些差别,大多数指示剂的变色范围是 1.6~1.8 个 pH 单位。

表 10-1 常用酸碱指示剂

指示剂	变色范围	酸色	过渡色	碱色	pK_{HIn}
百里酚蓝	1.2~2.8	红色	橙色	黄色	1.7
甲基橙	3.1~4.4	红色	橙色	黄色	3.7
溴酚蓝	3.1~4.6	黄色	蓝紫	紫色	4.1
溴甲酚绿	3.8~5.4	黄色	绿色	蓝色	4.9
甲基红	4.4~6.2	红色	橙色	黄色	5.0
溴百里酚蓝	6.0~7.6	黄色	绿色	蓝色	7.3
中性红	6.8~8.0	红色	橙色	黄色	7.4
酚酞	8.0~9.6	无色	粉红	红色	9.1
百里酚酞	9.4~10.6	无色	淡蓝	蓝色	10.0

(三)混合指示剂

在某些酸碱滴定中,pH 突跃范围很窄,使用一般的指示剂不能敏锐地确定终点,此时可用混合指示剂(mixed indicator)。混合指示剂具有变色范围窄和颜色变化明显等特点。配制混合指示剂的方法有两种:一是用一种不随 H_3O^+ 浓度变化而改变颜色的颜料和一种指示剂混合而成。例如,由甲基橙和靛蓝组成的混合指示剂,靛蓝在滴定过程中不变色,只作为甲基橙变色的背景。在 pH>4.4 的溶液中,混合指示剂显绿色(黄与蓝混合);在 pH<3.1 的溶液中,混合指示剂显紫色(红与蓝混合);在 pH=4 的溶液中,混合指示剂显浅灰色(几乎无色),终点颜色变化十分明显。二是由两种或两种以上的指示剂混合配成。例如,溴甲酚绿和甲基

红混合后,于 pH=5 时由酒红色变为绿色,变色非常敏锐,容易辨别。

二、滴定曲线和指示剂的选择

酸碱滴定法的滴定终点是借助于酸碱指示剂的变色来确定的,而指示剂的变色又与溶液的 pH 有关。因此,必须了解酸碱滴定过程中溶液 pH 的变化,尤其是在计量点附近加入一滴酸或碱所引起的变化,才有可能选择合适的指示剂。在酸碱滴定过程中,溶液的 pH 将随着酸或碱的标准溶液的加入而改变,pH 可以直接测量也可计算求得。以滴定过程中所加入的酸或碱标准溶液的量为横坐标,以相应溶液的 pH 为纵坐标,所绘制的关系曲线为酸碱滴定曲线(acid-base titration curve)。利用此曲线可以正确地选择指示剂,使指示剂的变色点和计量点尽量吻合。

由于各种不同类型的酸碱在滴定过程中 pH 的变色规律各不相同,因此,必须分别加以讨论。

(一)强酸与强碱的滴定

1. 滴定曲线

现以 $0.1000\ \text{mol} \cdot \text{L}^{-1}\ \text{NaOH}$ 溶液滴定 $20.00\ \text{mL}\ 0.1000\ \text{mol} \cdot \text{L}^{-1}\ \text{HCl}$ 的溶液为例,说明滴定过程中溶液的 pH 的变化情况。

(1)滴定前,溶液的酸度为:

$$[\text{H}_3\text{O}^+] = 1.00 \times 10^{-1} (\text{mol} \cdot \text{L}^{-1})$$

$$\text{pH} = 1.00$$

(2)滴定开始到计量点前,随着 NaOH 的不断加入,溶液中 H_3O^+ 浓度不断减小,溶液的酸度取决于剩余 HCl 溶液的浓度。例如,当滴入 NaOH 溶液 18.00 mL(剩余 HCl 2.00 mL)时,溶液的酸度为:

$$[\text{H}_3\text{O}^+] = \frac{0.1000 \times 2.00}{20.00 + 18.00} = 5.26 \times 10^{-3} (\text{mol} \cdot \text{L}^{-1})$$

$$\text{pH} = 2.28$$

当滴入 NaOH 溶液 19.80 mL(剩余 HCl 0.20 mL)时,溶液的酸度为:

$$[\text{H}_3\text{O}^+] = \frac{0.1000 \times 0.20}{20.00 + 19.80} = 5.03 \times 10^{-4} (\text{mol} \cdot \text{L}^{-1})$$

$$\text{pH} = 3.30$$

当滴入 NaOH 溶液 19.98 mL(剩余 HCl 0.02 mL)时,溶液的酸度为:

$$[\text{H}_3\text{O}^+] = \frac{0.1000 \times 0.020}{20.00 + 19.98} = 5.00 \times 10^{-5} (\text{mol} \cdot \text{L}^{-1})$$

$$\text{pH} = 4.30$$

(3)计量点时,当滴入 20.00 mL NaOH 时,HCl 全部被中和,溶液呈中性,此时溶液的酸度为:

$$[\text{H}_3\text{O}^+] = 1.00 \times 10^{-7} (\text{mol} \cdot \text{L}^{-1})$$

$$\text{pH} = 7.00$$

（4）计量点后，溶液的 pH 取决于过量的 NaOH 的浓度。例如，当滴入 NaOH 溶液 20.02 mL 时，溶液的酸度为：

$$[OH^-]=\frac{0.1000\times0.020}{20.00+20.02}=5.00\times10^{-5}(mol\cdot L^{-1})$$

$$pOH=4.30$$

$$pH=14-4.30=9.70$$

计量点后都按此法逐一计算，把计算结果列入表 10-2 中。

表 10-2　用 NaOH 滴定 HCl 溶液时 pH 的变化（$c_{NaOH}=c_{HCl}=0.1000$ mol $\cdot$ L^{-1}）

加入 V(NaOH) (mL)	中和百分数 (%)	剩余 V(HCl) (mL)	过量 V(NaOH) (mL)	$[H_3O^+]$ (mol $\cdot$ L^{-1})	pH	
0.00	0.00	20.00		1.00×10^{-1}	1.00	
18.00	90.00	2.00		5.26×10^{-3}	2.28	
19.80	99.00	0.20		5.02×10^{-4}	3.30	
19.98	99.90	0.02		5.00×10^{-5}	4.30	突跃
20.00	100.00	0.00		7.00×10^{-7}	7.00	范围
20.02	100.10		0.02	2.00×10^{-10}	9.70	
20.20	101.00		0.20	2.00×10^{-11}	10.70	
22.00	110.00		2.00	2.10×10^{-12}	11.70	
40.00	200.00		20.00	3.00×10^{-13}	12.50	

以 NaOH 溶液的加入量或以被滴定 HCl 的百分数为横坐标，溶液的 pH 为纵坐标绘图，即得强碱滴定强酸的滴定曲线，如图 10-1 中曲线 a 所示。如果反过来，用 0.1000 mol $\cdot$ L^{-1}HCl 溶液滴定 0.1000 mol $\cdot$ L^{-1}NaOH 溶液，则可得到一条与上述曲线对称的滴定曲线，如图 10-1 中曲线 b 所示。

由表 10-2 和图 10-1 看出：

（1）从滴定开始到加入 19.98 mL NaOH 溶液，溶液的 pH 改变很小，从 1.00 增至 4.30，改变了 3.3 个 pH 单位，所以曲线前段较平坦。

（2）计量点的 pH=7.00，在其附近仅仅从剩余的 0.02 mL HCl 溶液到过量的 0.02 mL NaOH 溶液，NaOH 溶液的加入量仅相差 0.04 mL（1 滴），而使溶液的 pH 从 4.30 增至 9.70，增大了 5.40 个 pH 单位，溶液由酸性变到碱性。这种 pH 的急剧改变称为滴定突跃（titration jump），简称突跃。

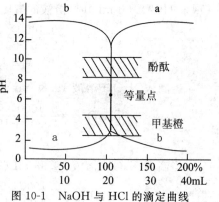

图 10-1　NaOH 与 HCl 的滴定曲线
c(NaOH)=c(HCl)=0.1000 mol $\cdot$ L^{-1}

突跃所在的 pH 范围称为滴定突跃范围（titration jump interval），简称突跃范围。曲线中段近于垂直部分即是突跃范围（4.30～9.70），其中间点即代表计量点，此时溶液的 pH 为 7.00。

（3）突跃后，继续加入 NaOH 溶液，溶液的 pH 升高十分缓慢，所以曲线后段又转为平坦。

2.指示剂的选择

指示剂的选择是以滴定曲线中的突跃部分为依据的。最理想的指示剂应该恰巧在反应到计量点时变色,但实际上不可能,而且也是没有必要的。因为只要在突跃范围内能发生颜色变化的指示剂,都能满足分析结果所要求的准确度。因此,凡在突跃范围之内能引起变色的指示剂(即指示剂的变色范围全部或一部分落在滴定的突跃范围之内)都可作为该滴定的指示剂,这就是指示剂的选择原则。根据这一原则,由于强酸滴定强碱或强碱滴定强酸的滴定突跃 pH 范围为 4.30～9.70,所以酚酞(pH=8.0～10.0)、甲基橙(pH=3.1～4.4)和甲基红(pH=4.4～6.2)等都可选作这一类滴定的指示剂。

在实际滴定工作中,指示剂的选择还应考虑到人的视觉对颜色的敏感性。选择指示剂应尽量选用从无色到有色,从浅色到深色的原则。用强碱滴定强酸时,人们习惯用酚酞作指示剂,因为滴定到终点附近,酚酞由无色变为粉红色,颜色变化敏锐,易于判断滴定终点。相反,用强酸滴定强碱时,则选用甲基橙作指示剂,因为在滴定终点时,甲基橙的颜色由黄色变为橙色,即颜色由浅变深,人的视觉较敏感,滴定终点易确定。

3.突跃范围与酸碱浓度的关系

由实验和计算可知,滴定突跃范围的宽窄,不仅与酸碱的强弱有关,也与它们的浓度有关,如图 10-2 所示。

例如,用 1.000,0.1000,0.01000 mol·L^{-1} NaOH 溶液,分别滴定 1.000,0.1000,0.01000 mol·L^{-1} HCl 溶液,它们的突跃范围分别为 3.3～10.7(变化了 7.4 个 pH 单位)、4.3～9.7(变化了 5.4 个 pH 单位)和 5.3～8.7(变化了 3.4 个 pH 单位)。酸碱溶液的浓度升高 10 倍时,突跃范围将增大 2 个 pH 单位,酸碱溶液的浓度降低 10 倍时,突跃范围将减小 2 个 pH 单位。这说明溶液的浓度越稀,滴定突跃范围越窄;溶液的浓度越浓,滴定突跃范围越宽。因而在选择指示剂时也应考虑酸、碱溶液的浓度对突跃范围的影响。如上述酸碱的三种不同浓度的滴定,前两种浓度的滴定均可选用甲基橙作指示剂,而第三种浓度的滴定却不能选用甲基橙。若酸碱的浓度低于 10^{-4} mol·L^{-1} 时,由于没有明显的滴定突跃,无法选择指示剂,所以就不能进行准确滴定。酸碱溶液的浓度高时,滴定突跃范围就宽,有利于指示剂的选择,但每滴溶液中所含的酸碱的量增多,在计量点附近因多加或少加半滴(0.02 mL)标准溶液而引起的误差较大,所以在分析工作中,通常采用 0.1000～0.5000 mol·L^{-1} 的酸碱标准溶液。

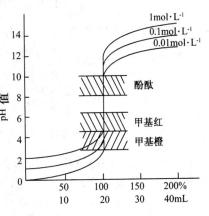

图 10-2　不同浓度 NaOH 溶液滴定不同浓度 HCl 溶液的滴定曲线

(二)一元弱酸的滴定

1. 滴定曲线

弱酸只能用强碱来滴定。以 0.1000 $mol \cdot L^{-1}$ NaOH 溶液滴定 0.1000 $mol \cdot L^{-1}$ HAc 溶液 20.00 mL 为例,来讨论这类滴定过程中溶液的 pH 变化情况。滴定过程中发生的反应为:

$$HAc + OH^- \rightleftharpoons Ac^- + H_2O$$

(1)滴定前,HAc 是一元弱酸,溶液的酸度为:

$$[H_3O^+] = \sqrt{K_a c} = \sqrt{1.76 \times 10^{-5} \times 0.1000}$$
$$= 1.33 \times 10^{-3} \ mol \cdot L^{-1}$$
$$pH = 2.88$$

(2)滴定开始到计量点前,溶液中同时存在着 HAc 和 Ac^-,组成一个缓冲系,溶液的 pH 可由缓冲溶液的计算公式求得:

$$pH = pK_a + \lg \frac{c(Ac^-)}{c(HAc)}$$

当加入 NaOH 溶液 18.00 mL 时,溶液中的 HAc 和 Ac^- 浓度分别为:

$$c(HAc) = \frac{0.1000 \times 2.00}{20.00 + 18.00} = 5.26 \times 10^{-3} (mol \cdot L^{-1})$$

$$c(Ac^-) = \frac{0.1000 \times 18.00}{20.00 + 18.00} = 4.74 \times 10^{-2} (mol \cdot L^{-1})$$

$$pH = 4.75 + \lg \frac{4.74 \times 10^{-2}}{5.26 \times 10^{-3}} = 5.70$$

当滴入 NaOH 溶液 19.98 mL 时,溶液中的 HAc 和 Ac^- 浓度分别为:

$$c(HAc) = \frac{0.1000 \times 0.02}{20.00 + 19.98} = 5.03 \times 10^{-5} (mol \cdot L^{-1})$$

$$c(Ac^-) = \frac{0.1000 \times 19.98}{20.00 + 19.98} = 5.00 \times 10^{-2} (mol \cdot L^{-1})$$

$$pH = 4.75 + \lg \frac{5.00 \times 10^{-2}}{5.03 \times 10^{-5}} = 7.75$$

(3)计量点时,溶液中 HAc 和加入的 NaOH 恰好完全反应,生成 Ac^- 在溶液中的质子转移反应为:

$$Ac^- + H_2O \rightleftharpoons HAc + OH^-$$

溶液中[OH^-]可根据下式计算:

$$[OH^-] = \sqrt{K_b c}$$

$$K_b = \frac{[HAc][OH^-]}{[Ac^-]} = \frac{K_w}{K_a}$$

计量点时: $$[OH^-] = [HAc] = \sqrt{K_b c_B}$$
$$= \sqrt{\frac{1.00 \times 10^{-14} \times 5.00 \times 10^{-2}}{1.76 \times 10^{-5}}}$$
$$pOH = 5.27$$
$$pH = pK_w - pOH = 14.00 - 5.27 = 8.73$$

(4)计量点后,由于过量的 NaOH 存在,溶液的 pH 取决于 NaOH 的浓度。如当加入 NaOH 溶液为 20.02 mL 时,溶液中的$[OH^-]$为:

$$[OH^-]=\frac{0.1000\times0.020}{20.00+20.02}=5.00\times10^{-5}(mol\cdot L^{-1})$$

$$pOH=4.30$$

$$pH=pK_w-pOH=14.00-4.30=9.70$$

如此逐一计算溶液的 pH,均列于表 10-3 中,并绘制成滴定曲线,如图 10-3 所示。

表 10-3　　　用 NaOH 滴定 HAc 溶液时 pH 的变化

$(c_{NaOH}=c_{HAc}=0.1000\ mol\cdot L^{-1})$

加入 V(NaOH) (mL)	中和百分数 (%)	剩余 V(HAc) (mL)	过量 V(NaOH) (mL)	pH	
0.00	0.00	20.00		2.88	
18.00	90.00	2.00		5.70	
19.80	99.00	0.20		6.73	
19.98	99.90	0.02		7.75	突跃范围
20.00	100.00	0.00		8.70	
20.02	100.1		0.02	9.70	
20.20	101.0		0.20	10.70	
22.00	110.0		2.00	11.70	
40.00	200.0		20.00	12.50	

2. 滴定曲线的特点和指示剂的选择

将图 10-1 和图 10-3 相比较,强碱滴定一元弱酸有如下特点:

(1)曲线的起点高。因 HAc 是弱酸,其电离度小,溶液中的$[H_3O^+]$不等于弱酸的原始浓度,所以,滴定曲线起点的 pH 在 2.88 而不在 1 处。

(2)滴定开始至计量点前的曲线坡度较大。滴定开始时,由于生成的 Ac^- 抑制了 HAc 的电离,致使溶液中$[H_3O^+]$迅速降低,即 pH 增加较快。随着滴定继续进

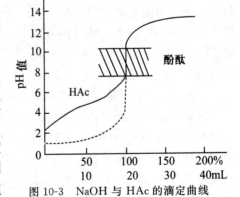

图 10-3　NaOH 与 HAc 的滴定曲线
$c(NaOH)=c(HAc)=0.1000\ mol\cdot L^{-1}$

行,Ac^- 的浓度相对增大,HAc 浓度相应减小,缓冲作用增强,溶液的 pH 增加速度减慢,从而使滴定曲线的坡度变得较平坦。接近计量点时,由于 HAc 已很少,缓冲作用大大减弱,Ac^- 的水解作用增大,pH 增加较快,曲线的坡度又迅速增大,即已临近滴定突跃。

(3)计量点时,pH 是 8.73 而不是7.0。滴定达计量点时,HAc 和 NaOH 恰好反应完全,生成 NaAc。而 Ac^- 是弱碱,所以溶液呈弱碱性而不是中性。

(4)突跃范围窄,在 pH7.75～9.7 之间。这个范围与相同浓度的强碱滴定强

酸相比要小得多,且处在碱性范围之内。

根据滴定突跃范围,此类滴定应选择在碱性范围内变色的指示剂。酚酞的变色范围恰好落在此范围内,所以它是此类滴定最合适的指示剂。

3. 滴定突跃与弱酸强度的关系

强碱滴定弱酸突跃范围的大小还与弱酸浓度和 K_a 有关。如用浓度为 $0.1000\ mol \cdot L^{-1}$ 的 NaOH 溶液滴定浓度为 $0.1000\ mol \cdot L^{-1}$ 各种不同强度的弱酸,其滴定曲线如图 10-4 所示。

由图 10-4 看出,浓度相同而强度不同的弱酸,K_a 值越大,即酸越强,突跃范围越大;K_a 值越小,突跃范围越小。当弱酸浓度为 $0.1000\ mol \cdot L^{-1}$,$K_a \leqslant 10^{-9}$ 时,已没有明显的突跃,用一般的指示剂无法确定滴定终点。实验表明,只有在弱酸 $c \cdot K_a \geqslant 10^{-8}$ 的条件下,才能准确地滴定弱酸。因此,通常将 $c \cdot K_a \geqslant 10^{-8}$ 与否,作为判断弱酸能否滴定的依据。

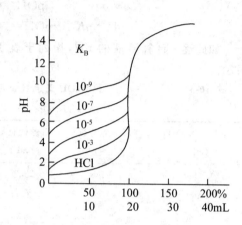

图 10-4　用 $0.1000\ mol \cdot L^{-1}$ NaOH 滴定 $0.1000\ mol \cdot L^{-1}$ 各种不同强度弱酸的滴定曲线

(三)一元弱碱的滴定

强酸滴定一元弱碱的情况与强碱滴定一元弱酸基本相同。如用浓度为 $0.1000\ mol \cdot L^{-1}$ HCl 溶液滴定 $20.00\ mL$ $0.1000\ mol \cdot L^{-1}$ 的氨水,其滴定曲线如图 10-5 所示。

由图 10-5 可以看出,强酸滴定一元弱碱的滴定曲线与强碱滴定一元弱酸的滴定曲线的形状相反,当滴定达到计量点时生成 NH_4^+,在水溶液中水解生成 H_3O^+,使溶液呈酸性(pH = 5.28),其突跃的 pH 范围为 4.30~6.25,在酸性范围内。

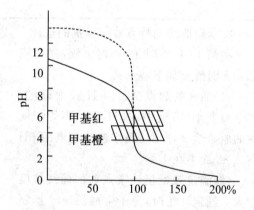

图 10-5　HCl 与 $NH_3 \cdot H_2O$ 的滴定曲线 $c(HCl) = c(NH_3 \cdot H_2O) = 0.1000\ mol \cdot L^{-1}$

强酸滴定一元弱碱的特点是 pH 的突跃范围小,而且偏向于酸性范围。因此,此类滴定只能选用甲基红、甲基橙等酸性范围内变色的指示剂。

强酸滴定一元弱碱的突跃范围的大小也与一元弱碱的强度及其浓度有关。在强酸滴定一元弱碱时,弱碱 K_b 值与浓度应满足 $c \cdot K_b \geqslant 10^{-8}$ 的条件,方能进行准确可靠的滴定。

弱酸和弱碱的滴定,由于无明显的滴定突跃,无法选择适宜的指示剂,所以没有实际意义。

(四)多元酸和混合酸的滴定

常见的多元酸除 H_2SO_4 外多数是弱酸,它们在水溶液中分步离解。如二元酸 H_2A:

$$H_2A \rightleftharpoons H^+ + HA^- \qquad K_{a_1} = \frac{[H^+][HA^-]}{[H_2A]}$$

$$HA^- \rightleftharpoons H^+ + A^{2-} \qquad K_{a_2} = \frac{[H^+][A^{2-}]}{[HA^-]}$$

在 H_2A 滴定中,主要有两个问题要讨论:二元酸含有两个 H^+,那么这两个 H^+ 是否均可滴定;若两个 H^+ 均可被滴定,是否会形成两个明显的突跃,即两个 H^+ 是否均可准确地分步滴定。其次是如何选择指示剂。对于三元酸也要讨论与此类似的问题。

如果二元酸的 $cK_{a_1} > 10^{-8}$,$cK_{a_2} > 10^{-8}$,由一元弱酸的滴定可知,此二元酸的两个 H^+ 均可被准确地滴定;且当 $\frac{K_{a_1}}{K_{a_2}} > 10^5$ 时,两个 H^+ 可分步滴定,形成两个突跃($\frac{K_{a_1}}{K_{a_2}} = 10^5$ 时,第一计量点的滴定误差为 0.2%);若 $\frac{K_{a_1}}{K_{a_2}} < 10^5$ 时,只能形成一个突跃,即二元酸的两个 H^+ 一次被滴定,或虽能形成两个突跃,但第一个突跃不明显,滴定误差较大。

若二元酸的 $cK_{a_1} > 10^{-8}$,而 $cK_{a_2} < 10^{-8}$ 时,且 $\frac{K_{a_1}}{K_{a_2}} > 10^5$ 时,只有第一级离解的 H^+ 被滴定,即在第一计量点形成突跃。

其他多元酸的滴定,亦以此类推。如用 $0.1000 \text{ mol} \cdot L^{-1}$ NaOH 滴定 $0.1000 \text{ mol} \cdot L^{-1} H_3PO_4$ 溶液,其 $cK_{a_1} = 0.1000 \times 7.52 \times 10^{-3} > 10^{-8}$,$cK_{a_2} = 0.1000 \times 6.23 \times 10^{-8} = 6.23 \times 10^{-9}$,$cK_{a_3} = 0.1000 \times 2.2 \times 10^{-13} = 2.2 \times 10^{-14}$,$\frac{K_{a_1}}{K_{a_2}} > 10^5$。因此,$H_3PO_4$ 的第

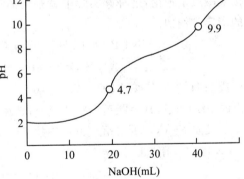

图 10-6　$0.1000 \text{ mol} \cdot L^{-1}$ NaOH 滴定 20.00 mL $0.1000 \text{ mol} \cdot L^{-1} H_3PO_4$ 的滴定曲线

一级和第二级离解的 H^+ 能被滴定,且能被分步滴定,即在第一计量点和第二计量点形成两个突跃,但第二个突跃计量点不够明显(见图 10-6)。第三级离解的 H^+ 不能直接滴定。

多元酸滴定曲线的计算比较复杂,在实际工作中,通常只计算到达计量点时溶液的 pH,以便选择合适的指示剂。如上述滴定有两个突跃,即有两个计量点,它们的 pH 可根据两性阴离子溶液的 pH 的近似公式进行计算。

当达到第一计量点时,H_3PO_4 被滴定成 NaH_2PO_4,此时溶液的 pH 为:

$$pH = \frac{1}{2}(pK_{a_1} + pK_{a_2})$$

$$= \frac{1}{2} \times (2.12 + 7.20)$$

$$= 4.66$$

据此可选用甲基红或溴酚蓝作指示剂。

当达到第二计量点时，NaH_2PO_4 进一步被滴定成 Na_2HPO_4，此时溶液的 pH 为：

$$pH = \frac{1}{2}(pK_{a_2} + pK_{a_3})$$

$$= \frac{1}{2} \times (7.2 + 12.36)$$

$$= 9.78$$

据此可选用百里酚酞或酚酞作指示剂。

多元酸的滴定，实际上可以看作是不同强度一元酸混合物的滴定。对于混合酸，若两种酸的浓度较大且又相等，则应满足两种酸的离解常数的比值 $K_a/K_{a'} \geqslant 10^5$，使滴定第一种酸时不致产生第二种酸的干扰；若第二种酸的浓度与其不相同，则要求 $(c_1K_a)/(c_2K_{a'}) \geqslant 10^5$ 以上，才能准确滴定第二种酸。

（五）多元碱的滴定

多元碱一般是指多元酸与强碱作用生成的盐，如 Na_2CO_3 及硼砂 $Na_2B_4O_7$ 等。按酸碱质子理论，这种碱实际上就是阴离子碱。多元碱的滴定就是多元阴离子碱的滴定。例如：

$$Na_2B_4O_7 + 2HCl + 5H_2O \Longrightarrow 4H_3BO_3 + 2NaCl$$

$$或 \quad B_4O_7^{2-} + 2H^+ + 5H_2O \Longrightarrow 4H_3BO_3$$

生成的 H_3BO_3 其酸性（$K_a = 7.3 \times 10^{-10}$）较弱，可用标准 HCl 溶液直接滴定。计量点时 pH=5.1，其突跃范围很明显，可选用甲基红作指示剂。

又如 Na_2CO_3，是二元弱酸的钠盐，H_2CO_3 的离解常数为 $K_{a_1} = 4.3 \times 10^{-7}$，$K_{a_2} = 5.6 \times 10^{-11}$。用 HCl 滴定 $0.1000 \text{ mol·L}^{-1} Na_2CO_3$ 溶液，滴定反应分两步进行：

$$CO_3^{2-} + H_3O^+ \Longrightarrow HCO_3^- + H_2O$$

$$HCO_3^- + H_3O^+ \Longrightarrow H_2CO_3 + H_2O$$

CO_3^{2-}，HCO_3^- 的离解常数分别为 $K_{b_1} = 1.78 \times 10^{-4}$，$K_{b_2} = 2.33 \times 10^{-8}$，其 $cK_{b_1} = 0.10 \times 1.78 \times 10^{-4} > 10^{-8}$，$cK_{b_2} = 0.10 \times 2.33 \times 10^{-8} = 2.33 \times 10^{-8}$，$K_{b_1}/K_{b_2} \approx 10^4$。因此 Na_2CO_3 可用 HCl 溶液滴定，其滴定曲线如图 10-7 所示。

从图 10-7 可以看出，滴定曲线出现两个突跃，即有两个计量点。达到第一个计量点时，反应产物是 $NaHCO_3$，此时溶液的 pH 为：

$$pH = \frac{1}{2}(pK_{a_1} + pK_{a_2})$$

$$= \frac{1}{2} \times (6.37 + 10.25)$$

$$= 8.31$$

可选用酚酞作指示剂。由于 K_{b_1}/K_{b_2} 不够大，及 HCO_3^- 的缓冲作用，所以突跃不太明显，误差大于 1%。为能准确判断第一滴定终点，用 $NaHCO_3$ 作参比溶液，或使用甲酚红和百里酚蓝混合指示终点，可得到较准确的滴定结果。

达到第二计量点时，产物是 H_2CO_3，而在溶液中主要是以溶解状态的 CO_2 形式存在，其饱和溶液的浓度为 0.04 mol·L^{-1}（25 ℃），溶液的 pH 可按 H_2CO_3 的离解来计算，溶液的 pH 为：

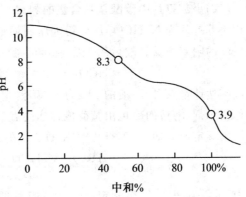

图 10-7　0.1000 mol·L^{-1} HCl 滴定 0.1000 mol·L^{-1} Na$_2$CO$_3$ 的滴定曲线

$$[H_3O^+] = \sqrt{K_{a_1}c} = \sqrt{4.3 \times 10^{-7} \times 0.04}$$
$$pH = 3.9$$

可选用甲基橙作指示剂，终点较明显。由于滴定时溶液中剩余的 CO_2 过多，溶液的酸度增大，终点出现过早，且变色不明显。因此，在滴定快到达计量点时，应剧烈地摇动溶液，并且最好加热煮沸使 CO_2 逸出，冷却后再继续滴定至终点。

三、酸碱滴定法的应用

酸碱滴定法应用非常广泛，既可用于测定一般酸、碱的含量，又可用于测定能与酸碱定量反应的物质的含量。下面举几个实例，说明测定原理与计算方法。

（一）食醋中总酸度的测定

检定食醋的质量，必须测定食醋的总酸度（total acidity）。食醋中约含醋酸 30～50 g·L^{-1}，此外还有少量的有机酸如乳酸等。食醋中总酸度的测定结果用其中含量最多的醋酸（HAc）来表示。

食醋稀释后，用 NaOH 标准溶液滴定，反应式为：

$$HAc + OH^- \rightleftharpoons Ac^- + H_2O$$

计量点时，溶液的 pH 为 8.70，滴定的突跃范围约为 7.75～9.70，所以选用酚酞为指示剂滴定至溶液为淡红色在半分钟内不消失为止。

由滴定反应知，食醋中的 HAc 的百分含量按下式计算：

$$w_{HAc} = \frac{c(NaOH) \cdot V(NaOH) \cdot M(HAc)}{V_{食醋}} \times 100\%$$

式中，$c(NaOH)$，$V(NaOH)$ 分别代表标准溶液的浓度（mol·L^{-1}）和滴定时所消耗的体积（L）；$M(HAc)$ 代表 HAc 的摩尔质量（g·mol^{-1}），$V_{食醋}$ 代表每次滴定中食醋的实际用量（L）。

(二)小苏打片中碳酸氢钠含量的测定

小苏打片为 $NaHCO_3$ 加淀粉等压制而成。碳酸氢钠溶于水后形成的 HCO_3^- 是一弱的阴离子碱。故可用 HCl 标准溶液滴定,反应式为:

$$HCO_3^- + H^+ \longrightarrow H_2O + CO_2 \uparrow$$

反应到达计量点时,溶液的 pH 为 3.90,滴定突跃范围为 3.5～5.0,故可选用甲基橙作指示剂,溶液的颜色由黄变橙即达终点。

由滴定反应知,小苏打片中 $NaHCO_3$ 的百分含量可按下式计算:

$$w_{NaHCO_3} = \frac{c(HCl) \cdot V(HCl) \cdot M(NaHCO_3)}{m_{小苏打片}} \times 100\%$$

式中,$m_{小苏打片}$ 表示每次滴定所用小苏打片的质量(g),$c(HCl)$ 和 $V(HCl)$ 分别为 HCl 标准溶液的浓度(mol·L^{-1})和体积(L),$M(NaHCO_3)$ 为 $NaHCO_3$ 的摩尔质量(g·mol^{-1})。

如果 HCl 标准溶液滴定过量,则可用 NaOH 标准溶液返滴定,此时,$NaHCO_3$ 百分含量的计算公式为:

$$w_{NaHCO_3} = \frac{\{c(HCl) \cdot V(HCl) - c(NaOH) \cdot V(NaOH)\} \cdot M(NaHCO_3)}{m_{小苏打片}} \times 100\%$$

式中,$c(NaOH)$ 和 $V(HCl)$ 为 NaOH 标准溶液的浓度(mol·L^{-1})和体积(L)。

在血浆中加入过量的 HCl 标准溶液,以酚酞作指示剂,用 NaOH 标准溶液返滴定过剩的 HCl 溶液,便可测定血浆中 HCO_3^- 的浓度,这一测定在临床诊断上具有一定的意义。这种先加入过量的标准溶液,待反应完全后,再用另一种标准溶液滴定前一标准溶液的剩余量,从而测定物质的含量的方法称为返滴定法(back titration)。

(三)Na_2CO_3 和 $NaHCO_3$ 混合物的含量测定

CO_3^{2-} 和 HCO_3^- 都是弱的阴离子碱,都能用 HCl 标准溶液滴定。由于 Na_2CO_3 的碱性比 $NaHCO_3$ 强,因而在用 HCl 标准溶液滴定混合物的过程中,首先是 HCl 与 CO_3^{2-} 作用,生成 HCO_3^-,这时到达第一计量点,可用酚酞作指示剂。

$NaHCO_3$ 的碱性弱,用 HCl 滴定,达到计量点时溶液显酸性,可用甲基橙作指示剂。指示剂酚酞的存在对它无影响,因此,可利用酚酞指示剂和甲基橙指示剂的不同变色点来分别测定 Na_2CO_3 和 $NaHCO_3$ 的含量,这种方法称为双指示剂滴定法(double indicator titration)。

当用 HCl 标准溶液滴定 Na_2CO_3 和 $NaHCO_3$ 的混合物(m g),达到酚酞变色时,仅将其中 Na_2CO_3 中和了一半成为 $NaHCO_3$,设所用标准溶液 HCl 的体积为 V_1(L)。然后加入甲基橙指示剂,继续滴定溶液由黄色变为橙色,这时不论是原先混合物的 $NaHCO_3$ 还是由 Na_2CO_3 被中和一半所生成的 $NaHCO_3$,都已被完全中和,设由酚酞变色后到甲基橙变色,这段滴定所消耗 HCl 的体积为 V_2(L),其中 V_1(L)用以中和来自 Na_2CO_3 的 $NaHCO_3$,则实际上中和原先直接来自混合物中 $NaHCO_3$ 所用 HCl 的体积为 $(V_2 - V_1)$(L),因而混合物中各组分的含量可按下式计算:

$$w_{NaHCO_3} = \frac{(V_2 - V_1) \cdot c(HCl) \cdot M(NaHCO_3)}{m} \times 100\%$$

$$w_{Na_2CO_3} = \frac{2V_1 \cdot c(HCl) \cdot M(Na_2CO_3)}{m} \times 100\%$$

(四)含氮(N)量的测定

硫酸铵和氯化铵等水溶液中,均有弱的阳离子酸 NH_4^+ 存在,但由于其共轭碱 $NH_3 \cdot H_2O$ 不够弱,直接滴定有困难,所以可采用蒸馏法测定这些物质的含量,即在样品中加入过量的浓氢氧化钠,加热把 NH_3 蒸馏出来,随即吸收入硼酸溶液中,然后用 HCl 标准溶液滴定,反应式为:

$$NH_4^+ + OH^- \!=\!=\!= NH_3 \uparrow + H_2O$$

$$NH_3 + H_3BO_3 \!=\!=\!= NH_4BO_2 + H_2O$$

$$NH_4BO_2 + HCl + H_2O \!=\!=\!= NH_4Cl + H_3BO_3$$

H_3BO_3 的酸性极弱,过量也不影响滴定,故所用 H_3BO_3 溶液不需定量,它只起吸收 NH_3 的作用。反应达计量点时,溶液的 pH 约为 5,用甲基红或溴甲酚绿与甲基红的混合物为指示剂。反应过程中,1 mol 的 HCl 相当于 1 mol 的 N,含量可用下式计算:

$$w_N = \frac{c(HCl) \cdot V(HCl) \cdot M(N)}{m} \times 100\%$$

式中,m 为所取含氮物质的量(g),$c(HCl)$ 和 $V(HCl)$ 分别为 HCl 标准溶液的浓度 $(mol \cdot L^{-1})$ 和体积(L),$M(N)$ 为氮的摩尔质量$(g \cdot mol^{-1})$。

如果要测定血浆蛋白质等有机含氮化合物的总含氮量,应先加浓 H_2SO_4 和催化剂 $CuSO_4$ 于样品中,并加热消化分解,使含氮有机化合物中的氮原子转化成 NH_4^+,然后加入 NaOH 把 NH_3 蒸馏出来,以测定含氮量。这一方法称为基那达(Kjeldahl)定氮,在生物化学和食品分析中常用。

第三节　氧化还原滴定法

氧化还原滴定法(oxidation-reduction titration)是以氧化还原反应为基础的滴定分析方法。用氧化剂或还原剂标准溶液分别测定还原性物质或氧化性物质的含量,也可以间接测定一些能与氧化剂或还原剂发生定量反应的物质的含量。但并不是所有的氧化还原反应都可作滴定分析。作为氧化还原滴定反应,必须满足如下要求:

(1)氧化还原反应必须有较快的反应速度。由于氧化还原反应是电子转移反应,所以反应速度较慢。为了使滴定反应顺利进行,可采取增加反应物的浓度、升高反应温度、加入催化剂等方法增加反应速度。

(2)被滴定的物质必须处于适合滴定的氧化态或还原态。如测定 Mn^{2+} 浓度时,很难找到适宜的氧化剂作标准溶液直接滴定。常用的方法是在酸性溶液中且有 Ag^+ 存在的条件下,用过量的 $(NH_4)_2S_2O_8$ 将 Mn^{2+} 氧化成 MnO_4^-,然后加热除去多余的$(NH_4)_2S_2O_8$,再用适宜的还原剂如$(NH_4)_2Fe(SO_4)_2$标准溶液滴定MnO_4^-。

(3)氧化还原滴定反应必须定量进行,而且平衡常数要足够大。通常平衡常数$K \geqslant 10^8$的氧化还原反应才能用于滴定分析。若两个电对的标准电极电势相差不够大时,也可通过改变氧化剂或还原剂的浓度,或者调整有H^+参加反应的溶液酸度,以使两个半反应的电极电势差值增大,从而使滴定反应进行完全。

(4)氧化还原滴定反应必须有适当的指示剂指示滴定终点。在氧化还原滴定中,有些常用的滴定剂如$KMnO_4$,I_2溶液自身的颜色变化即可作为指示剂;有些氧化还原滴定需要加入指示剂,这些指示剂是一些复杂有机化合物,它们本身通常也是弱的氧化剂或还原剂,而且其氧化态、还原态具有不同的颜色,它们在计量点附近可以与滴定剂发生氧化还原反应,导致指示剂的颜色改变,从而指示滴定终点。

氧化还原滴定法根据所用的氧化剂标准溶液的不同,可分为高锰酸钾滴定法、碘量法、重铬酸钾法、溴酸钾法、铈量法。本节只讨论前两种方法。

一、高锰酸钾法

高锰酸钾法是用强氧化剂$KMnO_4$作为标准溶液进行滴定的氧化还原法。在酸性溶液中与还原剂作用,其半反应为:
$$MnO_4^- + 8H^+ + 5e \Longrightarrow Mn^{2+} + 4H_2O \qquad \varphi^\ominus = +1.507 \text{ V}$$
$KMnO_4$水溶液呈紫红色,只有MnO_4^-的浓度达到2.0×10^{-6} $mol \cdot L^{-1}$时才能显示其鲜明的颜色,而还原产物为Mn^{2+},在低浓度时几乎无色。因此,可利用计量点后微量的MnO_4^-本身的颜色(淡红色)指示终点的到达。

在弱酸性、中性或碱性溶液中与还原剂作用,则会生成褐色的MnO_2沉淀,妨碍终点观察,因此不能用作滴定分析。

在酸性溶液中的反应常用H_2SO_4酸化而不能用HNO_3和HCl,因为HNO_3有氧化性,可能与被测物质反应;HCl有还原性,可能与MnO_4^-反应。被测溶液的适宜酸度为$0.5 \sim 1$ $mol \cdot L^{-1}$。如酸的浓度过高,会引起$KMnO_4$的分解:
$$4MnO_4^- + 12H^+ \Longrightarrow 4Mn^{2+} + 5O_2 \uparrow + 6H_2O$$
用$KMnO_4$溶液作氧化剂,根据被测物质的性质,可采用直接滴定法测定还原性物质的浓度,也可用间接滴定法测定。间接滴定法是指先将一定量过量的还原剂标准溶液加入到被测定的氧化性物质中,待反应完毕后,再由$KMnO_4$标准溶液返滴定剩余量的还原剂标准溶液。

(一)高锰酸钾标准溶液的配制

市售的$KMnO_4$在制备和储存过程中,常会产生少量的二氧化锰和其他杂质,因此不能用直接法配制标准溶液。另外,蒸馏水中常常含有微量的还原性物质,能使初配的高锰酸钾溶液的浓度发生变化。因此,配制高锰酸钾标准溶液应注意以下几点:

(1)称取稍高于理论量的$KMnO_4$,溶解在规定体积的水中,如配制

$0.02 \text{ mol} \cdot L^{-1} KMnO_4$ 溶液 1 L，一般称取固体 $KMnO_4$ 3.1～3.5 g。

（2）配制的 $KMnO_4$ 溶液必须加热近沸，并保持微沸约 1h，然后放置 2～3 天，使各种还原性物质完全氧化。

（3）用微孔玻璃漏斗过滤除去 MnO_2 沉淀。

（4）为了避免光对 $KMnO_4$ 溶液的催化分解，配制好的 $KMnO_4$ 标准溶液应储存在棕色瓶中，放置于暗处。

（二）高锰酸钾标准溶液的标定

标定高锰酸钾标准溶液常用的一级标准物质有草酸（$H_2C_2O_4 \cdot 2H_2O$）、草酸钠（$Na_2C_2O_4$）、三氧化二砷（As_2O_3）等。$Na_2C_2O_4$ 不含结晶水，无吸水性，受热稳定，易提纯，是常用的一级标准物质。

在 H_2SO_4 溶液中，$KMnO_4$ 和 $Na_2C_2O_4$ 的反应为：

$$2KMnO_4 + 5Na_2C_2O_4 + 8H_2SO_4 = 2MnSO_4 + 5Na_2SO_4 + 2K_2SO_4 + 10CO_2\uparrow + 8H_2O$$

或　　　　$2MnO_4^- + 5C_2O_4^{2-} + 16H^+ = 2Mn^{2+} + 10CO_2\uparrow + 8H_2O$

这个反应尽管有极高的平衡常数，但在常温下反应开始时速度很慢。为了加速反应，须将 $Na_2C_2O_4$ 溶液预热至 70～80 ℃，并在滴定过程中保持溶液温度不低于 60 ℃。若溶液温度高于 90 ℃，在酸性溶液中草酸可能部分分解：

$$H_2C_2O_4 = CO_2\uparrow + CO\uparrow + H_2O$$

滴定反应开始后，溶液中产生少量 Mn^{2+}，Mn^{2+} 能催化高锰酸钾与草酸的反应，使反应速度大大加快。这种因反应产物引起的催化作用，称为自动催化。用 $KMnO_4$ 溶液滴定，至溶液呈微红色并在 30 s 内不褪色，即达终点。由于空气中的还原性物质能与 $KMnO_4$ 反应，故滴定反应的微红色常不能持久。

反应达计量点时，有如下关系：

$$\frac{1}{2}n(KMnO_4) = \frac{1}{5}n(Na_2C_2O_4)$$

$$\frac{1}{2}c(KMnO_4) \cdot V(KMnO_4) = \frac{1}{5} \cdot \frac{m(Na_2C_2O_4)}{M(Na_2C_2O_4)}$$

$$c(KMnO_4) = \frac{2\, m(Na_2C_2O_4)}{5M(Na_2C_2O_4) \cdot V(KMnO_4)}$$

式中，$c(KMnO_4)$ 是 $KMnO_4$ 溶液的浓度（$mol \cdot L^{-1}$），$V(KMnO_4)$ 为滴定消耗 $KMnO_4$ 标准溶液的体积（L），$m(Na_2C_2O_4)$ 为称取 $Na_2C_2O_4$ 的质量（g），$M(Na_2C_2O_4)$ 为 $Na_2C_2O_4$ 的摩尔质量（$g \cdot mol^{-1}$）。

（三）高锰酸钾法的应用

应用 $KMnO_4$ 标准溶液作滴定剂，在酸性溶液中可直接测定一些还原性物质，如亚铁盐、亚砷酸盐、亚硝酸盐、过氧化物及草酸等。有些氧化性物质如 MnO_2，PbO_2，ClO_3^- 等，虽不能用 $KMnO_4$ 直接滴定，但可利用反滴定法测定，如在含 MnO_2 的硫酸溶液中，加入过量的 $Na_2C_2O_4$ 标准溶液，待反应完毕后，再用 $KMnO_4$ 标准溶液反滴剩余的 $Na_2C_2O_4$，算出 MnO_2 的含量。有些非氧化性物质，虽不能用 $KMnO_4$ 标准溶液直接滴定或返滴定，但可用间接滴定法进行测定。如钙盐中钙含量的测定：将样品处理成溶液，使 Ca^{2+} 进入溶液中，然后利用 Ca^{2+} 和 $C_2O_4^{2-}$ 生成

CaC_2O_4 沉淀,过滤、洗涤后,再溶于稀 H_2SO_4 溶液中,用 $KMnO_4$ 标准溶液滴定,然后计算其含量。因此高锰酸钾法应用广泛。

1.过氧化氢的测定

市售双氧水(H_2O_2)的质量分数约为 30%,浓度较大,须经适当稀释后方可滴定。由于 H_2O_2 易受热分解,滴定反应在室温下进行。滴定反应为:

$$2MnO_4^- + 5H_2O_2 + 6H^+ \longrightarrow 5O_2 \uparrow + 2Mn^{2+} + 8H_2O$$

反应达到计量点时,有如下关系:

$$\frac{1}{2}n(KMnO_4) = \frac{1}{5}n(H_2O_2)$$

$$\frac{1}{2}c(KMnO_4) \cdot V(KMnO_4) = \frac{1}{5}c(H_2O_2) \cdot V(H_2O_2)$$

$$c(H_2O_2) = \frac{5c(KMnO_4) \cdot V(KMnO_4)}{2V(H_2O_2)}$$

式中,$c(KMnO_4)$ 和 $c(H_2O_2)$ 分别为 $KMnO_4$ 标准溶液和待测 H_2O_2 溶液的浓度（$mol \cdot L^{-1}$）;$V(KMnO_4)$ 为消耗的 $KMnO_4$ 标准溶液的体积（L）,$V(H_2O_2)$ 为量取的 H_2O_2 溶液体积（L）。

2.硫酸亚铁的测定

$FeSO_4$ 中 Fe^{2+} 易被空气氧化,高温时更甚,故滴定要快,且应在常温下进行。Fe^{3+} 呈浅黄色,对终点观察稍有妨碍,可加入适量的磷酸与 Fe^{3+} 配合成无色的 $[FeHPO_4]^+$,以利于滴定反应进行完全。利用 $KMnO_4$ 作自指示剂,终点鲜明敏锐,当然加入 $Fe(II)$一邻二氮菲指示剂,终点更易观察。

在 H_2SO_4 酸性溶液中,$KMnO_4$ 标准溶液滴定 $FeSO_4$ 按下式反应进行:

$$MnO_4^- + 5Fe^{2+} + 8H^+ \longrightarrow Mn^{2+} + 5Fe^{3+} + 4H_2O$$

根据反应,在达到计量点时有如下关系:

$$n(KMnO_4) = \frac{1}{5}n(FeSO_4)$$

$$c(KMnO_4) \cdot V(KMnO_4) = \frac{1}{5}c(FeSO_4) \cdot V(FeSO_4)$$

$$c(FeSO_4) = \frac{5c(KMnO_4) \cdot V(KMnO_4)}{V(FeSO_4)}$$

式中,$c(KMnO_4)$ 和 $c(FeSO_4)$ 分别为 $KMnO_4$ 标准溶液和 $FeSO_4$ 待测溶液的浓度（$mol \cdot L^{-1}$）;$V(KMnO_4)$ 和 $V(FeSO_4)$ 分别为 $KMnO_4$ 标准溶液滴定时消耗的体积和待测溶液 $FeSO_4$ 溶液的体积（L）。

本法只适用于测定亚铁盐原料,不适于制剂。因为 MnO_4^- 对糖浆、淀粉等也有氧化作用,使测定结果偏高,所以测定片剂、糖浆制品等要用铈量法。

二、碘量法

碘量法是以碘作氧化剂或以碘化物作还原剂进行氧化还原测定的方法,其半反应式为：

$$I_2 + 2e \rightleftharpoons 2I^- \qquad \varphi^{\ominus} = +0.535 \text{ V}$$

由 $\varphi^{\ominus}$ 值可以看出，I_2 是中等强度的氧化剂，能与较强的还原剂作用；I^- 是中等强度的还原剂，能与一般强度的氧化剂作用。因此，碘量法分直接碘量法和间接碘量法。

1. 直接碘量法

直接碘量法只适用于测定其标准电极电势比 $\varphi^{\ominus}_{I_2/I^-}$ 低的还原性物质。此方法须在酸性、中性或在弱碱性溶液中进行，若溶液的 pH>9 时，发生下列副反应：

$$3I_2 + 6OH^- = IO_3^- + 5I^- + 3H_2O$$

2. 间接碘量法

对于标准电极电势比 $\varphi^{\ominus}_{I_2/I^-}$ 高的氧化性物质，在一定条件下加入过量的 KI，将 I^- 氧化成 I_2，然后用 $Na_2S_2O_3$ 标准溶液滴定生成的 I_2，这种方法称为间接碘量法（或滴定碘法），其反应式为：

$$I_2 + 2S_2O_3^{2-} = 2I^- + S_4O_6^{2-}$$

此法须在中性或弱酸性溶液中进行。在碱性溶液中发生下列副反应：

$$S_2O_3^{2-} + 4I_2 + 10OH^- = 2SO_4^{2-} + 8I^- + 5H_2O$$

在强酸性溶液中，$Na_2S_2O_3$ 分解，I^- 可被空气中的氧气氧化：

$$S_2O_3^{2-} + 2H^+ = SO_2\uparrow + S\downarrow + H_2O$$

$$4I^- + 4H^+ + O_2 = 2I_2 + 2H_2O$$

碘量法的终点用淀粉来确定。淀粉与碘作用形成蓝色配合物，灵敏度极高，即使在 10^{-5} mol·L^{-1} 的 I_2 溶液中亦能看出。温度升高可使指示剂的灵敏度降低，若有醇类存在也能降低其灵敏度，在 50% 以上的乙醇溶液中便无蓝色出现，小于 50% 时则无影响。直链淀粉遇碘变蓝必须有 I^- 存在，并且 I^- 浓度愈高显示的灵敏度愈高。在使用淀粉作指示剂时，还应注意溶液的酸度：在酸性溶液中灵敏，若溶液的 pH<2，则淀粉易水解成糊精，遇 I_2 显红色；若溶液的 pH>9，则因 I_2 生成 IO^- 而不显蓝色。在间接碘量法中，当滴定近终点时，即溶液呈浅黄色时，再加入淀粉指示剂。因为当碘的浓度高时，可被淀粉牢固地吸附而不易与 $Na_2S_2O_3$ 作用，致使终点迟钝。在直接碘量法中，I_2 自身亦可作指示剂。I^- 无色，但其氧化态 I_2 的浓度只要达到 2.5×10^{-5} mol·L^{-1} 时，即可观察到明显的黄色，以此可作为滴定终点。淀粉应当用新配制的，若放置太久，则与 I_2 形成的配合物为紫色或红色，这种配合物在用 $Na_2S_2O_3$ 滴定时，褪色慢，终点不敏锐。由于 I_2 有挥发性，滴定应在冷溶液中和带有玻璃塞的碘量瓶中进行。

（一）碘标准溶液的配制和标定

用升华法制得碘，可直接配制标准溶液。但由于碘具有挥发性和腐蚀性，不宜在分析天平上称量。通常先配制成近似浓度的碘溶液，然后进行标定。

I_2 在水中溶解度很小（25 ℃为 1.18×10^{-3} mol·L^{-1}），但它能溶解在浓的 KI 溶液里，使 I_2 与 KI 形成 KI_3 配合物，增加 I_2 的溶解度，并降低 I_2 的挥发性。滴定时，按下列逆反应的方向释出 I_2：

$$I_2 + I^- \rightleftharpoons I_3^- \qquad \varphi_{I_2/I^-}^{\ominus} = +0.535 \text{ V}$$

配成的 I_2 溶液,既可用 $Na_2S_2O_3$ 标准溶液标定,也可用一级标准物质 As_2O_3 标定。 As_2O_3 难溶于水,但易溶于碱性溶液(NaOH 溶液)并生成亚砷酸盐:

$$As_2O_3 + 6OH^- \rightleftharpoons 2AsO_3^{3-} + 3H_2O$$

AsO_3^{3-} 与 I_2 的反应式为:

$$AsO_3^{3-} + I_2 + H_2O \rightleftharpoons 2I^- + 2H^+ + AsO_4^{3-} \qquad \varphi_{AsO_4^{3-}/AsO_3^{3-}}^{\ominus} = +0.559 \text{ V}$$

则反应的标准电动势为:

$$E^{\ominus} = \varphi_{I_2/I^-}^{\ominus} - \varphi_{AsO_4^{3-}/AsO_3^{3-}}^{\ominus} = +0.535 - 0.559 = -0.024(\text{V})$$

因 $E^{\ominus} < 0$,说明标准状态下,I_2 氧化 AsO_3^{3-} 成 AsO_4^{3-} 的反应不能自发进行,而逆反应则能自发进行。由于两个电对的标准电极电势相差很小,因此可减小 H^+ 浓度以增大 E 值,使反应能正向进行。通常加入 $NaHCO_3$,使溶液的 pH 维持在 8 左右,这样可使得标定 I_2 的反应向右进行。pH 更高时,I_2 会发生歧化反应。

滴定总反应为:

$$2I_2 + As_2O_3 + 6OH^- \rightleftharpoons 4I^- + 4H^+ + 2AsO_4^{3-} + H_2O$$

达反应计量点时,有下列关系式:

$$\frac{1}{2}n(I_2) = n(As_2O_3)$$

$$\frac{1}{2}c(I_2) \cdot V(I_2) = \frac{m(As_2O_3)}{M(As_2O_3)}$$

$$c(I_2) = \frac{2\, m(As_2O_3)}{M(As_2O_3) \cdot V(I_2)}$$

式中:$m(As_2O_3)$ 和 $M(As_2O_3)$ 分别为 As_2O_3 的质量(g)和摩尔质量($g \cdot mol^{-1}$), $V(I_2)$ 为碘溶液体积(L)。

(二)硫代硫酸钠标准溶液的配制和标定

结晶硫代硫酸钠 $Na_2S_2O_3 \cdot 5H_2O$,一般均含有 S,Na_2CO_3,Na_2SO_3 及 Na_2SO_4 等杂质,且易风化、潮解,不能用直接法配制标准溶液。$Na_2S_2O_3$ 水溶液不稳定,其分解原因有:

1. 与溶解在水中的 CO_2 作用

$Na_2S_2O_3$ 溶液在中性或碱性溶液中(pH = 9~10)较稳定,若溶液的 pH < 4.6 时不稳定。当溶液中含有 CO_2 时,会使 $Na_2S_2O_3$ 分解生成 SO_3^{2-},从而使浓度发生变化:

$$S_2O_3^{2-} + CO_2 + H_2O \rightleftharpoons HCO_3^- + HSO_3^- + S\downarrow$$

这个分解一般在配制成溶液的最初 10 天内进行。

2. 与溶解在水中的 O_2 作用

由于氧化作用,产生不具有还原性的 SO_4^{2-},并且析出 S,这样就使 $Na_2S_2O_3$ 对 I_2 滴定的结果偏高。

$$2S_2O_3^{2-} + O_2 \rightleftharpoons 2SO_4^{2-} + 2S\downarrow$$

3.微生物的作用

$$Na_2S_2O_3 \xrightarrow{\text{微生物}} Na_2SO_3 + S\downarrow$$

水中的微生物(嗜硫菌)能分解 $Na_2S_2O_3$,降低溶液的浓度。为了避免微生物的分解,可加少量 HgI_2。

因此配制 $Na_2S_2O_3$ 标准溶液时,为了减少溶解在水中的 CO_2 和杀死水中的微生物,应用新煮沸的冷蒸馏水配制溶液,加入少量 Na_2CO_3(约 0.02%)作稳定剂,并且将溶液放在棕色瓶中,放置于暗处,使 pH 保持在 $9\sim10$,放置 $8\sim14$ 天后进行标定。

标定 $Na_2S_2O_3$ 标准溶液可用 I_2 标准溶液或一级标准物质。常用的一级标准物质为 $K_2Cr_2O_7$,KIO_3 等。在酸性溶液中,$K_2Cr_2O_7$ 与 KI 作用析出等物质的量的 I_2,析出的 I_2 用 $Na_2S_2O_3$ 溶液滴定,反应式为:

$$Cr_2O_7^{2-} + 6I^- + 14H^+ \Longrightarrow 2Cr^{3+} + 3I_2\downarrow + 7H_2O$$
$$I_2 + 2S_2O_3^{2-} \Longrightarrow 2I^- + S_4O_6^{2-}$$

反应达计量点时,根据反应有下列关系:

因为
$$n(K_2Cr_2O_7) = \frac{1}{3}n(I_2)$$

$$n(I_2) = \frac{1}{2}n(Na_2S_2O_3)$$

所以
$$n(K_2Cr_2O_7) = \frac{1}{6}n(Na_2S_2O_3)$$

$$c(Na_2S_2O_3) = \frac{6\,m(K_2Cr_2O_7)}{M(K_2Cr_2O_7)\cdot V(Na_2S_2O_3)}$$

式中,$m(K_2Cr_2O_7)$ 和 $M(K_2Cr_2O_7)$ 分别为 $K_2Cr_2O_7$ 的质量(g)和摩尔质量($g\cdot mol^{-1}$),$V(Na_2S_2O_3)$ 为滴定消耗的 $Na_2S_2O_3$ 的体积(L)。

(三)碘量法的应用

1.用直接碘量法测定维生素 C 的含量

维生素 C($C_6H_8O_6$)即抗坏血酸(ascorbic acid),有较强的还原性,能被碘定量氧化成脱氢抗坏血酸($C_6H_6O_6$):

从上式看出,在碱性条件下,有利于反应向右进行。但维生素 C 的还原性很强,在碱性溶液中易被空气氧化,所以在滴定时加入一定量的 HAc 使溶液保持一定程度的酸性,以减少维生素 C 受 I_2 以外的氧化剂作用的影响。

反应达计量点时,有下列关系:
$$n(I_2) = n(C_6H_8O_6)$$
$$c(C_6H_8O_6)\cdot V(C_6H_8O_6) = c(I_2)\cdot V(I_2)$$

维生素 C 的含量计算公式为:

$$w_{C_6 H_8 O_6} = \frac{c(I_2) \cdot V(I_2) \cdot M(C_6 H_8 O_6)}{m} \times 100\%$$

式中,$c(I_2)$ 为碘标准溶液的浓度$(mol \cdot L^{-1})$,$V(I_2)$ 为滴定维生素 C 所消耗的体积 (L),$M(C_6 H_8 O_6)$ 为维生素 C 的摩尔质量$(g \cdot mol^{-1})$,m 为被测定的维生素 C 的质量(g)。

2. 用间接碘量法测定次氯酸钠的含量

次氯酸钠$(NaClO)$又称安福民$(antiformin)$,是一种杀菌剂,在酸性溶液中能将 I^- 氧化成 I_2,然后用 $Na_2 S_2 O_3$ 标准溶液滴定析出的 I_2,有关反应为:

$$NaClO + 2HCl === Cl_2 \uparrow + NaCl + H_2 O$$
$$Cl_2 + 2KI === I_2 \downarrow + 2KCl$$
$$I_2 + 2Na_2 S_2 O_3 === 2NaI + Na_2 S_4 O_6$$

根据反应式,反应达计量点时,各反应物物质的量间有如下的关系:

因为
$$n(NaClO) = n(Cl_2) = n(I_2) = n(2Na_2 S_2 O_3)$$

所以
$$n(NaClO) = \frac{1}{2} n(Na_2 S_2 O_3)$$

$$c(NaClO) \cdot V(NaClO) = \frac{1}{2} c(Na_2 S_2 O_3) \cdot V(Na_2 S_2 O_3)$$

次氯酸钠含量的计算公式为:

$$w_{NaClO} = \frac{c(Na_2 S_2 O_3) \cdot V(Na_2 S_2 O_3) \cdot M(NaClO)}{2m} \times 100\%$$

式中,$c(Na_2 S_2 O_3)$ 为 $Na_2 S_2 O_3$ 标准溶液的浓度$(mol \cdot L^{-1})$,$V(Na_2 S_2 O_3)$ 为滴定时消耗标准溶液 $Na_2 S_2 O_3$ 的体积(L),$M(NaClO)$ 为次氯酸钠的摩尔质量 $(g \cdot mol^{-1})$,m 为被测定次氯酸钠的质量(g)。

第四节　配位滴定法

配位滴定法$(coordination\ titration)$是以形成配位化合物为基础的滴定分析方法,例如 $AgNO_3$ 标准溶液滴定氰化物时,反应如下:

$$Ag^+ + 2CN^- \rightleftharpoons [Ag(CN)_2]^-$$

当滴定到计量点时,稍过量的 Ag^+ 就与$[Ag(CN)_2]^-$结合形成 $Ag[Ag(CN)_2]$沉淀,使溶液变浑浊,从而指示终点。能够用于配位滴定的配位反应,必须具备下列条件:

(1)配位滴定反应要进行完全,生成的配合物要相当稳定,否则滴定终点不明显。

(2)配位滴定反应要按一定反应式定量地进行,即金属离子和配合剂的比例要恒定,这是定量计算的基础。

(3)配位滴定反应的速度要快。

(4)要有适当的指示剂确定滴定终点。

　　能形成无机配合物的反应很多,但能用于配位滴定的反应是很少的。随着生产的不断发展和科学技术水平的提高,有机配合剂在分析化学中得到了广泛的应用,从而使配位滴定法得到了迅速发展。目前常用的有机配合剂是乙二胺四乙酸(ethylene diamine tetraacetic acid,简称 EDTA)等氨羧配合剂。以 EDTA 为标准溶液的配位滴定法,称为 EDTA 滴定法。

一、EDTA 水溶液的平衡

EDTA 的结构为:

$$HOOC—H_2C \diagdown \underset{HOOC—H_2C \diagup}{N}—CH_2—CH_2—\underset{\diagdown CH_2—COOH}{N}\diagup CH_2—COOH$$

　　常用 H_4Y 表示。研究结果表明,在水溶液中,H_4Y 两个羧基上的 H^+ 转移到两个 N 原子上,形成两极离子,其结构为:

$$HOOC—H_2C \diagdown \underset{\overset{+}{NH}}{}—CH_2—CH_2—\underset{\overset{+}{NH}}{}\diagup CH_2—COO^- \\ {}^-OOC—H_2C \diagup \qquad\qquad\qquad \diagdown CH_2—COOH$$

EDTA 在水中的溶解度很小,其钠盐(以 $Na_2H_2Y \cdot 2H_2O$ 表示)的溶解度较大,22 ℃时每 100 mL 水中可溶解 11.1 g,其饱和水溶液的浓度约为 0.3 mol·L^{-1},pH 约为 4.42。

　　当溶液 pH<2 时,H_4Y 可再接受两个 H^+,形成 H_6Y^{2+},因而 EDTA 就相当于六元酸,有六个离解常数:

$$H_6Y^{2+} \Longrightarrow H_5Y^+ + H^+ \qquad K_{a_1} = 1.36 \times 10^{-1}$$
$$H_5Y^+ \Longrightarrow H_4Y + H^+ \qquad K_{a_2} = 2.5 \times 10^{-2}$$
$$H_4Y \Longrightarrow H_3Y^- + H^+ \qquad K_{a_3} = 1.0 \times 10^{-2}$$
$$H_3Y^- \Longrightarrow H_2Y^{2-} + H^+ \qquad K_{a_4} = 2.16 \times 10^{-3}$$
$$H_2Y^{2-} \Longrightarrow HY^{3-} + H^+ \qquad K_{a_5} = 6.92 \times 10^{-7}$$
$$HY^{3-} \Longrightarrow Y^{4-} + H^+ \qquad K_{a_6} = 5.52 \times 10^{-11}$$

　　在任一水溶液中,EDTA 总是以 H_6Y^{2+},H_5Y^+,H_4Y,H_3Y^-,H_2Y^{2-},HY^{3-},Y^{4-} 七种形式存在,改变溶液的 pH,上述平衡发生移动,各种 EDTA 存在形式的浓度比发生改变。图 10-8 为不同 pH 时 EDTA 七种形式所占分数的变化情况。

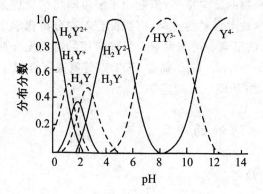

图 10-8　EDTA 七种存在形式的分布图

二、EDTA 配合物的稳定性

EDTA 滴定反应的特点是：

（1）EDTA 与大多数金属离子形成配位比为 1：1 的配合物，反应为：

$$Y^{4-} + M^{2+} \rightleftharpoons MY^{2-}$$

$$Y^{4-} + M^{3+} \rightleftharpoons MY^{-}$$

$$Y^{4-} + M^{4+} \rightleftharpoons MY$$

即一个 EDTA 离子总是与一个金属离子起反应，略去电荷，反应可表示为：

$$Y + M \rightleftharpoons MY$$

（2）形成的 EDTA 配合物 MY 易溶于水。

（3）形成的 EDTA 配合物 MY 十分稳定。

EDTA 与金属离子所形成配合物的稳定性，可通过它们的稳定常数（形成常数）或不稳定常数（离解常数）反映出来。例如，Ca^{2+} 与 EDTA 的反应为：

$$Ca^{2+} + Y^{4-} \rightleftharpoons CaY^{2-}$$

当配位滴定反应达平衡时：

$$K_{稳} = \frac{[CaY^{2-}]}{[Ca^{2+}][Y^{4-}]} = 4.49 \times 10^{10}$$

$$\lg K_{稳} = 10.65$$

反应通式为：

$$M + Y \rightleftharpoons MY$$

$$K_{MY} = \frac{[MY]}{[M][Y]}$$

K_{MY} 或 $\lg K_{MY}$ 越大，形成的配合物越稳定。常见的 EDTA 配合物的 $\lg K_{MY}$ 值列于表 10-5 中。

表 10-5   **EDTA 配合物的 lgK_{MY}值**(20 ℃,离子强度 0.1)

金属离子	螯合物	lgK_{MY}	金属离子	螯合物	lgK_{MY}
Al^{3+}	AlY^-	16.11	Pb^{2+}	PbY^{2-}	18.3
Ba^{2+}	BaY^{2-}	7.78	Mg^{2+}	MgY^{2-}	8.64
Bi^{3+}	BiY^-	22.8	Hg^{2+}	HgY^{2-}	21.8
Cd^{2+}	CdY^{2-}	16.4	Ni^{2+}	NiY^{2-}	18.56
Ca^{2+}	CaY^{2-}	10.69	Ag^+	AgY^{3-}	7.32
Co^{2+}	CoY^{2-}	16.31	Sr^{2+}	SrY^{2-}	8.6
Cu^{2+}	CuY^{2-}	18.7	Sn^{2+}	SnY^{2-}	22.1
Fe^{2+}	FeY^{2-}	14.33	Zn^{2+}	ZnY^{2-}	16.4
Fe^{3+}	FeY^-	24.23	Mn^{2+}	MnY^{2-}	13.8

在配位滴定中,M 和 Y 的反应称为主反应,当有其他配合剂存在和酸度不同时,还可能产生某些副反应,这些副反应都会影响 EDTA 配合物的稳定性。

(一)酸度的影响

溶液中 MY 的稳定性除取决于 K_{MY}(lgK_{MY})的大小外,还与溶液的酸度有关。在 EDTA 滴定中,由于 Y^{4-} 能与金属离子起作用,所以溶液 pH 越低,Y^{4-} 与 H^+ 结合成 HY^{3-},H_2Y^{2-},H_3Y^- 等形式的可能性越大,MY 越不稳定,即酸效应越强烈。pH 增大时,酸效应减弱,但金属离子与 OH^- 结合成氢氧化物沉淀的水解效应增强,使 MY 也不稳定。所以在 EDTA 滴定中选择合适的 pH 是非常重要的。对于稳定性较低的配合物,溶液的 pH 要调高些,通过溶液中 EDTA 的离解平衡移动可使[Y]增大;而对于稳定性高的配合物,溶液的 pH 要调低些,此时[Y]虽小,但配合反应仍可进行。图 10-9 是 lgK_{MY}与 pH 的关系曲线,称 EDTA 的酸效应曲线。

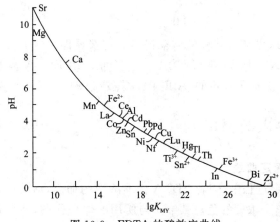

图 10-9   EDTA 的酸效应曲线

知道金属离子的 $\lg K_{MY}$ 就可从图中纵坐标上找到用 EDTA 滴定时的最低 pH。

金属离子与 EDTA 形成的配合物 $\lg K_{MY}$ 越大,滴定时的最低 pH 便越小。因此,只要控制一定的 pH,便可在几种金属离子共存的情况下滴定某种离子或进行金属离子总浓度的滴定。例如,ZnY^{2-} 的 $\lg K_{MY}$ 为 16.40,滴定时的最低 pH 为 3.9,MgY^{2-} 的 $\lg K_{MY}$ 为 8.69,滴定时的最低 pH 为 9.7。若在 Zn^{2+} 与 Mg^{2+} 的混合液中加入 NH_3-NH_4Cl 缓冲溶液,调节 pH 在 10 左右,便可用 EDTA 标准溶液滴定 Zn^{2+} 和 Mg^{2+} 的总量。若要测定混合溶液中的 Zn^{2+} 的含量,可另取一份等体积的同一样品溶液,调节溶液的 pH 在 5.8 左右,便可用 EDTA 标准溶液滴定 Zn^{2+},而 Mg^{2+} 不干扰滴定。根据两次滴定时所用 EDTA 标准溶液体积之差,还可求算出 Mg^{2+} 的含量,从而提高了滴定的选择性,省去了繁杂的分离手续。

滴定时有 H^+ 不断释出,如 $Ca^{2+} + HY^{3-} \rightleftharpoons CaY^{2-} + H^+$,为了保持合适的 pH,使反应进行完全,滴定前必须加入合适的缓冲溶液。

(二)其他配合剂的影响

溶液中若有可与金属离子配合的其他配合剂(L)存在时,将会影响 MY 的稳定性,这种现象称为配位效应(coordination effect)。ML_n 的稳定性越高,配位效应越强,在 EDTA 滴定中要注意配位效应的影响。例如,在 pH 为 5~6 时,用 EDTA 标准溶液滴定 Al^{3+} 时,溶液中不能有 F^- 存在,因 F^- 能与 Al^{3+} 形成稳定的 $[AlF_6]^{3-}$,因而影响 AlY^- 的形成。但在 pH 为 10,滴定 Zn^{2+} 时,NH_3-NH_4Cl 缓冲溶液中的 NH_3 并不影响滴定,因 $[Zn(NH_3)_4]^{2+}$ 并不十分稳定,终点时,Y^{4-} 可以从 $[Zn(NH_3)_4]^{2+}$ 中把 Zn^{2+} 夺取出来,形成更稳定的 ZnY^{2-}。

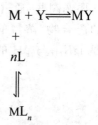

$$M + Y \rightleftharpoons MY$$
$$+$$
$$nL$$
$$\Updownarrow$$
$$ML_n$$

在某些情况下,可加入某种配体来提高滴定选择性。例如,向 Al^{3+} 与 Zn^{2+} 的混合溶液中加入 NH_4F,调节 pH 为 5~6,便可以用 EDTA 标准溶液直接滴定 Zn^{2+},而 Al^{3+} 由于形成了稳定的 $[AlF_6]^{3-}$ 被掩蔽起来,故 NH_4F 为掩蔽剂。

三、滴定终点的判断

(一)EDTA 滴定曲线

在 EDTA 滴定过程中,随着 EDTA 标准溶液的加入,溶液中金属离子浓度逐渐减小。将金属离子浓度的负对数 pM 与所用的体积作图,便可得到与酸碱滴定类似的滴定曲线。图 10-10 是 EDTA 标准溶液滴定 Ca^{2+} 的滴定曲线,突跃范围为 pM 5~8。一般认为,K_{MY} 越大,在计量点后金属离子浓度降低得越明显,即滴定曲线越高,则突跃范围越大;溶液越浓,突跃范围亦越大。

(二)金属指示剂

配位滴定的终点可用金属指示剂(metal-lochromic indicator)指示。金属指示剂是一类能与金属离子形成有色配合物的水溶性有机染料,它们必须具备下列条件:

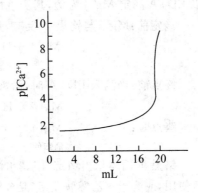

图 10-10　EDTA 滴定 Ca^{2+} 的滴定曲线
$c(EDTA)=c(Ca^{2+})=0.02\ mol \cdot L^{-1}$

(1)在滴定 pH 范围内,游离指示剂本身的颜色与其金属离子形成的配合物(以 MIn 表示)的颜色有显著的区别。

(2)金属离子与指示剂所形成的有色配合物应该足够稳定,一般要求 $K_{MIn}>10^4$。

(3)MIn 的稳定性应小于 MY 配合物的稳定性,要求 $\lg K_{MY}-\lg K_{MIn}>2$。

(4)指示剂应具有一定的选择性,即在一定条件下,只对某一种(或某几种)离子发生显色反应。

滴定前,溶液中的金属指示剂(用 In 表示)与金属离子形成有色配合物 MIn,滴定过程中,EDTA 与金属离子形成螯合物 MY。终点时,EDTA 从 MIn 中夺取金属离子,形成更稳定的 MY,In 游离出来,溶液 MIn 的颜色转变为指示剂 In 本身的颜色。即:

$$MIn+Y \Longrightarrow MY + In$$

颜色Ⅰ　　　　　　　颜色Ⅱ

常用的金属指示剂有铬黑 T、钙指示剂、二甲酚橙等。现以铬黑 T 为例,说明其变色原理。铬黑 T 属于 O,O'-二羟基偶氮类染料,简称 EBT (Enochrome black T),用符号 NaH_2In 表示。其结构为:

$$NaO_3S-\underset{NO_2}{\overset{OH}{\bigcirc}}-N=N-\overset{OH}{\bigcirc}$$

分子中酚羟基具有酸性,其阴离子在水溶液中存在下列平衡:

$$H_2In^- \underset{pK_{a_2}=6.3}{\overset{-H^+}{\Longrightarrow}} HIn^{2-} \underset{pK_{a_3}=11.6}{\overset{-H^+}{\Longrightarrow}} In^{3-}$$

紫红色　　　　　　蓝色　　　　　　橙色

pH<6　　　　　　pH=8~10　　　　　pH>12

用 EDTA 滴定金属离子,以铬黑 T 为指示剂,大多是在 pH 为 9~10.5 的 NH_3-NH_4Cl 缓冲溶液中进行,这时铬黑 T 显蓝色,与铬黑 T 和金属离子形成的配合物的红色有明显区别,终点时颜色变化明显。

铬黑 T 可用作测定 Mg^{2+},Zn^{2+},Cd^{2+},Ca^{2+},Hg^{2+} 和 Pb^{2+} 等离子的指示剂。以 EDTA 滴定 Mg^{2+} 为例,其变色情况如下:

滴定前:Mg^{2+} 与铬黑 T 反应,形成酒红色的 $MgIn^-$。

$$Mg^{2+} + HIn^{2-} \Longrightarrow MgIn^- + H^+$$
$$\quad\quad\quad\ \text{蓝色} \quad\quad\quad\ \text{酒红色}$$

终点前:当滴入 EDTA 时,溶液中游离的 Mg^{2+} 逐步被 EDTA 螯合。

$$Mg^{2+} + HY^{3-} \Longrightarrow MgY^{2-} + H^+$$

终点时:

$$MgIn^- + HY^{3-} \Longrightarrow MgY^{2-} + HIn^{2-}$$
$$\text{酒红色} \quad\quad\quad\quad\quad\quad\quad\quad\quad \text{蓝色}$$

铬黑 T 固体相当稳定,但其水溶液不稳定。它常与固体 NaCl 按 1：100 混合后使用,或溶于三乙醇胺-乙醇混合溶剂中配成溶液使用,可保存数月不变质。

四、标准溶液的配制和标定

(一)EDTA 标准溶液的配制和标定

因 EDTA 在水中溶解度小,故常用 EDTA 二钠盐($Na_2H_2Y \cdot 2H_2O$)配制成近似浓度的溶液,再用一级标准物质如分析纯的 Zn,ZnO,$ZnSO_4$,$CaCO_3$ 等以铬黑 T 作指示剂,在 pH＝10(用 NH_3-NH_4Cl 缓冲溶液调节)时进行标定。

(二)锌标准溶液的配制及标定

返滴定法中需用锌标准溶液来滴定溶液中剩余的 EDTA。锌标准溶液可用分析纯的锌粒加盐酸溶解后(或用 $ZnSO_4$)直接配制,也可配制成近似浓度的溶液,用 EDTA 标准溶液标定。

五、应用示例

(一)水的总硬度测定

水的总硬度是指水中 Ca^{2+},Mg^{2+} 的总含量。总硬度以每升水中含 Ca^{2+} 或相当量 Mg^{2+} 的毫摩尔数表示。1 L 水中含 1 mmol Ca^{2+} 或相当量 Mg^{2+} 为 1 度。测定时,加 NH_3-NH_4Cl 缓冲溶液调节 pH 约为 10,以铬黑 T 为指示剂,用 EDTA 标准溶液进行滴定。溶液中有关配合物的稳定顺序为:

$$CaY^{2-} > MgY^{2-} > MgIn^- > CaIn^-$$

滴定前: $\quad\quad\quad Mg^{2+} + HIn^{2-} \Longrightarrow MgIn^- + H^+$

终点前: $\quad\quad\quad Ca^{2+} + HY^{3-} \Longrightarrow CaY^{2-} + H^+$

$$Mg^{2+} + HY^{3-} \Longrightarrow MgY^{2-} + H^+$$

终点时：　　　$MgIn^- + HY^{3-} \rightleftharpoons MgY^{2-} + HIn^{2-}$

　　　　　　　酒红色　　　　　　　　蓝色

$$总硬度 = \frac{c(EDTA) \cdot V(EDTA)}{V_{水样}} \times 1000 (mmol \cdot L^{-1})$$

(二)铝盐的测定

常用的铝盐药物有氢氧化铝、复方氢氧化铝片、氢氧化铝凝胶等，这些药物的含量测定大多采用配位滴定法。但 Al^{3+} 与 EDTA 的配合速度太慢，不能直接滴定，必须用间接滴定法。如氢氧化铝凝胶的含量测定。

在氢氧化铝凝胶溶液中加入过量的 EDTA 标准溶液，加热煮沸，使反应完全，然后调节 pH 约为 5，以二甲酚橙 $[In_{(XO)}]$ 为指示剂，用 Zn^{2+} 标准溶液滴定剩余的 EDTA。

滴定前：　　　$Al^{3+} + H_2Y^{2-} \rightleftharpoons AlY^- + 2H^+$

终点前：　　　$Zn^{2+} + H_2Y^{2-} \rightleftharpoons ZnY^{2-} + 2H^+$

　　　　　　　　　　　　剩余量

终点时：　　　$Zn^{2+} + In_{(XO)} \rightleftharpoons ZnIn_{(XO)}$

　　　　　　　黄色　　　紫红色

氢氧化铝凝胶的含量计算公式为：

$$w_{Al_2O_3} = \left[\frac{c(EDTA) \cdot V(EDTA) - c(Zn^{2+}) \cdot V(Zn^{2+})}{2\,m_{样品}}\right] \cdot M(Al_2O_3) \times 100\%$$

式中 $c(EDTA)$ 和 $c(Zn^{2+})$ 分别为 EDTA 标准溶液和 Zn^{2+} 标准溶液的浓度 $(mol \cdot L^{-1})$，$V(EDTA)$ 和 $V(Zn^{2+})$ 分别为 EDTA 标准溶液和 Zn^{2+} 标准溶液的体积(L)，$M(Al_2O_3)$ 为 Al_2O_3 的摩尔质量 $(g \cdot mol^{-1})$，$m_{样品}$ 为所称取的氢氧化铝的质量(g)。

第五节　滴定分析结果的误差

一、误差及产生的原因

在定量分析中，由于受分析方法、测量仪器、所用试剂和分析工作者主观原因等方面的限制，使测得的结果不可能和真实值完全一致。测定值与真实值之间的差值，称为误差(error)。测定值大于真实值为正误差，反之为负误差。

根据误差的性质和产生的原因，可将误差分为系统误差和偶然误差两类。

(一)系统误差

系统误差(systematic error)也叫可定误差(determinate error)，它是由于分析时某些固定原因造成的，在同一条件下重复测定时，它会重复出现，其值的大小往往可以估计，并可以设法减小或加以校正。系统误差产生的原因主要是：

1. 方法误差

这种误差是由于分析方法本身所造成的。如在滴定分析中,因反应进行不完全、干扰离子的影响、滴定终点与计量点不相符合以及其他副反应的发生等,都会产生方法误差。

2. 仪器误差

这种误差主要是由仪器本身不够准确或未经校准引起的。如天平砝码不准、容量仪器刻度不准等,在使用过程中就会使测定结果产生误差。

3. 试剂误差

这种误差是由于试剂不纯或蒸馏水中含有微量杂质引起的。

4. 操作误差

这种误差主要是由于操作人员的主观因素,如分析者对滴定终点颜色变化的判断能力不够敏锐等所造成的。

(二)偶然误差

偶然误差也称随机误差(random error),或不可定误差(inderterminate error),它是由于偶然的原因(如测定时环境的温度、湿度和气压的微小变化、仪器的微小变化等)所引起的,其大小、正负都难以控制。偶然误差是不能通过校正的方法减小的,但可通过增加平行测定次数来减小。在消除系统误差的前提下,随着测定次数的增多,偶然误差的算术平均值将趋近于零,则多次测定结果的平均值将更接近于真实值。

在测定过程中,由于分析工作者的粗心大意或不遵守操作规则所造成的误差,如溶液溅出、加错试剂、读错刻度、记录或计算错误等,都属于过失误差。属于过失所得的数据或结果,应弃去不用。

二、误差的表示方法

(一)准确度与误差

误差的大小是衡量准确度(accuracy)高低的尺度。准确度表示测定值与真实值符合的程度。误差越小,表示分析结果的准确度越高,反之,误差越大,准确度就越低。

误差可分绝对误差(absolute error)和相对误差(relative error)。绝对误差(E)指每次测定值(x)与真实值(T)之间的差值;相对误差(RE)指绝对误差占真实值的百分率,即:

$$E = x - T \tag{10.7}$$

$$RE = \frac{E}{T} \times 100\% \tag{10.8}$$

分析结果的准确度常用相对误差表示。E 和 RE 有正负号之分,正号表示结果偏高,负号表示结果偏低。

(二)精密度与偏差

在实际工作中,为求被测组分的真实值,对同一测定必须重复多次(平行测定),得到多个测定值,用它们的平均值($\overline{x}$)代替真实值。

精密度(precision)是指在相同条件下多次测定结果相互吻合的程度,它表现了测定结果的再现性。精密度用偏差(deviation)来表示。偏差是指每次测定结果与算术平均值($\overline{x}$)之间的差值。偏差越小,说明分析结果的精密度高,反之则低。所以偏差的大小是衡量精密度高低的尺度。偏差分为绝对偏差(absolute deviation)和相对偏差(relative deviation)。绝对偏差(d)是指各测定值与算术平均值之间的差值,相对偏差(Rd)是指绝对偏差占平均值的百分率,即:

$$d = x - \overline{x} \tag{10.9}$$

$$Rd = \frac{d}{x} \times 100\% \tag{10.10}$$

在实际分析工作中,常用绝对平均偏差(absolute average deviation,$\overline{d}$)、相对平均偏差(relative average deviation,$\overline{Rd}$)和标准偏差(standard deviation,S)来表示分析结果的精密度。用公式分别表示如下:

$$\overline{d} = \frac{|d_1| + |d_2| + \cdots + |d_n|}{n} = \frac{\sum\limits_{i=1}^{n} |d_i|}{n} \tag{10.11}$$

$$\overline{Rd} = \frac{\overline{d}}{x} \times 100\% \tag{10.12}$$

$$S = \sqrt{\frac{d_1^2 + d_2^2 + \cdots + d_n^2}{n-1}} = \sqrt{\frac{\sum\limits_{i=1}^{n} d_i^2}{n-1}} \tag{10.13}$$

上式中,$|d|$表示绝对偏差的绝对值,n为测定次数。

滴定分析测定常量成分时,分析结果的相对平均偏差一般应小于 0.2%。相对标准偏差(relation standard deviation)又称变异系数(coefficient of variation,CV),用 CV 表示:

$$CV = \frac{S}{x} \times 100\% = \frac{\sqrt{\dfrac{\sum\limits_{i=1}^{n} d_i^2}{n-1}}}{x} \times 100\% \tag{10.14}$$

为了突出较大偏差的影响,使用标准偏差和相对标准偏差表示精密度更为合理。

由以上讨论知,系统误差是定量分析中误差的主要来源,它影响分析结果的准确度;偶然误差影响分析结果的精密度。精密度高,准确度不一定高;准确度高,一定要精密度好。因此,评价分析结果时,必须将系统误差和偶然误差的影响结合起来考虑,以提高分析结果的准确度。

三、提高分析结果准确度的方法

从误差产生的原因来看,只有尽可能地减小系统误差和偶然误差,才能提高分析结果的准确度。为了减少系统误差,可以仔细地操作,选用可靠的分析方法进行多次测定,取其平均值作为测定的结果。可以采用下述方法提高分析结果的准确度。

(一)对照实验

对照实验是检验系统误差最有效的方法。将已知准确含量的标准试样按照与试样同样的测定方法进行分析,其测定的含量值与已知的含量值相比较,可得分析误差,用此误差校正待测试样的测定值,就可使测定结果更接近真实值。

(二)空白实验

由试剂、蒸馏水、实验器皿和环境带入的杂质所引起的系统误差,可以通过做空白实验来消除或减小。

空白试验是在不加试样的情况下,按照试样的分析步骤和条件而进行分析的实验。得到结果称为"空白值"。从试样的分析结果中扣除空白值,就可以得到更接近于真实含量的分析结果。"空白值"不应过大,否则,应提纯试剂和蒸馏水,或改换适当的器皿等。

(三)校准仪器

由于仪器不准而引起的系统误差,可通过校准仪器来消除或减小。在精确的分析中,砝码、滴定管和移液管等必须进行校准,并采用校正值计算结果。当允许的相对误差大于1%时,一般可不校准仪器。

(四)减小测量误差

为了保证分析结果的准确度,必须尽量减小各步的测量误差。在称量步骤中要设法减小称量误差。一般分析天平的称量误差为±0.0001 g,用减重法称量两次,可能引起的最大误差是±0.0002 g,为了使称量的相对误差小于0.1%,取样量就不能小于0.2 g。在滴定步骤中要设法减小滴定管读数误差。一般滴定管读数可有±0.01 mL 的误差,一次滴定需要读两次数,可能造成的最大误差是±0.02 mL。为了使滴定的相对误差小于0.1%,消耗滴定剂的体积就必须在20 mL以上,最好在30 mL 左右。

应用与拓展案例

案例 10-1　细胞内液 pH 的测定

细胞和细胞器内的许多重要生理过程都与 pH 密切相关。正常生理条件下,细胞外液的 pH 约为 7.40,细胞内液 pH 为 6.8~7.0,其变化幅度一般为 0.1~0.2个 pH 单位。酸性或碱性过强会导致心、肺或神经病变,严重时甚至会有生命危险。因此,pH 的精确测定对化学生物学研究十分重要。一般测定 pH 通常使用玻璃电极,但由于存在电化学干扰、可能的机械损伤等缺陷而不适于活体 pH 检测。此外,玻璃电极也不适于极端 pH 的测量。这时,可利用一些有机化合物的荧光或吸光性质随 pH 变化的特性来指示目标介质中酸碱性的改变。这种基于光学信号变化而建立的 pH 测定方法,可弥补玻璃电极存在的不足,并得到了长足的发展。

利用荧光探针可定量测定细胞内液 pH 及 Ca^{2+} 浓度,是研究活细胞的重要技术手段。其基本原理是:用荧光探针标记样本中的 Ca^{2+} 及 H^+,根据样本中的荧光探针单色光源特性发出单色光,诱发出荧光;然后根据传感器检测到的荧光特性,分析样本中的 Ca^{2+} 及 H^+ 浓度。经过 20 多年的不断创新,美国 C&L Instruments 公司推出了当今世界上最先进、性价比最好的荧光光度测定系统。该系统配备有激光扫描共聚焦显微镜,能够定量测定活细胞内 pH 及 Ca^{2+} 等离子含量,并具有动态/静态分析的特点,还可在不用显微镜的情况下进行细胞或组织定量荧光测定。

案例 10-2　化学分析与环境检测

环境监测技术可分为化学、物理监测技术和生物监测技术两个方面。对环境试样(大气、水体、土壤等)污染物的监测,目前用得最多的是各种化学方法和物理方法,尤其是分析化学的方法和手段,例如容量分析、重量分析、光化学分析、电化学分析和色谱分析等。其中,容量分析的特点是操作简便、迅速,结果准确,费用低,在环境监测中有广泛的应用。例如,在测定水质的酸碱度、水中溶解氧、化学需氧量、生化需氧量、挥发酚、氰化物、氯化物、氟化物等方面,均取得了较好的效果。

水样的采集是水质监测的关键性环节。废水采样点通常设在厂、矿的总排污口处。如果是评价污水处理设施,要在设施前后都布设采样点。当废水中的组分与浓度随时间变化不大时,可选用瞬时采样法;反之则采用平均水样。所谓平均水样是在一定时间间隔内分别采取性质稳定的污染物的混合物,即为平均水样。对性质不稳定的污染物,可分别取样、分别测定,然后取其平均值。

各种水质的水样,从采集到分析这段时间内,由于物理、化学和生物的作用,可能发生各种变化。而水样的保存时间与水质性质、分析项目、酸度、贮存容器和存放时的温度等多种因素有关。其基本要求是:减缓生物作用,减缓化合物的水解或氧化还原作用,低温保存以降低细菌活性或化学反应速率。

评价废水试样中有机物污染程度的综合指标有:溶解氧(DO)、化学需氧量(COD)、生化需氧量(BOD)、总需氧量(TOD)和总有机碳(TOC)等。下面简要介绍溶解氧的测定方法。

水体与大气交换或经化学、生物化学反应后溶于水中的氧称为溶解氧。水中溶解氧含量与空气中氧的分压有关,其溶解度随水温的升高及水中含盐量的增加而降低。水体受污染时其溶解氧含量逐渐减少,因此,水中溶解氧的浓度是水体污染程度的重要指标之一。地表水要求溶解氧量不能低于 $4\ mg \cdot L^{-1}$。

测定水中的溶解氧常用碘量法。其原理是:在碱性介质中溶解氧能将 Mn^{2+} 氧化成高价态 $Mn(Ⅲ)$、$Mn(Ⅳ)$,生成 $Mn(OH)_n$ 棕色沉淀。在酸性介质中高价锰又可氧化碘离子而析出与溶解氧量相当的游离碘。以淀粉为指示剂,用硫代硫酸钠标准溶液滴定至溶液蓝色消失,即可计算出溶解氧含量。在采集水样时,应在现场加入定量硫酸锰和碱性碘化钾溶液以固定溶解氧,并保存在冷暗处,此法适合于较清洁的水样。水体中若含有氧化还原物质、藻类、悬浮物等会干扰测定,故大部分河水、废水等需采用修正的碘量法。

水样中含有亚硝酸盐时(亚硝酸盐主要存在于废水、经生物处理的工业废水和河水中),可采用叠氮化钠(NaN_3)修正法,其原理是加入叠氮化钠去除亚硝酸盐的干扰,NaN_3分解亚硝酸盐类的反应仅需 2~3 min 即可完成。在酸性介质中反应如下:

$$2NaN_3 + H_2SO_4(稀) \longrightarrow 2HN_3 + Na_2SO_4$$
$$HNO_2 + HN_3 \longrightarrow N_2O\uparrow + N_2\uparrow + H_2O$$

去除亚硝酸盐等物质后,即可应用碘量法对水样中的溶解氧进行测定。

习　题

1. 计量点和滴定终点有何不同? 在各种类型的酸碱滴定中,计量点、滴定终点和中性点之间的关系如何?

2. 试述:(1)酸碱指示剂的变色原理。

(2)酸碱指示剂变色范围的物理意义。

3. 何谓酸碱滴定的 pH 突跃范围? 影响强酸(碱)和一元弱酸(碱)滴定突跃范围的因素有哪些?

4. 为什么用 HCl 溶液能滴定硼砂而不能滴定醋酸钠? 为什么用 NaOH 溶液能滴定醋酸而不能滴定硼酸?

5. 标定 NaOH 溶液时,用邻苯二甲酸氢钾一级标准物质 1.2710 g,以酚酞作指示剂滴定到终点,用去 NaOH 溶液 30.10 mL,求 NaOH 溶液的浓度 $c(NaOH)$。

6. 准确称取碳酸钠 1.2684 g,溶于水后,稀释为 250.0 mL。量取此溶液 25.00 mL,以甲基橙为指示剂,用待标定的 HCl 溶液滴定,用去 23.46 mL,求 HCl 溶液的浓度 $c(HCl)$。

7. 用一级标准物质硼砂($Na_2B_4O_7 \cdot 10H_2O$)0.5714 g 标定 HCl 浓溶液时,用去 HCl 溶液 33.30 mL,返滴定时用去 NaOH 溶液 0.25 mL。已知 NaOH 溶液的浓度为 HCl 溶液浓度的 1.032倍,求此 HCl 和 NaOH 溶液的浓度 $c(HCl)$和 $c(NaOH)$。

8. 20.00 mL $KMnO_4$ 溶液恰能氧化 0.1500 g $Na_2C_2O_4$,试计算 $KMnO_4$ 溶液 $c(1/5\ KMnO_4)$。

9. 一试样溶液可能是 $NaOH$、$NaHCO_3$、Na_2CO_3 或是它们的混合液。用 20.00 mL 0.1000 mol·L^{-1} HCl,以酚酞作指示剂可滴至终点。在下列三种情况下:(1)继续以甲基橙作指示剂,还必须加入多少毫升的 HCl 才可滴定至终点? (2)第三种情况的试样组成如何?

① 试样含有相同物质的量(mmol)的 $NaOH$ 和 Na_2CO_3。

② 试样含有相同物质的量(mmol)的 $NaHCO_3$ 和 Na_2CO_3。

③ 加入甲基橙时,试样呈终点颜色。

10. 将 0.1963 g 分析纯 $K_2Cr_2O_7$ 试剂溶于水后,酸化后加入过量的 KI,析出的 I_2 需用 33.61 mL $Na_2S_2O_3$ 溶液滴定。$Na_2S_2O_3$ 溶液的浓度是多少?

11. 称取 $ZnSO_4$ 试样 0.1732 g,溶于水后,调节 pH 为 6,以二甲酚橙作指示剂,用 $c(EDTA)$ 为 0.05000 mol·L^{-1}的 EDTA 标准溶液滴定,消耗 20.60 mL,求 $ZnSO_4$ 的纯度。

第十一章　紫外-可见分光光度法

　　紫外-可见分光光度法是根据物质对紫外-可见光具有选择吸收的特性而建立的分析方法,是药物分析、生化分析、卫生分析等医药卫生工作中应用最广泛的方法之一。

　　紫外-可见分光光度法的特点是具有较高的灵敏度,对一般物质测定灵敏度可达到 $10^{-3} \sim 10^{-6}$ mol·L^{-1},常用于微量组分的测定;具有一定的准确度,该方法测量的相对误差一般为 $2\% \sim 5\%$,但其绝对误差是相当小的;操作简单、快速、选择性好、仪器设备简单;应用广泛,大多数无机物质和具有共轭双键的有机化合物均可用该法测定。该法常用于检测天然产物的组成和结构、化合物的含量测定及生物化学反应过程的研究。

第一节　分光光度法的基本原理

一、电磁波谱

　　光是以电磁波的形式传播的光子流。电磁波辐射是不连续的,是以一个光子(photon)一个光子的方式发射或吸收的。光子的波长(λ)不同,所具有的能量(E)也不同,两者关系为:

$$E = \frac{hc}{\lambda} \tag{11.1}$$

式中,c 为光速,h 为普朗克常数。由式(11.1)可知,λ 越短,光子能量 E 越大。

　　将电磁波的波长大小按顺序排列起来得到的图称为电磁波谱(electromagnetic spectrum),如图 11-1 所示。

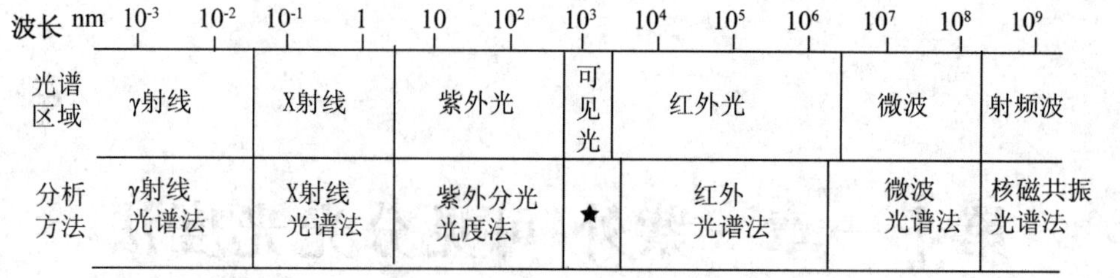

波长 nm	10^{-3}	10^{-2}	10^{-1}	1	10	10^2	10^3	10^4	10^5	10^6	10^7	10^8	10^9
光谱区域	γ射线		X射线		紫外光		可见光	红外光			微波		射频波
分析方法	γ射线光谱法		X射线光谱法		紫外分光光度法		★	红外光谱法			微波光谱法		核磁共振光谱法

图 11-1　电磁波谱示意图（★ 比色，可见分光光度法）

波长在 $400 \sim 760$ nm 范围内的电磁波称为可见光。可见光区的电磁波随着波长的不同而呈不同的颜色，分为红、橙、黄、绿、青、蓝、紫七色光。白光是混合光，是由七色光按一定比例混合而成的。具有单一波长的光称为单色光。如果把两种适当颜色的光按一定的强度比例混合也可得到白光，这两种颜色的光称为互补色光。如图 11-2 所示，图中处于同一条直线两端相对位置的两种色光，如绿色光和紫红色光，黄色光和蓝色光，都是近似互补色光。

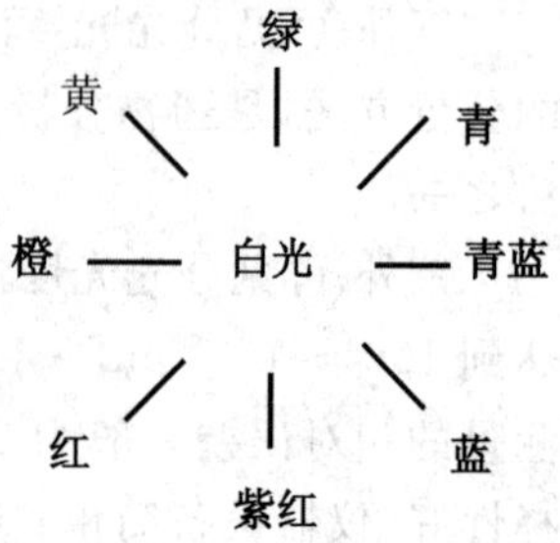

图 11-2　近似互补色光示意图

二、溶液的颜色与光的选择吸收

溶液的颜色由透过光的波长所决定。当光照射某物质的溶液时，其中一部分光被吸收，另一部分则透过溶液。如果溶液对可见光谱中各种颜色的光吸收很少或几乎不吸收，则溶液呈透明无色；反之，则呈黑色；若溶液对某种波长的可见光吸收能力较强，则溶液呈所吸收光的互补色。例如，$KMnO_4$ 溶液强烈地吸收绿色的光，而其他各种颜色的光则透过溶液，透过溶液的光除紫红色光外（绿色光的互补色光），其他颜色光两两按一定比例互补成白光，所以我们看到 $KMnO_4$ 溶液呈紫色。同理，硫酸铜溶液由于吸收黄色光，溶液呈黄色光的补色——蓝色。各种物质的颜色（透过光）与吸收光颜色的互补关系列于表 11-1 中。

表 11-1　互补色（物质的颜色与吸收光颜色的关系）

物质颜色	黄绿	黄	橙	红	紫红	紫	蓝	绿蓝	蓝绿
吸收光颜色	紫	蓝	绿蓝	蓝绿	绿	黄绿	黄	橙	红
波长（nm）	$400\sim450$	$450\sim480$	$480\sim490$	$490\sim500$	$500\sim560$	$560\sim580$	$580\sim610$	$610\sim650$	$650\sim760$

物质因对各种颜色光的选择性吸收不同而呈现不同的颜色。用不同波长的单色光透过有色溶液，测量溶液对每一波长的吸光程度（称为吸光度）。然后以波长为横坐标，吸光度为纵坐标作图可得一条曲线，如图 11-3 所示，称为吸收光谱（absorption spectrum）或吸收曲线。它清楚地描述了该溶液对不同波长光的吸收情况。

图 11-3 为三种不同浓度的 $KMnO_4$ 溶液的吸收曲线。从吸收曲线可以看出，紫红色 $KMnO_4$ 溶液对不同波长的光吸收程度是不同的。在可见光区，$KMnO_4$ 溶液对波长 525 nm 的绿色光吸收最强，吸收曲线上出现吸收峰；而对紫色和红色光吸收最弱，故 $KMnO_4$ 溶液呈紫红色。光吸收程度最大处的波长叫做最大吸收波长，用 λ_{max} 表示。

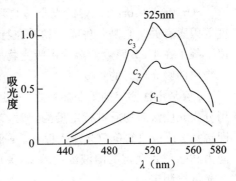

图 11-3　$KMnO_4$ 溶液的吸收曲线

不同浓度的 $KMnO_4$ 溶液所得的吸收曲线都相似，其最大吸收波长不变，只是相应的吸光度大小不同。

吸收曲线可作为分光光度分析中选择波长的依据，测定时一般选择最大吸收波长的单色光作为光源。因为在此波长下测定时，溶液浓度的微小变化也能引起吸光度的较大变化，从而提高了测定的灵敏度。

三、光的吸收定律——朗伯-比尔定律

朗伯(Lamber)和比尔(Beer)分别在 1760 年和 1852 年提出了物质对光的吸收程度与溶液液层厚度和溶液浓度的定量关系。二者结合称为朗伯-比尔定律，也称为光的吸收定律。

当一束平行的单色光通过溶液时，光的一部分被吸收，一部分透过溶液，一部分被器皿反射。在进行测定时，盛溶液的器皿(比色皿)质料相同，反射光的强度基本不变，可不考虑。设入射光的强度为 I_0、溶液的浓度为 c、液层厚度为 b，a 是吸光系数。透过光的强度为 I(见图 11-4)，实验表明它们之间有如下关系：

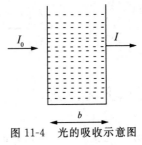

图 11-4　光的吸收示意图

$$\lg \frac{I_0}{I} = abc \qquad (11.2)$$

$\lg \frac{I_0}{I}$ 称为吸光度(absorbance)，用符号 A 表示，式(11.2)可写为

$$A = \lg \frac{I_0}{I} = abc \qquad (11.3)$$

式(11.3)即朗伯-比尔定律的数学表达式。它表明：当一束单色光通过有色溶液时，其吸光度与溶液浓度和液层厚度的乘积成正比。当液层厚度 b 以厘米(cm)为单位，c 以质量浓度($g \cdot L^{-1}$)为单位时，则 a 的单位是 $L \cdot g^{-1} \cdot cm^{-1}$。若 c 用物质的量浓度表示($mol \cdot L^{-1}$)，则此时的吸光系数称为摩尔吸光系数，用 ε 表示，单位为 $L \cdot mol^{-1} \cdot cm^{-1}$。则式(11.3)可改写为：

$$A = \varepsilon bc \qquad (11.4)$$

ε(molar absorptivity)的大小与物质的性质、入射光波长、溶剂种类及溶液温度等因素有关。它是各种吸光物质在特定波长和溶剂条件下的一个特征常数，数值上等于在 1 cm 厚度的溶液中吸光物质浓度为 1 mol·L^{-1}时的吸光度，它是吸光物质的吸光能力的量度。

ε值是定性鉴定的重要参数之一，也可用以估量定量分析方法的灵敏度，因为用分光光度法对物质进行定量测定时，常选用易被有色溶液吸收的光作为入射光，即选择 ε 值最大的单色光作入射光。ε 值越大，表示该物质对某一波长的光吸收能力越强，可测定的溶液浓度越低，灵敏度越高。通常 ε 值在 10^3 以上时可进行分光光度法测定。

通常，也用透光度 T（transmittance）表示光透过溶液的程度。如果光通过溶液时完全不被吸收，则 $I=I_0$，而 $\dfrac{I}{I_0}=1$。透过光 I 值越小，则 $\dfrac{I}{I_0}$ 的比值越小，因此，将 $\dfrac{I}{I_0}$ 称为透光度 T。透光度、吸光度与溶液浓度和液层厚度的关系是：

$$\lg \frac{1}{T}=A=abc \quad 或 \quad \lg \frac{1}{T}=A=\varepsilon bc \tag{11.5}$$

式(11.5)是各类光吸收的基本定律。其物理意义为：当一束平行的单色光通过一均匀的、非散射的吸光物质溶液时，其吸光度与溶液液层厚度和浓度的乘积成正比。它不仅适用于溶液，也适用于均匀的气体和固体状态的吸光物质。这是各类吸光光度法定量测定的依据。

第二节　可见分光光度法

一、分光光度计

分光光度计一般包括光源、单色光器、吸收池、检测器和读数显示器五大部分（见图 11-5）。

光源 → 单色光器 → 吸收池 → 检测器 → 读数显示器

图 11-5　分光光度计部件组合示意图

1.光源

光源最常用的是 6~12 V 钨丝灯泡，并装有聚光透镜，使光变成平行光；配有稳压器，使光源强度不变。

2.单色光器

光分光光度计采用单色光器把连续波长分解，从中分出任一所需的光波。通常单色光器包含色散元件（棱镜或衍射光栅），还有狭缝调节、透镜系统。

3.吸收池

吸收池亦称比色皿，是用来盛放溶液的容器，由无色透明，耐腐蚀的光学玻璃或石英材料制成。可见光区用玻璃吸收池,紫外光区用石英吸收池。同一厚度的吸收池在相同条件下测得的透光度误差应小于 0.5%。吸收池的厚度有多种规格,可根据溶液浓度不同而选择使用。

4.检测器

检测器是把光能转变成电信号的光电器件,常用的有光电池和光电管。

5.读数显示器

读数显示器是把光电流信号放大并记录下来的装置,根据仪器型号的不同而不同:一种是刻有吸光度 A 和百分透光度 $T(\%)$ 两种标示的刻度尺,另外一种是电子液晶显示器。

二、分光光度的测定方法

(一)标准曲线法

标准曲线法是常用的分光光度测定方法。其原理是首先根据光吸收曲线确定测定波长,即入射波长单色光的选择;然后配制一系列不同浓度的标准溶液,在选定的波长下测定物质相应的吸光度。以吸光度为纵坐标,溶液浓度为横坐标作图,得一条经过坐标原点的直线——标准曲线(又称工作曲线),如图 11-6 所示。再在完全相同的条件下测定被测溶液的吸光度,根据被测溶液的吸光度值,在标准曲线上查出与其相对应的浓度。

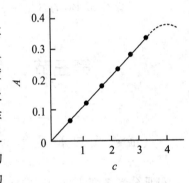

图 11-6　工作曲线

也可用直线回归的方法,求出回归的直线方程,再根据试液所测得的吸光度,从回归方程求得试液的浓度。在带有微机的分光光度计上,这些工作都能自动完成。

(二)标准对照法

标准对照法又称直接比较法。对于非经常性的测定工作,常采用直接比较法。其方法是将试液和一种标准溶液在相同条件下进行显色、定容,分别测出它们的吸光度,因为

$$A_{标} = \varepsilon_{标}\ c_{标}\ b_{标}$$

$$A_{测} = \varepsilon_{测}\ c_{测}\ b_{测}$$

由于使用同一入射光,测定同样的物质,采用相同的比色皿,所以 $\varepsilon_{标} = \varepsilon_{测}$,$b_{标} = b_{测}$,因此,可按下式计算被测溶液的浓度:

$$c_{测} = \frac{A_{测}}{A_{标}} c_{标}$$

(三)吸收系数法

吸收系数法是在没有标准品可供测定的条件下,经查阅文献获得被测物质的吸收系数,然后按文献规定条件测定被测物的吸光度。根据试样的浓度、吸光度及

从文献中查出的吸收系数,计算试样的含量。这种方法在有机化合物的紫外分析中有较大的应用价值。

计算公式为
$$a = \frac{A}{c \cdot b}$$

[**例 11-1**]　已知维生素 B_{12} 在 361 nm 波长可见光照射的条件下 $a_{标} = 20.7$ L·$g^{-1} \cdot cm^{-1}$。精确称取试样 30 mg,加水溶解稀释至 1000 mL。选择波长 361 nm,1 cm吸收池,测定溶液的吸光度为 0.618。计算试样中维生素 B_{12} 的含量。

解:
$$A = a_{样} bc$$

$$a_{样} = \frac{A}{bc} = \frac{0.618}{\frac{30}{1000} \times 1} = 20.6 (L \cdot g^{-1} cm^{-1})$$

则

$$维生素\ B_{12}\ 的含量 = \frac{20.6\ L \cdot g^{-1} \cdot cm^{-1}}{20.7\ L \cdot g^{-1} \cdot cm^{-1}} \times 100\% = 99.5\%$$

第三节　　显色反应及影响因素

一、显色反应和显色剂

可见分光光度法只能测定有色溶液,如试样溶液无色,必须加入一种能与被测物质反应生成稳定有色物质的试剂,然后进行测定,加入的这种试剂称为显色剂。选择合适的显色剂是提高测定灵敏度和准确度的重要手段。

显色剂必须具备下列条件:

(1)灵敏度高。即被测物的浓度很低时,也能与显色剂产生明显的颜色。灵敏度的高低可用显色后有色物质的吸光系数或摩尔吸光系数来衡量,吸光系数或摩尔吸光系数愈大,灵敏度愈高。当 ε 值大于 10^4 时,可认为测定的灵敏度较高。

(2)选择性好。应尽可能选择只与被测物显色而与溶液中共存物质不显色,或者与被测物所显颜色和与共存物所显颜色有明显不同的显色剂,以避免共存物质的干扰。

(3)组成恒定。显色剂与被测物质的反应要定量进行,生成有色配合物的组成要恒定,即符合一定的化学式。否则,由于组成的改变而引起色调的变化,将会出现误差。

(4)稳定性好。生成的有色物质要有足够的稳定性,要求有较大的稳定常数,这样显色反应进行得比较完全。同时要求有色物质不易受外界环境条件的影响,亦不受溶液中其他化学因素的影响。这样才能有较好的重现性,结果才能准确可信。

(5)色差大。有色配合物与显色剂之间的颜色差别要大,这样试剂空白小,显色时颜色变化才明显。显色剂最好在测定波长处无明显吸收。

二、影响显色反应的因素

分光光度法是测定显色反应达到平衡时溶液的吸光度。因此，必需严格控制反应条件，使显色反应趋于完全和稳定，以提高测定的灵敏度和重现性。影响显色反应的因素主要有以下几个方面：

(1) 显色剂用量。为了使反应完全，应加入过量的显色剂，但不是显色剂用得越多越好。有些显色反应，当显色剂用量逐渐加大时，会改变有色配合物的组成，使颜色变化，不利于测定。例如，用硫氰酸盐测钼时，因为 Mo(V) 与 CNS⁻ 生成一系列配位数不同的配合物：

$$Mo(CNS)_3^{2+} \rightleftharpoons Mo(CNS)_5 \rightleftharpoons Mo(CNS)_6^{-}$$
$$\text{（浅红）} \qquad \text{（橙红）} \qquad \text{（浅红）}$$

若 CNS⁻ 离子浓度太高，则生成浅红色的 $Mo(CNS)_6^-$ 配合物，反而使吸光度降低，故应严格控制显色剂用量。

实际工作中，通常根据实验结果来确定显色剂用量。实验方法是使被测组分浓度不变，加入不同量的显色剂，在其他条件相同的情况下测吸光度，以选择合适的显色剂用量。在测定时还应注意标准溶液与被测溶液的显色剂过量程度要基本一致。

(2) 溶液的酸度。酸度对于显色反应的影响是很重要的。因为许多有机显色剂是弱酸，并具有指示剂的性质，在不同酸度下显不同的颜色。同时，酸度大会抑制显色剂的离解；酸度小，又可使金属离子水解成碱式盐或形成氢氧化物沉淀，使显色反应无法进行。

对于某些生成逐级配合物的显色反应，酸度不同，配合物的配位比也不同，其颜色也不同。如磺基水杨酸与 Fe^{3+} 的显色反应：pH 为 1.8～2.5 时，生成 1：1 的［Fe(Sal)］⁺配离子显紫红色；pH 为 4～8 时，生成 1：2 的［Fe(Sal)₂］⁻配离子显橙红色；pH 为 8～11.5 时，生成 1：3 的配离子显黄色；pH 高于 12 时，有色配合物被破坏而生成 $Fe(OH)_3$ 沉淀。可见严格控制酸度，对显色反应是极为重要的。

显色反应最适宜的酸度是通过实验来确定的。使溶液中被测组分与显色剂浓度固定，调节不同的 pH，然后分别测定各溶液的吸光度，以吸光度（A）为纵坐标，pH 为横坐标，作 pH—A 关系曲线，如图 11-7 所示曲线中的水平段 ab，是有色物质具有最大吸光度的 pH 范围，故为最适宜的 pH 范围。

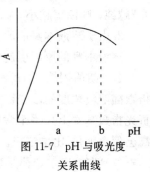

图 11-7 pH 与吸光度关系曲线

(3) 显色时的温度。显色反应多在常温下进行，但有些显色反应需加热至一定温度才能完成。如用

$(NH_4)_2S_2O_8$ 在 $AgNO_3$ 催化作用下氧化 Mn^{2+} 生成 MnO_4^- 的反应就是如此。

（4）显色时间。有些显色反应需要经过一定时间才能完成，并在较长时间内颜色保持不变；有些显色反应虽然瞬间完成但又很快褪色。因此不同显色反应需要不同的放置时间，并要求在颜色稳定的时间内进行测定。显色反应最适宜的时间范围可通过作时间-吸光度曲线来确定。

（5）溶剂。有机溶剂会降低有色化合物的离解度，从而提高显色反应的灵敏度。同时，有机溶剂还可能提高显色反应的速率，并影响有色配合物的溶解度和组成。如用偶氮氯膦Ⅲ测 Ca^{2+}，加入乙醇后吸光度显著增加。又如用氯代磺酚 S 测铌，在水溶液中显色需几小时，加入丙酮后则只需 30 分钟。

（6）共存离子的影响。共存离子本身的颜色以及共存离子与显色剂作用生成有色配合物都会给测定带来干扰。常通过控制酸度，加入掩蔽剂，分离或选择适当波长的方法对共存离子的影响加以消除。

第四节　分光光度法的误差和测量条件的选择

一、分光光度法误差的来源

误差的来源主要有两个方面：对朗伯-比尔定律的偏差和光度测量的偏差。

（一）朗伯-比尔定律的偏差

根据朗伯-比尔定律，吸光度对浓度作图是一条以 εb 为斜率的直线，然而在实际测定时，所得的图形往往不是直线，即产生了对吸收定律的偏差。产生偏差的原因并非吸收定律本身不完善，而是入射的单色光不纯或溶液本身的化学变化。

1.单色光不纯所引起的偏离

朗伯-比尔定律只对一定波长的单色光才能成立。但在实际工作中，目前各种方法都无法获得纯的单色光，即使质量较好的分光光度计所得的入射光，仍然具有一定波长范围的波带宽度。在这种情况下，吸光度与浓度并不完全成直线关系，因而导致了对朗伯-比尔定律的偏离。所得入射光的波长范围越窄，即"单色光"越纯，则偏离越小，标准曲线的弯曲程度也就越小或趋近于零。

2.由于溶液本身的原因所引起的偏离

溶液本身的原因引起的偏离主要有以下几方面。

（1）朗伯-比尔定律表达式中的吸收系数与溶液的折光指数有关。溶液的折光指数随溶液浓度的改变而变化。实践证明，溶液浓度在 $0.01\ mol \cdot L^{-1}$ 或更低时，折光指数基本上是一个常数，说明朗伯-比尔定律只适用于低浓度的溶液，浓度过高会偏离朗伯-比尔定律。

（2）朗伯-比尔定律是建立在均匀、非散射的溶液体系基础上的。如果介质不均匀，呈胶体、乳浊、悬浊状态，则入射光除了被吸收外，还会有反射、散射的损失，因而实际测得的吸光度增大，导致对朗伯-比尔定律的偏离。

（3）溶质的缔合、离解或溶剂化、互变异构、配合物的逐级形成等化学原因均可引起偏离，其中有色化合物的离解是偏离朗伯-比尔定律的主要化学因素。倘若配合物的稳定性较差，由于溶液稀释导致配合物离解度增大进而使溶液颜色变浅，因此有色配合物的浓度并不等于金属离子的总浓度，导致 A 与 C 不成线性关系。例如，显色剂 KSCN 与 Fe^{3+} 形成红色配合物 $Fe(SCN)_3$ 时存在下列平衡：

$$Fe(SCN)_3 \rightleftharpoons Fe^{3+} + 3SCN^-$$

溶液稀释时，上述平衡向右移动，$Fe(SCN)_3$ 离解度增大。当溶液体积增大一倍时，$Fe(SCN)_3$ 的浓度不止降低一半，故吸光度降低一半以上，导致偏离朗伯-比尔定律。

此外，测量过程中，光电管或光电池受强光照射或连续使用的时间太长会产生疲劳效应，造成光电流不稳定而产生偏差。

（二）光度测量的偏差

在吸光光度的测定中，在不同的吸光度范围内读数，也能引入不同程度的误差。这种误差常以透光度读数误差 ΔT 所引起的浓度相对误差 $\Delta c/c$ 表示。为了使这个误差达到最低程度，就应在最适当的吸光度范围内读数。

对某个光度计来说，透光度读数误差在全刻度范围内是固定的，一般为 $0.01 \sim 0.02$，但因透光度与浓度间是对数函数的关系（$\lg \dfrac{1}{T} = \varepsilon bc$），故在不同透光度 T 时，由 ΔT 引起的 $\Delta c/c$ 数值是不同的。

透光度读数在什么范围内引起的误差最小呢？图 11-8 是一条读数误差的曲线。从曲线可见，在仪器的读数偏差 $\Delta T = 0.01$ 时，浓度过高或过低曲线都上升，所产生的相对误差很大。只有在适当的浓度范围内，误差才比较小。这个浓度范围相当于透光度为 $20\% \sim 65\%$（吸光度为

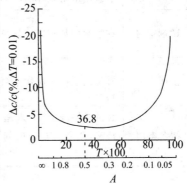

图 11-8　测量误差和透光率的关系

$0.2 \sim 0.7$），而在透光度为 36.8%（吸光度为 0.435）处读数误差最小。

二、测量条件的选择

为了使测定结果有较高的灵敏度和准确度，除注意显色反应的条件控制外，还必须选择和控制适宜的测量条件，主要考虑以下几个方面。

（一）入射光波长的选择

入射光波长选择的依据是吸收曲线，一般以最大吸收波长 λ_{max} 为测量的入射光波长。因为在此波长处摩尔吸收系数最大，测定的灵敏度最高，而且在此波长处吸光度有一较小的平坦区，能够减少或消除由于单色光的不纯而引起的对朗伯-

比尔定律的偏离，提高测定的准确度。

若被测物质中存在干扰物，且干扰物在 λ_{max} 处也有吸收，则根据"吸收大、干扰小"的原则，在干扰最小的条件下选择吸光度最大的波长。有时为了消除其他离子的干扰，也常常加入掩蔽剂。

（二）控制适当的吸光度范围

为了使测定结果达到较高的准确度，一般应控制标准溶液和被测溶液的吸光度在 $0.2\sim0.7$（透光度为 $65\%\sim20\%$）。为此可从两方面着手：①控制标准溶液的浓度，如控制试剂的含量和改变溶液的稀释度。②选择不同厚度的比色皿。

（三）选择适当的参比溶液

在测定溶液吸光度时，为了消除溶剂或其他有色物质的吸收，以及光在溶液中的散射和吸收池界面对光的反射等与被测物吸收无关的因素的影响，必须采用空白溶液（又称参比溶液）作对照，来调节仪器的吸光度零点。参比溶液的选择应根据具体情况而定，如表 11-2 所示。

表 11-2　　　　　　　　参比溶液的选择与配制方法

参比溶液	配制方法	使用情况
溶剂空白	直接用溶解试样的溶剂（如水、乙醇等）作空白	在试样溶液和显色剂均无色时
试剂空白	在溶剂中加相应的显色剂，不加试样溶液	显色剂有色，而试样溶液无色或吸收很小的情况时
试样空白	直接以试样溶液作空白，不加显色剂	当试样溶液本身有颜色，而显色剂无色时
褪色空白	在试样溶液中，加入适量掩蔽剂，将被测组分掩蔽，使之不与显色剂作用，然后再加入显色剂作空白	试剂和显色剂均有颜色时

第五节　紫外分光光度法简介

可见分光光度法测定的波长范围为 $400\sim760$ nm，测定对象为有色溶液或能与显色剂作用生成有色物质的溶液。事实上，还有很多物质在可见光区无特征吸收，而在近紫外区（$200\sim400$ nm）却有特征吸收。对这类溶液，如无合适的显色剂就无法用可见分光光度法测定。若采用紫外光作光源，则这些在近紫外区有特征吸收的物质就可进行测定。

一般能作紫外分光光度法测定的仪器，也能在可见光区作可见分光光度法测定，它的精度要比单纯的可见分光光度计高，不仅可作定量测定，也可作定性鉴别及纯度检查，并可为结构分析提供信息。

紫外光不能透过玻璃，故在紫外分光光度计中的棱镜、透镜、光窗、氢灯和光电管等均用紫外光易透过的石英玻璃制造。盛放溶液的吸收池有玻璃的和石英的两种,在可见光区测定时可用玻璃吸收池,紫外光区测定时必须用石英吸收池。

(一)定性鉴别

1. 根据 λ_{max}、$\varepsilon(\lambda_{max})$ 或 $a(\lambda_{max})$ 鉴别物质

紫外-可见光吸收光谱,不像红外光谱那样具有"指纹"特征,往往只有 2~3 个吸收峰。有时,分子的主要官能团相同的两种物质可产生相类似的吸收光谱。所以 λ_{max} 只能作为鉴别物质的参考,必须再进一步比较吸收系数才能得出初步结论。例如,醋酸可的松的吸收光谱和醋酸泼尼松的非常相似,它们在无水乙醇中的 λ_{max} 均为 (238 ± 1)nm,单凭 λ_{max} 无法鉴别,需通过比较吸光系数进一步鉴别。实验测得醋酸可的松的 $a(238\ nm)=39.0\ L\cdot g^{-1}\cdot cm^{-1}$,而醋酸泼尼松的 $a(238\ nm)=38.5 L\cdot g^{-1}\cdot cm^{-1}$。

2. 根据不同吸收峰处的吸光度比值鉴别物质

当物质的可见-紫外光谱有 2 个以上吸收峰时,可根据不同吸收峰处的吸光度比值鉴别。如维生素 B_{12} 在 278 nm,361 nm 及 550 nm 波长处共有 3 个吸收峰,药典规定其吸光度比值应为:

$$\frac{A_{361}}{A_{278}}=1.62\sim1.88 \qquad \frac{A_{361}}{A_{550}}=2.82\sim3.45$$

(二)定量测定

在近紫外区,光的吸收仍符合朗伯-比尔定律,其定量测定方法与可见分光光度法相同。紫外-可见分光光度计比一般的可见分光光度计精确度更高,常用比较法进行定量测定,也可按文献上的吸光系数或摩尔吸光系数进行测定。

以蛋白质含量测定为例。蛋白质分子中酪氨酸、苯丙氨酸和色氨酸残基的苯环含有共轭双键,在 280 nm 波长处具有最大吸光度,其吸光度与蛋白质含量成正比。进行蛋白质含量测定的方法如下:

1. 280 nm 的光吸收法

测定时,标准蛋白质溶液浓度控制在 $0.1\sim1.0\ mg\cdot mL^{-1}$。常用的标准蛋白质为牛血清清蛋白(BSA)。用配制蛋白质溶液的溶剂(水或缓冲液)做空白对照,在紫外分光光度计上直接读取 280 nm 的吸光度值 A。通常用 1 cm 光径的标准石英比色皿,盛有浓度为 $1\ mg\cdot mL^{-1}$ 的蛋白质溶液时,A_{280} 约为 1.0 左右。用直接比较法可计算出蛋白质的浓度。

2. 215 nm 与 225 nm 的吸收差法

蛋白质的稀溶液由于含量低而不能使用 280 nm 的光吸收测定时,可用 215 nm 与 225 nm 吸收值之差,通过标准曲线法来测定蛋白质稀溶液的浓度。用已知浓度的标准蛋白质,配制成 $20\sim100\ mg\cdot mL^{-1}$ 的一系列体积为 5.0 mL 的蛋白质溶液,分别测定 215 nm 和 225 nm 的吸光度值,并计算出吸收差:吸收差 $D=A_{215}-A_{225}$ 以吸收差 D 为纵坐标,蛋白质浓度为横坐标,绘出标准曲线。再测出未知样品的吸收差,即可在标准曲线上查出未知样品的蛋白质浓度。

(三)有机化合物的结构研究

紫外光谱是由物质分子中存在生色基团和助色基团而引起的,它不能反映整个物质分子的特征，但对分析化合物中是否存在共轭结构和芳环结构是有价值的。根据紫外吸收峰的强弱、数目可推断化合物中可能存在的取代基的位置、种类和数目等。如化合物在 200～800 nm 范围内无吸收，则不含直链共轭体系或环状共轭体系；在 210～250 nm 范围内有吸收，则可能含有两个共轭单位；在 250～300 nm 范围内有弱吸收，表示存在羰基等等。

例如，水合氯醛（由三氯乙醛溶于水制得）的结构可推断如下：

1. 将三氯乙醛溶于己烷，测定吸收光谱，发现最大吸收波长为 290 nm，摩尔吸光系数 $\varepsilon(290 \text{ nm}) = 33 \text{ L} \cdot \text{mol}^{-1} \cdot \text{cm}^{-1}$，这与羰基在 250～300 nm 处有弱吸收的特征相符，说明三氯乙醛在己烷中的结构仍为 CCl_3CHO。

2. 三氯乙醛的水溶液（水合氯醛），光谱测定在 290 nm 处无吸收，由此可推测水中的三氯乙醛已无羰基，而是将水分子加到羰基上，形成了水合氯醛的新结构：

$$CCl_3C \underset{\displaystyle OH}{\overset{\displaystyle OH}{-}} H$$

应用与拓展案例

案例 11-1　生物超微弱发光及其应用

任何生物组织或细胞在生命活动的代谢过程中，都会自发地辐射出一种极其微弱的光子流，这是一种极微弱的准连续光子辐射，是生命体中发出的一种机体自发光，其波长为 180～800 nm，被称为生物系统的代谢超微弱发光。

生物超微弱发光广泛存在于动植物中，反映生物体与生命活动过程有关的信息，它与生物系统的生理、生化过程和病理状态密切相关。早在 1923 年，俄罗斯细胞生物学家 A. G. Gurwitsch 在"洋葱实验"中发现了生物超微弱发光现象。近年来，对生物超微弱发光的研究更加广泛，已经深入到细胞、亚细胞甚至分子的水平，成为生物学、医学、农学和生物物理学等学科交叉领域的新的研究热点，对研究生命活动、生命现象具有重要意义。

生物超微弱发光通常包括两类，一类为自发的超微弱发光，它与生物体的代谢有关，主要来源于氧化还原等代谢反应，如脂肪酸氧化、酚和醛的氧化、H_2O_2 的酶解、氨基酸的氧化等。其发光机理一般认为是不饱和脂肪酸氧化产生的过氧化自由基复合后形成的三重激发态过氧化物褪激所致；另一类为外因诱导发光，取决于光、电离辐射、超声、化学药物等外界因素。如用 X 射线和 γ 射线照射细胞，由辐射诱导的超微弱发光强度与辐射剂量成线性相关，照射剂量越大，发光强度越大，但发光峰值不发生任何位移。光诱导发光又称为荧光，是光照射生物后，生物体向外辐射发光。这类发光强度衰减变化快,且辐射光的波长比照射光的波长要长。叶绿体的光照发光就是荧光。

　　生物超微弱发光有其产生、变化、消亡过程,这一过程时刻反映着生命体内部的生理状态,因而生物超微弱发光在医学、生物学等领域得到了较为广泛的应用。基于超微弱发光原理发展起来的发光检测技术与发光增强剂和发光抑制剂相结合,目前已广泛应用于研究活性氧和自由基的产生和消亡过程。将发光技术与高效液相色谱技术结合形成了 HPLC-CL 技术,可用来研究受过氧化胁迫时由自由基产生的肝损伤,也可以测量生物组织中的过氧化产物含量(最低可测量到 10^{-11} mol 水平)。Grasso 等在研究了 16 例肿瘤病人的组织和 6 例正常人的组织后,发现所有肿瘤组织的超微弱发光比正常人组织要高得多。超微弱发光分析技术用于肿瘤诊断既快速方便,又不会对组织造成损伤。生物超微弱发光分析技术还可以用于检测生物体内的超氧化物歧化酶(SOD)的活性。

　　生物超微弱发光与生物体的细胞分裂、细胞死亡、生物氧化、光合作用、肿瘤发生、细胞内和细胞间的信息传递与功能调节等重要的生命过程有着密切的联系。生物超微弱发光技术的研究不仅在生命科学领域具有重大意义,而且在医学、农业、食品和环境科学等领域也具有广泛的应用前景。

案例 11-2　用于新冠病毒检测的实时荧光定量 PCR 技术

　　2019 年 12 月,一种新型冠状病毒(novel coronavirus)在武汉出现,并在全国多个地区快速传播,随后全球多个国家和地区相继爆发,呈现全球蔓延的趋势,对全球公共卫生安全构成了巨大威胁。尽早进行病毒检测,不仅可以使感染者获得及时治疗,降低死亡风险,还能有效控制传染源,通过隔离切断传播途径。为此,我国为全球抗击疫情做出了突出贡献,取得了宝贵经验。

　　疫情爆发之初,我国科学家迅速研发出多种用于新冠病毒核酸检测的试剂盒,绝大多数都基于实时荧光定量 PCR 技术。冠状病毒检测 PCR 试剂盒的工作原理大致是:通过提取病人样本中的 RNA,进行反转录聚合酶链反应(RT-PCR),通过扩增反应将样本中微量的病毒信息加以放大,最后以荧光的方式读取信号。如果PCR 之后信号为阳性,那么就可以说样本中存在病毒(已经感染),反之则说明没有感染。

　　PCR 技术指的是聚合酶链式反应(polymerase chain reaction,PCR),能将微量的 DNA 大幅增加。由于新冠病毒是 RNA 病毒,需要先将病毒 RNA 逆转录为DNA,再进行 PCR 检测。随着 PCR 的进行,反应产物不断累积,荧光信号强度也等比例增加。最后通过荧光强度变化监测产物量的变化,从而得到一条荧光扩增曲线图。这是目前新冠病毒核酸检测最常用的方法。

　　聚合酶链式反应技术是 1985 年由美国 PE-Cetus 公司人类遗传研究室的Kary Mullis 发明的一项体外扩增 DNA 片段的基因工程技术。其具有特异性强、灵敏度高、重复性好等优点,被广泛应用于基础科研和临床研究。PCR 反应由变性、退火、延伸三个步骤组成。在变性阶段,模板 DNA 热变性成单链 DNA,在退火阶段,引物与模板进行特异性的碱基互补配对,在延伸阶段,DNA 聚合酶在引物末端沿着 $5' \rightarrow 3'$ 方向延伸,合成与母链互补配对的子链。经过 $30 \sim 40$ 个循环,产物增长了上百万倍,这使其检出灵敏度得到了极大的提高。

传统的 PCR 定量是对 PCR 扩增的终产物进行定量,但在 PCR 反应过程中,由于底物的减少、产物的增加以及酶活性的逐渐降低等因素影响,最终导致 PCR 反应不再以指数形式进行而进入到了扩增平台期,因此通过终点 PCR 来对模板进行定量并不准确。1996 年美国 Applied Biosystems 公司首先推出了实时荧光定量 PCR 技术(real-time fluorescent quantitative PCR,FQ-PCR),实时荧光定量 PCR 是指在 PCR 反应中加入荧光染料或荧光基团,利用荧光信号的累积实时监测整个 PCR 反应的进程,最后通过标准曲线对未知样品中的模板浓度进行定量分析。

常用的荧光标记方法是 Taqman 探针法,其原理是在 PCR 反应体系中加入一个特异的荧光标记探针,该荧光探针能够和模板链的其中一条链互补配对。当探针完整时,$5'$ 端报告基团(R)发射出的荧光被 $3'$ 端的淬灭基团(Q)所淬灭,这时仪器检测不到荧光信号,这种技术叫做荧光共振能量转移(fluorescence resonance energy transfer,FRET)。当 DNA 聚合酶在引物的 $3'$ 末端沿着 $5' \rightarrow 3'$ 方向复制时,遇到探针时,其 $5' \rightarrow 3'$ 外切核酸酶活性便把探针逐个切掉,这时 $5'$ 端报告基团发射出的荧光就不能被 $3'$ 端的淬灭基团所淬灭,这时仪器就能检测到荧光信号。模板每复制一次,就有一个探针被切断,伴随着一个荧光信号被释放。由于理论上被释放的荧光基团数和 PCR 产物数是一对一的关系,因此,根据 PCR 反应液中的荧光强度即可计算出初始模板的数量。

实时荧光定量 PCR 技术有效地解决了传统定量只能终点检测的局限,实现了每一轮循环均检测一次荧光信号的强度,具有特异性强、灵敏度高、重复性好、定量准确、自动化程度高、速度快、全封闭等优点,在全球抗击新冠病毒肺炎疫情中发挥了重要的作用。

习 题

1. 什么是互补色光? 什么是朗伯-比尔定律?

2. 摩尔吸光系数 ε 在分光光度分析中有什么意义? 如何求出 ε 值?

3. 在分光光度分析中,为了使测量的吸光度误差保持在较小范围内,应该如何考虑测量条件?

4. 透光度 T 和吸光度 A 有什么关系? 若某溶液浓度为 c,测得其 T 为 60%,在同样条件下浓度为 $2c$ 的同一物质的溶液,其 T 和 A 值应为多少?

5. 在含 0.088 mg 的 Fe^{3+} 的酸性溶液中,用 KCNS 显色后用水稀释至 50.00 mL,在 480 nm 波长处用 1.00 cm 厚的吸收池测得吸光度为 0.220,试计算 $Fe(CNS)_3$ 的摩尔吸光系数。

6. 摩尔质量为 125 g·mol^{-1} 的某吸光物质的摩尔吸光系数 $\varepsilon = 2.5 \times 10^5$,当溶液稀释 20 倍

后,在 1.00 cm 厚的吸收池中测得吸光度为 0.60,那么在稀释前,1 L 溶液中应准确溶入此化合物多少克?

7. 称维生素 C 0.05 g,溶于 100 mL 的 0.005 mol·L^{-1} H_2SO_4 溶液中,再量取此溶液 2.00 mL,准确稀释至 100 mL,取此溶液在 1.00 cm 厚的石英吸收池中,用 245 nm 波长的光测定其吸光度为 0.551,求样品中维生素 C 的百分含量。[已知维生素 C 的 $a(245\text{ nm}) = 56$ L·g^{-1}·cm^{-1}]

第十二章　表面现象和胶体体系

一种或几种物质以较小的颗粒分散在另一种物质中所形成的体系叫作分散体系（dispersion system）。在体系中物理和化学性质完全相同的均匀部分叫作相（phase）。被分散的物质叫作分散相（dispersed phase），而容纳分散相的另一种物质叫作分散介质（dispersing medium）。常用的生理盐水、葡萄糖注射液、白蛋白注射液、炉甘石洗剂以及与生命过程息息相关的各种体液（如血液、胃肠液及胆汁等）都是一些不同类型的分散系。自然界的分散系又可分为均相（单相）和非均相（多相）两大类。分散系的一般分类情况列于表 12-1 中。

表 12-1　　　　　　　　　　分散系的分类及一般性质

分散相粒子大小	分散系统类型		分散相粒子的组成	一般性质	实　例
<1 nm (10^{-9} m)	低分子分散系（真溶液）		低分子或离子	均相；热力学稳定系统；分散相粒子扩散快，能透过滤纸和半透膜；形成真溶液	NaCl，NaOH，$C_6H_{12}O_6$ 等水溶液
1～100 nm (10^{-9}～10^{-7} m)	胶体分散系	溶胶	胶粒（分子、离子、原子的聚集体）	非均相；热力学不稳定系统；分散相粒子扩散慢，能透过滤纸，不能透过半透膜	氢氧化铁、硫化砷、碘化银及金、银、硫等单质溶液
		大分子溶液	大分子	均相；热力学稳定系统；分散相粒子扩散慢，能透过滤纸，不能透过半透膜；形成溶液	蛋白质、核酸等水溶液、橡胶的苯溶液
		缔合胶体	胶束	均相；热力学稳定系统；分散相粒子扩散慢，能透过滤纸，不能透过半透膜，形成胶束溶液	超过一定浓度的十二烷基硫酸钠溶液
>100 nm (10^{-7} m)	粗粒分散系（乳状液、悬浮液）		粗粒子	非均相；热力学不稳定系统；分散相粒子不能透过滤纸和半透膜	乳汁、泥浆等

在各类分散系中,胶体分散系(colloidal dispersion system)在医学上有重要的意义。"胶体"两字的含义就是高度分散的意思,它的形成和破坏以及它特有的理化性质决定了这种分散系有别于其他各类分散系。同时,一定量物质经高度分散后,其界面积和界面能剧增,因此胶体分散系的许多行为又和分散相粒子的界面性质有密切联系。本章在简述界面现象的基本概念和具体应用后,主要讨论溶胶和高分子溶液的组成、性质及与之相关的知识。

第一节　表面现象与吸附

一、表面现象与吸附

通常所说的液体的表面,是指它与空气的界面。任何液体的密度均大于空气。分子间是有作用力的,液体内部的任何一个分子受力处于平衡状态,即作用于该分子上的吸引力的合力为零。因此,分子在液体内部移动位置不需要供给能量。而液体表面上的任何一个分子所受到的吸引力的合力方向应该是指向液体内部并与液体界面垂直,因此液体表面有收缩的倾向,如图 12-1 所示。如果想增加新的液面,必须将液体内部的分子向液面转移,这就需要对它做功以克服液体内部分子对它的引力,这种功变为表面分子比内部分子多余的能量而储存在表面上,称为表面能(surface energy)。形成的新表面面积愈大,转

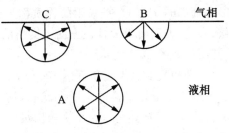

图 12-1　液体内部及表层分子受力情况示意图

移到表面上的分子数愈多,表面能也愈大。单位表面上的表面能就是增加单位表面所消耗的功,称为比表面能(specific surface energy)。比表面能的单位用 $N \cdot m \cdot m^{-2}$ 表示。液体收缩表面的倾向常以表面张力来量度,实质上也就是比表面能的大小。从量纲上来看:

$$N \cdot m \cdot m^{-2} = N \cdot m^{-1}(牛顿 \cdot 米^{-1})$$

所以比表面能在数值上等于表面张力,不过二者的物理意义不同,后者应理解为作用于液体表面每单位长度上的力。不难理解,液体总的表面能(E)应等于比表面能(σ)乘以总的表面面积(S),即

$$E = \sigma S \tag{12.1}$$

如果要降低总的表面能,可以通过两个途径,即降低比表面能或减少表面面积,当然也可以同时降低 σ 和 S 的数值。纯液体在恒温下 σ 值恒定,只可用减少 S 值的方法来降低 E 值。这就是为什么水滴、汞滴、油滴常自发呈球形的原因。对于溶液来说,有可能实现比表面能(表面张力)的降低,即使溶液中表面张力小的物质

的分子自动代替水分子聚集在表面上。例如,纯水不容易吹成水泡,而肥皂液则可以吹成大大小小的肥皂泡,这是因为肥皂分子自动地填入表面层代替了水分子,从而降低了表面能,使体系比纯水更稳定。像这种介质中的其他物质的分子、原子或离子自动聚集在某物质(液体或固体)表面上的过程称为吸附(absorption)。习惯上表面与界面可表示为:

$$\frac{空气(或蒸气)}{液体或固体}表面 \qquad \frac{液体}{固体或液体}界面$$

任何两相界面上的分子都比相应的内部分子储存有多余的能量,这是因为形成界面时分子将接受外来的功转变成了界面能。界面能有自发降低的趋势,常常借助于吸附或减少界面面积的途径来实现。

二、固-气和固-液界面上的吸附

将固体物质细分,它的表面面积增大。分散的程度越大,总的表面面积也越大,同时总的表面能也越大。由于固体物质不能自动收缩表面,所以只能借助于吸附介质中的其他物质到表面上来的方法以降低比表面能。实际上,人们常常利用固体物质的这种吸附性能以达到分离、净化物质的目的。具有吸附性能的物质称为吸附剂(absorbent),被吸附的物质称为吸附物(absorbate)。良好的吸附剂应当疏松、多孔、表面面积大且在表面上突出的原子多。通常用的药用炭就符合这些条件,其结构如图 12-2 所示。

1 g 药用炭的总表面积可达 1000 m^2。表面突出的原子处于价的不饱和状态,具有吸引其他分子的能力。将少许药用炭加入盛有溴蒸气(红色)的容器中,密塞后振荡药用炭,可观察到红色逐渐消失,这是由于 Br_2 分子被药用炭吸附到它的表面上的缘故。具有良好吸附性能的吸附剂还有活性氧化铝、硅胶、铂黑等。在氢电极铂片上镀铂黑以吸附氢气,就是由于光亮平板状的铂片无吸附性能,而镀上一层疏松的铂原子,总的表面积大大增加,并且表面突出的原子多,利用突出原子的余价以吸附

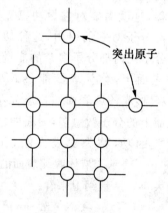

突出原子

图 12-2 固体吸附剂药用炭的结构示意图

氢气。医药上常用药用炭来脱色、吸附微量杂质和热原。例如,制备葡萄糖溶液时,先配成较浓溶液,加药用炭振荡后过滤,再冲稀到欲配浓度。

吸附是放热过程,它的逆过程解吸是吸热过程。所以升高温度不利于吸附。

无论是固-气界面还是固-液界面上的吸附作用，都遵循以下规律：被吸附物的压力或浓度越大，吸附量越大，但是当被吸附物压力或浓度大到一定程度时，吸附达到饱和，再继续增加吸附物的压力或浓度则吸附量不变。因此可以通过实验来绘出一条吸附等温线，如图 12-3 所示。图中 x/m 为单位质量吸附剂所吸附的被吸附物的量；$p(c)$ 为达到吸附平衡时气体的压力（或溶质的浓度）。

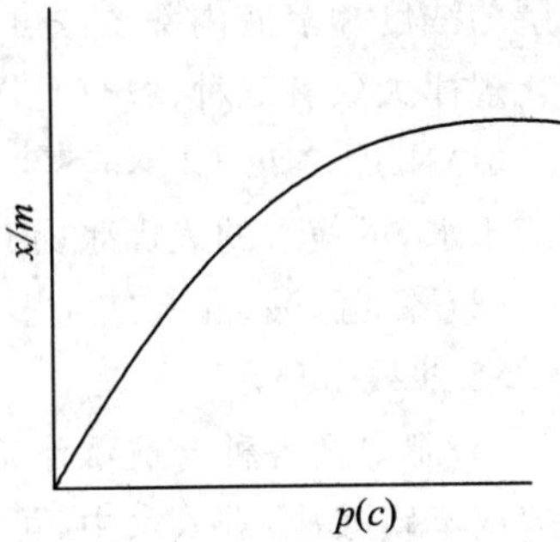

图 12-3　吸附等温线

通过实验得到一个经验公式：

$$x/m = Kp^{1/n}（或 \ x/m = Kc^{1/n}）\qquad (12.2)$$

式中，K 和 n 为常数，其数值取决于温度和吸附剂、吸附物的种类。

吸附等温线告诉我们，在应用吸附剂吸附有毒气体或进行脱气等操作时，要注意到吸附平衡和吸附饱和等问题。

溶胶之所以具有一定程度的聚结稳定性，就是由于在溶胶形成的过程中发生了固-液界面上的吸附作用。

可利用固-液界面吸附的原理来进行溶液中混合组分的分离，即所谓层析法，又称色谱法。它是由于最初用来分离植物色素而得名，但后来发展为可用于分离无色物质的方法。

层析法是利用物质在不同的两相中溶解、吸附或亲合作用的差异，使混合物中各组分达到分离的结果。例如，利用层析法分离溶液中的 A（如 $CuCl_2$）和 B（如 $CoCl_2$）两组分，可取一层析管，下部铺一层脱脂棉或玻璃棉，装入吸附剂活性氧化铝作为固定相。用少量溶剂溶解 A 和 B，加到层析柱的顶端，得到如图 12-4(a)的结果，A 和 B 吸附在氧化铝的表面。然后让溶剂通过层析柱，很快就会发现在白色氧化铝上出现两个色带，如图 12-4(b)所示。重复这一操作，两个色带就会依次从柱中流出来，达到分离的目的，如图 12-4(c)所示。这是由于当溶剂流过时，已被吸附在柱上的两种组分又解吸重新溶解

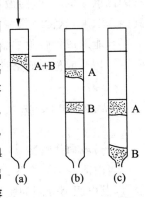

图 12-4　层析法示意图

于溶剂，随着溶剂向下移动，已解吸的组分遇到新的吸附剂颗粒，又再次被吸附。如此重复地进行吸附与解吸过程，让两组分理化性质上的差异重复表现多次，即可提高分离效率，从而达到分离目的。

三、液体表面上的吸附

液体表面也会因某种物质的进入而产生吸附，使液体表面张力发生相应的变化。对水而言，大量实验结果表明，有些物质溶于水可使其表面张力降低，也可使其表面张力升高。进一步研究发现溶质在溶液中的分布是不均匀的，换言之，溶液

表层的浓度和溶液内部的浓度是不同的。水表面张力随不同溶质的加入而出现的变化规律大致有三种情况(见图12-5)：

(1)NaCl，NH_4Cl，Na_2SO_4，KNO_3 等无机盐以及蔗糖、甘露醇等多羟基有机物质溶于水，可使水的表面张力升高，如图12-5曲线a所示。

(2)醇、醛、酸、酯等绝大多数有机物进入水中，可使水的表面张力逐渐降低，如图12-5曲线b所示。

(3)肥皂及各种合成洗涤剂(含有8个碳原子以上的直链有机酸的金属盐、硫酸盐或苯磺酸盐)进入水中，可使水的表面张力在开始时急剧下降，随后大体保持不变，如图12-5曲线c所示。

液体溶剂表面因溶质加入而出现吸附现象的原因，可用最小表面能原理说明。若加入的溶质能降低溶剂的表面张力，从而降低体系表面能，则溶液表层将保留更多的溶质分子(或离子)，其表层的浓度将大于内部浓度，这种吸附称为正吸附；反之，若加入的溶质将增高溶剂的表面张力，则溶液表层将排斥溶质分子(或离子)使其尽量进入溶液内部，从而使体系的能量降低，此时溶液表层的浓度小于其内部浓度，这种吸附称为负吸附。

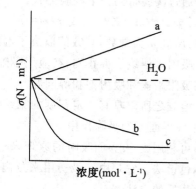

图12-5　不同溶质水溶液的表面张力变化

凡能形成负吸附的物质称为表面惰性物质，而能形成正吸附的物质则称为表面活性物质或称表面活性剂(surface active agent)。

四、表面活性剂

(一)表面活性剂

表面活性物质在生命科学中有重要的意义。如构成细胞膜的脂类(磷脂、糖脂等)以及由胆囊分泌的胆汁酸盐等都是表面活性物质。

洗涤剂、乳化剂、润湿剂以及起泡剂等在医学卫生工作及日常生活中有广泛的应用，而它们都是一些不同类型的表面活性物质，这些物质能显著地减小水的表面张力。从结构上分析，表面活性剂分子中一般都含有两类基团：一类为疏水性(hydrophobic)或亲脂性(lipophilic)基团，属非极性基团，它们是一些直链的或带有侧链的有机脂肪烃基；另一类为亲水性(hydrophilic)基团，属极性基团，如—OH，—COOH，—NH_2，—SH及—SO_2OH等。具有这两类相反性质的基团是表面活性剂在化学结构上的共同特征，它从外观上来看像一根火柴，火柴头为亲水基部分，火柴梗为亲油基部分(见图12-6)。

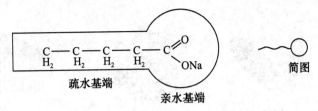

图 12-6 表面活性性剂(脂肪酸盐)示意图

以脂肪酸钠盐(肥皂)为例,当它进入水中,亲水的羧基端有进入水中的倾向,而亲油的长碳链端则力图离开水相。如若进入水中的肥皂量不大,它们将主要集中在水的表面定向排列起来(见图 12-7),从而减小了水的表面张力,降低了表面能。

若于纯水中加入极少量的表面活性剂,它们将被吸附在水相表面并定向排列形成薄膜。当水中的表面活性剂达到一定量时,在分子表面膜形成的同时,表面活性剂也逐渐聚集起来,互相把疏水基靠在一起,形成亲水基朝向水而疏水基在内的、直径在胶体范围内的缔合体,这种缔合体称为胶束(micelle)(见图 12-8)。

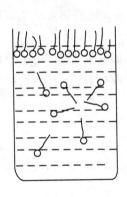

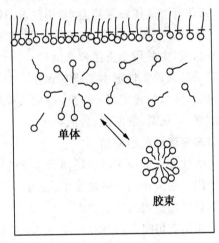

图 12-7 表面活性物质在水表
　　　面上的定向排列示意图

图 12-8 胶束形成示意图

能够形成胶束的最低表面活性剂浓度,叫作临界胶束浓度(critical micelle concentration,CMC)。表面活性剂的临界胶束浓度与温度、表面活性剂量、分子缔合程度以及溶液的 pH 及是否存在电解质有关。

在浓度接近 CMC 的缔合胶体中,胶束有相近的缔合数并呈球形结构。当表面活性剂浓度不断增大时,由于胶束的大小或缔合数增多,胶束不再保持球形结构而形成圆柱形乃至板层形结构(见图 12-9)。

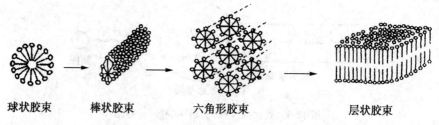

球状胶束　　棒状胶束　　六角形胶束　　层状胶束

图 12-9　胶束形状示意图

(二)表面活性剂的分类

表面活性剂通常按亲水基团的结构类型来分类。表面活性剂在水中能够离解成离子的称为离子型表面活性剂;不能离解成离子的称为非离子型表面活性剂。

离子型表面活性剂按所生成离子的种类而分成阴离子、阳离子、两性离子型表面活性剂三类。

阴离子表面活性剂由亲脂基和与其相连的阴离子亲水基组成,主要用于洗涤、乳化、增溶和润湿等;阳离子表面活性剂由亲脂基和与其相连的阳离子亲水基组成,它对细菌有特殊的吸附能力,常用作杀菌剂(如新洁尔灭、杜米芬等),但不能与阴离子表面活性剂配合使用;两性表面活性剂由亲脂基和既有阴离子又有阳离子的亲水基组成,主要用于去污和杀菌。

非离子型表面活性剂由亲脂基和在水中不离解的羟基或醚基(—O—)构成的亲水基组成,在水中稳定,不易受电解质及酸碱性的影响(如 Tween),所以常用作药物增溶剂、乳化剂、润湿剂、分散剂等。

(三)表面活性剂的应用

表面活性剂能够使不溶或微溶于溶剂的物质溶解或使其溶解度增加的现象称为增溶作用。增溶作用一般都发生在超过表面活性剂的 CMC 之后,胶束的形成是使整个体系更加稳定的主要原因。

增溶作用应用很广,如肥皂、洗涤剂去除油污就是增溶起了作用。制药工业中应用表面活性剂的增溶作用,可以增加难溶药物的溶解度和稳定性,改善药物的吸收。如氯霉素的溶解度为 0.25%,加入 20% 的吐温后,溶解度可增大到 5%;某些维生素、激素类药物也可用吐温来增溶。一些生理现象也与增溶作用有关,如脂肪不能被小肠直接吸收,需依靠胆汁的增溶作用使脂肪酸分散成稳定的微小珠滴才能被肠道有效地吸收。

增溶作用不同于真正的溶解作用,因为增溶后对溶液的依数性影响很小,这说明增溶过程中溶质并未拆散成单个分子或离子。

五、乳状液

乳状液是由两种液体所构成的分散体系,即一种液体以极微小的液滴(一般直径为 $10^{-6} \sim 10^{-5}$ m)分散在另一种互不相溶的液体中所形成的多相分散系。

（一）乳状液的类型

乳状液通常是由水相（W）和油相（O）组成的系统（油相为不溶于水的液体的统称）。因此，乳状液常分成两种不同的类型（见图 12-10）：一类是油分散在水中称为水包油型乳状液，用符号 O/W 来表示，如牛奶、豆浆等；另一类是水分散在油中称为油包水型乳状液，用符号 W/O 来表示，如天然原油、人造黄油等。

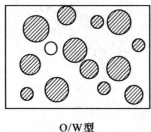

O/W型　　　　　　　　　　　W/O型

图 12-10　乳状液的类型

O/W 型和 W/O 型乳状液在外观上并无明显的区别，通常可以由以下几种方法进行鉴别：①染色法：用只能在一相中溶解的染料来鉴别。将少量油溶性染料（如苏丹Ⅲ）加到乳状液中，轻轻振摇后，在显微镜下观察，若整个乳状液都显染料的颜色，则为 W/O 型，若只有液珠显色则为 O/W 型；若使用水溶性的染料（如荧光红、亚甲基蓝）进行同样的判别，其结果则刚好相反。②稀释法：是根据乳状液易被分散介质稀释的道理来鉴别的。能被水稀释而不影响稳定性的乳状液为 O/W 型乳状液；能被油稀释而不影响稳定性的为 W/O 型乳状液。如牛奶能被水稀释并能够稳定存在，所以牛奶是 O/W 型乳状液。当然也可以利用水和油在导电能力上的差别及对滤纸润湿能力的差别，采用电导法和滤纸润湿法来鉴别。

（二）乳状液的稳定性与乳化

直接把水和油混合振摇，两相均被分散，但静置后又分为两层，得不到稳定的乳状液。

这是因为两相液体经分散成液珠后，界面积增大，整个系统的界面积自由能升高，成为热力学不稳定系统。因而小液珠碰撞就会自发地结合起来形成大液滴，直到分层，使系统的自由能降低。

欲得到稳定的乳状液，通常在乳状液中加入第三种物质。这种能使乳状液稳定的第三种物质称为乳化剂（emulgent）。常用的乳化剂多为表面活性剂，此外有些天然高分子物质（如蛋白质、明胶、磷脂等）和某些固体粉末（如炭黑、黏土等）也可作乳化剂。

乳化剂使乳状液稳定的作用称为乳化作用（emulsification）。当乳状液中加入乳化剂时，乳化剂被吸附在油水界面上定向排列，不仅降低了界面张力，而且乳化剂分子在液滴周围形成一层具有一定机械强度的保护膜，阻止了液滴相互碰撞而聚结变大，使乳状液得以稳定。

乳化剂不仅能使乳状液稳定，而且还可以决定乳状液的类型。一般说来，亲水性强的乳化剂（如 Na，K 等一价碱金属皂类），它们能够显著降低水的表面张力，使水珠难以存在,故而形成O/W型乳状液;而亲油性强的乳化剂(如 Ca,Mg,Al 等高价金属皂类),它们能够显著降低油的表面张力,使油珠难以存在,故而形成 W/O 型乳状液(见图 12-11)。

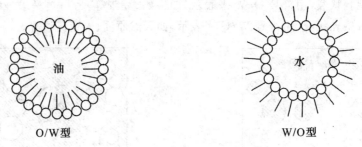

O/W型   W/O型

图 12-11　皂类稳定乳状液示意图

乳状液和乳化作用在生物学和医药卫生实践中具有很重要的意义。油脂在体内的消化、吸收和运输都依赖于乳化作用;临床上的外用剂和内服剂、人造血液、静脉注射液、抗菌防腐剂等都要用到乳化剂;同时消毒、杀菌等药剂常制成乳状液以提高药效。

第二节　溶胶的制备和净化

溶胶是多相体系,胶粒是原子或分子的聚集体,它借助于选择吸附介质中的离子而带电水化,从而分散在介质中。因此制备溶胶应控制的条件是:分散相在介质中的溶解度尽可能地小,并且有稳定剂存在。

因溶胶的胶粒大小是介于粗分散系的粒子和低分子之间,所以可用途径相反的两种方法来制备溶胶,即:

$$\text{粗分散系} \xrightarrow{\text{分散法}} \text{溶胶} \xleftarrow{\text{凝聚法}} \text{低分子溶液}$$

一、溶胶的制备

(一)分散法制备溶胶

分散法是将大块或粗粒物质粉碎分散成溶胶颗粒,常用的方法有研磨法、超声波法、胶溶法、核电弧法。如用电分散法制备银溶液,是把银棒作为电极,接通电源,使两银电极在水中靠近甚至接触产生电弧,银原子气化后再在水中凝聚成胶粒大小分散于介质中。

(二)凝聚法制备溶胶

凝聚法是将小粒子(如分子、原子或离子)凝聚成溶胶颗粒。常用的化学凝聚法有下列三种:

1. 还原法制备金溶胶

$$2HAuCl_4 + 3H_2O_2 \longrightarrow 8HCl + 3O_2\uparrow + 2Au$$

同时加入微量 NaOH，使产生的 $NaAuO_2$ 作稳定剂：

$$HAuCl_4 + 5NaOH \longrightarrow 4NaCl + 3H_2O + NaAuO_2$$

一定数量的 Au 原子凝聚成胶粒大小，选择吸附 AuO_2^- 带负电，然后水化，分散于介质中制得金溶胶。

2. 水解法制备氢氧化铁溶胶

$$FeCl_3 + 3H_2O(b) \longrightarrow Fe(OH)_3\downarrow + 3HCl$$

$$Fe(OH)_3 + HCl \longrightarrow FeOCl + 2H_2O$$

$$FeOCl \longrightarrow FeO^+ + Cl^-$$

一定数量的 $Fe(OH)_3$ 分子聚集在一起，选择吸附 FeO^+ 带正电，水化，分散于介质中形成溶胶。

3. 复分解法制备 As_2S_3 溶胶

$$As_2O_3 + 3H_2S \longrightarrow As_2S_3 + 3H_2O$$

$$H_2S \Longrightarrow H^+ + HS^-$$

一定数量的 As_2S_3 聚集在一起，选择吸附 HS^- 带负电，水化，分散于介质中形成溶胶。

二、溶胶的净化

用任何方法制得的溶胶通常都含有电解质，过多的电解质反而会降低溶胶的稳定性，所以必须设法除去稳定剂以外的过量电解质。除去的方法有渗析法和超滤法两种。这两种方法都是利用胶粒不能透过半透膜，而普通电解质的离子能透过半透膜的基本原理，以达到净化溶胶的目的。

把少量火棉胶（溶于酒精和乙醚混合液中的硝化纤维）倒入适当的干燥容器中，旋转容器使火棉胶均匀地覆盖于容器内壁，形成一层薄膜，静置，待溶剂挥发尽，剥开一小缝，加水于薄膜与器壁之间，用镊子将薄膜轻轻取出，即制成净化溶胶所用的人工半透膜袋。

将待净化的溶胶倾入半透膜袋内，束紧袋口。将袋的大部分浸入蒸馏水中，杂质（低分子、离子）即透过半透膜转移到袋外水中。这种利用半透膜净化溶胶的方法叫作渗析（见图 12-12）。为了加速渗析作用，可以使袋外的蒸馏水处于流动状态随时更新，及时带走透析出的低分子和离子。更有效的方法是在薄膜两侧加上电极，通以直流电，使杂质性离子在电场作用下迅速透出来，这种方法称为电渗析（见图 12-13）。无论用哪种渗析法，时间都不能过长，否则会使溶胶胶粒失去稳定剂而聚结，反而破坏了溶胶。

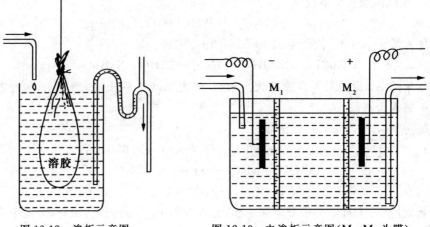

图 12-12　渗析示意图　　　　　图 12-13　电渗析示意图（M_1，M_2 为膜）

此外，还可以用半透膜代替滤纸来过滤溶胶，这种方法称为超滤法（见图 12-14、图 12-15）。

超滤时胶粒留在半透膜上，而分散介质和电解质都透过半透膜滤下。用不同浓度的火棉胶可以制得孔径大小不等的半透膜，以利用超滤法分离多级分散体系中大小不等的粒子。

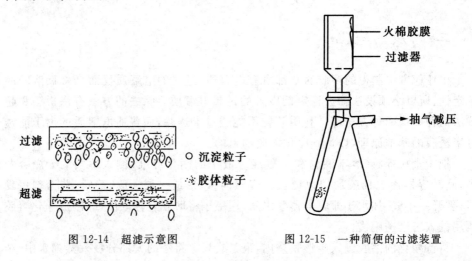

图 12-14　超滤示意图　　　　　图 12-15　一种简便的过滤装置

第三节　溶胶的基本性质

胶体分散系包括溶胶（sol）、大分子溶液（solution of macromolecule）和缔合胶体。本节讨论溶胶及其基本性质。

一、溶胶的光学性质

在光学性质方面,溶胶有乳光现象。溶胶的这种性质与真溶液有明显的区别。如在暗室中,用一束聚焦的白光照射溶胶时,从垂直的方向观察,可以看到明显的光径,这种现象称为丁铎尔(Tyndall)现象(见图 12-16)。这种现象的产生是由于溶胶粒子直径不大于 100 nm,与普通光线的波长(400～700 nm)接近并较短,当胶粒的直径略小于入射光的波长时,光波就环绕胶粒向各个方向散射出来,成为散射光或称乳光。对真溶液来说,由于分散相粒子是分子、离子,它们的直径很小,对光的散射十分微弱,肉眼无法观察到。因而丁铎尔现象是溶胶区别于真溶液的一个基本特征。

瑞利(Rayleigh)研究了光的散射现象,并提出如下公式:

$$I = \frac{24\pi^3 \nu V^2}{\lambda^4} \left(\frac{n_1^2 - n_2^2}{n_1^2 + 2n_2^2}\right)^2 I_0 \quad (12.3)$$

式中,I 为散射光强度,I_0 为入射光强度,λ 为入射光波长,ν 为单位体积中的分散相粒子数,V 为线性大小比波长小的单个粒子的体积,n_1 和 n_2 分别为分散相和分散介质的折射率。

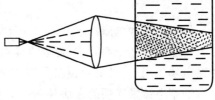

图 12-16　丁铎尔现象

由式(12.3)可以看出分散相和分散介质的折射率相差愈大,散射光愈强,这正说明了因溶胶的胶粒与介质间有界面存在,所以它具有较强的散射现象。对于高分子溶液来说,它属于均相溶液的范畴,故散射光不强。散射光原理在高分子溶液中有具体应用,它是测定高分子化合物的相对分子质量和研究分子形状的方法之一。

二、溶胶的动力学性质

研究表明,溶胶中的胶粒在介质中不停地做不规则的运动。这种运动最早由英国植物学家布朗(Brown)在观察花粉悬浮液中的花粉颗粒时发现,故称为布朗运动(Brownian movement),它是由于在每一瞬间胶粒受到来自周围各方向介质分子碰撞的合力未被完全抵消而引起的。运动着的胶粒可使其本身不下沉,因而是溶胶的一个稳定因素,但运动着的胶粒又可因相互碰撞而聚结变大以至最终沉淀。

当溶胶中的胶粒存在浓度差时,胶粒将从浓度大的区域向浓度小的区域移动,这种现象称为扩散(diffusion)。研究结果表明,温度愈高,溶胶的黏度愈小,胶粒愈小,愈容易扩散。

溶胶在放置过程中,最明显的现象是胶粒的沉降(sedimentation)。密度大于分散介质的胶粒,在重力作用下就要沉降。可是,另一方面,由于胶粒的布朗运动引起的扩散作用又力图促使浓度均一。当这两种方向相反的作用达到平衡时,愈近容器的底部,单位体积溶胶中的胶粒数愈多,形成一定的浓度梯度,这种状况称为沉降平衡(sedimentation equilibrium)。在一般情况下,由于溶胶中胶粒的半径很小,在重力场中沉降速度很慢,往往需要极长时间才能达到沉降平衡。为了加速沉降平衡的建立,瑞典杰出的物理学家斯维德贝格(T. Svedberg)首创了超速离心机,在比地球重力场大数十万倍的离心力场作用下,可使溶胶中的胶粒迅速达到沉降平衡(高分子溶液中的高分子溶质也可迅速达到沉降平衡)。斯维德贝格应用离心机进行了多项研究,测定了溶胶和高分子溶液中分散相颗粒的大小以及它们的相对分子质量。

三、溶胶的电学性质

(一)电泳和电渗

若将电极插于溶胶中,通以直流电,则可观察到胶粒向某一电极方向运动。这种在电场作用下,带电胶粒在介质中的运动称为电泳(electrophoresis)。

观察电泳最简便的方法是在一 U 形管内注入有色溶胶,小心地在溶胶面上加一层纯水,使溶胶与纯水间保持清晰的界面,然后在水中插入电极,通直流电后,溶胶中的胶粒便向与其所带电荷电性相反的电极方向运动,这时可见有色溶胶在 U 形管一侧的界面上升而另一侧界面下降的情况(见图 12-17)。从电泳的方向可以判断胶粒所带电荷的种类。大多数金属硫化物、硅酸、金、银等溶胶的胶粒带负电,称为负溶胶;大多数金属氢氧化物溶胶的胶粒带正电,称为正溶胶。

由于整个溶胶呈电中性,因此,如溶胶中胶粒带正电,那么液体介质必带负电。上述电泳实验是在介质不运动时观察胶粒的运动。若从另一角度考虑,如使胶粒不运动,则接通电流后,在外电场作用下,液体介质将通过多孔隔膜(药用炭、素烧磁片等)向带相反电荷的电极方向移动。这种现象称为电渗(electroosmosis)。图 12-18 是电渗用的 U 形管,于管中注入溶胶,通电后,很容易从毛细管中液体弯月面的升降观察到液体介质的流动方向。

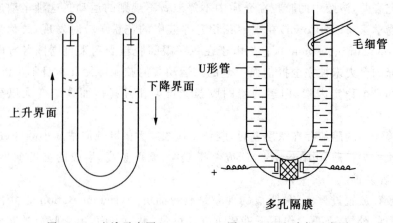

图 12-17　电泳示意图　　　图 12-18　电渗仪示意图

电泳和电渗都是固相和液相作相对运动时产生的电动现象,它不仅具有理论意义,而且具有实际应用价值。电泳技术在氨基酸、多肽、蛋白质及核酸等物质的分离和鉴定方面有广泛的应用。

(二)胶粒带电的原因

胶粒带电的原因有以下两种:

1.胶核界面的选择性吸附

胶体分散系的分散相粒子有吸附其他物质而使其界面能降低的趋势。因此,胶粒中的胶核(原子、离子、分子的聚集体)常选择性地吸附电解质中与其组成类似的离子作为稳定剂,并使其界面带有一定的电荷。

例如,$Fe(OH)_3$ 胶核吸附溶胶中与其组成类似的 FeO^+ 而带正电,而溶胶中电性相反的 Cl^-(称反离子)则留在介质中。

又如利用硝酸银和碘化钾制备碘化银(AgI)溶胶的反应为:

$$AgNO_3 + KI \longrightarrow AgI\downarrow + KNO_3$$

改变两种反应物的用量,可使制备的溶胶带有不同电性的电荷。当 KI 过量时,AgI 胶核吸附过量的 I^- 而带负电荷;反之,当 $AgNO_3$ 过量时,AgI 胶核则吸附过量的 Ag^+ 而带正电荷。所以 AgI 溶胶可因制备条件的不同而成为负溶胶或正溶胶。

2.胶核表面分子的离解

如硅酸溶胶的胶核是由许许多多 $x SiO_2 \cdot y H_2O$ 分子组成的。其表面的 $H_2SiO_3(SiO_2 \cdot H_2O)$ 分子可以离解成 SiO_3^{2-} 和 H^+。

$$H_2SiO_3 \Longrightarrow HSiO_3^- + H^+$$

$$HSiO_3^- \Longrightarrow SiO_3^{2-} + H^+$$

H^+ 扩散到介质中去,而 SiO_3^{2-} 则留在胶核表面,结果使胶粒带负电荷,故硅酸溶胶为负溶胶。

(三)胶团结构及 ζ 电势

溶胶的结构是相当复杂的,首先要了解溶胶分散相粒子的结构。溶胶的分散相粒子都带有同性电荷,称为胶粒,胶粒带电是由于胶核表面离解或选择性吸附某种离子所导致的。若胶核吸附了介质中的正离子,介质中的负离子(为反离子)就有剩余,这些反离子一方面受到带相反电荷胶粒的静电引力,有力图靠近胶核的倾向;同时,又因本身的热运动而有扩散分布到整个溶液中去的倾向。其结果是愈靠近胶核表而处反离子愈多;离开胶核愈远处,反离子愈少。

胶粒是荷电的,吸附的离子也是水合离子,因而结合着大量水,即胶粒周围覆盖着一层水合膜。当胶粒运动时,水合膜以及处于膜层内的反离子也跟着一起运动。我们把这部分水合膜层(包括被束缚的反离子和存在于胶核表面的离子)称为吸附层(或紧密层);其余反离子呈扩散状态分布在吸附层周围,形成了与吸附层荷电性质相反的扩散层。这种由吸附层和扩散层构成的电性相反的双层结构称为扩散双电层(diffused electric double layer)。

图 12-19 是 $Fe(OH)_3$ 溶胶的胶团结构表示式和胶团结构示意图。

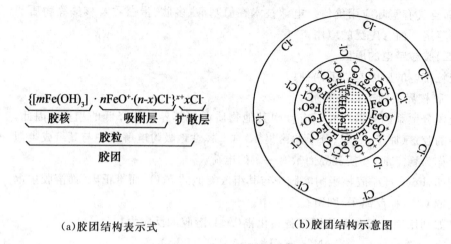

(a)胶团结构表示式   (b)胶团结构示意图

图 12-19 $Fe(OH)_3$ 胶团结构

胶核与吸附层合称胶粒,胶粒与扩散层合称为胶团。扩散层外的介质层称胶团间液(为均匀液相),它的电势为零。溶胶就是指所有胶团和胶团间液构成的整体。电泳时,胶团从吸附层和扩散层间裂开,具有水合吸附层的胶粒移向与其电性相反的电极,而水合的扩散层则向另一电极移动。

胶团存在着两种不同的电势,一种是胶核带电表面与均匀液相之间的电势差,称热力学电势(以下所提到的电势均指电势的绝对值),以 φ 表示(见图 12-20 中 a,c 两处的电势差)。另一种电势称为电动电势(electrokinetic potential)或 ζ 电势(zeta potential)。

当胶粒移动时,其表面上的水合膜层(即吸附层)以及在此层里的离子都随之移动,我们把吸附层移动时与扩散层分开的界面称为滑动面,在固-液两相作相对移动时滑动面上所表现出来的电势就是 ζ 电势;换言之,ζ 电势是滑动面与均匀液相之间的电势差(见图 12-20 中 b,c 两处的电势差)。由于吸附层中的反离子抵消了胶核表面的部分电荷,可见 ζ 电势必然小于热力学电势。当反离子在吸附层与扩散层间发生转移时,滑动面距离变动,ζ 电势也发生了改变,但热力学电势则始终保持不变。

如果进入吸附层的反离子多,ζ 电势绝对值减小。从另一角度分析,ζ 电势绝对值小则表明溶胶中大部分反离子进入了胶粒吸附层,造成扩散层的厚度变薄,水合膜层也变薄。反之,若 ζ 电势绝对值大,则表明留在扩散层中的反离子多,扩散层厚,水合膜层也厚。由此可见,ζ 电势绝对值的大小与吸附层中反离子的多

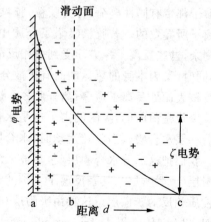

图 12-20   扩散双电层中的电势及其变化示意图

少以及扩散层的厚度有密切关系。通常 ζ 电势绝对值愈大,溶胶愈稳定。

（四）电解质对溶胶的作用

1. 电解质对胶粒电荷的影响

向溶胶中加入电解质后,电解质与胶粒带相反电荷（与反离子带相同电荷）的离子排斥扩散层中的反离子进入吸附层,因而影响到胶粒带电的多少,必然也就影响到扩散水化层的厚度。例如,加 NaCl 于氢氧化铁溶胶中,NaCl 对胶粒带电的影响如图 12-21 所示,(a)表示在未加 NaCl 前,胶粒带一定数量的正电荷,电泳向负极;(b)表示加入少量 NaCl 后,由于 Cl^- 进入吸附层,使胶粒带电减少,扩散层变薄,ζ 电势变小,电泳速度变慢;(c)表示加入足够量的 NaCl,扩散层中原来属于胶团的反离子全部进入吸附层,则胶粒净电荷为零,即处于等电状态,此时扩散层消失,ζ 电势为零,不发生电泳;(d)表示加入过的 NaCl 或向溶胶中加入非常容易被吸附的与胶粒带相反电荷的离子（例如某些有机物离子）,由于它们挤入吸附层,不仅抵消了胶粒的正电荷（或负电荷）,甚至会使胶粒改变原来的带电符号,相应地会使 ζ 电势改变符号,这种现象称为再带电现象,意思是越过了等电状态,再带上了与之前相反的电荷。

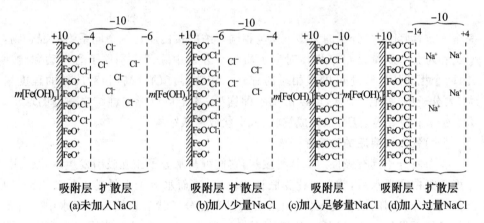

图 12-21　电解质对胶粒电荷的影响示意图

总之,电解质可影响胶粒的电荷多少,甚至影响胶粒的带电符号。这样,ζ 电势以及水化层的厚度也受到影响,必然会影响到溶胶的稳定性。

2. 电解质的聚沉作用

胶粒合并变大的过程叫作聚结,聚结到一定程度而导致产生沉淀的现象,叫做聚沉。电解质既然影响胶粒带电,也就会影响溶胶的聚结稳定性,所以电解质会引起溶胶聚沉。向溶胶中加入少量电解质（浓度以 $mmol \cdot L^{-1}$ 计）即可引起聚沉。各种电解质对溶胶聚沉的作用不同。有以下两条经验规则:

(1)聚沉作用主要是由电解质电离出的电荷符号和胶粒电荷符号相反的离子引起的,即电解质电离出的负离子使正溶胶聚沉,正离子使负溶胶聚沉。

(2)同价离子的聚沉能力几乎相等,不同价离子的聚沉能力随价数增高而急剧地增加。如二价离子比一价离子的聚沉能力大数十倍,三价离子比一价离子的聚沉能力大数百倍。

第四节　蛋白质溶液

一、蛋白质的结构和性质

蛋白质是由氨基酸构成的大分子化合物：

$$-\overset{\underset{|}{H}}{N}-\overset{\underset{|}{R_1}}{CH}-\overset{\overset{O}{\|}}{C}-\overset{\underset{|}{H}}{N}-\overset{\underset{|}{R_2}}{CH}-\overset{\overset{O}{\|}}{C}-\overset{\underset{|}{H}}{N}-\overset{\underset{|}{R_3}}{CH}-\overset{\overset{O}{\|}}{C}-\overset{\underset{|}{H}}{N}-\overset{\underset{|}{R_4}}{CH}-\overset{\overset{O}{\|}}{C}-\overset{\underset{|}{H}}{N}-\overset{\underset{|}{R_5}}{CH}-\overset{\overset{O}{\|}}{C}-\cdots$$

像这样的大分子化合物的每个分子包含的单元链节 $-\overset{\underset{|}{H}}{N}-\overset{\underset{|}{R}}{CH}-\overset{\overset{O}{\|}}{C}-$ 的数目不完全一致，因此每个分子的大小不完全相同。纯的蛋白质是一个同系物的混合物，它的相对分子质量是指平均相对分子质量。分子中除了个别原子有振动和转动外，两个相邻的链节还可以作相对的旋转。随着温度的升高，相对旋转的程度增大，大分子的柔顺性增强，可以出现各种构型，甚至可以形成缠结在一起的球形。大量链节相互结合，还可以构成线状、分支状或网状结构。

(一)蛋白质溶液的稳定性

蛋白质分子具有极性的氨基与羧基，它们可与水分子相互吸引发生水化作用。干燥的蛋白质遇水后，首先水化膨胀形成凝胶，进而水分子大量进入凝胶内部，冲开蛋白质分子间的结合键，逐渐使蛋白质以水化分子状态直接溶解于水中。只要外界条件不发生变化，可长久放置而不发生聚沉，加入少量电解质也不会引起沉淀。加入大量本身水化能力强的电解质如 $(NH_4)_2SO_4$，会使蛋白质失水而沉淀出来。

(二)蛋白质溶液的黏度

蛋白质等大分子由于结构复杂而又强烈水化，使蛋白质大分子牵引着水，移动困难，体系流动性差。因此，其溶液的黏度比一般低分子溶液或溶胶要大。浓度增高利于分子间相互结合，易形成网状结构，水充满于网眼间，使之流动更困难。随着网状结构的发展，溶液黏度骤增。增加压力可以破坏其网状结构，黏度因而降低，直到网状结构全部被破坏，黏度急剧下降。高浓度蛋白质溶液的黏度随着放置时间增加而逐渐增大，这是因为网状结构在逐渐发展。

(三)蛋白质溶液的渗透压

像蛋白质这样的大分子，在溶液中起作用的动力单位是可以独立运动的链段。链段数目肯定大于长链大分子数目，所以起渗透压效应的动力单位数目比根据物质的量浓度计算的分子数目多，因此测得的渗透压比理论值大，图 12-22 显示了渗透压与浓度的关系。

根据范特荷甫公式：

$$\Pi=cRT \quad \text{或} \quad \frac{\Pi}{c}=RT \qquad (12.4)$$

如果用 m 表示每升溶液中溶质的质量，用 M 表示溶质摩尔质量，则式(12.4)可改写为：

$$\Pi=RT\frac{m}{M} \qquad (12.5)$$

移项后得下式：

$$\frac{\Pi}{m}=\frac{RT}{M} \qquad (12.6)$$

对于理想溶液，一定的溶质，M 值一定，温度一定时，$\frac{RT}{M}$ 为定值，则 $\frac{\Pi}{m}$ 应为定

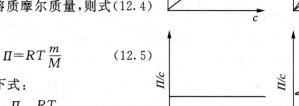

(a)一般分子 　　　(b)柔性长链大分子

图 12-22　渗透压与浓度的关系图

值。即渗透压随 m 值以相同的倍数增加，二者比值不变。

实验证明：粒子为球形的胶体体系符合以上理论，对于粒子为线状的胶体体系，实验值大于计算值，即

$$\frac{\Pi_{\text{实}}}{m}>\frac{RT}{M}\left(\text{即 } m\rightarrow\text{大}, \frac{\Pi}{m}\rightarrow\text{大}\right) \qquad (12.7)$$

或　　　　　　　　　　$$\Pi_{\text{实}}>RT\left(\frac{m}{M}\right)_{\text{计}} \qquad (12.8)$$

因为　　　　　　　　　　$$\Pi_{\text{实}}=RT\left(\frac{m}{M}\right)_{\text{实}} \qquad (12.9)$$

所以　　　　　　　　　　$$\left(\frac{m}{M}\right)_{\text{实}}>\left(\frac{m}{M}\right)_{\text{计}} \qquad (12.10)$$

式(12.10)表明，起渗透效应的动力单位数实际上大于按物质的量浓度计算的分子数。

分子链越柔顺，链段越多，偏差也越大。测定大分子溶液的渗透压有助于了解大分子溶液中大分子的形状。

（四）蛋白质在溶液中的带电状况

蛋白质是两性电解质，通常用 P$\begin{smallmatrix}\text{COOH}\\ \\ \text{NH}_2\end{smallmatrix}$ 表示蛋白质的结构，式中 P 表示蛋白质主体。蛋白质在溶液中有下列电离平衡：

$$P\begin{smallmatrix}\text{COOH}\\ \\ \text{NH}_2\end{smallmatrix} \rightleftharpoons P\begin{smallmatrix}\text{COO}^-\\ \\ \text{NH}_3^+\end{smallmatrix}$$

式中，一个羧基代表多个相同的羧基；一个氨基也代表许多个相同的氨基。如果在

介质中,蛋白质的两性大离子呈现—COO^-基数多于—NH_3^+基数,则蛋白质带负电荷,称负电蛋白质;—COO^-基数少于—NH_3^+基数,则蛋白质带正电荷,称正电蛋白质;—COO^-基数等于—NH_3^+基数,则蛋白质处于等电状态,净电荷为零,称等电蛋白质。

蛋白质在水溶液中究竟呈现怎样的带电状态,取决于溶液的酸碱度,即介质的pH影响蛋白质的带电状态。

(1)将蛋白质溶于pH较小的缓冲溶液中,下列平衡向右移动:

$$P\begin{matrix} COO^- \\ \\ NH_3^+ \end{matrix} + H_3O^+ \rightleftharpoons P\begin{matrix} COOH \\ \\ NH_3^+ \end{matrix} + H_2O$$

使蛋白质两性大离子上的—NH_3^+基数多于—COO^-基数,即为正电蛋白质。

(2)将蛋白质溶于pH较大的缓冲溶液中,下列平衡向右移动:

$$P\begin{matrix} COO^- \\ \\ NH_3^+ \end{matrix} + H_2O \rightleftharpoons P\begin{matrix} COO^- \\ \\ NH_2 \end{matrix} + H_3O^+$$

使蛋白质两性大离子上的—COO^-基数多于—NH_3^+基数,即为负电蛋白质。

(3)将蛋白质溶于适当pH的缓冲溶液中,使蛋白质两性大离子上的—NH_3^+基数等于—COO^-基数,则蛋白质处于等电状态。

蛋白质处于等电状态时介质的pH,叫作该蛋白质的等电点(isoelectric point)。蛋白质的等电点取决于组成蛋白质的氨基酸的性质,所以各种蛋白质具有不同的等电点,如表12-2所示。

表 12-2　　　　　　　　　几种蛋白质的等电点

蛋白质名称	来源	等电点	蛋白质名称	来源	等电点
白明胶	动物皮	4.8～4.85	乳清蛋白	牛乳	5.12
乳球蛋白	牛乳	4.5～5.5	酪蛋白	牛乳	4.6
卵清蛋白	鸡卵	4.84～4.96	血清清蛋白	马血	4.83
血清球蛋白	马血	5.4～5.5	肌红蛋白	血	7.00
肌凝蛋白	肌	6.2～6.6	胰蛋白酶	胰液	5.0～8.0
胃蛋白酶	猪胃	2.75～3.00	鱼精蛋白	鲑鱼精	12.0～12.4
丝蛋白	蚕丝	2.0～2.4	麦胶蛋白	小麦	6.5
麻仁蛋白	麻仁	5.5～6.0			

以等电点为界:介质的pH小于等电点,则蛋白质两性大离子上的—NH_3^+基数多于—COO^-基数,蛋白质带正电;介质的pH大于等电点,则蛋白质两性大离子上的—COO^-基数多于—NH_3^+基数,蛋白质带负电。例如,将等电点为4.6的酪蛋白

溶于 pH 为 3.6 的缓冲溶液中,则酪蛋白带正电;如溶于 pH 为 5.6 的缓冲溶液中,则酪蛋白带负电。

如果蛋白质在介质中除自身电离而带电外,又选择吸附了某些阴离子,如 I$^-$ 和 CNS$^-$ 等,则该蛋白质处于等电状态时,介质的 pH 应比其等电点要小。

既然各种蛋白质的等电点不同,把它们溶于同一种 pH 一定的缓冲溶液中,它们的带电情况必然不同。在同一电场强度下,不同蛋白质的电泳速率会因带电情况和分子量大小不同而有所区别。根据这个原理,可以用电泳法将混合蛋白质分离。在临床医学上电泳应用于血清成分的测定,可以诊断疾病的发展情况。

介质的 pH 影响蛋白质的带电状态,也就会影响蛋白质的分子构型。当蛋白质溶于 pH 大于(或小于)它的等电点的缓冲溶液时,蛋白质主要带负(或正)电荷,由于同性电荷相斥,使蛋白质的链倾向于伸张;而在等电点时,蛋白质所带正、负两种电荷的数量相等,由于异性电荷相吸,使蛋白质的链易于卷曲成团。

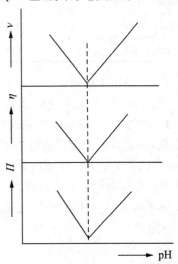

图 12-23　蛋白质的性质与 pH 的关系
(膨胀 ν,黏度 η,渗透压 Π)

蛋白质在等电点时,因所带静电荷为零,此时水化程度最差,表现出下列特征(见图 12-23):膨胀程度最小;溶解度最小;由于分子卷曲成团,牵连水分子程度差,流动性好,因此溶液的黏度最小;又由于分子卷曲成团,链段暴露小,提供渗透压效应的单位少,因此,渗透压也最小;导电能力最差。

(五)蛋白质溶液的缓冲性

由于蛋白质分子上同时具有能接受质子的—NH$_2$ 和能给出质子的 COOH,所以能够对抗外来酸和外来碱,因此蛋白质溶液是一个缓冲体系。人体血液的缓冲体系除无机物外,血红蛋白也起着重要的作用。

二、电解质对蛋白质溶液的盐析作用

向蛋白质溶液中加入足够量的中性盐,使蛋白质沉淀析出的作用,称为盐析 (salting out)。盐析所需要的电解质的浓度常用 mol·L^{-1} 表示,与引起溶胶聚沉的电解质的浓度用 mmol·L^{-1} 来表示相比,甚为悬殊。盐析作用生成的沉淀若再用介质稀释,仍能生成溶液,这一点也与溶胶的聚沉不同。盐析作用的实质是中性盐夺取溶解蛋白质的水,使蛋白质失去水而沉淀析出。

在盐析作用中,起主要作用的是盐的阴离子,不同阴离子的盐盐析能力不同。表 12-3 列出了不同阴离子的钠盐对卵蛋白的盐析浓度。

表 12-3 各种阴离子对卵蛋白的盐析浓度(介质为弱碱性)

电解质	盐析浓度(mol·L^{-1})	电解质	盐析浓度(mol·L^{-1})
柠檬酸钠(Na$_3$C$_6$H$_5$O$_7$)	0.56	酒石酸钠(Na$_2$C$_4$H$_4$O$_6$)	0.76
硫酸钠(Na$_2$SO$_4$)	0.80	醋酸钠(NaC$_2$H$_3$O$_2$)	1.69
氯化钠(NaCl)	3.62	硝酸钠(NaNO$_3$)	5.40
碘化钠(NaI)	∞	硫氰化钠(NaCNS)	∞

根据实验,把阴离子盐析能力的大小次序排列起来,叫作感胶离子序:

$$C_6H_5O_7^{3-} > C_4H_4O_6^{2-} > SO_4^{2-} > C_2H_3O_2^- > Cl^- > NO_3^- > I^- > CNS^-$$

I$^-$ 和 CNS$^-$ 两种离子本身水化能力较差,又易被蛋白质吸附,有利于蛋白质带电水化,因而有助于蛋白质的溶解。

(NH$_4$)$_2$SO$_4$ 常用作蛋白质的盐析剂,因为它的溶解度大而水解度小,且 NH$_4^+$ 和 SO$_4^{2-}$ 本身水化能力强,所以有很强的盐析能力。

加乙醇于蛋白质溶液中,也能引起盐析,这是由于乙醇吸水力强,能破坏蛋白质的水化膜。医疗上常用 75% 的乙醇作为消毒剂,因为病毒或细菌本身就是蛋白质,在此浓度下能使蛋白质沉淀,故能杀死细菌和病毒。

不同蛋白质所需盐析剂的最低浓度不同,可以利用这一点进行混合蛋白质的分离,这种分离方法叫作分段盐析。分段盐析在生物化学及临床检验上很有用处。例如加 (NH$_4$)$_2$SO$_4$ 于血清中,先调节 $c[(NH_4)_2SO_4]$ 为 2 mol·L^{-1},使球蛋白先沉淀出来;过滤后,再加 (NH$_4$)$_2$SO$_4$,使 $c[(NH_4)_2SO_4]$ 为 3~3.5 mol·L^{-1},白蛋白又可以析出。这样就可使两种蛋白质分离。

在制作豆腐的过程中加入石膏或盐卤(主要成分为 MgCl$_2$ 和 MgSO$_4$),也是盐析作用的例子。

三、蛋白质溶液对溶胶的保护作用

加足够量的蛋白质溶液于一定量的溶胶中,可使此溶胶稳定而不易聚沉,这种现象叫做保护作用。起保护作用的蛋白质(或其他大分子)称为保护胶体。保护作用的原因,一般认为是由于蛋白质分子吸附在胶粒的表面并包住了溶胶粒子,使它获得了稳定性。

保护胶体的分子数目必须远远超过溶胶胶粒的数目才能把胶粒包住。重量相同的保护胶体,其摩尔质量越小的,分子数目就越多,就越能把胶粒包围好,使溶胶更稳定。

保护胶体对于生物体特别重要。血液中微溶盐类如 MgCO$_3$ 和 Ca$_3$(PO$_4$)$_2$ 等的浓度比在水中的溶解度要大得多,正是由于它们以溶胶状态存在的缘故,而血液中的蛋白质恰好起到了保护胶体的作用。如果血液中蛋白质减少,保护作用失常,将会引起体内某种器官的结石症。医药用防腐剂如胶体银,就是蛋白质保护银溶胶使之稳定的药剂。保护胶体的应用十分广泛。

第五节　凝胶和膜平衡

一、凝胶及其性质

不少大分子溶液在一定条件下,黏度逐渐变大,最后失去流动性,形成一种具有网状结构的半固体物质,这个过程称为胶凝(gelation),所形成的立体网状结构物质叫作凝胶(gel)。例如,琼脂、明胶、动物胶等物质在热水中完全溶解,静置冷却后,整个系统变成凝胶。凝胶的结构如图 12-24 所示。

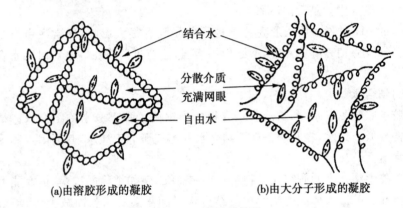

图 12-24　凝胶的结构

在温度下降(或溶解度减小)时,大分子溶液中的线形高分子互相接近,并在很多结合点上交联起来形成网状骨架,溶剂则包含在网状骨架内形成凝胶。凝胶中包含的溶剂量可以很大,如固体琼脂的含水量仅约 0.2%,而琼脂凝胶的含水量可达 99.8%。又如凝结的血块中含有大量水分。其他如人体的肌肉、组织等从某种意义上来说均是凝胶。一方面它们具有一定强度的网状骨架,可维持一定的形态;另一方面又可使代谢物质在其间进行物质交换。

有的凝胶是一种(或几种)物质通过化学反应使其中分子经交联反应聚合而成,如葡聚糖凝胶、聚丙烯酰胺凝胶等,它们是分子生物学和生物化学研究中进行柱色谱或电泳时常用的人工交联聚合凝胶材料。

凝胶可分为刚性凝胶和弹性凝胶两大类。刚性凝胶粒子间的交联强,网状骨架坚固,若将其干燥,网孔中的液体可被驱出,而凝胶的体积和外形无明显变化,如硅胶、氢氧化铁凝胶等就属于此类。由柔性大分子化合物形成的凝胶一般是弹性凝胶,如明胶、琼脂、聚丙烯酰胺凝胶等,这类凝胶经干燥后,体积明显缩小而仍能保持弹性,但如将其干的凝胶再放到合适的液体中,它又会溶胀变大,甚至完全溶解。

凝胶的性质与它的网状结构密切相关,下面叙述凝胶的一些主要性质。

(一)溶胀

干的弹性凝胶放于合适的液体中,它会自动吸收液体。如果这种吸收液体的作用进行到一定程度便停止,这种溶胀称有限溶胀。也有凝胶在液体中的溶胀可一直进行下去,最终使凝胶的网状骨架完全消失而形成溶液,这种溶胀称无限溶胀。

影响溶胀的内因是凝胶的结构,即大分子化合物的柔性强弱及其交联的连接力强弱,如葡聚糖凝胶以化学桥键连接成的网状骨架相当牢固,这种凝胶在水中仅作有限溶胀。

影响凝胶溶胀的外因有温度、介质的 pH 及溶液中是否有电解质存在。一般说来,升高温度会加速分子的热运动,削弱交联分子链间的连接强度,使凝胶的溶胀程度增大。有时温度增到一定程度时,可使凝胶的网状骨架破裂而成无限溶胀,例如琼脂在热水中就是无限溶胀。

介质的 pH 对蛋白质线形高分子构成的凝胶有很大影响,通常在蛋白质等电点时,溶胀最小;偏离等电点时,溶胀作用增强,这与蛋白质在等电点时的水合程度最低有关。

(二)结合水

凝胶溶胀吸收了水分,与凝胶结合得相当牢固的那部分水称结合水。结合水的介电常数低于纯水,在相同条件下结合水的蒸气压低于纯水,其凝固点和沸点也偏离正常值。

对凝胶中结合水的研究在生物学中很有意义,例如植物的抗旱、抗寒能力可能和上述特性有关。人体肌肉组织中的结合水量随年龄的增长而减少,老年人肌肉组织中的结合水量就低于青壮年。

(三)脱液收缩(离浆)

将弹性凝胶露置一段时间,一部分液体会自动从凝胶中分离出来,凝胶的体积也逐渐缩小,这种现象称为脱液收缩或称离浆(syneresis)。例如,琼脂凝胶置于密闭容器内,经过相当时间,凝胶会收缩并有液体分泌出。临床化验用的人血清就是从放置的血液凝块中慢慢分离出来的。

脱液收缩可看成凝胶过程的继续,即组成网状骨架的大分子化合物间的连接点在继续发展增多,使凝胶的体积逐渐缩小,于是把液体挤出网状骨架。

凝胶制品在医药上有广泛的应用,如中成药阿胶是凝胶制剂;干硅胶是实验室常用的干燥剂。其他如人工半透膜、皮革等都是干凝胶。凝胶在生命科学中用得最多的是把它作为支持介质用于电泳及色谱分离。

二、膜平衡

当用半透膜将高分子电解质溶液(Na^+R^-)与电解质溶液(NaCl)隔开时,因为高分子电解质的离子(R^-)不能透过半透膜,虽然 Na^+,Cl^- 能透过半透膜,但 Na^+ 的透过要受到 R^- 静电吸引的影响,为了保持溶液的电中性,最后达平衡状态时,就出现了电解质离子在膜两侧的不均匀分布。这种因高分子电解质离子的存在而引起电解质离子在膜两侧达平衡后分布不均匀的现象称膜平衡。唐南(Donnan)首先对此现象进行了研究,被称为唐南膜平衡(Donnan membrane equilibrium)。

图 12-25 所示为高分子电解质 NaR 溶液与 NaCl 溶液用膜隔开,设膜内侧 Na^+,R^- 的最初浓度为 c_1,膜外侧 Na^+,Cl^- 的最初浓度为 c_2[见图 12-25(a)],并假设膜内外溶液的体积相等。已知 R^- 不能透过半透膜,但 Cl^- 从膜外向膜内透入时,为了保持溶液的电中性,就必有相等数目的 Na^+ 同时透过半透膜进入膜内。

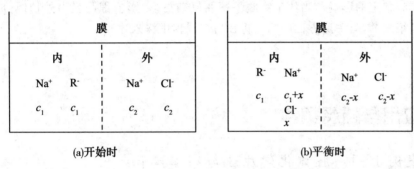

图 12-25　膜平衡示意图

设有 x mol·L^{-1} 的 Cl^- 由膜外进入膜内,则必有同量的 Na^+ 透入膜内。最后达平衡时各离子的浓度分布如图 12-25(b)所示。

在一定温度下,离子进出半透膜内外侧的速率分别与膜内外 Na^+ 和 Cl^- 浓度的乘积成正比:

$$v_{进}=kc(Na^+,外)\cdot c(Cl^-,外)$$
$$v_{出}=kc(Na^+,内)\cdot c(Cl^-,内)$$

达膜平衡时,$v_{进}=v_{出}$,则

$$c(Na^+,外)\cdot c(Cl^-,外)=c(Na^+,内)\cdot c(Cl^-,内) \tag{12.11}$$

式中,$c(Na^+,外)\cdot c(Cl^-,外)$,$c(Na^+,内)\cdot c(Cl^-,内)$ 分别表示各离子在膜内外的平衡浓度。上式表明达膜平衡时,电解质离子在膜两侧的浓度乘积相等,这是建立唐南膜平衡的条件。

若将平衡浓度代入式(12.11),则:

$$(c_1+x)x=(c_2-x)^2$$

$$x=\frac{c_2^2}{c_1+2c_2}\text{ 或 }\frac{x}{c_2}=\frac{c_2}{c_1+2c_2} \tag{12.12}$$

从式(12.12)可知,达到唐南膜平衡时,膜外 Na^+、Cl^- 进入膜内的浓度 x,或膜外 Na^+、Cl^- 透入膜内的分数 $\frac{x}{c_2}$(也称扩散分数)完全取决于膜内 Na^+、R^- 的最初浓度及膜外 Na^+、Cl^- 的最初浓度。

当 $c_1\gg c_2$ 时,$x=\frac{c_2^2}{c_1+2c_2}\approx0$,这表明膜外 NaCl 几乎一点也不透入膜内。

当 $c_2\gg c_1$ 时,$x=\frac{c_2^2}{c_1+2c_2}\approx\frac{c_2}{2}$,这表明接近一半的 NaCl 透入膜内,膜内外

NaCl 浓度近似。

当 $c_1 = c_2$ 时，$x = \dfrac{c_2^2}{c_1 + 2c_2} \approx \dfrac{c_2}{3}$，这表明有 1/3 的 NaCl 透入膜内。

由此可见，由于非透过性 R^- 的存在，可透过的电解质离子在膜内外两侧的分布就受到一定制约，结果造成膜两侧电解质的分布不均等。

膜平衡在生理学和生物化学上有一定的意义。例如，细胞膜对离子的透过并不完全取决于膜孔的大小，膜内蛋白质的含量对膜外离子的透入及膜两侧电解质的分布有一定的影响。当然生物膜平衡要复杂得多，影响细胞膜内外物质分布的因素是很多的，有关这方面的知识将在后继课程中深入述及。

应用与拓展案例

案例 12-1　胶体化学原理与人工器官

生物机体是由溶胶、凝胶、高分子溶液等组成的复杂分散系统，它们被生物膜隔开，独立发挥各自的生理功能，维持正常的生命活动。在生物医学工程中，应用胶体化学理论，已开发研制出人工肺、人工肾、人工肝、人工血管、医用黏合剂等多种人工器官、医用材料和生物传感器等，大大推动了现代医学的发展。

1. 抗击新冠病毒的功臣——人工肺

人工肺（ECOM）是通过血气交换，调节血内 O_2 和 CO_2 含量，以代替人体肺功能的一种体外膜肺氧合仪，它广泛用于衰竭的抢救、辅助循环、肢体和器官灌流等，是抢救新冠肺炎危重症病患的"终极武器"。

2019 新型冠状病毒（2019-nCoV）传染性强，可造成多脏器感染损伤，肺部损伤致呼吸衰竭是造成重症病人死亡的主要因素。伴随着 2019 新型冠状病毒肺炎（COVID-19）的全球化蔓延，有效治疗策略防止重症患者病情恶化和死亡，是疫情控制的重中之重。由于新冠病毒对人体最直接的攻击部位是人体的肺部，ECMO 理所当然地成为抗"疫"神器。目前临床应用最广泛的是鼓泡式人工肺和膜式人工肺。下面简单介绍膜式人工肺。

膜式人工肺是用膜将血液与气体分开，根据肺泡气体扩散生理功能而设计的。当静脉血进入人工肺时，含氧高、$p(O_2)$ 大的一侧的 O_2 通过膜扩散到氧含量低、$p(O_2)$ 小的血液中，使血液氧合；而血液中含 CO_2 高、$p(O_2)$ 大的一侧通过膜向含 CO_2 低、$p(O_2)$ 小的一侧扩散，从而使血液中的 CO2 清除。膜式人工肺的特点是由膜把血液与气体分开，从而避免了血、气直接接触所引起的血细胞破坏和蛋白质变性，亦减少了气栓和微气栓产生的机会，所以可以安全地用于长期体外循环。膜式人工肺按结构和所用膜材料不同，可分为平板型、管型、液膜型和透析型。前二者已广泛用于临床。

液膜人工肺是一种新的血液供氧法,它选用对 O_2 和 CO_2 均有很多溶解性的有机氟碳化合物作为膜材料,以含 CO_2 吸附剂或反应剂的水溶液作为内水相,经乳化剂乳化制成 W/O 型液膜,再给液膜充氧气。将充 O_2 的液膜分散到血液中,形成无数微滴,则在液膜—血液界面上, O_2 由液膜扩散到血液中,而血液中过量的 CO_2 透过液膜扩散到液膜内水相中被吸附或反应富集于夜膜内,从而起到了人体肺的气体交换功能。同时气体交换在无数微滴液膜表面进行,从而大大增加了 O_2 与 CO_2 交换的表面积,所以清除率很高。

2.肾脏衰竭的透析治疗——人工肾

模拟肾脏排泄功能的体外装置称为人工肾(artificial kidney),又被称为血液透析器,是利用渗析原理,采用人工合成的高分子半透膜制成。允许低分子物质如电解质、葡萄糖、水及其他代谢废物(如尿素)等通过;血细胞、血浆蛋白、细菌、病毒等则不能通过。透析时将患者的血液引到体外,使血液和透析液在透析器（人工肾）内的半透膜两侧接触。通过透析,使血液中的代谢废物透过膜扩散到透析液中,同时也从透析液中获取所需的营养物质或治疗的药物，从而调节机体电解质、体液和酸碱平衡,维持内环境的相对恒定,达到清除有害物质和治疗疾病的目的。它主要应用于急(慢)性肾功能衰竭和急性药物、毒物中毒的治疗等。

人工肾的技术主要包括血液透析、血液滤过、血液灌流和腹膜透析等。

(1)血液透析主要是通过两个途径来完成其人工肾的替代功能:通过半透膜的弥散作用清除代谢产物;利用超滤压及渗透压将水分从血液排除。该方法安全方便,可应用于绝大部分的肾衰患者。

(2)血液滤过是在在血液透析基础上发展起来的一种透析方法。基本原理为:通过增加透析器内血液的压力,使血浆中的水分、小分子物质及部分中分子物质排除,再输入置换液。由于这种方法更接近肾脏功能,透析效果也比单纯血液透析要好。

(3)血液灌流是通过吸附罐内的吸附剂吸附毒物、药物及其代谢产物,以达到治疗目的。

(4)腹膜透析是利用腹膜作为半透膜,通过向腹腔内注入透析液,借助腹膜两侧的毛细血管内血浆及腹膜腔内的透析液中的溶质浓度差和渗透压差,通过弥散及渗透清除机体代谢废物和过多的水分。

3. 肝脏衰竭的治疗——人工肝

一种能暂时替代肝脏滤过和解毒功能的体外装置称为人工肝(artificial extra-corporeal liver support),也是一种以血液净化为基础的体外循环系统。它主要应用于突发性肝衰竭和末期肝硬化的肝功能障碍,肝细胞再生受到抑制,凝血功能损坏等患者的治疗和血液的解毒净化。

人工肝包括血液透析、血浆置换、血液灌流等解毒净化装置。血液透析和血浆置换的解毒原理与人工肾中血液净化原理相同。血液灌流是指血液或血浆通过体外循环装置与各种吸附剂作用,通过吸附作用清除血液中的毒性物质。常用的吸附剂有活性炭和离子交换树脂,其原理是将患者动脉血液引入装有吸附剂的灌流器中,利用吸附剂的吸附作用清除血液中内源性或外源性毒素,包括细胞抑制因子、芳香族氨基酸、酚、吲哚、短链脂肪酸等,血液净化后再由静脉输回体内。目前采用与血液相容性良好的膜材料和精制的天然活性炭(如椰壳炭、柚棕炭、石油炭等)制成包膜型的活性炭微囊用于临床,疗效满意。

目前,利用将动物或人的肝细胞植入体内,通过活性炭或树脂的吸附清除血液中的毒物净化血液,利用于肝细胞的培养、和将肝细胞与患者血液通过膜透析进行交换,把肝细胞合成、代谢、解毒、排泄和免疫等功能联合起来,从而使人工肝的功能更加完善。

案例 12-2　胶体与医学

人体可以看成是胶体、凝胶及高分子溶液组成的复杂分散系,如果这种分散系一旦失去动态平衡,正常的生命活动就会受到干扰或破坏,产生病变。而应用胶体化学的原理和方法分析这些病变,采取相应措施使之恢复正常,就是临床医学的基本任务之一。另外,在生理学、药剂学、现代生物技术和生物医学工程等方面胶体化学也发挥着愈来愈重要的作用。

1. 控制释放给药与靶向给药

人们研制的"控制释放给药"及"靶向给药"体系,大多是用高分子材料和药物制成的特殊胶体分散体系。控制释放给药装置可以按预定的时间和程序有控制地将药物释放入血液循环或病灶区域,以使血药浓度维持在有效治疗范围内。采用的剂型和给药方式主要有微型胶囊、纳米粒子、渗透泵、透皮给药等。微型胶囊用合适的高分子材料包裹固体或液体药物制成微粒,直径一般介于 $5\mu m \sim 400\mu m$ 米;纳米胶囊或纳米粒子直径在 10nm～500nm。渗透泵是以渗透压为动力的药物控释装置。当泵内固体药物未溶完时,释药速率不变。因此可通过改变半透膜的渗透性和泵内药物的含量等方法控制释药速率和时间。透皮给药是利用药物在皮肤两侧浓度差,经扩散使药物透过皮肤进入局部靶组织或血液循环系统,从而发挥治疗作用的一种给药方式。

靶向给药是将药物与合适的载体结合,制成某种剂型,借助载体对靶组织的亲合性和特异性使药物在靶部位集中,或通过控制微粒的大小使药物达到靶部位,从而达到降低剂量,提高疗效和减少毒副作用的目的。靶向给药中的很多载体,如乳剂、混悬剂、微囊、微球、纳米囊、脂质体等都属于胶体或粗分散体系。

2. 纳米生物技术基因治疗载体

基因治疗已在治疗多种人类重大疾病如遗传病、肿瘤等方面显示出良好的应用前景,但也面临着巨大的挑战,其中之一就是需要安全、高效、靶向的载体系统。理想的基因载体要具有能够保护 DNA 不被核酸酶降解,可以运载不同大小的基因片段。病毒载体是基因治疗中较为常用的 DNA 运载工具,其运载效率高,但该系统具有免疫原性和病毒性,装载容量有限等缺点,限制了病毒载体的广泛使用。非病毒载体主要包括脂质体,阳离子多聚体和纳米颗粒,它们具有安全性高、生物相容性好、在传递过程中无毒、无免疫原性、易于生产、可以运载不同大小的 DNA

片段,保护 DNA 免受核酸酶的降解作用等优点。因此,非病毒载体的研究和应用日益受到人们的重视。

纳米基因载体主要有以下几种类型:(1)纳米脂质体,是由脂质体构建的囊泡/囊膜载体,根据载体自身所带电荷分为阳离子脂质体、中性脂质体和阴离子脂质体。阳离子脂质体是非病毒载体中研究和应用最多的载体之一。(2)微胶粒,它是由双亲性的共聚物在水溶液中自动聚合而成,亲油端形成核,亲水端形成外壳。作为一种新兴的纳米基因载体,阳离子的亲水基团可将核酸分子浓缩吸附在微胶粒的表面。多聚阳离子形成的微胶粒外壳在内吞溶酶体内可干扰溶酶体膜的完整性,逃避溶酶体的降解。(3)纳米粒载体,它是由高分子材料合成的一种固态胶体纳米级颗粒载体。常用的合成材料有聚乳酸(PLA)、聚乳酸-羟基乙酸共聚物(PLGA)、壳聚糖(chitosan)、聚氰基丙烯酸乙酯(Ethyl polycyanoacrylate)等,可制备成带正电荷的纳米粒吸附核酸或经物理包埋将核酸浓缩包裹在纳米粒。纳米粒有利于被组织细胞摄取,主要经胞吞作用进入细胞,通过高分子材料的降解逐渐释放出核酸。

目前,各种病毒载体和非病毒载体的研究正在火热进行中,针对不同的疾病已经取得了一定的进展,在大量实验的基础上,对存在的问题进行分析研究,不断改进基因载体,从而在基因治疗中能够使载体发挥更好的作用。

习 题

1. 粗分散系、胶体体系和低分子分散体系的分散相粒子大小范围和构成如何？它们各呈现什么特征？

2. 表面能是怎样产生的？通过什么途径和方法可以降低体系的表面能？

3. 什么叫吸附、正吸附和负吸附？吸附剂具有什么特性？举例说明药用炭的应用。

4. 什么是乳状液？它有几种类型？为什么制备乳状液必须加乳化剂？为什么水溶性乳化剂可使油-水型乳状液稳定,而油溶性乳状液则使水-油型乳状液稳定？

5. 举例说明制备溶胶的分散法和凝聚法。什么叫渗析？渗析过度为什么会使溶胶体系破坏？

6. 将 $0.02\ mol\cdot L^{-1}$ 的 KCl 溶液 12.5 mL 和 $0.005\ mol\cdot L^{-1}$ 的 $AgNO_3$ 溶液 100 mL 混合,制备 AgCl 溶胶,写出胶团结构式,并指出胶粒的电泳方向。

7. 人血清白蛋白(等电点 4.64)溶于由 $0.12\ mol\cdot L^{-1}NaAc$ 90 mL 和 $0.09\ mol\cdot L^{-1}HAc$ 10 mL 混合成的缓冲溶液中,试确定此蛋白质电泳的方向。

8. 将等体积的 $0.008\ mol\cdot L^{-1}$ 的 KI 和 $0.01\ mol\cdot L^{-1}$ 的 $AgNO_3$ 混合制成 AgI 溶胶。现将 $MgSO_4$、$K_3[Fe(CN)_6]$ 及 $AlCl_3$ 三种电解质的同浓度等体积溶液分别滴加入上述溶胶后,试写出这三种电解质对溶胶聚沉能力的大小顺序。

9. 当向溶胶中加入强电解质时,ζ 电势将如何变化？试用扩散双电层理论说明。

10. 溶胶与大分子溶液具有稳定性的原因是哪些？用什么方法可以分别破坏它们的稳定性？

11. 什么是凝胶？产生胶凝作用的先决条件是什么？凝胶有哪些主要性质？

附　录

一、中华人民共和国法定计量单位

我国的法定计量单位(以下简称法定计量单位)包括：

(1)国际单位制的基本单位(见表1)；

(2)国际单位制的辅助单位(见表2)；

(3)国际单位制中具有专门名称的导出单位(见表3)；

(4)国家选定的非国际单位制单位(见表4)；

(5)由以上单位构成的组合形式的单位；

(6)由词头和以上单位所构成的十进倍数和分数单位(词头见表5)。

法定单位的定义,使用方法等,由国家计量局另行规定。

表 1　　　　　　　　　　　　**国际单位制的基本单位**

量的名称	单位名称	单位符号
长度	米	m
质量	千克(公斤)	kg
时间	秒	s
电流	安[培]	A
热力学温度	开[尔文]	K
物质的量	摩[尔]	mol
发光强度	坎[德拉]	cd

表 2　　　　　　　　　　　　**国际单位制的辅助单位**

量的名称	单位名称	单位符号
平面角	弧度	rad
立体角	球面度	sr

表 3   **国际单位制中具有专门名称的导出单位**

量的名称	单位名称	单位符号	其他表示式
频 率	赫[兹]	Hz	s^{-1}
力；重力	牛[顿]	N	$kg \cdot m/s^2$
压力，压强；应力	帕[斯卡]	Pa	N/m^2
能量；功；热	焦耳	J	$N \cdot m$
功率；辐射通量	瓦[特]	W	J/s
电荷量	库[仑]	C	$A \cdot s$
电位；电压；电动势	伏[特]	V	W/A
电 容	法[拉]	F	C/V
电 阻	欧[姆]	Ω	V/A
电 导	西[门子]	S	$Ω^{-1}$
磁通量	韦[伯]	Wb	$V \cdot s$
磁通量密度，磁感应强度	特[斯拉]	T	Wb/m^2
电 感	亨[利]	H	Wb/A
摄氏温度	摄氏度	℃	K
光通量	流[明]	lm	$cd \cdot sr$
光照度	勒[克斯]	lx	lm/m^2
放射性活度	贝可[勒尔]	Bq	s^{-1}
吸收剂量	戈[瑞]	Gy	J/kg
剂量当量	希[沃特]	Sv	J/kg

表 4   **国家选定的非国际单位**

量的名称	单位名称	单位符号	换算关系和说明
时间	秒	s	
	分	min	1 min＝60 s
	[小]时	h	1 h＝60 min
	天[日]	d	1 d＝24 h＝1440 min＝86400 s
平面角	角[秒]	(″)	$1″＝(\pi/648000)$rad(π 为圆周率)
	[角]分	(′)	$1′＝60″＝(\pi/10800)$rad
	度	(°)	$1°＝60′＝(\pi/180)$rad
旋转速度	转每分	r/min	$1r/min＝(1/60)s^{-1}$
长度	海里	n mile	1n mile＝1852m(只用于航程)
速度	节	kn	1 kn＝1 n mile/h＝(1852/3600)m/s (只用于航行)
质量	吨	t	$1 t＝10^3 kg$
	原子质量单位	u	$1 u≈1.6605655×10^{-27} kg$

续表

量的名称	单位名称	单位符号	换算关系和说明
体积	升	L(l)	$1\ L=1\ dm^3=10^{-3}\ m^3$
能	电子伏	eV	$1eV\approx1.6021892\times10^{-19}\ J$
级差	分贝	dB	
线密度	特[克斯]	tex	$1tex=1\ g/km$

表 5   **用于构成十进倍数和分数单位的词头**

所表示的因数	词头名称	词头符号
10^{18}	艾[可萨]	E
10^{15}	拍[它]	P
10^{12}	太[拉]	T
10^{9}	吉[咖]	G
10^{6}	兆	M
10^{3}	千	k
10^{2}	百	h
10^{1}	十	da
10^{-1}	分	d
10^{-2}	厘	c
10^{-3}	毫	m
10^{-6}	微	μ
10^{-9}	纳[诺]	n
10^{-12}	皮[可]	p
10^{-15}	飞[母托]	f
10^{-18}	阿[托]	a

注:1. 周、月、年(年的符号为 a)为一般常用时间单位。

2. [ ]内的字,是在不致混淆的情况下,可以省略的字。

3. ( )内的字为前者的同义语。

4. 角度单位度分秒的符号不处于数字后时,用括弧。

5. 升的符号中,小写字母 l 为备用符号。

6. r 为"转"的符号。

7. 人民生活和贸易中,质量习惯称为重量。

8. 公里为千米的俗称,符号为 km。

9. 10^4 称为万,10^8 称为亿,10^{12} 称为万亿,这类数词的使用不受词头名词的影响,但不应与词头混淆。

二、常用的物理常数

表 6　　　　　　　　　　　　　　常用的物理常数

物理量	数　值
真空中的光速	$2.997\ 924\ 58 \times 10^8\ \text{ms}^{-1}$
电子电荷	$1.602\ 189\ 2 \times 10^{19}\ \text{C}$(库仑) $4.803\ 242 \times 10^{10}\ \text{esu}$(静电单位)
电子静止质量	$9.109\ 534 \times 10^{-31}\ \text{kg}$
玻尔(Bohr)半径	$5.291\ 770\ 6 \times 10^{-11}\ \text{m}$
摩尔体积(理想气体)	$22.413\ 83 \times 10^{-3}\ \text{m}^3 \cdot \text{mol}^{-1}$
摩尔气体常数	$8.31441\ \text{J} \cdot \text{mol}^{-1} \cdot \text{K}^{-1}$ $8.205\ 68 \times 10^{-5}\ \text{atm} \cdot \text{m}^3 \cdot \text{mol}^{-1} \cdot \text{K}^{-1}$
阿伏伽德罗(Avogadro)常数	$6.022\ 045 \times 10^{23}\ \text{mol}^{-1}$
里德伯(Rydberg)常数	$1.097\ 373\ 177 \times 10^7\ \text{m}^{-1}$
普朗克(Planck)常数	$6.626\ 176 \times 10^{-34}\ \text{J} \cdot \text{s}$
玻尔兹曼(Boltzmann)常数	$1.380\ 662 \times 10^{-23}\ \text{J} \cdot \text{K}^{-1}$
法拉第(Faraday)常数	$9\ 648\ 456 \times 10^4\ \text{C} \cdot \text{mol}^{-1}$

三、单位换算

表 7　　　　　　　　　　　　　　单位换算

1 米(m)=100 厘米(cm)=10^3 毫米(mm)=10^6 微米(μm)=10^9 纳米(nm)=10^{10} 埃(Å)

1 大气压(atm)=1.01325 巴(Bars)=1.01325×10^5 帕(Pa)
　　　　　　=760 毫米汞柱(mmHg)(0 ℃)=1033.26 厘米水柱(cmH_2O)(4 ℃)

1 大气压·升=101.33 焦耳(J)=24.202 卡(cal)

1 卡(cal)=4.1840 焦耳(J)=4.1840×10^7 尔格(erg)

1 电子伏特(eV)=1.602×10^{-19} 焦耳(J)=23.06 千卡·摩$^{-1}$($\text{kcal} \cdot \text{mol}^{-1}$)

0 ℃=273.15 K

四、一些物质的基本热力学数据

表 8　　　　　　一些物质的标准生成焓、标准生成自由能和标准熵的数据

物质	$\Delta_f H^{\ominus}$ (kJ·mol^{-1})	$\Delta_f G^{\ominus}$ (kJ·mol^{-1})	$S^{\ominus}$ (J·K^{-1}·mol^{-1})	物质	$\Delta_f H^{\ominus}$ (kJ·mol^{-1})	$\Delta_f G^{\ominus}$ (kJ·mol^{-1})	$S^{\ominus}$ (J·K^{-1}·mol^{-1})
Ag(s)	0	0	42.73	Fe(s)	0	0	27.2
Ag$^+$(aq)	105.9	77.11	73.93	Fe^{2+}(aq)	−87.86	−84.94	−113.4
AgNO$_3$(s)	123.1	−32.17	140.9	Fe^{3+}(aq)	−47.70	−10.74	−293.3
AgCl(s)	−99.50	−93.68	107.1	Zn(s)	0	0	41.6
AgI(s)	−62.36	−66.32	114.2	Zn^{2+}(aq)	−152.4	−147.2	−106.6
Ba(s)	0	0	66.94	ZnO(s)	−348.0	−318.2	43.9
Ba^{2+}(aq)	−538.4	−560.7	12.55	CH$_4$(g)	−74.85	−50.79	186.2
BaCl$_2$(s)	−860.1	−810.9	125.5	C$_2$H$_2$(g)	226.8	209.2	200.8
BaSO$_4$(s)	−1465	−1353	132.2	C$_2$H$_4$(g)	52.28	68.12	219.5
Br$_2$(l)	0	0	152.3	C$_2$H$_6$(g)	−103.8	23.49	269.9
Br$_2$(g)	30.71	3.14	245.4	n-C$_4$H$_{10}$(g)	−124.7	−15.71	310.0
C(金刚石)	1.9	2.9	2.4	H$_2$(g)	0	0	130.6
C(石墨)	0	0	5.69	HCl(g)	−92.30	−95.27	186.7
CO(g)	−110.5	−137.3	197.9	HF(g)	−268.6	−270.7	173.5
CO$_2$(g)	−393.5	−394.5	213.6	HBr(g)	−36.23	−53.22	198.5
Ca(s)	0	0	41.6	H$_2$O(g)	−241.8	228.6	188.7
Ca^{2+}(aq)	−543.0	−553.0	−55.23	H$_2$O(l)	−285.0	−237.2	69.96
CaCl$_2$(s)	−795.0	−750.2	113.8	H$_2$S(g)	−20.15	−33.02	205.6
CaCO$_3$(s)	−1206.9	−1128.8	92.9	I$_2$(g)	62.25	19.4	260.6
CaO(s)	−635.6	−604.2	40	I$_2$(s)	0	0	117
Ca(OH)$_2$(s)	−986.6	−896.8	76.1	I$^-$(aq)	−55.94	−51.67	109.4
Cl$_2$(g)	0	0	223.0	K(s)	0	0	63.6
Cl$^-$(aq)	−167.5	−131.2	55.1	K$^+$(aq)	−251.2	−282.3	102.5
Cu(s)	0	0	33.3	KI(s)	−327.6	−322.3	104.3
Cu^{2+}(aq)	64.39	64.97	−98.74	KCl(s)	−435.9	−408.3	82.68
F$_2$(g)	0	0	203.3	Mg(s)	0	0	32.5
F$^-$(aq)	−329.1	276.5	−9.62	Mg^{2+}(aq)	−462.0	−456.0	−118.0
MgO(s)	−601.8	−569.6	27	HCOOH(l)	−409	−346	1290
MnO$_2$(s)	−520.9	−466.1	53.1	C$_2$H$_5$OH(g)	−235.3	−168.6	282.0
N$_2$(g)	0	0	191.5	C$_2$H$_5$OH(l)	−277.6	−174.8	161
NH$_3$(g)	−46.19	−16.64	192.5	CH$_3$CHO(g)	−166.4	−133.7	265.7

续表

物质	$\Delta_f H^{\ominus}$ (kJ·mol^{-1})	$\Delta_f G^{\ominus}$ (kJ·mol^{-1})	$S^{\ominus}$ (J·K^{-1}·mol^{-1})	物质	$\Delta_f H^{\ominus}$ (kJ·mol^{-1})	$\Delta_f G^{\ominus}$ (kJ·mol^{-1})	$S^{\ominus}$ (J·K^{-1}·mol^{-1})
$NH_4Cl(s)$	−315.4	−203.9	94.6	$CH_3COOH(l)$	−487.0	−392	159.8
$NO(g)$	90.37	86.69	210.6	* $H_2NCONH_2(s)$	−333.2	−197.2	104.6
$NO_2(g)$	33.9	51.84	240.5	$C_6H_{12}O_6(s)$	−1274.5	−910.6	212.1
$Na(s)$	0	0	51.0	* $C_{12}H_{22}O_{11}(s)$	−2221.7	−1544.6	360.2
$Na^+(aq)$	−239.7	−261.9	60.25	n-$C_5H_{12}(g)$	−146.4	−8.20	348.4
$NaCl(s)$	−411.0	−384.1	72.38	$C_6H_6(g)$	82.93	129.7	269.2
$O_2(g)$	0	0	205.0	* $C_6H_6(l)$	49.04	124.1	173.3
$OH^-(aq)$	−229.9	−157.3	−10.54	$CH_3OH(g)$	−201.2	−161.9	237.7
$SO_2(g)$	−296.9	−300.4	243.5	$CH_3OH(l)$	−238.6	−166.2	126.8
$SO_3(g)$	−395.2	−370.4	256.2	$HCHO(g)$	−115.9	−110.0	218.7

除标记 * 号的以外，均摘自 R. C. Weast. Handbook of Chemistry and Physics. 69th ed. CRC Press. 1988 ~1989,D-52,经过单位换算后所得数据。

表 9 　　　　　　　　　　一些有机化合物的标准燃烧热

化合物		$\Delta_c H^{\ominus}$(kJ·mol^{-1})
CH_4	甲烷(g)	−890.3
C_2H_2	乙炔(g)	−1299.6
C_2H_4	乙烯(g)	−1411.0
C_2H_6	乙烷(g)	−1559.8
C_3H_6	丙烷(g)	−2219.9
C_5H_{12}	戊烷(g)	−3536.1
C_6H_6	苯(l)	−3267.5
CH_3OH	甲醇(l)	−726.5
C_2H_5OH	乙醇(l)	−1366.7
$HCHO$	甲醛(g)	−570.8
CH_3CHO	乙醛(l)	−1166.4
CH_3COCH_3	丙酮(l)	−1790.4
$HCOOH$	甲酸(l)	−254.6
CH_3COOH	乙酸(l)	−874.5
$C_{17}H_{35}COOH$	硬脂酸(s)	−11281
$C_6H_{12}O_6$	葡萄糖(s)	−2803.0
$C_{12}H_{22}O_{11}$	蔗糖(s)	−5640.9
$CO(NH_2)_2$	尿素(s)	−631.7

摘自 R. C. Weast. Handbook of Chemistry and Physics, 69th ed. CRC Press, 1988~1989,D-274,经过单位换算后所得数据。

五、溶液比重和质量百分比

表 10　　　　　　　　常用酸溶液的比重和质量百分比（20 ℃）

质量百分比	比　重			质量百分比	比　重
	HCl	HNO₃	H₂SO₄		H₂SO₄
0.50	1.0007	1.0009	1.0016	42.00	1.3205
1.00	1.0031	1.0037	1.0049	44.00	1.3386
1.50	1.0056	1.0064	1.0083	46.00	1.3570
2.00	1.0081	1.0091	1.0116	48.00	1.3759
2.50	1.0105	1.0119	1.0150	50.00	1.3952
3.00	1.0130	1.0146	1.0183	52.00	1.4159
3.50	1.0154	1.0174	1.0217	54.00	1.4351
4.00	1.0179	1.0202	1.0250	56.00	1.4558
4.50	1.0204	1.0230	1.0284	58.00	1.4770
5.00	1.0228	1.0257	1.0318	60.00	1.4987
5.50	1.0253	1.0286	1.0352	62.00	1.5200
6.00	1.0278	1.0314	1.0385	64.00	1.5421
6.50	1.0302	1.0342	1.0419	66.00	1.5646
7.00	1.0327	1.0370	1.0453	68.00	1.5878
7.50	1.0352	1.0399	1.0488	70.00	1.6105
8.00	1.0377	1.0427	1.0522	72.00	1.6338
8.50	1.0401	1.0456	1.0556	74.00	1.6574
9.00	1.0426	1.0485	1.0591	76.00	1.6810
9.50	1.0451	1.0514	1.0626	78.00	1.7043
10.00	1.0476	1.0543	1.0661	80.00	1.7272
11.00	1.0526	1.0602	1.0731	82.00	1.7491
12.00	1.0576	1.0660	1.0802	84.00	1.7693
13.00	1.0626	1.0720	1.0874	86.00	1.7872
14.00	1.0676	1.0780	1.0947	88.00	1.8022
15.00	1.0726	1.0840	1.1020	90.00	1.8144
16.00	1.0777	1.0901	1.1094	92.00	1.8240
17.00	1.0828	1.0963	1.1169	94.00	1.8312

续表

质量百分比	比　重			质量百分比	比　重
	HCl	HNO₃	H₂SO₄		H₂SO₄
18.00	1.0878	1.1025	1.1245	96.00	1.8355
19.00	1.0929	1.1087	1.1321	98.00	1.8361
20.00	1.0980	1.1150	1.1398	100.00	1.8306
22.00	1.1083	1.1277	1.1554		
24.00	1.1185	1.1406	1.1714		
26.00	1.1288	1.1536	1.1872		
28.00	1.1391	1.1668	1.2031		
30.00	1.1492	1.1801	1.2191		
32.00	1.1594	1.1934	1.2353		
34.00	1.1693	1.2068	1.2518		
36.00	1.1791	1.2202	1.2685		
38.00	1.1886	1.2335	1.2855		
40.00	1.1977	1.2466	1.3028		

表 11　　　　　常用碱溶液的比重和质量百分比（20 ℃）

质量百分比	比　重		质量百分比	比　重	
	NaOH	氨水		NaOH	氨水
0.50	1.0039	0.9960	11.00	1.1199	0.9538
1.00	1.0095	0.9938	12.00	1.1209	0.9502
1.50	1.0151	0.9917	13.00	1.2419	0.9466
2.00	1.0207	0.9895	14.00	1.1530	0.9431
2.50	1.0262	0.9874	15.00	1.1640	0.9396
3.00	1.0318	0.9853	16.00	1.1751	0.9361
3.50	1.0373	0.9832	17.00	1.1861	0.9327
4.00	1.0428	0.9811	18.00	1.1971	0.9294
4.50	1.0483	0.9790	19.00	1.2082	0.9261
5.00	1.0538	0.9770	20.00	1.2192	0.9228
5.50	1.0593	0.9750	22.00	1.2412	0.9264
6.00	1.0648	0.9730	24.00	1.2631	0.9102
6.50	1.0703	0.9710	26.00	1.2848	0.9040

续表

质量百分比	比　重		质量百分比	比　重	
	NaOH	氨水		NaOH	氨水
7.00	1.0758	0.9690	28.00	1.3064	0.8980
7.50	1.0813	0.9671	30.00	1.3277	0.8920
8.00	1.0869	0.9651	32.00	1.3488	
8.50	1.0924	0.9632	34.00	1.3697	
9.00	1.0979	0.9613	36.00	1.3901	
9.50	1.1034	0.9594	38.00	1.4102	
10.00	1.1089	0.9575	40.00	1.4299	

表 12　　　　　　　　酒精溶液的比重和质量百分比（20 ℃）

质量百分比	比　重	质量百分比	比　重	质量百分比	比　重
0.50	0.9973	15.00	0.9752	58.00	0.8958
1.00	0.9963	16.00	0.9739	60.00	0.8911
1.50	0.9954	17.00	0.9726	62.00	0.8865
2.00	0.9915	18.00	0.9713	64.00	0.8818
2.50	0.9936	19.00	0.9700	66.00	0.8771
3.00	0.9927	20.00	0.9687	68.00	0.8724
3.50	0.9918	22.00	0.9660	70.00	0.8676
4.00	0.9910	24.00	0.9632	72.00	0.8629
4.50	0.9902	26.00	0.9602	74.00	0.8581
5.00	0.9893	28.00	0.9571	76.00	0.8533
5.50	0.9885	30.00	0.9539	78.00	0.8485
6.00	0.9878	32.00	0.9504	80.00	0.8436
6.50	0.9870	34.00	0.9468	82.00	0.8387
7.00	0.9862	36.00	0.9431	84.00	0.8335
7.50	0.9855	38.00	0.9392	86.00	0.8284
8.00	0.9847	40.00	0.9352	88.00	0.8232
8.50	0.9840	42.00	0.9311	90.00	0.8180
9.00	0.9833	44.00	0.9269	92.00	0.8125
9.50	0.9826	46.00	0.9227	94.00	0.9070
10.00	0.9819	48.00	0.9183	96.00	0.8013
11.00	0.9805	50.00	0.9139	98.00	0.7954
12.00	0.9792	52.00	0.9095	100.00	0.7893
13.00	0.9778	54.00	0.9049		
14.00	0.9765	56.00	0.9004		

　　表 10、表 11、表 12 数据摘自 R. C. Weast. Handbook of Chemistry and Physics. 69th. ed. CRC Press. 1988 ~1989. D-232. D-239. D-63。

六、平衡常数

表 13　　　　　　　　　　水的离子积常数 pK$_W^\ominus$

温度(℃)	pK$_W^\ominus$	温度(℃)	pK$_W^\ominus$	温度(℃)	pK$_W^\ominus$
0	14.9435	35	13.6801	70	12.800
5	14.7338	40	13.5348	75	12.699
10	14.5346	45	13.3960	80	12.598
15	14.3463	50	13.2617	85	12.510
20	14.1669	55	13.1369	90	12.422
25	13.9965	60	13.0171	95	12.341
30	13.8330	65	12.908	100	12.259

0～60 ℃,摘自 R. C. Weast. Handbook of Chemistry and Physics. 69th ed. CRC Press,1988～1989,D-164

65～100 ℃,摘自 J. A. Dean. Long's Handbook of Chemistry. 13th ed. McGraw-Hill Book Co. ,1985,5-7

表 14　　　　　　　　　　弱电解质在水中的电离常数

化合物	温度(℃)	分　步	K$_a^\ominus$(或 K$_b^\ominus$)	pK$_a^\ominus$(或 pK$_b^\ominus$)
砷酸	18	1	5.62×10^{-3}	2.25
		2	1.70×10^{-7}	6.77
		3	2.95×10^{-12}	11.53
亚砷酸	25		6×10^{-10}	9.23
硼酸	20		6×10^{-10}	9.23
醋酸	25		1.76×10^{-5}	4.75
甲酸	20		1.77×10^{-4}	3.75
碳酸	25	1	4.30×10^{-7}	6.37
		2	5.61×10^{-11}	10.25
铬酸	25	1	1.8×10^{-1}	0.74
		2	3.2×10^{-7}	6.49
氢氟酸	25		3.53×10^{-4}	3.45
氢氰酸	25		4.93×10^{-10}	9.31
氢硫酸	18	1	9.1×10^{-8}	7.04

续表

化合物	温度(℃)	分　步	$K_a^\ominus$（或 $K_b^\ominus$）	$pK_a^\ominus$（或 $pK_b^\ominus$）
		2	1.1×10^{-12}	11.96
过氧化氢	25		2.4×10^{-12}	11.62
次溴酸	25		2.06×10^{-9}	8.69
次氯酸	18		2.95×10^{-8}	7.53
次碘酸	25		2.3×10^{-11}	10.64
亚硝酸	12.5		4.6×10^{-4}	3.37
高碘酸	25		2.3×10^{-2}	1.64
磷酸	25	1	7.52×10^{-3}	2.12
		2	6.23×10^{-8}	7.21
		3	4.8×10^{-13}	12.32
亚磷酸	18	1	1.0×10^{-2}	2.00
		2	2.6×10^{-7}	6.59
焦磷酸	18	1	1.4×10^{-1}	0.85
		2	3.2×10^{-2}	1.49
		3	1.7×10^{-6}	5.77
		4	6×10^{-9}	8.22
硒酸	25		1.2×10^{-2}	1.92
亚硒酸	25	1	3.5×10^{-3}	2.46
		2	5×10^{-8}	7.31
硅酸	30	1	2.2×10^{-10}	9.66
	39	2	2×10^{-12}	11.70
硫酸	25		1.20×10^{-2}	1.92
亚硫酸	18	1	1.54×10^{-2}	1.81
		2	1.02×10^{-7}	6.91
氨水	25		1.76×10^{-5}	4.75
氢氧化钙	25	1	3.74×10^{-3}	2.43
	30	2	4.0×10^{-2}	1.40
羟胺	20		1.08×10^{-8}	7.97
氢氧化铅	25		9.6×10^{-4}	3.02
氢氧化银	25		1.1×10^{-4}	3.96
氢氧化锌	25		9.6×10^{-4}	3.02

摘自 R. C. Weast. Handbook of Chemistry and Physics. 69th ed. CRC Press, 1988~1989,D-163.

表 15　　　　　　　　　　　　难溶化合物的溶度积（$K_{sp}^{\ominus}$）

化合物	$K_{sp}^{\ominus}$	化合物	$K_{sp}^{\ominus}$
卤化物		**硫酸盐**	
$AgCl$	1.77×10^{-10}	Ag_2SO_4	1.20×10^{-5}
$AgBr$	5.35×10^{-13}	$BaSO_4$	1.07×10^{-10}
AgI	8.51×10^{-7}	$CaSO_4$	7.10×10^{-5}
Hg_2Cl_2	1.45×10^{-18}	$PbSO_4$	1.82×10^{-8}
Hg_2I_2	5.33×10^{-20}	$SrSO_4$	3.44×10^{-7}
$PbCl_2$	1.71×10^{-5}	**铬酸盐**	
$PbBr_2$	6.60×10^{-6}	Ag_2CrO_4	1.12×10^{-12}
PbI_2	8.49×10^{-9}	$Ag_2Cr_2O_7$	2.0×10^{-7}
PbF_2	7.12×10^{-7}	$BaCrO_4$	1.17×10^{-10}
BaF_2	1.84×10^{-7}	$CaCrO_4$	7.1×10^{-4}
CaF_2	1.46×10^{-10}	$PbCrO_4$	2.8×10^{-13}
MgF_2	7.42×10^{-11}	$SrCrO_4$	2.2×10^{-5}
SrF_2	4.33×10^{-9}	**草酸盐**	
硫化物		BaC_2O_4	1.6×10^{-7}
Ag_2S	6.69×10^{-50}	$CaC_2O_4 \cdot H_2O$	2.34×10^{-9}
As_2S_3	2.1×10^{-22}	$Ag_2C_2O_4$	1.12×10^{-12}
Bi_2S_3	1.82×10^{-99}	$SrC_2O_4 \cdot H_2O$	1.6×10^{-7}
CdS	1.40×10^{-20}	**磷酸盐**	
CoS	4.0×10^{-21}	Ag_3PO_4	8.88×10^{-17}
CuS	1.27×10^{-36}	$AlPO_4$	9.83×10^{-21}
FeS	1.59×10^{-19}	$BaHPO_4$	3.2×10^{-7}
Hg_2S	1.0×10^{-47}	$Ba_3(PO_4)_2$	3.4×10^{-23}
$HgS(红)$	4×10^{-53}	BaP_2O_7	3.2×10^{-11}
$HgS(黑)$	1.6×10^{-52}	$BiPO_4$	1.3×10^{-23}
MnS	4.65×10^{-14}	$Cd_3(PO_4)_2$	2.53×10^{-33}
NiS	1.07×10^{-21}	$Ca_3(PO_4)_2$	2.07×10^{-33}
PbS	9.04×10^{-29}	$CoHPO_4$	2.0×10^{-7}
SnS	3.25×10^{-28}	$Co_3(PO_4)_2$	2.05×10^{-35}
Sb_2S_3	2.9×10^{-59}	$Cu_3(PO_4)_2$	1.39×10^{-37}
ZnS	2.93×10^{-25}	$Cu_2P_2O_7$	8.3×10^{-16}

续表

化合物	$K_{sp}^{\ominus}$	化合物	$K_{sp}^{\ominus}$
$FePO_4$	1.3×10^{-22}	$Mg(OH)_2$	5.61×10^{-12}
$MgNH_4PO_4$	2.5×10^{-13}	$Mn(OH)_2$	2.06×10^{-13}
$Mg_3(PO_4)_2$	9.86×10^{-25}	$Ni(OH)_2$（新）	5.47×10^{-16}
碳酸盐		$Pb(OH)_2$	1.42×10^{-20}
$BaCO_3$	2.58×10^{-9}	$Sb(OH)_3$	2.0×10^{-42}
$CaCO_3$	4.96×10^{-9}	$Zn(OH)_2$	4.12×10^{-17}
$FeCO_3$	3.07×10^{-11}	氰化物及硫氰化物	
Ag_2CO_3	8.45×10^{-12}	$AgCN$	5.97×10^{-17}
$MgCO_3$	6.82×10^{-6}	$CuCN$	32.0×10^{-20}
$PbCO_3$	1.46×10^{-13}	$CuSCN$	1.77×10^{-13}
$SrCO_3$	5.60×10^{-10}	$Hg_2(CN)_2$	5×10^{-40}
氢氧化物		$Hg_2(SCN)_2$	3.12×10^{-20}
$Al(OH)_3$	1.3×10^{-33}	其他	
$Bi(OH)_3$	4.0×10^{-31}	$Ag_4[Fe(CN)_6]$	1.6×10^{-41}
$Ca(OH)_2$	4.68×10^{-6}	$Cd_2[Fe(CN)_6]$	3.2×10^{-17}
$Co(OH)_2$（新）	1.09×10^{-15}	$Co_2[Fe(CN)_6]$	1.8×10^{-15}
$Cr(OH)_3$	6.3×10^{-31}	$Cu_2[Fe(CN)_6]$	1.3×10^{-16}
$Cd(OH)_2$（新）	5.27×10^{-15}	$Fe_2[Fe(CN)_6]$	3.3×10^{-41}
$Fe(OH)_3$	2.64×10^{-39}	$Pb_2[Fe(CN)_6]$	3.5×10^{-15}
$Fe(OH)_2$	4.87×10^{-17}	$Zn_2[Fe(CN)_6]$	2.2×10^{-7}

表 16			金属配合物的稳定常数（$K_稳^\ominus$）				
	$\lg K_1^\ominus$	$\lg K_2^\ominus$	$\lg K_3^\ominus$	$\lg K_4^\ominus$	$\lg K_5^\ominus$	$\lg K_6^\ominus$	$\lg \beta_n^\ominus$
氨							
Co^{2+}	2.11	1.63	1.05	0.76	0.18	-0.62	5.11
Co^{3+}	6.7	7.3	6.1	5.6	5.1	4.4	35.2
Cu^{2+}	4.31	3.67	3.04	2.30			13.32
Hg^{2+}	8.8	8.7	1.0	0.78			19.28
Ni^{2+}	2.80	2.24	1.73	1.19	0.75	0.03	8.74
Ag^+	3.24	3.81					7.05
Zn^{2+}	2.37	2.44	2.50	2.15			9.46
氯离子							
Sb^{3+}	2.26	1.23	0.69	0.54			4.72
Bi^{3+}	2.44	2.3	0.3	0.6			5.64
Cu^{2+}	0.1	-1.6					-0.6
Fe^{3+}	1.48	0.65	-0.14	-1.98			0.01
Pb^{2+}	1.62	0.85	-0.74	-0.10			1.63
Hg^{2+}	6.74	6.48	0.85	1.00			15.07
Zn^{2+}	0.43	0.18	-0.08	-0.33			0.20
氰离子							
Cd^{2+}	5.48	5.12	4.63	3.55			18.78
Cu^+		$\lg\beta_2$ 24.0	4.59	1.71			30.30
Fe^{2+}							$\lg\beta_6$ 35
Fe^{3+}							$\lg\beta_6$ 42
Hg^{2+}							$\lg\beta_4$ 41.4
Ni^{2+}							$\lg\beta_3$ 31.3
Ag^+		$\lg\beta_2$ 21.1	0.6	-1.1			$\lg\beta_4$ 5.30
Zn^{2+}							$\lg\beta_4$ 16.7
氟离子							
Al^{3+}	6.10	5.05	3.85	2.75	1.62	0.47	19.84
Fe^{3+}	5.28	4.02	2.76				12.06
碘离子							
Bi^{3+}	3.63		$\lg\beta_4$ 14.95	1.85	2.00	18.80	
Hg^{2+}	12.87	10.95	3.78	2.23			29.83

续表

	$\lg K_1^{\ominus}$	$\lg K_2^{\ominus}$	$\lg K_3^{\ominus}$	$\lg K_4^{\ominus}$	$\lg K_5^{\ominus}$	$\lg K_6^{\ominus}$	$\lg \beta_n^{\ominus}$
焦磷酸根							
Ca^{2+}	4.6						
Mg^{2+}	5.7						
Cu^{2+}	6.7	2.3					9.0
硫氰酸根							
Co^{2+}	−0.04	−0.66	0.70	3.00			3.00
Fe^{3+}	2.95	0.41					3.36
Hg^{2+}		$\log\beta_2\,17.47$					$\log\beta_4\,21.23$
Ag^+		$\log\beta_2\,7.57$	1.51	1.00			10.08
Zn^{2+}	1.62						
硫代硫酸根							
Ag^+	8.82	4.64					13.46
Hg^{2+}		$\log\beta_2\,29.44$	2.46	1.34			33.24
醋酸根							
Fe^{3+}	3.2						
Pb^{2+}	2.52	1.48	2.4	2.1			8.5
枸橼酸根							
Al^{3+}	20.0						
Co^{2+}	12.5						
Cd^{2+}	11.3						
Cu^{2+}	14.2						
Fe^{2+}	15.5						
Fe^{3+}	25.0						
Ni^{2+}	14.3						
Zn^{2+}	11.4						
乙二胺							
Co^{2+}	5.91	4.73	3.30				13.94
Cu^{2+}	10.67	9.33	1.0				21.0
Zn^{2+}	5.77	5.06	3.28				14.11

续表

	$\lg K_1^\ominus$	$\lg K_2^\ominus$	$\lg K_3^\ominus$	$\lg K_4^\ominus$	$\lg K_5^\ominus$	$\lg K_6^\ominus$	$\lg \beta_n$
EDTA							$\lg K_{MY}^\ominus$
Ag^+							7.32
Al^{3+}							16.11
Ba^{2+}							7.78
Bi^{3+}							22.8
Ca^{2+}							11.0
Cd^{2+}							16.4
Co^{2+}							16.31
Cr^{3+}							23.0
Cu^{2+}							18.7
Fe^{2+}							14.33
Fe^{3+}							24.23
Hg^{2+}							21.80
Mg^{2+}							8.64
Mn^{2+}							13.8
Ni^{2+}							18.56
Pb^{2+}							18.3
Sn^{2+}							22.1
Zn^{2+}							16.4
草酸根							
Cu^{2+}	6.16	2.3					8.46
Fe^{2+}	2.9	1.62	0.70				5.22
Fe^{3+}	9.4	6.8	4.0				20.2

摘自 J. A. Dcan. Lange's Handbook of Chemistry 13th ed：McGraw-Hill Book Co. ,1985,5-72。由积累稳定常数换算为分步稳定常数。

七、标准电极电势

表 17

电对符号	电对平衡式	$\varphi^{\ominus}$（V）
	氧化型 $+ n$e $\Longrightarrow$ 还原型	
Li^+/Li	$Li^+ + e \Longrightarrow Li$	-3.045
K^+/K	$K^+ + e \Longrightarrow K$	-2.925
Ba^{2+}/Ba	$Ba^{2+} + 2e \Longrightarrow Ba$	-2.90
Ca^{2+}/Ca	$Ca^{2+} + 2e \Longrightarrow Ca$	-2.87
Na^+/Na	$Na^+ + e \Longrightarrow Na$	-2.714
Mg^{2+}/Mg	$Mg^{2+} + 2e \Longrightarrow Mg$	-2.37
Be^{2+}/Be	$Be^{2+} + 2e \Longrightarrow Be$	-1.85
Al^{3+}/Al	$Al^{3+} + 3e \Longrightarrow Al$	-1.66
$[SiF_6]^{2-}/Si$	$[SiF_6]^{2-} + 4e \Longrightarrow Si + 6F^-$	-1.2
Mn^{2+}/Mn	$Mn^{2+} + 2e \Longrightarrow Mn$	-1.18
Zn^{2+}/Zn	$Zn^{2+} + 2e \Longrightarrow Zn$	-0.763
Cr^{3+}/Cr	$Cr^{3+} + 3e \Longrightarrow Cr$	-0.74
$CO_2/H_2C_2O_4$	$2CO_2 + 2H^+ + 2e \Longrightarrow H_2C_2O_4$	-0.49
S/S^{2-}	$S + 2e \Longrightarrow S^{2-}$	-0.48
Fe^{2+}/Fe	$Fe^{2+} + 2e \Longrightarrow Fe$	-0.440
Cr^{3+}/Cr^{2+}	$Cr^{3+} + e \Longrightarrow Cr^{2+}$	-0.41
Cd^{2+}/Cd	$Cd^{2+} + 2e \Longrightarrow Cd$	-0.403
PbI_2/Pb	$PbI_2 + 2e \Longrightarrow Pb + 2I^-$	-0.365
$PbSO_4/Pb$	$PbSO_4 + 2e \Longrightarrow Pb + SO_4^{2-}$	-0.356
Tl^+/Tl	$Tl^+ + e \Longrightarrow Tl$	-0.336
$[Ag(CN)_2]^-/Ag$	$[Ag(CN)_2]^- + e \Longrightarrow Ag + 2CN^-$	-0.31
$PbBr_2/Pb$	$PbBr_2 + 2e \Longrightarrow Pb + 2Br^-$	-0.280
Co^{2+}/Co	$Co^{2+} + 2e \Longrightarrow Co$	-0.277
$PbCl_2/Pb$	$PbCl_2 + 2e \Longrightarrow Pb + 2Cl^-$	-0.268
Ni^{2+}/Ni	$Ni^{2+} + 2e \Longrightarrow Ni$	-0.250
AgI/Ag	$AgI + e \Longrightarrow Ag + I^-$	-0.151
Sn^{2+}/Sn	$Sn^{2+} + 2e \Longrightarrow Sn$	-0.136
Pb^{2+}/Pb	$Pb^{2+} + 2e \Longrightarrow Pb$	-0.126

续表

电对符号	电对平衡式	$\varphi^{\ominus}$（V）
	氧化型 $+ne\rightleftharpoons$ 还原型	
$[Cu(NH_3)_2]^+/Cu$	$[Cu(NH_3)_2]^+ +e\rightleftharpoons Cu+2NH_3$	-0.12
$[HgI_4]^{2-}/Hg$	$[HgI_4]^{2-} +2e\rightleftharpoons Hg+4I^-$	-0.04
H^+/H_2	$2H^+ +2e\rightleftharpoons H_2$	0（准确值）
$[Ag(S_2O_3)_2]^{3-}/Ag$	$[Ag(S_2O_3)_2]^{3-} +e\rightleftharpoons Ag+2S_2O_3^{2-}$	0.01
$AgBr/Ag$	$AgBr+e\rightleftharpoons Ag+Br^-$	0.071
$S_4O_6^{2-}/S_2O_3^{2-}$	$S_4O_6^{2-} +2e\rightleftharpoons 2S_2O_3^{2-}$	0.08
S/H_2S	$S+2H^+ +2e\rightleftharpoons H_2S$	0.141
Cu^{2+}/Cu^+	$Cu^{2+} +e\rightleftharpoons Cu^+$	0.158
Sn^{4+}/Sn^{2+}	$Sn^{4+} +2e\rightleftharpoons Sn^{2+}$	0.15
$AgCl/Ag$	$AgCl+e\rightleftharpoons Ag+Cl^-$	0.2223
Hg_2Cl_2/Hg	$Hg_2Cl_2 +2e\rightleftharpoons 2Hg+2Cl^-$	0.268
Cu^{2+}/Cu	$Cu^{2+} +2e\rightleftharpoons Cu$	0.3402
$[Fe(CN)_6]^{3-}/[Fe(CN)_6]^{4-}$	$[Fe(CN)_6]^{3-} +e\rightleftharpoons [Fe(CN)_6]^{4-}$	0.36
$[Ag(NH_3)_2]^+/Ag$	$[Ag(NH_3)_2]^+ +e\rightleftharpoons Ag+2NH_3$	0.373
O_2/OH^-	$O_2 +2H_2O+4e\rightleftharpoons 4OH^-$	0.401
Ag_2CrO_4/Ag	$Ag_2CrO_4 +2e\rightleftharpoons 2Ag+CrO_4^{2-}$	0.447
Cu^+/Cu	$Cu^+ +e\rightleftharpoons Cu$	0.521
I_2/I^-	$I_2 +2e\rightleftharpoons 2I^-$	0.535
BrO_3^-/Br^-	$BrO_3^- +3H_2O+6e\rightleftharpoons Br^- +6OH^-$	0.61
O_2/H_2O_2	$O_2 +2H^+ +2e\rightleftharpoons H_2O_2$	0.682
Fe^{3+}/Fe^{2+}	$Fe^{3+} +e\rightleftharpoons Fe^{2+}$	0.771
Hg_2^{2+}/Hg	$Hg_2^{2+} +2e\rightleftharpoons 2Hg$	0.789
Ag^+/Ag	$Ag^+ +e\rightleftharpoons Ag$	0.7996
ClO^-/Cl^-	$ClO^- +H_2O+2e\rightleftharpoons Cl^- +2OH^-$	0.89
NO_3^-/NO	$NO_3^- +4H^+ +3e\rightleftharpoons NO+2H_2O$	0.96
Br_2/Br^-	$Br_2 +2e\rightleftharpoons 2Br^-$	1.087
$Cu^{2+}/[Cu(CN)_2]^-$	$Cu^{2+} +2CN^- +e\rightleftharpoons [Cu(CN)_2]^-$	1.12
IO_3^-/I_2	$2IO_3^- +12H^+ +10e\rightleftharpoons I_2 +6H_2O$	1.20
O_2/H_2O	$O_2 +4H^+ +4e\rightleftharpoons 2H_2O$	1.299
MnO_2/Mn^{2+}	$MnO_2 +4H^+ +2e\rightleftharpoons Mn^{2+} +2H_2O$	1.23

续表

电对符号	电对平衡式	$\varphi^{\ominus}$（V）
	氧化型＋ne ⇌ 还原型	
$Cr_2O_7^{2-}/Cr^{3+}$	$Cr_2O_7^{2-}+14H^++6e \rightleftharpoons 2Cr^{3+}+7H_2O$	1.33
Cl_2/Cl^-	$Cl_2+2e \rightleftharpoons 2Cl^-$	1.360
PbO_2/Pb^{2+}	$PbO_2+4H^++2e \rightleftharpoons Pb^{2+}+2H_2O$	1.455
MnO_4^-/Mn^{2+}	$MnO_4^-+8H^++5e \rightleftharpoons Mn^{2+}+4H_2O$	1.51
BrO_3^-/Br_2	$2BrO_3^-+12H^++10e \rightleftharpoons Br_2+6H_2O$	1.52
$HBrO/Br_2$	$2HBrO+2H^++2e \rightleftharpoons Br_2+2H_2O$	1.59
$HClO/Cl_2$	$2HClO+2H^++2e \rightleftharpoons Cl_2+2H_2O$	1.63
Au^+/Au	$Au^++e \rightleftharpoons Au$	1.68
NiO_2/Ni^{2+}	$NiO_2+4H^++2e \rightleftharpoons Ni^{2+}+2H_2O$	1.68
MnO_4^-/MnO_2	$MnO_4^-+4H^++3e \rightleftharpoons MnO_2+2H_2O$	1.695
H_2O_2/H_2O	$H_2O_2+2H^++2e \rightleftharpoons 2H_2O$	1.77
Co^{3+}/Co^{2+}	$Co^{3+}+e \rightleftharpoons Co^{2+}$	1.842
F_2/F^-	$F_2+2e \rightleftharpoons 2F^-$	2.87

摘自 J. A. Dean. Lang's Handbook of Chemistry. 13th ed . McGraw-Hill Book Co. 1985。

八、国际相对原子量表

表18

原子序数	元素名称	英文名称	符号	相对原子量	原子序数	元素名称	英文名称	符号	相对原子量
1	氢	Hydrogen	H	1.007 94(7)	60	钕	Neodymium	Nd	144.242(3)
2	氦	Helium	He	4.002 602(2)	61	钷	Promthium	Pm	[145]
3	锂	Lithium	Li	[6.941(2)]	62	钐	Samarium	Sm	150.36(2)
4	铍	Beryllium	Be	9.012 182(3)	63	铕	Europium	Eu	151.964(1)
5	硼	Boron	B	10.811(7)	64	钆	Gadolinium	Gd	157.25(3)
6	碳	Carbon	C	12.010 7(8)	65	铽	Terbium	Tb	158.925 35(2)
7	氮	Nitrogen	N	14.006 7(2)	66	镝	Dysprosium	Dy	162.500(1)
8	氧	Oxygen	O	15.999 4(3)	67	钬	Holmium	Ho	164.930 32(2)
9	氟	Fluorine	F	18.998 4032(5)	68	铒	Erbium	Er	167.259(3)
10	氖	Neon	Ne	20.179 7(6)	69	铥	Thulium	Tm	168.934 21(2)
11	钠	Sodium	Na	22.989 769 28(2)	70	镱	Ytterbium	Yb	173.054(5)
12	镁	Magnesium	Mg	24.305 0(6)	71	镥	Lutetium	Lu	174.966 8(1)
13	铝	Aluminum	Al	26.981 538 6(8)	72	铪	Hafnium	Hf	178.49(2)
14	硅	Silicon	Si	28.085 5(3)	73	钽	Tantalum	Ta	180.947 88(2)
15	磷	Phosphorus	P	30.973 762(2)	74	钨	Tungsten	W	183.84(1)
16	硫	Sulphur	S	32.065(5)	75	铼	Rhenium	Re	186.207(1)
17	氯	Chlorine	Cl	35.453(2)	76	锇	Osmium	Os	190.23(3)
18	氩	Argon	Ar	39.948(1)	77	铱	Iridium	Ir	192.217(3)
19	钾	Potassium	K	39.098 3(1)	78	铂	Platinum	Pt	195.084(9)
20	钙	Calcium	Ca	40.078(4)	79	金	Gold	Au	196.966 569(4)
21	钪	Scandium	Sc	44.955 912(6)	80	汞	Mercury	Hg	200.59(2)
22	钛	Titanium	Ti	47.867(1)	81	铊	Thallium	Tl	204.383 3(2)
23	钒	Vanadium	V	50.941 5(1)	82	铅	Lead	Pb	207.2(1)
24	铬	Chromium	Cr	51.996 1(6)	83	铋	Bismuth	Bi	208.980 40(1)
25	锰	Manganese	Mn	54.938 045(5)	84	钋	Polonium	Po	[209]
26	铁	Iron	Fe	55.845(2)	85	砹	Astatine	At	[210]
27	钴	Cobalt	Co	58.933 195(5)	86	氡	Radon	Rn	[222]
28	镍	Nickel	Ni	58.693 4(4)	87	钫	Francium	Fr	[223]

续表

原子序数	元素名称	英文名称	符号	相对原子量	原子序数	元素名称	英文名称	符号	相对原子量
29	铜	Copper	Cu	63.546(3)	88	镭	Radium	Ra	[226]
30	锌	Zinc	Zn	65.38(2)	89	锕	Actinium	Ac	[227]
31	镓	Gallium	Ga	69.723(1)	90	钍	Thorium	Th	232.038 06(2)
32	锗	Germanium	Ge	72.64(1)	91	镤	Protactinium	Pa	231.035 88(2)
33	砷	Arsenic	As	74.921 60(2)	92	铀	Uranium	U	238.028 91(3)
34	硒	Selenium	Se	78.96(3)	93	镎	Neptunium	Np	[237]
35	溴	Bromine	Br	79.904(1)	94	钚	Plutonium	Pu	[244]
36	氪	Krypton	Kr	83.798(2)	95	镅	Americium	Am	[243]
37	铷	Rubidium	Rb	85.467 8(3)	96	锔	Curium	Cm	[247]
38	锶	Strontium	Sr	87.62(1)	97	锫	Berkelium	Bk	[247]
39	钇	Yttrium	Y	88.905 85(2)	98	锎	Californium	Cf	[251]
40	锆	Zirconium	Zr	91.224(2)	99	锿	Einsteinium	Es	[252]
41	铌	Niobium	Nb	92.906 38(2)	100	镄	Fermium	Fm	[257]
42	钼	Molybdenum	Mo	95.96(2)	101	钔	Mendelevium	Md	[258]
43	锝	Technetium	Tc	[98]	102	锘	Nobelium	No	[259]
44	钌	Ruthenium	Ru	101.07(2)	103	铹	Lawrencium	Lr	[262]
45	铑	Rhodium	Rh	102.905 50(2)	104	𬬻	Rutherfordium	Rf	[267]
46	钯	Palladium	Pd	106.42(1)	105	𬭊	Hahnium	Db	[268]
47	银	Silver	Ag	107.868 2(2)	106	𬭳	Seaborgium	Sg	[271]
48	镉	Cadmium	Cd	112.411(8)	107	𬭛	Bohrium	Bh	[272]
49	铟	Indium	In	114.818(3)	108	𬭶	Hassium	Hs	[270]
50	锡	Tin	Sn	118.710(7)	109	䥑	Meitnerium	Mt	[276]
51	锑	Antimony	Sb	121.760(1)	110	𫟼	Darmstadtium	Ds	[281]
52	碲	Tellurium	Te	127.60(3)	111	𬬭	Roentgenium	Rg	[280]
53	碘	Iodine	I	126.904 47(3)	112	鿔	Copernicium	Cn	[285]
54	氙	Xenon	Xe	131.293(6)	113	鿭	Nihonium	Nh	[284]
55	铯	Cesium	Cs	132.905 4519(2)	114	铁	Flerovium	Fl	[289]
56	钡	Barium	Ba	137.327(7)	115	镆	Moscovium	Mc	[288]
57	镧	Lanthanum	La	138.905 47(7)	116	𫟷	Livermorium	Lv	[293]
58	铈	Cerium	Ce	140.116(1)	117	鿬	Tennessee	Ts	[294]
59	镨	Praseodymeium	Pr	140.907 65(2)	118	鿫	Oganesson	Qg	[294]

注:根据 2014 年 IUPAC 数据。圆括号内数为相对原子量误差,方括号内数据是最稳定同位素的质量数。

参考文献

[1]华彤文,王颖霞,卞江等编著. 普通化学原理. 第 4 版. 北京:北京大学出版社,2013

[2]武汉大学,吉林大学等校编. 无机化学. 第三版. 北京:高等教育出版社,2012

[3]李雪华,陈朝军. 基础化学. 第 9 版. 北京:人民卫生出版社,2018

[4]张欣荣,阎芳. 基础化学. 第三版. 北京:高等教育出版社,2016

[5]王一凡,刘绍乾. 基础化学. 第二版. 北京:化学工业出版社,2019

[6]席晓岚. 基础化学. 第 3 版. 北京:科学出版社,2018

[7]浙江大学编. 无机及分析化学. 第 2 版. 北京:高等教育出版社,2008

[8]南京大学《无机及分析化学》编写组. 无机及分析化学. 第 4 版. 北京:高等教育出版社,2006

[9]和玲,李银环. 无机与分析化学. 北京:高等教育出版社,2017

[10]杨晓达,王美玲. 基础化学. 北京:北京大学医学出版社,2013

[11]傅洵,许泳吉,解从霞编著. 基础化学教程:无机与分析化学. 第二版. 北京:科学出版社,2012

[12]崔爱莉,沈光球,寇会忠,李强. 现代化学基础. 第 2 版. 北京:清华大学出版社,2008

[13]曲保中,朱炳林,周伟红. 新大学化学. 第二版. 北京:科学出版社,2007